Die homöopathische Revolution

Dana Ullman

Die homöopathische Revolution

Prominente Befürworter aus Wissenschaft, Kultur, Politik und Sport

Narayana Verlag

Dana Ullman
Die homöopathische Revolution
Prominente Befürworter aus Wissenschaft,
Kultur, Politik und Sport

Titel der englischen Original-Ausgabe:
The Homeopathic Revolution
Why Famous People and Cultural Heroes Choose Homeopathy

1. Auflage 2011
978-3-941706-29-3
Übersetzt von Imke Brodersen

Blumenplatz 2, 79400 Kandern, Tel.: +49 7626 974970-0
E-Mail: info@narayana-verlag.de, Homepage: www.narayana-verlag.de

Coverabbildungen: siehe Abbildungsverzeichnis S. 482

Inhaltsverzeichnis

„Ich glaube, nur die Unkenntnis hält die Menschen davon ab, die homöopathischen Prinzipien anzuerkennen. Wo aber Menschenleben auf dem Spiel stehen, ist Unkenntnis kriminell. Kein ehrlicher Mann, der die Fakten kennt, kann sich ernsthaft weigern, sie zu akzeptieren. Er hat keine Wahl. Als ich das begriff, wurde ich Homöopath, denn alles andere wäre unehrlich gewesen. ... Die Wahrheit fordert stets, dass man an ihr festhält. Eine Alternative gibt es nicht."

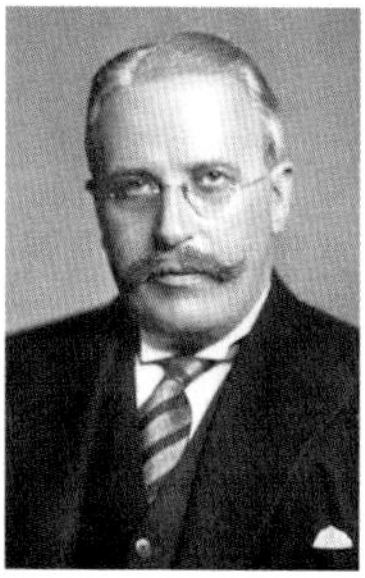

Sir John Weir (1879–1971)

Arzt von sechs Monarchen, darunter vier Generationen britischer Monarchen

Danksagung

Hunderttausende von Homöopathen und viele Millionen von Patienten haben im Lauf von über 200 Jahren ein ungeheures Wissen und einen unerschöpflichen Schatz an Erfahrungen zusammengetragen. Sie bilden in ihrer Gesamtheit ein unumstößliches Gefüge, auf dem ich heute guten Grund habe, stolz und fest zu stehen.

Viele Informationen in diesem Buch stammen von Menschen, die persönlich von der Homöopathie profitiert haben. Wenn man überlegt, wie stark die Gesundheit unser Leben beeinflusst, erscheint es erstaunlich, wie viele Biografien und Autobiografien kaum erwähnen, wie der Betreffende sich behandeln ließ. Doch es ist auch beeindruckend, wie viele bekannte Persönlichkeiten öffentlich erklärten, in welcher Form sie von homöopathischen Mitteln profitieren konnten.

Die Menschen, die davon berichten, sind häufig Historiker oder professionelle Biografen, aber auch Ärzte oder Mitpatienten oder aber Freunde und Familienangehörige. Das vorliegende Buch ist der Beweis, dass wir alle Geschichte schreiben. Jeder, der über seine Erfahrungen spricht oder schreibt, hinterlässt eine Spur. Und manchmal nimmt jemand zwei solcher Fäden auf und verwebt sie zu einem neuen Stoff.

Der Stoff, den uns die Geschichte zur Verwendung homöopathischer Mittel durch viele bekannte und anerkannte Größen der letzten 200 Jahre bereitstellt, fand bisher kaum Beachtung. Ich selbst nutze und schätze die Homöopathie seit 1972, hatte aber vor diesem Projekt keine Vorstellung davon, wie verbreitet auch tiefgreifende Erfahrungen mit Homöopathie sind. Und dann entwickelte das Thema eine Eigendynamik. Sobald ich mich näher mit einer bestimmten Person oder einem Thema befasste, setzte sich wie von Zauberhand jemand mit mir in Verbindung oder verschaffte mir genau die Informationen, die ich gerade benötigte.

Durch diese Erfahrung war ich während der Arbeit an diesem Buch immer wieder von Staunen erfüllt. Der große französische Literat des 16. Jahrhunderts, Michel Montaigne, sagte: „Für ein Schiff ohne Ziel herrscht immer Flaute." Ich hingegen fühlte Rückenwind, seit ich beschlossen hatte, dieses Buch zu schreiben, und dieser Wind brachte mich genau an die passenden Orte.

Mein ganz besonderer Dank gilt *www.wikipedia.org* und *Homéopathe International* auf *www.homeoint.org*, die beide wahre Schätze an Informationen bergen.

Ebenso danke ich der Taubman Medical Library Homeopathy Collection der University of Michigan *(www.hti.umich.edu/h/homeop/)*, den Bibliotheken der University of California in Berkeley und der Berkeley Public Library.

Auch die Bibliothek auf meinem eigenen PC weiß ich sehr zu schätzen, denn sie umfasst die wirklich großartigen homöopathischen Programme RADAR und Kent Homeopathic Associates. Beide Programme enthalten Informationen aus zahllosen homöopathischen Büchern und Zeitschriften, was dem Forscher (oder dem Behandelnden) auch umfangreiche Recherchen ermöglicht.

Viele Menschen machten mich auf bestimmte Personen aufmerksam, die ich in diesem Buch erwähnen müsste, oder lieferten gezielte, hilfreiche Kommentare zu mindestens einem Kapitel. Auf meiner langen Liste stehen daher: David Anick, MD, PhD; Fredrik Lid Annaniassen; Debby Applegate; Barbara Armstrong; Reed Asplundh; Melissa Assilem, RSHom; Josh Baran; Jhane Barnes; Yaakov Bar-Nahman; Julie Bernard; Jane Ramsey Best; Steve Blendell; Derek Briggs; Jennifer Brost; Rowlee Brown; Jennifer Buhl; Cathie Caccia; Miranda Castro, RSHom; Becky Crabtree; Dr. Anita Davies; Carol-Ann Galego; Chris Gillen; German Guajardo, MD; George Guess, MD, DHt; Nancy Herrick, PA; Milton F. Heller, Jr. (Schwiegersohn von Joel T. Boone, MD); Ifeoma Ikenze, MD; Diana Jones; Ted Jordon, DO; Tauseef Khan Ahmad; Fredi Kronenberg, PhD; Muthu Kumar; Liz Lalor; Martha Libster, PhD, RN; Leilanae Lifton; Dale Moss; Lynn MacDonald, PhD; Francois Mai, PhD; Dr. Robert Mathie (vom britischen Homeopathic Trust); Kayla Moonwatcher, ND; Suki Munsell; Alain Naude; Francesco Negro, MD; Jennifer Nieves (Archivarin im Dittrick-Zentrum für Medizingeschichte der Case Western University); Jeff Opt (NCR-Archivar bei Dayton History); Leonard Pitt; Michael Quinn, RPh; N. Rehmatullah, MD (Nationaler Vizepräsident der Ahmadiyya Muslim-Gemeinschaft der USA); Dor Remsen; Barry Rosen; Ruth Rosen, PhD; Barbara Seaman; Fran Sheffield; Nancy Siciliana; Dhrub Kumar Singh; Jan Stiles, APRN, MA, DHM; Lauren Tessier; Dr. Trevor Thompson; Karl F. Volkmar; Neal White, PhD; Cyrus Wood-Thomas, DC; Janet Zand, OMD und Roger Van Zandvoort.

Außerdem danke ich zumindest einem Teil derer, die mir ausgewählte Artikel oder Kapitel ins Englische übersetzt haben, darunter Lucy de Pieri, Teresa Kramer, Tanya Marquette und Nancy Siciliana. (Nancy gilt mein ganz besonderer Dank, denn sie hat mich intensiv und über alle Maßen unterstützt.) Meine Assistenten, Angela Nusbaum und Jesse Motito, haben mir mit vielen Kleinigkeiten das Leben erleichtert. Ich kann mich glücklich schätzen, sie an Bord zu haben.

Bei Alissa Gould bedanke ich mich für ein Päckchen voller Artikel mit Quellenangaben zu mindestens einem Dutzend Personen, die in diesem Buch auftauchen. Amanda Rubin verhalf mir zu Kontakten für einen eventuellen Film zum Buch, Teresa Kramer half bei der Übersetzung wichtiger Informationen zu Beethoven und Napoleon und unterstützte mich bei einigen Kapiteln mit Kommentaren zur Gestaltung. Barbara Dossey, PhD, empfahl mir eine wichtige, aber kaum bekannte Quelle zu Florence Nightingale.

Einige Menschen haben ein oder mehrere Kapitel intensiv Korrektur gelesen. Das waren vor allem: James Bowman, MD, ND; Ludwig

M. Deppisch, MD; Robert Juette, PhD; Dianna Medea, CCH, MA; und Christopher Phillips, CCH.

Etliche Ärzte, Professoren, Autoren und Prominente haben dieses Buch wohlwollend bis begeistert aufgenommen, wofür ich ihnen von Herzen danke. Ihre Kommentare sind auf den hinteren Umschlagseiten sowie auf der Internetseite des Buches zu finden. Das öffentliche Bekenntnis zur Homöopathie erfordert dankenswerten Mut und die Entschlossenheit zum Heilen.

Großer Applaus gebührt Doug Hoff, der nicht nur die Internetseite für dieses Buch, *www.HomeopathicRevolution.com,* sondern auch meine Internetpräsenz *www.Homeopathic.com* gestaltet und betreut. Durch seine Wertschätzung für die Homöopathie und für meine Arbeit ist er mir eine große Hilfe.

Jeanine und Guy Saperstein, Anna Cox und Janice Carter haben nicht nur dieses Buch, sondern auch meine frühere Arbeit unterstützt.

Mein besonderer Dank gilt Francis Treuherz aus London. Francis ist einer der wenigen Menschen auf der Welt, deren private Sammlung homöopathischer Bücher und Zeitschriften umfangreicher ist als meine. Als Freund hat er mich mit viel Zeit und Energie großzügig unterstützt. Begabati Lennihan, RN, bedachte mich nicht nur großzügig mit ihrer Zeit, Energie und Weisheit, sondern gewährte darüber hinaus Lauren Tessier ein Stipendium an ihrer Schule (Teleosis in Boston), damit diese mir bei Teilen dieses Buches mit Literaturrecherchen behilflich sein konnte.

Harris L. Coulter, PhD, dem führenden Homöopathie-Historiker des 20. Jahrhunderts, bin ich zu großem Dank verpflichtet, denn er ist einer der wenigen Medizinhistoriker, die unvoreingenommen auch über die Homöopathie berichtet haben. Ich danke auch dem verstorbenen Julian Winston, einem Hobbyhistoriker der Homöopathie. In seinen Büchern finden sich wichtige Details über Homöopathen und deren Werke, die sonst nur schwer zugänglich sind. (Seine CD-ROM,

American Homeopaths 1825–1963, Great Auk Publishing, Neuseeland, enthält Geburts- und Todesdatum von nahezu jedem amerikanischen Homöopathen mit Angaben zur Schule und Abschlussdatum sowie den Mitgliedschaften in den wichtigsten homöopathischen Vereinigungen.) Dem inzwischen verstorbenen Arzt Jacques Baur, MD, danke ich für die schon 1985 erfolgte Zusendung von Artikeln zu Napoleon I. und Napoleon III.

Selbstverständlich bedanke ich mich auch bei meinem US-Verleger, Richard Grossinger, dessen Handschlag jeden Vertrag ersetzt. Er setzt sich seit langem für die Homöopathie ein und zeigt sich immer wieder auf inspirierende Weise offen für esoterische und exotische Ansichten. Winn Kalmon hat das Buch gekonnt redigiert und eine meisterhafte Schlussversion vorgelegt, für die ich ihr zu großem Dank verpflichtet bin.

In der Bucht von San Francisco, wo ich zu Hause bin, fühle ich mich in eine Gemeinschaft aus Freunden und Kollegen eingebettet, die sich intensiv darum bemühen, unseren Planeten gesünder und friedlicher zu machen. Sie sind mir eine fortwährende Inspiration. Besonders bei Euch möchte ich mich bedanken: David Surrenda (Managementberater, Pate meines Sohnes und großzügiger Geist), Lisa Rafel (eine Sängerin und Seelengefährtin), Patrice Wynne (begeisternde Göttin, eifrige Leserin und ehemalige Buchhändlerin), Devi Jacobs (Diva, Mitverschwörerin und Meisterin der Verbindungen), Daniel und Patricia Ellsberg (inspirative Gedanken zur Wahrheit und zum Blick auf das große Ganze), Dr. Adam Duhan und Eve Contente (bescheidene, verspielte Menschen und dabei ein Powerpaar), Marybeth Love und Michael Russom (die Denken und Fühlen zusammenführen), Russ und Suki Munsell (ein genialer Mathematiker und ein geniales Herz), Dorothy und Jim Fadiman (deren bewusste Gewissenhaftigkeit im Leben vorbildlich ist), Michael Parenti (politischer Analytiker und Historiker, der weiß, dass Geschichte kein Buch mit sieben Siegeln ist), Brett Weinstein (Lehrer der Kunst der Freundschaft und Tanzkollege), meinen Schwiegereltern, die mich daran erinnern, dass ich nur ich bin, und meinen ersten Cousins, die beweisen, dass dies wirklich stimmt.

Sanford Ullman, MD, war nicht nur mein Vater, sondern auch mein Kinderarzt und Hausarzt, mein Herausgeber (bei früheren Büchern) und der Mensch, der mich am meisten unterstützt hat – zusammen mit meiner Mutter, Estelle Ullman, die immer an mich geglaubt und mir ihre Liebe geschenkt hat. Ich wünschte, sie könnten dieses Buch noch gedruckt in den Händen halten. Ich bin dankbar für meine Schwester Dyan und ihre Familie, die mir unablässig bestätigen, dass Blut nicht nur dicker als Wasser ist, sondern auch tiefer fließt.

Zuletzt gebührt der größte Dank meiner Frau Clare, die es erträgt, dass ich mein Leben der Homöopathie verschrieben habe. Clare hat nicht einfach nur einen Mann geheiratet, sondern auch gleich die ganze Homöopathie. Ein Dankeschön geht zudem an unseren Sohn Jake, der mir immer wieder die wahren Stärken homöopathischer Mittel gezeigt hat und der mit 13 Jahren unschuldig oder intuitiv genug war, meine Arbeit für die Homöopathie fortzuführen.

Dana Ullman

Vorwort

In diesem Buch zeichnet Dana Ullman geographisch und historisch anhand von berühmten Menschen aus vielen Lebensbereichen ein lebendiges Bild der Homöopathie. Die Vielfalt der Personen, welche die Homöopathie genutzt und unterstützt haben, reicht von Mahatma Gandhi bis zu den französischen Fußballweltmeistern von 1998, von Chopin bis Cher. Ullman berichtet von Charles Darwin, J. D. Rockefeller und Papst Johannes Paul II, von mehreren Generationen im britischen Königshaus, elf amerikanischen Präsidenten innerhalb von 150 Jahren und vielen anderen. Das ist eine solide Auswahl![1] Aber die Homöopathie ist keineswegs eine Spielwiese der Reichen und Berühmten, sondern auch in der normalen Bevölkerung verbreitet. Allein das moderne Indien kann auf über 200.000 ausgebildete Homöopathen zurückgreifen.

Doch obwohl die Homöopathie so beliebt ist und sich hartnäckig hält, nimmt das wissenschaftliche und medizinische Establishment sie nach wie vor heftig und polemisch unter Beschuss. 2005 verkündete die führende medizinische Zeitschrift *The Lancet* in einem anonymen Leitartikel das „Ende der Homöopathie". Das erinnert mich an das berühmte Telegramm von Mark Twain (einem anderen begeisterten Anhänger der Homöopathie): „Gerüchte über meinen Tod sind stark übertrieben."

Der Umstand, dass die unglaubliche Palette talentierter, intelligenter, geistig unabhängiger Menschen in diesem Buch von der Homöopathie profitieren konnte, ist natürlich kein wissenschaftliches Argument, aber ein starkes Argument im Sinne von: „Wo Rauch ist, ist auch Feuer." Man unterstellt der Homöopathie, sie wäre unglaubwürdig, weil sie auf

[1] Hinzu kamen für die deutschsprachige Ausgabe viele Berichte und Aussagen deutschsprachiger Größen aus Kultur, Wissenschaft, Sport und Politik.

extrem verdünnte Medikamente zurückgreift. Aber erscheint es nicht ebenso wenig einleuchtend, dass eine solche Vielzahl bemerkenswerter Menschen, so lange für sie eingetreten ist, wenn alle Wirkungen nur Einbildungen wären? Inzwischen gibt es immer mehr Nachweise für echte, wertvolle therapeutische Effekte, und auch das wissenschaftliche Verständnis dafür, wie diese Wirkungen zustande kommen könnten, nimmt stetig zu.

Die Geschichte hat jedoch auch ihre Schattenseiten. Wie Ullman berichtet, wurde die Homöopathie in den USA zu Beginn des 20. Jahrhunderts aufgrund eines undurchsichtigen Gemischs aus Geld und Eigeninteressen fast zugrunde gerichtet: Der Flexner-Report von 1910 führte zur Schließung von 19 der 22 Colleges für homöopathische Medizin, darunter fünf der sieben Schulen für Schwarze und alle bis auf eines der Frauencolleges. Das Ergebnis waren weniger, aber wohlhabendere Ärzte, die bevorzugt weiße Männer waren und konventionelle pharmazeutische Mittel verwendeten.

Andererseits ist die Homöopathie ein bemerkenswerter Überlebenskünstler. Ullman erzählt zum Beispiel, wie sie sich von dem Verbot erholte, das der Kaiser von Österreich-Ungarn im 19. Jahrhundert verhängte. Auch in Amerika feierte sie in den letzten Jahren ein erfolgreiches Comeback. Zwischen 1990 und 1997 stieg die Verwendung homöopathischer Mittel um erstaunliche 500 Prozent an. Doch die Geschichte lehrt uns, wachsam zu bleiben. Die Stimmen, die Anfang des 20. Jahrhunderts zu einem starken Niedergang führten, sind noch nicht verstummt. Viele Vertreter der Schulmedizin, die nicht fassen können, wie die extreme Verdünnung bei homöopathischen Mitteln eine Wirkung zeigen kann, sind nach wie vor äußerst skeptisch. Die Geschichte lehrt aber auch, dass die Meinungen selbst der angesehensten Professoren ein schlechter Maßstab für das sind, was nachfolgende Generationen entdecken.

Irgendwann wird auch die Welt der Schulmedizin und der Wissenschaft einsehen, was die vielen bemerkenswerten Persönlichkeiten, die Dana Ullman hier skizziert, schon lange wussten: Homöopathie ist eine therapeutische Kunst und eine Wissenschaft von einzigartigem Potenzial.

Peter Fisher

Klinischer Direktor des Royal London Homeopathic Hospital
Leibarzt von Queen Elizabeth II, der Königin von England

Einleitung

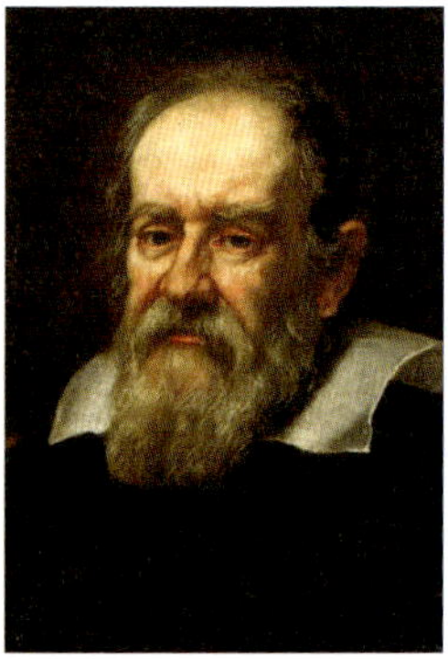

Galileo Galilei

Galileo Galilei gilt als Vater der Astronomie, der modernen Physik und der Naturwissenschaften an sich. In den Augen der Kirche hingegen waren seine Erkenntnisse trotz seiner beträchtlichen Leistungen Gotteslästerung, und man verlangte, dass er sie widerriefe. Galileo bat seine Widersacher, selbst einen Blick durch sein Teleskop zu werfen. Sie konnten sich persönlich von der Wahrheit seiner Aussage überzeugen, nicht die Erde, sondern die Sonne sei das Zentrum unseres Sonnensystems. Aber die Würdenträger weigerten sich, das Instrument einzusetzen.

Galileo landete im Kerker und wurde später zu lebenslangem Hausarrest begnadigt. Darüber hinaus wurde die Veröffentlichung seiner bereits bekannten und aller zukünftigen Werke offiziell verboten, auch wenn diese Zensur – zum Segen der Nachwelt – nie streng kontrolliert wurde.

So wie die Vertreter der Amtskirche sich einst weigerten, durch Galileos Fernrohr zu sehen, lehnen viele Mediziner den Einsatz homöopathischer Mittel ab. In der Regel beharren sie darauf, dass homöopathische Mittel wirkungslos seien, und dass Homöopathen und deren Patienten nachweislich Opfer ihrer Einbildung wären.

Damit vertritt die Schulmedizin gegenüber der Homöopathie einen unwissenschaftlichen Standpunkt – kaum jemand liest die mehreren hundert klinischen Studien, in denen homöopathische Mittel geprüft wurden, oder die vielen Forschungsarbeiten, in denen deren biologische Aktivität nachgewiesen wurde, lässt sich auf einen Selbstversuch ein oder verordnet gar ein solches Mittel. Im 19. Jahrhundert wurden Ärzte in Europa wie in Amerika von ihren Standesvertretungen zur Ordnung gerufen, wenn sie einen homöopathischen Arzt hinzuzogen. Es erscheint ironisch, dass ausgerechnet diejenigen, die sich als Verteidiger der Wissenschaft ansehen, eine so schlecht informierte und überholte Einstellung gegenüber der Homöopathie an den Tag legen und ihr mit unverhohlener Verachtung begegnen.

Doch trotz der großen Skepsis vieler Ärzte und 200 Jahren voller Anfeindungen durch die Schulmedizin und deren Institutionen hat die Homöopathie überlebt und genießt heute in ganz Europa, in Indien und in Südamerika großen Zulauf.

Der Grund dafür ist einfach: Millionen Menschen haben von der Homöopathie profitiert. Auch bekannte Persönlichkeiten aus allen Bereichen des Lebens greifen bei alltäglichen oder chronischen Beschwerden, aber auch bei lebensbedrohlichen Erkrankungen, gern auf die Homöopathie zurück.

Wenn in diesem Buch geschildert wird, wie Prominente homöopathische Mittel einsetzen oder eingesetzt haben, bedeutet dies selbstverständlich nicht, dass jeder von ihnen ausschließlich diese natürlichen Medikamente verwendet. Doch für die Mehrheit der genannten Personen ist oder war die homöopathische Behandlung die erste Wahl.

Die hier vorgestellten Menschen hielten oder halten sich an den berühmtesten Leitspruch des Hippokrates, des Vaters der Medizin: „Vor allem nutzen, niemals schaden". Denn die Klugheit gebietet, vor der Anwendung riskanter, konventioneller Heilverfahren auf sicherere Methoden zurückzugreifen. Deshalb erscheint es gerechtfertigt, die Homöopathie als gleichberechtigte Therapieform anzusehen.

Zur Klarstellung möchte ich gleich zu Beginn betonen, dass die meisten Skeptiker irrtümlich der Meinung sind, dass Fürsprecher der Homöopathie der Schulmedizin ablehnend gegenüberstehen.

Diese vereinfachte Sichtweise unterstellt ein Schwarz-Weiß-Denken, das in dieser Form nicht existiert. Befürworter der Homöopathie sehen viele Behandlungsweisen der Schulmedizin zwar kritisch, doch dies bedeutet keineswegs, dass sie den angemessenen Einsatz von Operationen, Antibiotika, Schmerzmitteln, oder sonstigen medikamentösen Behandlungen, die in diesem Augenblick segensreich sein mögen, ablehnen.

Die Wissenschaft kann zwar oft belegen, dass eine medikamentöse Behandlung ein Symptom lindern oder verschwinden lassen kann, doch viele gebildete Menschen kennen den Unterschied zwischen einer symptomatischen Linderung und einer echten Heilung. Die Erkenntnisse der modernen Physiologie stützen mittlerweile die traditionellen Grundprämissen der Homöopathie und der Naturmedizin, dass viele Symptome in Wirklichkeit wichtige Abwehrmechanismen des Körpers sind. Deshalb ist eine Linderung oder Beseitigung der Symptome, auf welche die „wissenschaftliche" Medizin so stolz ist, nur selten von Dauer. Nur sehr wenige verschreibungspflichtige Mittel sind schon über 30 Jahre, geschweige denn 200 Jahre lang erfolgreich. Zudem sind bei Langzeitverordnung häufig abnehmende Wirksamkeit und zunehmende unerwünschte Wirkungen zu beobachten.

In diesem Buch berichten wir von Prominenten und deren Gründen, sich der Homöopathie zuzuwenden. Die wahren Geschichten von Menschen, die im Laufe der Jahrzehnte mit zahlreichen Erkrankungen und Symptomen zu kämpfen hatten, gestatten einen neuen Blickwinkel auf die Wirksamkeit ihrer Behandlungen. Die Personen, die in dieser Einleitung erwähnt werden, werden in dem Kapitel zu den kulturellen Errungenschaften, mit denen man sie verbindet, genauer geschildert.

Zum Beispiel hätte der Naturwissenschaftler **Charles Darwin** sein Hauptwerk, *Die Entstehung der Arten,* kaum veröffentlichen können, wenn er nicht zehn Jahre zuvor homöopathisch behandelt worden wäre. Zwölf Jahre lang hatte Darwin an schweren Magenschmerzen,

Erbrechen, Furunkeln, Herzrasen und Zittern gelitten, danach neigte er zwei Jahre lang zu Ohnmachtsanfällen und sah häufig schwarze Punkte vor den Augen. Nach einer nur sechswöchigen Behandlung durch den Homöopathen Dr. James Gully ging es ihm erheblich besser.

Die geringe Dosierung, mit der in der Homöopathie gearbeitet wird, regte Darwin zu eigenen, wenig bekannt gewordenen Experimenten an Pflanzen an, bei denen er minimale Wirkstoffmengen zuführte und daraufhin massive Auswirkungen beobachten konnte. Seine Ergebnisse waren ihm so peinlich, dass Darwin in seiner Berichterstattung bewusst davon absah, von „homöopathischen Dosen" zu sprechen, weil er die sehr emotionale und negative Einstellung der Wissenschaft gegenüber der Homöopathie kannte.

Darwins Briefe bestätigen, dass er seinen homöopathischen Arzt und dessen Behandlungen sehr bewunderte, auch wenn diese Tatsache in der Geschichte der Medizin und Naturwissenschaft skandalöserweise unterschlagen wird (Darwin 1903). Diese Auslassung ist nur ein weiteres Beispiel, wie die Geschichte dazu neigt, Themen zu ignorieren, die nicht mit der vorherrschenden Weltanschauung übereinstimmen oder diese untermauern.

Auch viele angesehene Ärzte der letzten 200 Jahre, darunter **Sir William Osler, Emil Adolf von Behring, August Bier, Charles Frederick Menninger** und **C. Everett Koop** zeigten Interesse an der Homöopathie und äußerten sich wohlwollend über diese Therapierichtung.

Unternehmer wie **John D. Rockefeller** und **Charles Kettering**[2] ließen sich bevorzugt homöopathisch behandeln. Für Rockefeller war die Homöopathie „eine offensive und fortschrittliche Entwicklung in

2 Charles Franklin Kettering (1876–1958), Inhaber von mehr als 300 Patenten, US-amerikanischer Ingenieur, Erfinder, Wissenschaftler, Philosoph.

der Medizin". Er erreichte ein Alter von 97 Jahren (und wurde damit älter als sein Homöopath, der mit 93 verstarb). Kettering ermunterte zwei bedeutende amerikanische Konzerne, die National Cash Register Corporation und General Motors, zum Bau von Belegschaftskliniken mit homöopathischen Ärzten. Kettering selbst verließ sich auf die Behandlung durch seinen homöopathisch ausgebildeten Arzt T. A. McCann, MD.

Mit Ketterings Hilfe gründete die Ohio State University 1914 ein College für homöopathische Medizin. Außerdem stellte Kettering der Universität 1920 eine Million Dollar zur Einrichtung eines Forschungslabors für die homöopathische Fakultät zur Verfügung. Kurz nach dieser Spende wirkten Vertreter der amerikanischen Ärztevereinigung AMA jedoch mit Nachdruck auf den Leiter der homöopathischen Fakultät ein, um eine Schließung zu erreichen, wobei man diesem sogar den Entzug seiner ärztlichen Zulassung androhte (Roberts 1986). Kurz nach dieser Unterredung erstattete die Universität Kettering seine Spende zurück und schloss die Abteilung für homöopathische Medizin.

Mindestens elf amerikanische Präsidenten und zwei britische Premierminister sowie andere ehemalige und aktuelle Staatsoberhäupter haben die homöopathische Medizin genutzt oder unterstützt. Drei amerikanische Präsidenten – **Harding, Coolidge** und **Hoover** – wurden von dem homöopathischen Arzt **Joel T. Boone, MD**, behandelt. Kein anderer Arzt in der amerikanischen Geschichte hat so lange als Präsidentenarzt gewirkt.

Auch viele bekannte Menschenrechtler und Freiheitskämpfer der Kolonialzeit unterstützten die Homöopathie. Wie viele andere Persönlichkeiten, welche für die indische Unabhängigkeit von England eintraten, war auch **Mahatma Gandhi** ein Fürsprecher der Homöopathie. Dasselbe gilt für **José de San Martín**, eine Leitfigur der Unabhängigkeitsbewegung in verschiedenen Ländern Südamerikas. Unter den Gegnern der Sklaverei zählten zum Beispiel **William Lloyd Garrison**[3], **Daniel Webster**[4] und **Henry Ward Beecher**[5] zu den entschiedenen Befürwortern der Homöopathie, und die große Mehrheit der führenden amerikanischen Frauenrechtlerinnen wie **Susan B. Anthony, Elizabeth Cady Stanton** und **Lucretia Mott** hielten die homöopathische Medizin für einen notwendigen, integralen Bestandteil sozialer Reformen zum Wohl der Allgemeinheit.

Zahlreiche große Künstler und Musiker des 19. und 20. Jahrhunderts wussten die Homöopathie sehr zu schätzen. So riet der Impressionist **Camille Pissarro** allen Freunden und Kollegen – darunter **Vincent van Gogh, Claude Monet, Pierre Auguste Renoir** und **Edgar Degas** – dringend dazu, sich homöopathisch behandeln zu lassen. Und wenn diese sich nicht selbst zum Homöopathen begeben mochten, sorgte Pissarro mitunter selbst für ihre Behandlung.

Unter den musikalischen Genies des 19. Jahrhunderts interessierten sich **Ludwig van Beethoven, Nicolo Paganini, Frédéric Chopin** und **Richard Wagner** für die homöopathische Medizin. Dieser Einstellung haben sich modernere Musiker wie **Yehudi Menuhin, Dizzy Gillespie, Tina Turner, Cher, Paul McCartney** und **George Harrison** angeschlossen. Beethoven widmete seinem homöopathischen Arzt zwei eigene Kanons, und Tina Turner gab offen zu, dass die homöopathische Behandlung ihr half, von der Tuberkulose zu genesen.

---

3 William Lloyd Garrison (1805–1879) war ein US-amerikanischer Schriftsteller und Vorkämpfer für die Abschaffung der Sklaverei in den USA.

4 Daniel Webster (1782–1852) war ein US-amerikanischer Politiker, US-Senator und Außenminister.

5 Henry Ward Beecher (1813–1887) war kongregationalistischer US-amerikanischer Prediger.

Die berühmte Schauspielerin **Sarah Bernhardt** schätzte die Homöopathie so sehr, dass sie darauf bestand, nicht nur sich selbst, sondern das ganze Ensemble jederzeit homöopathisch behandeln lassen zu können. In jüngerer Zeit kokettierte **Catherine Zeta-Jones** mit ihrer neuen Liebe zu dem homöopathischen Mittel *Arnica*, das sich bei den Dreharbeiten für das Musical *Chicago* bei Verstauchungen und Zerrungen als sehr hilfreich erwies.

Unter den geistlichen Oberhäuptern war die Homöopathie so beliebt, dass sieben Päpste, aber auch zahlreiche Bischöfe und andere Vertreter des Klerus homöopathische Ärzte wegen ihrer besonderen Behandlungsform in Ehren hielten und viele von ihnen auch selber Homöopathen wurden. **Mary Baker Eddy**, die Gründerin der Christlichen Wissenschaft, ließ sich zur Homöopathin ausbilden und verordnete regelmäßig homöopathische Mittel. Ehrwürdige Institutionen wie die russisch-orthodoxe Kirche ermunterten ihre Geistlichen, die homöopathische Behandlungsweise zu erlernen, weil diese Behandlung nicht nur gesundheitliche Vorteile versprach, sondern auch mehr Menschen zum Glauben bekehren konnte. Viele jüdische Rabbis und muslimische Geistliche unterzogen sich homöopathischen Behandlungen oder haben sogar gelernt, sie zu verabreichen.

Unter den Schriftstellern des 19. Jahrhunderts war die Homöopathie so populär, dass ihr Einsatz Menschen mit den unterschiedlichsten Themen verband. So zählten **Thoreau, Emerson, Longfellow, Stowe, Alcott, Hawthorne, Irving, Twain, Goethe, Dostojewski, Doyle, Shaw, Dickens** und **Tennyson** zu den Anhängern der Homöopathie.

Sportler auf jedem Leistungsniveau wissen einen Wettbewerbsvorteil zu schätzen, und da Verletzungen eine Sportlerkarriere ernsthaft beeinträchtigen können, nutzen viele Spitzensportler homöopathische Mittel. **David Beckham, Martina Navratilova und Britta Steffen** und ein gutes Dutzend olympischer Medaillenträger haben öffentlich eine Lanze für die Homöopathie gebrochen. Es ist tatsächlich etwas Besonderes, wenn Profisportler preisgeben, wie sie ihre körperlichen Fähigkeiten auf Weltklasseniveau erhalten, doch allmählich sickern Informationen über die Verwendung homöopathischer Mittel aus den Umkleidekabinen.

Könige und Königinnen sind natürlich privilegiert, was die gewünschte Behandlung betrifft, und so ist es bemerkenswert, dass so viele Monarchen der letzten 200 Jahre zuerst ihren Homöopathen zu Rate zogen. Schlecht informierte Skeptiker sehen in der Homöopathie eine Art „New-Age-Medizin", die noch im Experimentierstadium ist. Anhand der verbreiteten Unterstützung durch zahlreiche Königshäuser wird unterstrichen, dass die Homöopathie ganz im Gegenteil als traditionelles und erprobtes Verfahren der Erfahrungsmedizin einzustufen ist.

Während also jeweils die Masse der Bevölkerung auf die aktuelle Schulmedizin zurückgreift, ist der Einsatz der homöopathischen Medizin bei gesundheitlichen Problemen für viele bekannte Mitglieder der Gesellschaft selbstverständlich.

Die wahren Grenzen der Schulmedizin

Verfechter der Schulmedizin betonen regelmäßig, dass ihre Methoden wissenschaftlich überprüft wurden, und ziehen andere Methoden mit angeblichen therapeutischen oder heilenden Wirkungen ins Lächerliche. Mitbewerber werden in Misskredit gebracht, und selbst diejenigen aus den eigenen Reihen, die konventionelle Behandlungen hinterfragen oder alternative Methoden anbieten, geraten leicht unter Beschuss.

Andererseits kommt es immer wieder vor, dass Methoden, die zum medizinischen Standard gehören, schon zehn Jahre später für unwirksam, gefährlich und mitunter barbarisch erklärt werden. Trotz dieses wiederkehrenden Phänomens zeigen die Fürsprecher und Verteidiger der „wissenschaftlichen Medizin" wenig Demut und versichern stets, die aktuelle Heilmethode sei wirksam.

Allerdings ist eben diese Lernfähigkeit ein bemerkenswertes Merkmal der Schulmedizin, die ihre Behandlungsformen immer wieder auf den Prüfstand stellt. Dass nur eine Handvoll Medikamente seit mindestens 30 Jahren auf dem Markt sind, zeugt davon, dass die Schulmedizin ehrlich genug ist, ihre Fehler einzugestehen.

Medizinhistorisch ergibt sich ein klares Muster bei der Entdeckung und dem Einsatz medikamentöser Behandlungen. Anfangs wird einem neuen Wirkstoff große Aufmerksamkeit gezollt. Die Forschungsergebnisse scheinen seine Sicherheit und Wirksamkeit zu belegen, und der Wirkstoff erntet große Anerkennung für seine lindernden Eigenschaften. Mit der Zeit kommt es zu gewissen Bedenken wegen unerwünschter Nebenwirkungen, bis Forschung und Praxis schließlich ernstere Bedenken wegen der Nebenwirkungen äußern. Daraufhin werden Sicherheit und Wirksamkeit intensiver untersucht, bis man sich allgemein darauf einigt, dass die Arznei nicht so gut hilft, wie ursprünglich angenommen. Die Liste der bekannten unerwünschten und ernsten Nebenwirkungen wird immer länger, doch das ist alles kein Problem, weil gerade ein neuer Wirkstoff auf den Markt kommt, wo die ersten Studien vermuten lassen, dass dies nun die bessere Arznei ist – jedenfalls bis weitere Untersuchungen bestätigen, dass auch dieser Stoff weder so wirksam noch so sicher ist, wie man zunächst glaubte. So verläuft die Entwicklung seit mindestens 100 Jahren.

Wie in der Modeindustrie, wo sich regelmäßig der Stil ändert, sind auch in der Pharmaindustrie neue Medikamente profitabler als die alten. Und dabei geht es nicht einfach um Gewinn, sondern um Gewinne in schwindelerregender Höhe.

2002 war der Gesamtgewinn der zehn größten US-Pharmaunternehmen auf der „Fortune 500"-Liste mit 35,9 Milliarden US-Dollar höher als der Gesamtgewinn der übrigen 490 Unternehmen, die nur 33,7 Milliarden US-Dollar verbuchten (Angell 2004: S. 11).[6] Diesen erschütternden finanziellen Vorsprung konnte die Pharmaindustrie nur deshalb nicht halten, weil infolge des Irakkriegs die Gewinne der Ölkonzerne beträchtlich gestiegen sind und damit den Profit der 490 Nicht-Pharma-Unternehmen etwas erhöht haben. Dennoch sollte man meinen, dass die Gewinne der 490 größten Firmen der USA deutlich höher sein sollten als die von nur zehn Unternehmen in einem einzigen Wirtschaftszweig.

Diese Zahlen sind von grundlegender Bedeutung, denn *die Abgrenzung der „wissenschaftlichen Medizin" zum Geschäft mit der Medizin war nie schwerer als heute.* Dank der vereinten Bemühungen der Pharmaindustrie und der Mediziner, zwischen denen enge wechselseitige Verflechtungen bestehen, lassen sich die Verbraucher auf der ganzen Welt gern einreden, dass die moderne Medizin an Wissenschaftlichkeit unübertroffen ist. Bevor wir über die Homöopathie sprechen, möchte ich deshalb einige grundsätzliche Fragen aufwerfen, was unter „wissenschaftlicher" Medizin zu verstehen ist – und was nicht.

In der Regel werden Pharmaunternehmen heutzutage von Geschäftsleuten geführt, nicht von Ärzten. Deshalb überrascht es kaum, dass die Ärztin und ehemalige Medizinprofessorin der Universität Harvard, Marcia Angell, früher Chefredakteurin des anerkannten *New England Journal of Medicine*, in ihrem Buch *Der Pharma-Bluff* ein Bild der wahren Pharmaindustrie zeichnet:

> „... einer Branche, die sich in den letzten 20 Jahren sehr schnell von ihrem ursprünglichen, hochgesteckten Ziel, der Entdeckung und Herstellung nützlicher, neuer

6 Dieser Umstand ist besonders überraschend, die Quelle jedoch glaubwürdig: Die Medizinerin Marcia Angell ist ehemalige Herausgeberin des *New England Journal of Medicine*.

> Medikamente verabschiedet. Heute ist sie vor allem ein Marketingapparat, der Medikamente von zweifelhaftem Nutzen verkauft. Mit ihrem Geld und ihrer Macht bringt die Industrie jede Institution, die ihr im Weg stehen könnte, unter Kontrolle, auch den US-Kongress, die Food and Drug Administration, Universitätskliniken und die Ärzteschaft“ (Angell 2005: S. 28).

Arzneimittel sind ein hochprofitabler Geschäftszweig, der so gut vermarktet wird, dass viel zu viele Menschen solche Einflussnahme bereitwillig übersehen oder verzeihen.

Ja, King Kong lässt seine Muskeln spielen, doch wer ihn beim Namen nennt, gilt entweder als Quacksalber oder als Quertreiber. Diesen Riesen gibt es nicht erst seit gestern. Er hat sich über Generationen entwickelt. Zu seinen Verteidigungsstrategien zählt die Ausmerzung seiner Wettbewerber, ob diese nun kooperieren wollen oder nicht. Jeder Wettbewerber wird immer wieder heftig angegriffen. Die Geschichte der Homöopathie belegt diese Seite der Medizin, denn von 1860 bis ins frühe 20. Jahrhundert enthielt der Ehrenkodex der amerikanischen Ärztevereinigung AMA einen Satz, der seinen Mitgliedern untersagte, sich mit einem Arzt zu beraten, der Homöopathie praktizierte. Sie durften nicht einmal die Patienten eines Homöopathen behandeln. Zu einer Zeit, in der Ärzte ihre Patienten noch durch Aderlass verbluten ließen und Kranken regelmäßig Quecksilber und die verschiedensten ätzenden Mittel verordneten, war die Hinzuziehung eines Homöopathen das einzige „Verbrechen“, das die AMA entschlossen ahndete. 1881 wurde sogar die gesamte Medical Society von New York aus der AMA ausgeschlossen, nur weil diese Ärztevereinigung dieses Staates auch jeden Arzt als Mitglied aufnahm, der homöopathische Arzneien verwendete, unabhängig von seiner akademischen Ausbildung. Erst 25

Jahre später schloss diese Vereinigung sich wieder der AMA an (Walsh 1907: S. 207).

Die Industrie verhält sich jedoch nicht in jeder Hinsicht ungeschlacht. Gegenüber Managern, großen Handelsketten und wohlwollenden Politikern, aber auch gegenüber den Medien, bei denen sie sich über große Werbeetats eine unglaublich positive Berichterstattung sichert, zeigt sie sich äußerst großzügig. Ebenso nett ist sie zu Investoren. Gewinne sind natürlich nichts Schlechtes, sollten aber zu Recht hinterfragt werden, wenn sie alle Maßen überschreiten, wenn die Langzeitwirkung der Dauerprüfung nicht standhält und wenn die übliche Verwendung von mehreren Medikamenten zugleich kaum jemals wissenschaftlich überprüft wurde.

Diese Beobachtungen mögen manch einem sehr massiv erscheinen. Ich gebe gerne zu, dass fast jeder jemanden kennt, dem die konventionelle Medizin das Leben gerettet oder zumindest eine erhebliche Verbesserung seiner Gesundheit ermöglicht hat. Mein wunderbarer Vater war Arzt und insulinpflichtiger Diabetiker. Ohne die wichtige Entdeckung des Insulins durch die Schulmedizin hätte es mich demnach nie gegeben.

Deshalb sollten wir zwar einerseits nicht das Kind mit dem Bade ausschütten, andererseits aber dennoch prüfen, welchem Wasser wir unsere Kinder aussetzen. Denn die meisten Menschen kennen auch andere, deren Gesundheit sich durch moderne Behandlungsmethoden erheblich verschlechtert hat oder die deshalb gar verstorben sind.

Die Pharmaindustrie rechtfertigt ihre hohen Gewinne mit der Aussage, Unsummen in Forschung und Entwicklung zu stecken. Dabei wird gern verschwiegen, dass sie etwa den dreifachen Etat für Marketing und Verwaltung aufbringt. Und die obszön hohen Gewinne der Arzneimittelhersteller berücksichtigen alle bekannten Ausgaben. Insgesamt beweisen die Hersteller eine erstaunliche Kreativität dabei, uns zu überzeugen, dass die Wirkungen alle ihrer Medikamente „wissenschaftlich“ belegt sind. Und viel zu viele von uns glauben ihnen.

Deshalb kommt es darauf an, dass wir begreifen, was es tatsächlich bedeutet, wenn Pharmakonzerne und Medien uns versichern, Medikamente seien „wissenschaftlich getestet“.

Wie wissenschaftlich ist die moderne Medizin?

Mahatma Gandhi wurde einst von einem Reporter gefragt, was er von der westlichen Zivilisation hielte. Angesichts der unzivilisierten Reaktionen der britischen Regierung auf seine gewaltfreien Aktionen antwortete Gandhi spontan: „Eine westliche Zivilisation? Ja, das ist eine gute Idee.“ Hätte man ihn gefragt, was er von „wissenschaftlicher Medizin“ hielte, wäre seine Antwort wohl ähnlich ausgefallen.

Die Vorstellung einer wissenschaftlich begründeten Medizin klingt verlockend, doch ist die moderne Medizin wirklich – oder wenigstens annähernd – „wissenschaftlich“?

In der heutigen Medizin gilt die Placebo kontrollierte Doppelblindstudie als Standardverfahren, um die Wirksamkeit einer Behandlung zu überprüfen.[7] Oberflächlich betrachtet ist dieser Ansatz sehr vernünftig. Allerdings ist die Problematik solcher Studien unter Akademikern wohl bekannt, auch wenn die Allgemeinheit wenig davon hört. Grundsatzfragen zur Bedeutung des Begriffs „Wirksamkeit“ werden kaum öffentlich diskutiert.

---

[7] Bei Placebo kontrollierten Doppelblindstudien erhalten einige Patienten ein Medikament oder eine Behandlung, andere hingegen ein Scheinmedikament, das dem Testmedikament äußerlich gleicht. Weder die Teilnehmer noch die Durchführenden des Experiments wissen, wer welche Behandlung erhielt, bis die Ergebnisse feststehen.

Zum Beispiel ist die Wirksamkeit einer Substanz nicht zwangsläufig dadurch belegt, dass ein bestimmtes Symptom verschwindet. Manchmal ist es sogar von Nachteil, wenn ein Symptom beseitigt wird. Aspirin kann Fieber senken, doch man weiß, dass Fieber bei der körpereigenen Infektabwehr eine wichtige Rolle spielt. Schmerzmittel lindern vorübergehend den akuten Schmerz, beeinflussen aber nicht die eigentliche Ursache. Deshalb bringen sie keine Heilung, können aber eine körperliche und psychische Abhängigkeit bis hin zur Sucht bewirken. Es kann auch eine Gewöhnung eintreten und vermehrt zu Herzproblemen kommen. Schlafmittel erleichtern zwar das Einschlafen, verhelfen uns aber nicht zu einem erholsamen Schlaf, womit sie letztlich den Teufelskreis von Schlaflosigkeit und Übermüdung verschlimmern. Viele moderne Medikamente gegen verbreitete Erkrankungen gelten trotz hochgesteckter Hoffnungen und Erwartungen seitens der Ärzteschaft und der Patienten noch nicht als absolut sicher.

Grundlage aller wissenschaftlichen Forschungen ist, dass ein Wissenschaftler eine Studie erbringen kann, welche eine scheinbare Wirkung belegt. Der Wirkstoff kann sich also durchaus für begrenzte Zeit als hilfreich erweisen, später jedoch die verschiedensten, ernsten Symptome verursachen. Die sehr beliebte angstlösende Substanz Alprazolam (Handelsname *Tafil*) konnte zum Beispiel während eines zweimonatigen Tests Panikattacken lindern, doch wenn der Patient anschließend versuchte, die Medikation zu reduzieren oder abzusetzen, konnten die Panikattacken drei- bis viermal so stark wiederkehren (*Consumer Reports* 1993). Würden so viele Patienten dieses Mittel einnehmen, wenn sie das wüssten? Und auf welcher Grundlage kann man ernsthaft behaupten, dass dieses Mittel „wirksam“ ist?

Für die Zulassung in Amerika werden die meisten psychiatrischen Medikamente nur sechs Wochen lang getestet (Angell 2005: S. 120 und 123). Andererseits nehmen die meisten Menschen ihre Antidepressiva oder Beruhigungsmittel über viele Jahre ein. Wie können solche Kurzzeitstudien also als wissenschaftlicher Nachweis gelten? Der ernüchternde Umstand, dass Placebos nachweislich 80 Prozent der Medikamentenwirkung erreichen (bei weniger unerwünschten Wirkungen), ist hingegen kaum bekannt (Angell 2005: S. 123).

In ihrem einflussreichen Buch *Der Pharma-Bluff* sagt die Ärztin Marcia Angell es ganz offen: „Man kann klinische Studien auf vielerlei Weise frisieren, und das geschieht auch die ganze Zeit" (Angell 2005: S. 108).

Die aktuellen, konventionellen Arzneimittel sind so neu, dass es kaum Langzeitstudien dazu gibt. Die breite Mehrheit moderner Medikamente, die noch vor wenigen Jahrzehnten weit verbreitet waren, werden inzwischen aus gutem Grund nicht mehr verschrieben: Sie wirken weniger gut, als anfangs angenommen, und bringen so teilweise mehr Schaden als Nutzen.

Daher erscheint es verwunderlich und bedauerlich zugleich, dass Ärzte nicht sehen, dass die gegenwärtige Form der Medizin grundsätzlich fragwürdig ist. Stattdessen versichern sie im Einklang mit den Herstellern einfach, dass ein neues Mittel sich „wissenschaftlich bewährt" hat, sobald ein altes als unwirksam oder gefährlich vom Markt genommen wird. Trotz dieses wiederkehrenden Musters verschreiben Ärzte weiterhin im Rekordtempo:

- 2005 wurden jedem Amerikaner, ob Mann, Frau oder Kind, im Durchschnitt 12,3 Medikamente verordnet (1994 erhielt jeder Amerikaner im Durchschnitt 7,9 Medikamente pro Jahr) (Kaiser Family Foundation 2006).
- Laut einer Studie von 2005 nehmen 44 Prozent aller Amerikaner mindestens ein verschreibungspflichtiges Medikament ein; 17 Prozent nehmen drei oder mehr solcher Mittel (diese Zahl hat sich zwischen 1994 und 2000 um 40 Prozent erhöht) (*Medscape* 2005).

Diese hohen Zahlen erhöhen sich noch weiter, wenn man die frei verkäuflichen Mittel hinzunimmt, die Ärzte empfehlen oder Patienten sich auf eigene Faust besorgen. Wenn jemand mehr als ein Arzneimittel gleichzeitig einnimmt, werden die Studien zu jedem einzelnen dieser Mittel praktisch bedeutungslos. Überlegt man nun, wie viele Menschen zwei oder mehr Medikamente parallel verwenden, so kommen einem ernsthafte Zweifel an der wissenschaftlichen Grundlage, auf der sich Ärzte bewegen. (Natürlich gibt es Ausnahmen, für die Prüfprotokolle mit verschiedenen Substanzen erstellt wurden, wie beispielsweise bei der Behandlung von AIDS-Kranken.)

Man möchte meinen, dass die Amerikaner wenigstens erheblich davon profitieren, dass sie die „beste" und definitiv teuerste Gesundheitsversorgung der modernen Medizin genießen, doch die nachfolgenden Zahlen zeigen eindrücklich die wahren Grenzen der „besten" medizinischen Versorgung:

- 2006 lagen die USA bei der Kindersterblichkeit auf Platz 21 in der Welt und damit hinter Südkorea und Griechenland und nur kurz vor Polen.
- Bezüglich der Lebenserwartung rangierten die USA 2006 auf Platz 17, zusammen mit Zypern und nur kurz vor Albanien. (InfoPlease 2007).

Einer der größten Pharmahersteller der Welt ist GlaxoSmithKline. Deshalb war es erschreckend, wenn auch wenig überraschend, als der Weltvizepräsident für Genforschung des Pharmaherstellers GlaxoSmithKline, Allen Roses, einräumte, dass „die überwältigende Mehrheit der Medikamente – über 90 Prozent – nur bei 30 bis 50 Prozent der Menschen wirkt" (Connor 2003). Nur selten wird die Öffentlichkeit so ehrlich informiert.

Die Geschichte verstehen und neu schreiben

Wer die Vergangenheit kontrolliert, kontrolliert die Zukunft.
Wer die Gegenwart kontrolliert, kontrolliert die Vergangenheit.
George Orwell, (Zitat) aus dem Roman „*1984*"

Die Geschichte stellt uns unglaubliche Massen an Zeugnissen über die Vergangenheit zur Verfügung, doch nur ein kleiner Teil davon gelangt in die Geschichtsbücher. Die Interpretation der Vergangenheit und die gezielte Auswahl bestimmter historischer Fakten und Persönlichkeiten färben unser Verständnis von dem, was wirklich geschah.

Historiker kennen dieses Phänomen: Wenn ein Land einen Krieg gewinnt oder eine Weltanschauung eine andere übertönt, wird die Geschichte aus der Perspektive dieses Landes oder dieser dominanten Weltanschauung erzählt. Auf die Geschichte der Medizin trifft diese Regel zweifellos zu. Zum Beispiel brandmarken Medizinhistoriker die üblichen Heilmethoden der Vergangenheit gern als barbarisch, gefährlich und altmodisch, versichern aber gleichzeitig, dass die moderne Gesundheitsfürsorge eine Spitzenleistung der „wissenschaftlichen" Medizin darstellt. Wie ein Mantra wird dabei wiederholt, dass heutige Verfahren „bewiesen" sind.

Folgerichtig werden diejenigen, die einen Krieg verloren haben oder eine Minderheitsmeinung vertreten, in der Geschichte häufig ungünstig dargestellt. Ärzte, die anders behandeln, als es der Lehrmeinung entspricht, werden schnell als Kurpfuscher und Quacksalber abgeurteilt. Auf diese Weise kann man potenziell wertvolle Beiträge wunderbar kleinreden, auch ohne sie in ihrem ganzen Ausmaß zu verstehen.

Neben Beschimpfungen verdrehen die Vertreter der üblichen vorherrschenden Lehrmeinung auch gern einmal die Tatsachen, um auch die soliden Bestandteile einer weniger verbreiteten Methode absurd und abwegig erscheinen zu lassen. Weil Homöopathen ihre Mittel sparsamer dosieren als die herkömmliche Medizin, wird gern behauptet, die Homöopathie würde mit „kümmerlichen" Dosen arbeiten, die im Körper theoretisch keine Wirkung zeigen dürften. Die Behauptung, homöopathische Arzneien könnten unmöglich eine Wirkung haben, entbehrt jeglichen Wissens und jeglicher Erfahrung und Bescheidenheit. Solche Anschuldigungen beweisen nur die unwissenschaftliche Haltung dessen, der sie vorbringt, und seine Unkenntnis der umfangreichen wissenschaftlichen Arbeiten zur Wirkung von Nanodosen bestimmter Substanzen in bestimmten Situationen.

Als Beweis für die mangelnde Fortschrittlichkeit der Homöopathie wird gern angeführt, dass Homöopathen ihre Mittel schon seit über 200 Jahren verwenden. Doch wenn wir heute noch dieselben Mittel einsetzen wie damals – neben Hunderten neuer Substanzen –, ist dies eher ein Hinweis darauf, dass die alten auch heute noch wirksam sind. Das Wirkprinzip der Homöopathie beruht darauf, dass diese Mittel nicht gegen eine fest umrissene Krankheit verordnet werden, sondern ein Syndrom oder einen Symptomenkomplex angehen, zu dem diese Krankheit gehört.

Auch die gründliche Anamnese in der Homöopathie, bei der die einzigartigen Symptome des Patienten ermittelt werden, ist unter Beschuss geraten. Sie gilt als Zeichen für die Verschrobenheit dieser Methode, die sich in Nebensächlichkeiten verzettelt. Dabei erscheinen die exakten Symptome und Eigenheiten des Patienten, die der Homöopath erfasst, nur dem gehaltlos, der sich nicht mit der Einzigartigkeit dieser individuellen, persönlichen Merkmale jedes Menschen vertraut gemacht hat. Die Homöopathie verfügt über ein ausgeklügeltes System, in dem Auswahl und Verordnung des wirksamsten homöopathischen Arzneimittels genau auf den einzelnen Patienten zugeschnitten sind.

Da die Geschichte meist vom Sieger geschrieben wird, prophezeit der Autor, dass die Medizingeschichte bald umgeschrieben werden dürfte.

Quellen

Angell, M.: *Der Pharma-Bluff. Wie innovativ die Pillenindustrie wirklich ist.* Aus dem Amerikanischen von Sebastian Vogel. KomPart, Bonn/Bad Homburg 2005.

Connor, S. Glaxo Chief: Our Drugs Do Not Work on Most Patients, *The Independent* (UK), December 8, 2003.

Consumer Reports: High Anxiety. January 1993, 19–24.

Darwin, F. (ed.): *The Life and Letters of Charles Darwin.* New York, D. Appleton & Co., 1903.

InfoPlease.com. www.infoplease.com/ipa/A0004393.html, 2007.

Kaiser Family Foundation: Prescription Drug Trends, June 2006. http://www.kff.org/rxdrugs/upload/3057-05.pdf

Levi, R.: Science Is for Sale, *Skeptical Inquirer,* July/August 2006, 30:4, 44–46.

Medscape: More Americans Take Prescription Medication. May 3, 2005. www.medscape.com/viewarticle/500164

Roberts, W. H.: Orthodoxy vs. homeopathy: Ironic developments following the Flexner Report at the Ohio State University, *Bulletin on the History of Medicine,* Spring 1986, 60:1, 73–87.

Walsh, J. J.: *History of the Medical Society of the State of New York.* New York: Medical Society of the State of New York, 1907.

KAPITEL 1

Warum die Homöopathie Sinn ergibt und wirksam ist: Ein Musterbeispiel für die Nanopharmakologie

Trotz ihrer weltweiten Beliebtheit wird die Homöopathie regelmäßig missverstanden, verdammt oder verkannt.

In diesem Buch werden die persönlichen Erfahrungen vieler Menschen geschildert, die nach eigener Aussage sehr von homöopathischen Behandlungen profitiert haben, aber keines dieser Zeugnisse ist ein „Beweis" für den Wert der Homöopathie. Wenn jedoch ein großer Erfahrungsschatz belegt ist und darüber hinaus zahlreiche wissenschaftliche Studien nachweisen, wie sinnvoll der Einsatz homöopathischer Mittel ist, kann und sollte man die wichtige Rolle der Homöopathie in der Vergangenheit und in der Zukunft unseres Gesundheitssystems mit anderen Augen sehen.

Winston Churchill sagte einmal: „Je weiter man zurückblicken kann, desto weiter blickt man in die Zukunft." Dieses Buch befasst sich in erster Linie mit persönlichen Erfahrungen aus den letzten 200 Jahren. Gleichzeitig gibt es jedoch viele Nachweise, dass der Nutzen bestimmter homöopathischer Prinzipien schon in den Frühzeiten der Geschichtsschreibung bekannt war. Dieser weite Rückblick in die Vergangenheit bildet eine große Linse, durch die wir eben diese Vergangenheit verstehen und die Zukunft vorhersagen können.

Homöopathie verstehen

Das Wort Homöopathie ist von zwei griechischen Wörtern abgeleitet: *homoios* (das bedeutet *ähnlich*) und *pathos* (was *Leiden* bedeutet). Das Grundprinzip der Homöopathie – das Ähnlichkeitsprinzip (*Simile-Prinzip*) – bezieht sich auf eine wiederholte Beobachtung und Erfahrung: Wenn die Überdosis einer Substanz beim gesunden Menschen bestimmte Symptome hervorruft, bewirkt dieselbe Substanz bei sehr geringer Dosierung (Nanodosen) und spezieller Zubereitung bei Menschen, deren Erkrankung mit einem ähnlichen Symptomenkomplex einhergeht, einen Heilimpuls.

Betrachten wir dies anhand von Zwiebelsaft, der bekanntlich die Augen zum Tränen und die Nase zum Laufen bringt. Der dabei entstehende Nasenschleim kann sogar ein brennendes Gefühl auf der Unterlippe erzeugen. Menschen mit Allergien oder Erkältungssymptomen, die unter ähnlichen Symptomen leiden wie beim Kontakt mit Zwiebelsaft, profitieren von homöopathischen Zwiebeldosen.

Symptome zeigen, auf welche Weise unser Körper sich gegen Infektionen oder Stress zur Wehr setzt. Deshalb erscheint es sinnvoll, Arzneien zu wählen, die diese Abwehrreaktionen unterstützen, anstatt sie zu verhindern oder zu unterdrücken. Das Schöne am homöopathischen Ähnlichkeitsprinzip ist der ihm innewohnende Respekt vor der Weisheit des Körpers. Die Behandlung macht sich die beträchtlichen Selbstheilungs- und Selbstregulierungskräfte des Körpers zu Nutze und unterstützt sie noch.

Impfungen und Desensibilisierungen zählen zu den wenigen Methoden der modernen Medizin, welche ebenfalls die körpereigenen Abwehrmechanismen anregen, um bestimmten Erkrankungen vorzubeugen oder diese zu heilen. Es ist kein bloßer Zufall, dass diese Behandlungsformen vom homöopathischen Ähnlichkeitsprinzip abgeleitet sind.

In Europa ist die homöopathische Medizin bei Ärzten so verbreitet, dass sie hier kaum noch als alternative Heilmethode eingestuft wird.

Der Deutsche Zentralverein homöopathischer Ärzte e. V. (DZVhÄ), gegründet 1829 in Köthen (Anhalt), ist die älteste Ärztevereinigung Deutschlands. Heute hat der DZVhÄ etwa 4.000 Mitglieder. Etwa 5.500 Ärzte haben die Zusatzbezeichnung Homöopathie. Homöopathische Ärzte in Deutschland haben ein schulmedizinisches Studium absolviert und nach dessen Abschluss eine von den Landesärztekammern anerkannte und vorgeschriebene Weiterbildung gemacht.

Laut einer repräsentativen *Allensbach*-Umfrage (2009) greifen 57 Prozent der Deutschen bewusst zu homöopathischen Arzneien; nur zwei Prozent der Bevölkerung halten homöopathische Arzneien für unwirksam. Insgesamt ein Viertel der Bevölkerung sind „überzeugte Verwender" der Homöopathie und sind ohne Einschränkung von der Wirksamkeit überzeugt (25 Prozent).[8]

Etwa 30 Prozent der französischen Ärzte nutzen regelmäßig homöopathische Mittel, und über 40 Prozent der britischen Ärzte überweisen ihre Patienten regelmäßig an Homöopathen (Fischer und Ward 1994). Etwa die Hälfte der niederländischen Ärzte hält homöopathische Arzneimittel für wirksam (Kleijnen, Knipschild und Riet 1991).

Auch in Amerika hatte die homöopathische Medizin anfangs einen guten Stand. Zu Beginn des 20. Jahrhunderts existierten in den Vereinigten Staaten 22 homöopathische Fakultäten, unter anderem an der Universität Boston und den Universitäten von Michigan, Ohio, Minnesota und Iowa. Hinzu kamen zum Beispiel das New York Medical College und das Hahnemann Medical College. Viele kulturelle Vordenker in Amerika zählen zu den stärksten Befürwortern der Homöopathie.

---

8 Quelle: http://www.dzvhae.com/portal/loader.php?navigation=1382&org=1113&seite=1569

In seinem mit dem Pulitzer Preis bedachten Buch *The Social Transformation of American Medicine* bemerkt Paul Starr: „Weil die Homöopathie ebenso philosophisch wie experimentell ausgerichtet ist, kam sie vielen Menschen eher wissenschaftlicher vor als die Schulmedizin."

Dieses Kapitel erklärt einen Fall für die Homöopathie im Licht jüngster Erkenntnisse aus Wissenschaft und Medizin. Wer mehr über die wissenschaftlichen Experimente zur Homöopathie erfahren möchte, kann auf andere Veröffentlichungen zu diesem Thema zurückgreifen, auf die in diesem Kapitel verwiesen wird.

Ich bitte die Leser um Vergebung, die offen und interessiert an die Homöopathie herangegangen sind, aber von Personen belehrt wurden, die ihnen diese wissenschaftliche Kunst letztlich nicht auf klare, überzeugende Weise erklären konnten. Ich hoffe, dass sowohl die Skeptiker als auch unvoreingenommene, aber unzureichend informierte Menschen von dem folgenden Überblick über den homöopathischen Ansatz profitieren werden.

Die Weisheit der Symptome: Grundzüge der modernen Physiologie und Homöopathie

Das Grundprinzip der Homöopathie steht auch im Mittelpunkt der modernen Physiologie. In der Medizin ist man sich heute darüber einig, dass Symptome nicht nur anzeigen, dass etwas mit dem Körper nicht stimmt, sondern dass sie vielmehr die Bemühungen des Körpers widerspiegeln, sich vor Krankheitserregern und Stress zu schützen. Der Körper erzeugt Fieber, Entzündungsreaktionen, Schleim und anderes oder meldet Schmerzen, um sich auf seine Weise zu heilen. Doch allen Anstrengungen zum Trotz ist er damit nicht immer erfolgreich.

Die Medizin erkennt Symptome zunehmend als Anpassungsreaktionen des Körpers an. In der Pathologie definiert sich ein entzündlicher Prozess dadurch, dass der Körper versucht, Infektionserreger oder Fremdkörper abzugrenzen, zu erhitzen und zu verbrennen. Husten ist ein altbekannter Schutzmechanismus zur Befreiung der Atemwege. Auch Durchfall ist eine Abwehrreaktion, mit der der Körper Krankheitserreger oder reizende Stoffe schneller aus dem Dickdarm auszuscheiden versucht. Eiter und Schleim sollen den Körper von abgestorbenen Bakterien, Viren und Zellen befreien. Selbst ein hoher Blutdruck ist eine wichtige Anpassungsreaktion an innere und äußere Stressfaktoren, die einen Menschen belasten.

Um den Krankheits- und Heilungsprozess besser zu verstehen, sollten wir die Herkunft des Begriffs *Symptom* unter die Lupe nehmen. Es wurzelt im Griechischen und bedeutet „etwas, das mit etwas anderem zusammenfällt". Symptome sind demnach Anzeichen für etwas anderes, und wenn man sie behandelt, ändert das nicht unbedingt etwas an diesem anderem. Wenn also ein Medikament ein Symptom beseitigt, ist die Person nicht automatisch geheilt. Bei reiner Unterdrückung oder Hemmung von Symptomen wird häufig nur ein Scheinerfolg erzielt. Die Krankheit dringt tiefer in den Körper vor und weitet sich zu einem ernsteren Leiden aus. Es ist, als würde man den Stecker ziehen, wenn im Auto die Warnleuchte für den Öldruck eine Störung anzeigt. Dass das Licht ausgeht, bedeutet nicht, dass der Öldruck wieder in Ordnung ist. Vielmehr kann das Ignorieren dieses Lichts dazu führen, dass das Auto vollständig zusammenbricht.

Im Volksmund spricht man oft von den Nebenwirkungen herkömmlicher Medikamente. Aus rein pharmakologischer Sicht können Medikamente jedoch keine Nebenwirkungen haben, sondern nur Wirkungen. Ärzte unterscheiden recht willkürlich zwischen den erwünschten und den unerwünschten Wirkungen, die dann gern als Nebenwirkungen bezeichnet werden. Wenn eine Bombe Gebäude zerstört und Menschen tötet, würde man nicht behaupten, das eine oder das andere sei eine Nebenwirkung, denn die beiden Wirkungen lassen sich kaum voneinander trennen. Beide Ergebnisse sind die Auswirkungen einer Bombe.

Die Homöopathie geht davon aus, dass die unerwünschten Wirkungen mancher Medikamente, die häufig schlimmer sind als die ursprüngliche Erkrankung, daraus resultieren, dass diese Mittel die Symptome der Patienten unterdrücken und damit tiefer in den Körper hineintreiben. Wenn eine Substanz die ursprüngliche Abwehrreaktion des Körpers gegen eine Infektion oder Stress behindert, fühlt sich der Köper gezwungen, einen weniger effektiven Weg einzuschlagen, um sein dynamisches Gleichgewicht wiederzuerlangen. Viele Homöopathen glauben, dass diese Beobachtung zu Symptomen und Krankheitsunterdrückung erklären könnte, weshalb die Menschen heutzutage immer früher an immer ernsteren chronischen Erkrankungen leiden, und weshalb psychische Erkrankungen immer mehr um sich greifen (die körperliche Erkrankung wird so stark unterdrückt, dass die Krankheit in die Psyche abgedrängt wird).

Sobald man Symptome als wichtige und nützliche Verteidigungsmaßnahmen des Körpers ansieht, erscheint es weniger sinnvoll, die Weisheit des Körpers zu behindern oder zu unterdrücken. Anstatt also medikamentös auf die Symptome einzuwirken, wäre es klüger, die körpereigene Abwehr und damit die Selbstheilungskräfte des Körpers zu stärken. Wie beim zunehmend beliebten *Biomimikrie* (Benyus 1997), wo Wissenschaftler durch Nachahmung der Weisheit der Natur neue, nachhaltige Technologien entwickeln, suchen Homöopathen nach der Substanz, welche die Weisheit des Körpers imitiert, damit keine Unterdrückung der Symptome, sondern eine echte Heilung stattfinden kann.

Respekt vor der Weisheit des Körpers

Das Ähnlichkeitsprinzip beim Heilen war schon in der Antike bekannt (Coulter 1975). Im vierten Jahrhundert vor Christus sagte

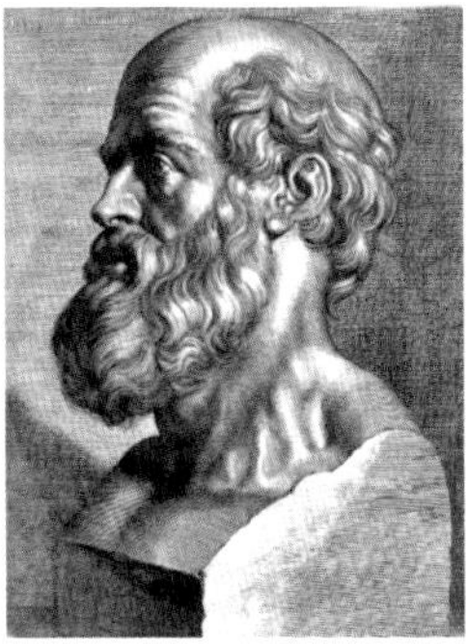

Hippokrates

Hippokrates: „Die Krankheit entsteht durch Einflüsse, die den Heilmitteln ähnlich wirken, und sie wird geheilt durch die Verabreichung von Ähnlichem." Das Orakel von Delphi verkündete den Wert des Simile-Prinzips mit den Worten: „Was die Wunde schlug, wird sie heilen." Der bekannte Arzt und Alchemist des 16. Jahrhunderts, Paracelsus, nutzte das Ähnlichkeitsprinzip ausgiebig und bezog sich auch in seinen Schriften darauf. Seine Signaturenlehre sprach unmittelbar vom Wert von Ähnlichem beim Heilen. Er beharrte darauf, die Anatomie der Kräuter mit der Anatomie der Krankheit zu vergleichen. Aus dieser Ähnlichkeit erwüchse das Verständnis für den Weg der Heilung.

Auch die moderne Medizin verwendet Substanzen zur Behandlung ähnlicher Symptome wie derer, die sie verursacht. Eines der besten Beispiele dafür sind Impfungen, bei denen kleine Dosen eines „abgeschwächten" Krankheitserregers dem vorbeugen, was höhere Dosen bewirken. Niemand anders als der geistige Vater aller Impfungen, Dr. Emil Adolf von Behring (1905), wies auf den Ursprung der Impfungen hin: „Wie kann man prägnanter diesen (...) Eindruck in die medizinische Kunstsprache übersetzen, als durch das Hahnemann'sche Wort ‚Homöopathie'?"[9] Ebenso geht auch die moderne Allergiebehandlung „homöopathisch" vor, indem sie mit winzigen Dosen des Allergens eine Antikörperreaktion bewirkt.

Auch der Bestrahlung von Krebserkrankungen liegt das homöopathische Ähnlichkeitsprinzip zugrunde (Strahlen erzeugen Krebs). Ebenso verordnet die Medizin Digitalis bei Herzleiden (Digitalis

[9] Der deutsche Arzt und Chemiker Samuel Hahnemann (1755–1843) war der Begründer der Homöopathie.

erzeugt Herzleiden) und Ritalin bei Hyperaktivität (Ritalin ist ein amphetaminähnlicher Stoff, also eigentlich ein Aufputschmittel). Andere Beispiele sind die Nutzung von Nitroglyzerin gegen Herzprobleme, Goldsalzen bei Arthritis und Colchizin gegen Gicht.[10]

Dabei sollte man jedoch bedenken, dass die erwähnten Behandlungen aus der Schulmedizin zwar dem homöopathischen Ansatz ähneln, aber nicht den anderen Grundprinzipien der Homöopathie folgen. Impfungen und Desensibilisierungen sollen bestimmte Erkrankungen heilen oder ihnen vorbeugen, während homöopathische Arzneimittel individuell verordnete Substanzen sind, die sich nach dem Gesamtsyndrom aller körperlichen und psychischen Symptome eines Patienten richten. Deshalb geht man davon aus, dass ein homöopathisches Mittel insgesamt Körper und Psyche eines Menschen stärkt und nicht nur eine bestimmte Krankheit angeht. Zudem werden solche konventionellen Behandlungen nicht so individuell verordnet wie homöopathische Arzneien, und ihre Dosierung ist höher und damit weniger sicher. Dabei ist die Dosierung von entscheidender Bedeutung. Homöopathen haben eine verblüffende und zunächst verwirrende Kraft des menschlichen Organismus entdeckt: Kranke reagieren hochsensibel auf Substanzen, die ähnliche Symptome erzeugen wie die, an denen sie leiden. Doch bei einer sehr geringen Verabreichung der entsprechenden Substanz kann und wird ein Mensch immunologisch und therapeutisch von ihr profitieren, ohne dass es zu einer toxischen Belastung kommt.

Um die Homöopathie von anderen medizinischen Behandlungsformen abzugrenzen, prägte Hahnemann die Begriffe *Allopathie* und

---

10 Zur Geschichte verschiedener homöopathischer Arzneimittel, die in die Schulmedizin Einzug gehalten haben, siehe Dr. Harris Coulter: *Homeopathic Influences in Nineteenth Century Allopathic Therapeutics* (1973) sowie sein detailreicheres Buch zur Geschichte der Homöopathie, *Divided Legacy: The Conflict between Homeopathy and the American Medical Association* (1975).

allopathische Medizin. Im Gegensatz zu homöopathischen Arzneien basierten allopathische Behandlungen in der Regel auf der Verwendung des Gegenteils (Abführmittel bei Verstopfung und stopfende Mittel zur Behandlung von Durchfällen).[11] Hahnemann versicherte, dass Behandlungen, die nicht auf dem Ähnlichkeitsprinzip beruhen, den Patienten nicht heilen, sondern nur Symptome unterdrücken, was zwar vorübergehend Erleichterung verschaffe, die Erkrankung aber nur noch tiefer in den Körper vordringen lasse.

Syndrome behandeln, nicht Erkrankungen

Westliche Ärzte diagnostizieren in der Regel bestimmte Krankheitsbilder, was von den Patienten auch verlangt wird. Solche Diagnosen gehen jedoch gern davon aus, dass eine Krankheit sich auf einen bestimmten Körperteil beschränkt. Eine Herzerkrankung ist ein Problem des Herzens, Kopfschmerzen sind im Kopf, Ohrenentzündungen in den Ohren und so weiter.

Auch wenn moderne Ärzte schon mehr von den komplexeren Ursachen der unterschiedlichen Erkrankungen verstehen, bleibt es

---

[11] Das griechische Wort *homoios* bedeutet *ähnlich,* das Wort *pathos* bedeutet Leiden. Demnach heißt Homöopathie *ähnliches Leiden,* denn man verwendet winzige Arzneidosen zur Behandlung genau der Krankheitssyndrome, die diese Substanzen hervorrufen. Das griechische Wort *allo* bedeutet andersartig. Deshalb versteht man unter *Allopathie* einen medizinischen Ansatz, der mit ähnlichen oder auch gegensätzlichen Mitteln arbeitet und letztlich mit allem, was die Symptome zumindest zeitweise lindern kann. Hahnemann sprach verächtlich von der *Allopathie,* weil er sie für ein Mischsystem hielt, das nicht auf natürlichen Prinzipien beruhte. Seit dem 19. Jahrhundert nutzen Schulmediziner dieses Wort zur Selbstdefinition, auch wenn die Öffentlichkeit in der Regel kaum weiß, was darunter zu verstehen ist. Die Vereinigung amerikanischer medizinischer Colleges bekennt sich zur allopathischen Medizin, und die amerikanische Ärztevereinigung AMA bezeichnet Anwärter auf einen medizinischen Doktortitel als allopathische Medizinstudenten.

dabei, dass medizinische Behandlungen in erster Linie ein bestimmtes Symptom, ein lokal begrenztes Leiden oder einen einzelnen physiologischen Prozess angehen. Für einen Homöopathen sind Krankheiten kein scharf umrissener körperlicher Vorgang. Sie verstehen jede Krankheit als ein Syndrom, bei dem das lokale Symptom nur einen Teil der Gesamterkrankung darstellt.

Da Homöopathen dem Verständnis und der Behandlung des komplexeren Syndroms des Patienten einen so hohen Wert beimessen, gibt es selten nur ein einziges Mittel zur Behandlung einer bestimmten Erkrankung. Wenn also jemand seinen Homöopathen nach einem Mittel gegen diese oder jene Krankheit fragt, bekommt er in der Regel keine direkte, einfache Antwort. Stattdessen betonen Homöopathen die individuelle Abstimmung jeder Behandlung auf das Gesamtsyndrom des Menschen, auch wenn sie zur besseren Verständlichkeit mitunter auf die häufigsten Arzneien für Menschen mit bestimmten Syndromen verweisen, zu denen bestimmte Krankheitsbilder zählen.

200 Jahre lang haben Hunderttausende Homöopathen auf der ganzen Welt sorgfältig die individuellen körperlichen und psychischen Symptome katalogisiert (und inzwischen computerisiert), die Tausende von Substanzen an gesunden Menschen erzeugt haben.

Damit haben die Homöopathen den ausführlichsten Bestand toxikologischer Informationen zusammengetragen, der derzeit verfügbar ist, auch wenn ihre Informationen sich auf die Symptome beziehen, die diese Substanzen hervorrufen, nicht auf die Dosierung. Die Homöopathen haben auch festgestellt und überprüft, dass eine Substanz dieselben Symptome heilen kann, die sie verursacht, wenn sie in spezifisch zubereiteter, homöopathischer Dosierung verabreicht wird.

Tausende von Substanzen wurden toxikologischen Studien unterzogen, die in der Homöopathie als *Arzneimittelprüfungen* bezeichnet werden. Diese Experimente werden nicht an Tieren, sondern an Menschen durchgeführt, um zu bestimmen, welche *Symptomatik* verschiedene Substanzen pflanzlicher, mineralischer, tierischer oder chemischer Herkunft bei Überdosierung verursachen. Für Homöopathen sind diese Experimente die Grundlage für die Erforschung der Symptome und Syndrome, die durch solche Überdosen hervorgerufen werden, und damit für die Affinität jeder einzelnen Substanz zum menschlichen Körper. Komplexer und präziser kann Medizin nicht sein.

Bei einer homöopathischen Konsultation bringt der Homöopath zunächst sehr detailliert die ganz persönliche Gesundheitsgeschichte des Patienten in Erfahrung, ehe er nach dem spezifischen pflanzlichen, mineralischen, tierischen oder chemischen Mittel sucht, das ein ähnliches Symptombild erzeugen würde wie das, an dem der Patient leidet. Heutzutage greifen Homöopathen auf der ganzen Welt zu diesem Zweck auf ausgezeichnete Software zurück, die ihnen hilft, die individuellen medizinischen Substanzen für ihre Patienten zu ermitteln.[12]

Sobald die Toxikologie einer Substanz zu dem speziellen Symtomenkomplex des Patienten passt, verabreicht der Homöopath eine besonders zubereitete Nanodosis dieses medizinischen Wirkstoffs.

Die homöopathische Medizin – Nanodosen von kraftvoller Wirkung

Die homöopathische Medizin stellt einen von Grund auf anderen pharmakologischen Ansatz zur Behandlung kranker Menschen dar. Anstelle von hoch dosierten medizinischen Arzneimitteln mit einem breiten Wirkungsspektrum auf die unterschiedlichsten Menschen mit ähnlicher Erkrankung verwenden Homöopathen Stoffe, die sehr individuell auf die körperliche und psychische Ausprägung einer Erkran-

[12] Es gibt auch einfachere Software für Laien, auch wenn die Expertenprogramme leicht erlernbar sind. Mit etwas Grundsatzwissen über die homöopathische Methodik unterstützen alle diese Programme die exaktere Verschreibung homöopathischer Mittel.

kung bei einem Menschen zugeschnitten sind, in äußerst geringer Dosierung.

Die homöopathische Dosis ist dabei so klein, dass sie gut in den Bereich der neu definierten Nanopharmakologie passt. Die Vorsilbe *Nano* stammt aus dem Griechischen und bedeutet *Zwerg*. Sie wird für Gebiete wie Nanotechnologie oder Nanowissenschaften benutzt, in denen der Einsatz extrem kleiner Technologie oder Prozesse erforscht wird. Diese Mikrovorgänge laufen im Bereich von mindestens einer Milliardstel Partikel (10^9) ab, wobei Nanopharmakologie und Nanodosis im Sprachgebrauch in der Regel mit „sehr klein und sehr wirkungsvoll" gleichgesetzt werden. Zum Verständnis der Wirkweise und der Abstufungen homöopathischer Nanopharmakologie sollte man wissen, wie homöopathische Arzneien erzeugt werden.

Die Herstellung homöopathischer Arzneimittel

Die meisten homöopathischen Mittel entstehen, indem eine medizinische Substanz mit doppelt destilliertem Wasser verdünnt wird. Bei Wasseruntersuchungen stellen Physiker in der Regel fest, dass Wasser viele verblüffende und geheimnisvolle Eigenschaften innewohnen. Die Hersteller homöopathischer Mittel arbeiten mit hochreinem, doppelt destilliertem Wasser, damit der Wirkstoff das Wasser durchdringen und seine Struktur verändern kann (Roy et al. 2005). Zahlreiche Forschungsarbeiten aus Chemie und Physik deuten darauf hin, dass homöopathisches Wasser sich von normalem, doppelt destillierten Wasser unterscheidet (Chaplin 2007; Elia et al. 2004).

Jede Substanz wird verdünnt, wobei in der Regel ein Teil der Ursubstanz auf neun oder 99 Teile doppelt destillierten Wassers kommt. Diese Mischung wird nach einem genau festgelegten Schema kräftig verschüttelt. Anschließend folgt eine erneute Verdünnung von 1:9 oder 1:99 mit Verschüttelung. Dieses konsequente Verdünnen und Verschütteln wird drei, sechs, zwölf, 30, 200, 1.000 oder gar 1.000.000 Mal wiederholt. Eine reine Verdünnung ohne Verschüttelung bringt keine medizinische Wirkung hervor.

Seit Beginn der Homöopathie im frühen 19. Jahrhundert werden homöopathische Mittel in Glasflaschen hergestellt. Der Begründer der Homöopathie, der Arzt Samuel Hahnemann, war einer der führenden Chemiker seiner Zeit, der wie alle damaligen Chemiker Glas für reaktionsträge hielt, so dass es die Arzneien nicht verunreinigen könne. Neuere Forschungen werfen hingegen ein neues Licht auf die spezielle Rolle, die diese Gläser bei der Herstellung homöopathischer Mittel spielen (siehe Abschnitt „Erklärungsansätze für Nanodosen“ gegen Ende dieses Kapitels).

Über 200 Jahre Erfahrung belegen, dass ein Mittel durch höhere Potenzierung (schrittweise Verdünnung mit kräftigem Verschütteln) umso wirksamer wird, länger wirksam bleibt und in der Regel seltener verabreicht werden muss. Aufgrund dieser Beobachtungen und Erfahrungen sprechen Homöopathen bei Mitteln ab 200-facher Potenzierung von Hochpotenzen und bei solchen, die maximal zwölfmal potenziert wurden, von Niedrigpotenzen.

Darum bestehen Homöopathen darauf, dass ihre Arzneimittel *nicht* einfach nur extrem geringe Dosierungen darstellen. Vielmehr gehen sie davon aus, dass das doppelt destillierte Wasser verändert wird, eine Information aufnimmt und so aktiviert wird. Wenn man eine leere CD und eine CD mit 1.000 Büchern oder 1.000 Musikstücken chemisch analysieren würde, wären beide CDs chemisch identisch. Ob eine CD Informationen enthält, ist chemisch nicht zu unterscheiden. Wasser ist ein Medium, das medizinische Informationen enthalten und seine Struktur entsprechend verändern kann (Roy et al. 2005), auch wenn die chemische Analyse des Wassers, aus dem homöopathische Arzneien entstehen, keine augenfälligen Unterschiede finden wird.

Homöopathen sind die Ersten, die eingestehen, dass ihre Mittel keinerlei Wirkung zeigen, wenn der Patient nicht auf dieses spezielle Mittel überempfindlich reagiert. Eine solche Überempfindlichkeit besteht, wenn der Patient den Symptomkomplex aufweist, den die Substanz beim gesunden Menschen hervorruft.

Die Vorstellung, dass solche Nanodosen überhaupt eine Wirkung zeigen können, ist zugegebenermaßen schwer nachvollziehbar. Dennoch gibt es einige streng wissenschaftliche Grundlagenarbeiten sowie klinische Studien, welche die Erfahrungen belegen, die Homöopathen und ihre Patienten seit 200 Jahren gemacht haben.

Das Resonanzprinzip und seine Wirkkraft

Das Ähnlichkeitsprinzip lässt sich anhand physikalischer Vorgänge in der Musik veranschaulichen. Schlägt man auf dem Klavier (oder anderen Instrumenten) ein C an, so vibrieren alle C-Saiten, die anderen Saiten jedoch nicht. Selbst in einiger Entfernung geraten die Saiten eines anderen Instruments bei diesem Ton in Schwingung. Die entscheidende Beobachtung dabei ist, dass eine Überempfindlichkeit (Hypersensitivität) besteht, wenn eine solche *Resonanz* vorliegt.

Letztlich beruht das ganze System der Homöopathie auf Resonanz. 200 Jahre Erfahrung durch Hunderttausende Homöopathen haben bestätigt, dass sehr kleine, besonders zubereitete Arzneimitteldosen die Heilungsreaktion eines Patienten erheblich verstärken können, wenn eine *Ähnlichkeit* zwischen der toxischen Wirkung der Substanz und dem Symptomenkomplex des Kranken besteht. Erhält der Patient eine homöopathische Substanz, die nicht zu den eigenen Symptomen passt, geschieht überhaupt nichts. Bei einer Entsprechung hingegen kommt es zu einer erheblichen Verbesserung seiner Gesundheit.

Andere Beweise für die Wirkkraft von Nanodosen

Die erheblichen biochemischen Wirkungen extrem niedrig konzentrierter biologischer Wirkstoffe sind durch eine Vielzahl konventioneller Forschungen belegt. Bestimmte Botenstoffe im Gehirn, die Beta-Endorphine, beeinflussen die Aktivität der körpereigenen Killerzellen noch in der Verdünnung 10^{18} (das bedeutet, dass eine Substanz 18-mal im Verhältnis 1:10 verdünnt wurde). Interleukin 1, ein wichtiger Bestandteil unseres Immunsystems, bewirkt bei einer Konzentration von 10^{19} eine erhöhte T-Zell-Klon-Proliferation, also eine verstärkte Verbreitung geklonter T-Zellen. Pheromone (das sind Hormone, die bestimmte Tier- und Insektenarten äußerlich absondern) führen bereits zu einer hypersensiblen Reaktion, wenn auch nur ein einziges Molekül davon empfangen wird.[13]

Neben den wiederholten Beobachtungen, dass der menschliche Körper auf bestimmte Stoffe besonders sensibel reagiert, gibt es auch jede Menge wissenschaftlicher Literatur, die belegt, dass wir auf Chemikalien nach einem Zwei-Phasen-Schema reagieren. Das bedeutet, dass eine Substanz bei extrem geringer Dosierung andere, mitunter gegensätzliche Wirkungen hervorbringt als bei hohen Konzentrationen. So ist allgemein anerkannt, dass normale medizinische Dosen Atropin das parasympathische Nervensystem blockieren und damit

---

13 Ein ausgezeichneter Überblick über etliche Substanzen mit signifikanter biologischer Aktivität in äußerst geringer Dosierung findet sich bei Bellavite und Signorini: *Emerging Science of Homeopathy: Complexity, Biodynamics and Nanopharmacology* (2002); siehe auch Eskinazi 1999.

die Schleimhäute austrocknen lassen, während besonders kleine Atropingaben die Schleimhäute zu vermehrten Absonderungen anregen (Goodman und Gilman 2001).

Der Umstand, dass Arzneimittel je nach Konzentration zwei Aktionsphasen haben können, ist ein wenig bekanntes, aber immer wieder beobachtetes Phänomen. Viele medizinische und wissenschaftliche Nachschlagewerke verweisen auf die *Hormesis* beziehungsweise auf das *Arndt-Schulz-Gesetz,* wenn es darum geht, dass biologische Wirkstoffe in schwacher Konzentration die physiologische Aktivität anregen, sie in mittleren Konzentrationen dämpfen und sie in großen Konzentrationen zum Erliegen bringen.

Zur Hormesis gibt es Hunderte konventioneller wissenschaftlicher Studien, bei denen die Homöopathie nie erwähnt wird (Stebbing 1982; Oberbaum und Cambar 1994; Calabrese 2005; Calabrese und Blain 2005). Das Wissenschaftsmagazin *Science* versicherte, die Hormesis, „ein einst in wissenschaftlichen Kreisen diskreditiertes Konzept", würde „ein überraschendes Comeback erleben" (Kaiser 2003: S. 378).

Skeptiker, die die Wirksamkeit der homöopathischen Hochpotenzen in Frage stellen, sollten zumindest die Vorzüge der Niedrigpotenzen nicht anzweifeln. Die überwiegende Mehrheit homöopathischer Arzneimittel, die in Amerika und Europa direkt an den Verbraucher verkauft werden, sind ohnehin Niedrigpotenzen und enthalten damit noch Spuren der Ursubstanz. Hochpotenzen der Homöopathie (die generell keine molekularen Spuren der Ursubstanz mehr aufweisen) werden in erster Linie von erfahrenen Homöopathen verordnet, die wissen, wie man solche stärker potenzierten Mittel auf die individuelle Empfänglichkeit des einzelnen Patienten abstimmt.

Die Menschheit hat die ganze Welt erobert. Sie erkundet nicht nur die Grenzen des Universums, sondern forscht auch im Bereich von Nanotechnologie und Nanopharmakologie. Deshalb ist es nur eine Frage der Zeit, bis Ärzte und Wissenschaftler feststellen, dass die homöopathische Medizin ein fruchtbares Gebiet zur Erforschung und Nutzung der Macht der Nanodosen abgibt.

Klinische Beweise für die Homöopathie

Manche Ärzte und Journalisten versichern erstaunlicherweise, es gäbe „keine Forschungsergebnisse", welche die Wirksamkeit homöopathischer Mittel belegen. Solche Aussagen zeugen von gezielter Desinformation und beruhen auf schlichter Unkenntnis der wissenschaftlichen Literatur oder aber auf Vorurteilen gegenüber der Homöopathie. Mit wissenschaftlicher Medizin hat das nichts zu tun. Wer behauptet, die Homöopathie sei „widerlegt", ist schlecht informiert oder sitzt einem Irrtum auf.

In diesem Abschnitt erhalten Sie einen Kurzüberblick über wissenschaftliche Belege für die Homöopathie, wobei ständig neue Studien erscheinen. Die nachfolgend genannten Quellen gewähren Zugang zu neueren Ergebnissen.

Bevor ich auf aktuelle kontrollierte Doppelblindstudien zu sprechen komme, möchte ich auf frühe Arbeiten zur Homöopathie verweisen. In Europa wie in den USA zeichnete sich die Homöopathie zunächst wegen ihrer erstaunlichen Erfolge bei der Bekämpfung der epidemisch wütenden Infektionskrankheiten des 19. Jahrhunderts aus. In homöopathischen Kliniken starben bei Cholera, Scharlach, Typhus, Gelbfieber, Lungenentzündung und anderen Erkrankungen im Vergleich zu konventionellen Kliniken in der Regel nur halb so viele oder gar nur ein Achtel der Patienten (Bradford 1900; Coulter 1973). Ähnliche Ergebnisse wurden für psychiatrische Kliniken und Gefängnisse in den Händen homöopathisch behandelnder Ärzte verzeichnet, immer im Vergleich zu Institutionen, die von Schulmedizinern betreut wurden (*Homeopathy in Public Institutions* 1893).[14] Diese anhaltenden, auffälligen Behandlungsergebnisse bei Epidemien lassen sich kaum einem Placeboeffekt zuschreiben.

Dabei ist anzumerken, dass einige der ersten Placebo kontrollierten Doppelblindstudien von Homöopathen durchgeführt wurden. Genauere Angaben zu den Studien des 19. und frühen 20. Jahrhunderts finden sich in der Abhandlung *The Trials of Homeopathy* von Dr. Michael Emmans Dean.[15] Eine exzellente Zusammenfassung dieser Geschichte sowie einen umfassenden Überblick über moderne klinische Studien zu homöopathischen Arzneimitteln liefert mein E-Book *Homeopathic Family Medicine*. Auch das Samueli Institute *(www.siib.org)* ist eine gute Quelle für die wissenschaftliche und klinische Grundlagenforschung zur homöopathischen Medizin.

An dieser Stelle möchte ich kurz einige der hochwertigen, modernen, Placebo kontrollierten Doppelblindstudien skizzieren.

Zum Beispiel evaluierten unabhängige Ärzte und Wissenschaftler klinische Studien zur Homöopathie vor Oktober 1995 (Linde et al. 1997). Dabei wurden 186 Studien überprüft, von denen 89 den zuvor

---

[14] Laut Statistiken der Staaten Illinois und Michigan, die verschiedene Strafanstalten hatten, in denen homöopathische und konventionelle Behandlungen möglich waren, waren Sterberate und Anzahl der Krankentage bei Insassen unter konventioneller Behandlung mehr als doppelt so hoch, die Kosten pro Gefangenen mehr als dreimal so hoch wie bei homöopathisch behandelten Insassen. Die Sterberate in konventionellen psychiatrischen Anstalten (damals als Irrenhäuser bezeichnet) in New York in den 1880er Jahren war mehr als zehnmal so hoch wie die in Kliniken mit homöopathischer Behandlung.

[15] Vor 1900 wurden homöopathische Medikamente auf ähnliche Weise getestet wie heute. Skeptiker legten ihre Studien gezielt so an, dass ihre Experimente die Homöopathie widerlegen mussten, wobei die homöopathischen Verordnungsregeln nur selten befolgt wurden. Anders herum zeigte sich bei Befolgung der homöopathischen Regeln normalerweise, wenn auch nicht immer, dass die homöopathischen Mittel eine heilende Wirkung hatten.

festgelegten Kriterien für die Metaanalyse entsprechen. Man stellte fest, dass Patienten im Durchschnitt nach Erhalt eines homöopathischen Arzneimittels 2,45-mal häufiger eine klinische Besserung erfuhren als die Kontrollgruppe, die ein Placebo erhielt.[16]

Für seriöse Wissenschaftler ist die wichtigste Frage zu klinischen Studien ihre Wiederholbarkeit durch unabhängige Forscher. Sobald mindestens drei Forscher unabhängig voneinander die Wirksamkeit einer Behandlung bestätigen, gilt diese Wirkung als nachgewiesen.

Zur Behandlung grippeähnlicher Syndrome haben drei getrennte Forschungsteams klinische Studien mit einem homöopathischen Arzneimittel (*Oscillococcinum* C200) durchgeführt (Ferley et al. 1989; Casanova und Gerard 1992; Papp et al. 1998). Jede dieser Studien hatte relativ viele Teilnehmer (487, 300 und 372), und alle fanden an mehreren Orten (multizentrisch), Placebo kontrolliert und nach dem Doppelblind-Prinzip statt; zwei der drei Studien waren auch randomisiert. Diese Untersuchungen ergaben statistisch relevante Ergebnisse für die homöopathische Grippebehandlung.

Eine hochsignifikante Studie zur homöopathischen Medizin fand an der Universitätsklinik Wien statt, wo Patienten mit chronisch obstruktiver Lungenerkrankung (COPD) behandelt wurden. COPD ist ein Überbegriff für verschiedene Atemwegserkrankungen, unter anderem chronische Bronchitis und Emphysem, und steht bei den Todesursachen in den USA an vierter Stelle.

Eine andere randomisierte, Placebo kontrollierte Doppelblindstudie wurde an schwer kranken Rauchern durchgeführt, um den

---

16 Wenn man nur die qualitativ hochwertigsten Studien berücksichtigt und diese unvoreingenommen betrachtet, zeigt sich, dass die Probanden, die ein homöopathisches Mittel erhielten, immerhin 1,86-mal häufiger eine Besserung erfuhren als die Placebogruppe. Zudem fiel auf, dass die konventionellen medizinischen Studien bei strengeren Maßstäben deutlich seltener positive Ergebnisse erbringen als bei weniger strengen Maßstäben.

Einfluss des homöopathischen Mittels *Kalium bichromicum* C30 auf die Menge zäher, fadenziehender Sekrete im Rachen zu ermitteln (Frass et al. 2005). In dieser Studie erhielten 50 Patienten entweder *Kalium-bichromicum*-C30-Globuli (Gruppe 1) oder ein Placebo (Gruppe 2). Die Dosis wurde zweimal täglich im Abstand von zwölf Stunden verabreicht. Ermittelt wurden die Menge des Rachenschleims am zweiten Tag nach Behandlungsbeginn, die Verweildauer auf der Intensivstation und die erfolgreiche Absaugung von obstruktivem Schleim aus der Lunge (Extubierung). Bei den Patienten, die das homöopathische Medikament erhalten hatten, war die Menge des Sekrets in der Luftröhre sehr deutlich vermindert ($P \leq 0{,}0001$). Bei diesen Patienten konnte auch die Extubierung deutlich früher stattfinden ($P = < 0{,}0001$), und die Verweildauer war erheblich kürzer (bei homöopathischer Behandlung 4,2 Tage, bei Placebo 7,4 Tage).

Eine weitere klinische Studie, die allgemein zu den hochwertigsten wissenschaftlichen Arbeiten gezählt wird, wurde von einer Forschergruppe an der Universität Glasgow und an der homöopathischen Klinik Glasgow durchgeführt. Insgesamt liefen vier Studien an Patienten mit verschiedenen Allergien der Atemwege (Heuschnupfen, Asthma und allergisch bedingter Dauerschnupfen) ab (Taylor et al. 2000). Bei der Behandlung von 253 Patienten war bei denen, die ein homöopathisches Mittel erhalten hatten, auf der visuellen Analogskala zu 28 Prozent eine Verbesserung zu verzeichnen, während die Patienten mit Placebo nur zu drei Prozent eine Besserung meldeten ($P = 0{,}0007$).[17]

---

[17] Die P-Angaben in Klammern beziehen sich auf die Wahrscheinlichkeit (*probability*), dass solche Ergebnisse zufällig zustande kommen. Je niedriger die Zahl, desto wahrscheinlicher ist also eine Wirksamkeit der geprüften Behandlung. Bei $P = 0{,}05$ besteht eine Wahrscheinlichkeit von fünf Prozent (fünf von 100), dass die Wirkung nicht auf die Behandlung zurückgeht. Dieser Wert (maximal fünf Prozent) gilt in der Wissenschaft heute als Beleg für die Wirksamkeit einer Behandlungsform. Bei dieser Studie hingegen bestand eine äußerst hohe Wahr-

In der Heuschnupfenstudie wurden homöopathische Dosen verschiedener Blüten verordnet, die Heuschnupfen hervorrufen. Bei den anderen Studien wurde zunächst anhand von konventionellen Allergietests ermittelt, auf welche Substanz die Einzelnen am stärksten reagierten. Danach verordneten die Forscher dieses Allergen in C30-Potenz (eine Dosierung von 100^{30}). Dabei war *Hausstaubmilbe* C30 das am häufigsten verschriebene homöopathische Arzneimittel.

Die Wissenschaftler bezeichneten diese Form der Verordnung als „homöopathische Immuntherapie". Ihre Ergebnisse brachten sie zu der Schlussfolgerung, dass entweder homöopathische Arzneimittel wirken oder kontrollierte klinische Studien sinnlos sind.

Anerkannte wissenschaftliche Fachzeitschriften haben auch drei Studien an Kindern mit Durchfallerkrankungen veröffentlicht (Jacobs et al. 2003). Eine Metaanalyse der 242 Fälle in diesen drei Studien ergab, dass der Durchfall bei den Kindern, die ein homöopathisches Medikament erhielten, hochsignifikant schneller vorüberging als bei der Kontrollgruppe mit Placebo ($P = 0{,}008$; das heißt, das Ergebnis war zu 99,2 Prozent kein reiner Zufall). Die World Health Organization (WHO) hat Durchfall bei Kindern zu einem der ernstesten Probleme öffentlicher Gesundheitsfürsorge erklärt. Jedes Jahr sterben Millionen Kinder an Austrocknung infolge von Durchfällen. Dass die Homöopathie nicht zur Standardversorgung von Kindern mit Durchfall gehört, könnte eines Tages als Behandlungsfehler betrachtet werden.

Eine ungewöhnliche Studie prüfte homöopathische Mittel an 53 Patienten mit Fibromyalgie, einem noch nicht lange beschriebenen Syndrom, das Symptome der Skelettmuskulatur, Erschöpfung und

scheinlichkeit, dass die Behandlung gewirkt hat, denn die Chance, dass dieses Ergebnis reiner Zufall war, betrug nur 7:10.000. Deshalb konnte man in der hier genannten Studie von einer „erheblichen Signifikanz" bezüglich der behandelten Gruppen und der Placebogruppen sprechen.

Schlaflosigkeit umfasst (Bell et al. 2004). Bei den Teilnehmern, die eine individuelle homöopathische Behandlung erhielten, zeigten sich signifikant erhöhte Verbesserungen auf der Schmerzskala, aber auch in Bezug auf Lebensqualität und allgemeines Wohlbefinden, sowie ein gewisser Rückgang depressiver Verstimmungen im Vergleich zu den Patienten, die nach einem ebenso gründlichen Vorgespräch ein Placebo erhielten. „Der Hilfefaktor der Behandlung" war bei den homöopathisch behandelten Patienten im Vergleich zur Placebogruppe sehr signifikant ($P = 0{,}004$).

Das Besondere an dieser Studie ist, dass bei den homöopathisch behandelten Patienten Veränderungen im EEG (einer Messung der Hirnströme) nachweisbar waren. Neben der gesundheitlichen Besserung kam es also auch zu einer Änderung der Hirnwellenaktivität. Dieses Zusammenfallen klinischer Symptomatik mit messbarer physiologischer Aktivität durch homöopathische Arzneimittel bei chronisch Erkrankten ist ein sehr stichhaltiger Beleg dafür, dass derartige Nanodosen nachweisbare Wirkungen haben können.

Die oben genannten Nachweise sollten bereits ausreichend untermauern, dass homöopathische Arzneimittel wirklich therapeutisch wirksam sind. Darüber hinaus gibt es jedoch Hinweise, dass solche Nanodosen signifikante biologische Aktivitäten auslösen können.

Eine wichtige Untersuchung wurde von der Chemieprofessorin Dr. Madeleine Ennis geleitet, die der Homöopathie zunächst skeptisch gegenüberstand. Inzwischen erkennt sie die Wirksamkeit dieser Mittel an (Belon et al. 2004). Vier unabhängige Universitätslabors führten 3 674 Experimente mit Histamin-Verdünnungen unterhalb der Avogadro-Konstante durch, also in Dosierungen, in denen aller Wahrscheinlichkeit nach keinerlei Moleküle der Originalsubstanz mehr vorliegen (eine Verdünnung im Faktor von 100^{15} bis 100^{19}). Dabei zeigte sich, dass die Histamin-Verdünnungen auf bestimmte weiße Blutkörperchen, die sogenannten Basophilen, eine hemmende Wirkung ausübten. Insgesamt war die Wirkung sehr signifikant ($P \leq 0{,}0001$). Die Testlösungen wurden in unabhängigen Labors hergestellt, die Teilnehmer wussten nicht, was in den Lösungen war, und die Daten wurden von einem Biostatistiker analysiert, der in die übrigen Abläufe des Versuchs nicht involviert war.[18]

Auch die Webseite des *New Scientist*, eines der angesehensten, populärwissenschaftlichen Journale der Welt, bringt regelmäßig Berichte über Homöopathie und homöopathische Studien durch namhafte Physiker, Chemiker, Ärzte, Biologen und andere Wissenschaftler. Diese Berichte fallen nicht immer, aber doch mehrheitlich positiv für die Homöopathie aus (mehr auf *www.newscientist.com)*.

---

[18] Die BBC-Serie *Horizon* drehte 2002 eine einstündige Dokumentation über Homöopathie, in der man Wissenschaft und Reality-TV verbinden wollte. Dazu sollte die Ennis-Studie wiederholt werden. Anschließend wollte man die Ergebnisse in einer Live-Sendung Befürwortern und Skeptikern der Homöopathie vorstellen. Solche Sendeformen mögen zwar eine interessante Idee sein, doch Wissenschaft fürs Fernsehen unterscheidet sich von echter Wissenschaft. Als Professor Ennis 2004 endlich das spezifische Protokoll vorgelegt wurde, das für diese Sendung verwendet wurde, stellte sie entsetzt fest, dass diese Studie ihrer eigenen kaum noch ähnelte. Zudem musste Ennis erfahren, dass der Wissenschaftler, der für *Horizon* arbeitete, ein einfacher medizinisch-technischer Assistent ohne Universitätsabschluss war, nie zuvor etwas über Basophile veröffentlicht hatte und bei seinem Vorgehen unter anderem einen chemischen Stoff verwendete, der die Basophilen abtötete, bevor die homöopathischen Mittel überhaupt ins Spiel kamen. Damit war es in dieser schlecht angelegten Studie von vorneherein unmöglich, die Wirkungen homöopathischer Arzneimittel korrekt zu evaluieren. Die Wahrheit über dieses fehlerhafte Experiment erfuhr ich erst bei einem Interview für die amerikanische Fernsehserie *20/20*. Der Produzent versprach, Professor Ennis als Fachfrau hinzuzuziehen. Als er vor der Studie erfuhr, dass sein Ansatz unbrauchbar und fehlerhaft sei, erklärte er mir, er hätte lediglich zugesagt, mit Professor Ennis zu sprechen, müsse ihren Rat jedoch nicht annehmen. Mehr zu solch unwissenschaftlichen Wissenschaftsjournalismus finden Sie auf http://homeopathic.com/articles/media/index.php.

Erklärungsansätze für Nanodosen

Das genaue Wirkprinzip homöopathischer Mittel ist noch ungeklärt, doch die Natur steckt voller Geheimnisse und liefert zahlreiche verblüffende Beispiele für die Macht extrem kleiner Dosierungen.

Zum Beispiel weiß man, dass eine bestimmte Mottenart Pheromone ihrer Artgenossen noch aus drei Kilometer Entfernung wahrnehmen kann. Es ist kein Zufall, dass hierbei nur arteigene Pheromone registriert werden (wie beim homöopathischen Ähnlichkeitsprinzip), als hätten die Tiere ausgesprochen feine und spezifische Rezeptoren für das, was für den Fortbestand ihrer Art wichtig ist. Haie nehmen Blut im Wasser auf große Entfernung wahr. Wenn man die Wassermengen im Ozean bedenkt, wird klar, dass Haie – wie alle Lebewesen – extrem empfindlich auf das reagieren, was ihnen ihr Überleben sichert.

Dass lebende Organismen äußerst sensible Antennen besitzen können, ist also unumstritten. Ungeklärt ist jedoch die spannende Frage: Wie teilt sich der Wirkstoff dem Wasser mit, und auf welche Weise erhöht die zunehmende Verdünnung während der homöopathischen Potenzierung die Wirkkraft der Arznei? Möglicherweise tragen neue Forschungsansätze zur Lösung dieser Frage bei.

Ein faszinierender Erklärungsansatz zur Wirkungsweise homöopathischer Arzneien bedient sich modernster Technologie. Wissenschaftler an verschiedenen Universitäten und Kliniken in Frankreich und Belgien haben festgestellt, dass beim kräftigen Verschütteln des Wassers in den Glasflaschen winzige Siliziumpartikel ins Wasser geraten (Demangeat et al. 2004). Vielleicht tragen diese Siliziumchips dazu bei, die Informationen im Wasser zu speichern, wobei jede Substanz, die dem Wasser ursprünglich beigefügt wurde, eine eigene pharmakologische Wirkung entfaltet.

Möglicherweise platzen aber auch die Mikro- und Nanobläschen, die beim Schütteln erzeugt werden, und erzeugen damit Mikroumgebungen, in denen Temperatur und Druck erhöht sind. Chemische und physikalische Untersuchungen wiesen in Wasser, in dem homöopathische Arzneien zubereitet wurden, eine erhöhte Wärmefreisetzung nach, auch wenn die fortschreitende Verdünnung vermuten ließe, dass keine Moleküle der Originalsubstanz mehr vorhanden sein dürften (Elia und Niccoli 1999; Elia et al. 2004; Rey 2003).

Zudem bestätigte eine Gruppe sehr angesehener Wissenschaftler, dass das heftige Verschütteln bei der Herstellung homöopathischer Arzneien einen Wasserdruck wie in einer Tiefe von 3.000 Metern erzeugt (Roy et al. 2005). Sie wiesen nach, wie die homöopathische Zubereitung mit doppelt destilliertem Wasser und anschließender stufenweiser Verdünnung und Verschüttelung die Struktur des Wassers verändert.[19]

Im übertragenen Sinne kann auch unser gegenwärtiges Wissen über die moderne Unterwasserradiokommunikation zum Verständnis der Wirkungsweise extrem kleiner medizinischer Dosierungen beitragen. Normale Radiowellen können Wasser einfach nicht durchdringen. Deshalb müssen U-Boote auf extreme Niederfrequenzen zurückgreifen. Diese Frequenzen sind so niedrig, dass eine einzige Welle sich üblicherweise über mehrere Meilen erstreckt!

Wenn man bedenkt, dass der menschliche Körper zu 70 bis 80 Prozent aus Wasser besteht, sind Nanodosen vielleicht der beste Weg, dem Körper und den Flüssigkeiten zwischen den Zellen pharmakologische Informationen bereitzustellen. Möglicherweise ist es

[19] Zu den Autoren dieser Metaanalyse zählten Rustom Roy, PhD, Leiter eines Labors für Materialwissenschaft an der Penn State Universität, William Tiller, PhD, Professor emeritus und ehemaliger Leiter einer Abteilung für Materialwissenschaft an der Universität Stanford, und die Ärztin Iris Bell, PhD, die an der Universität Arizona als Forschungsleiterin im Dr. Andrew Weil-Programm für integrative Medizin tätig ist. Diese Wissenschaftler versichern, dass jeder, der behauptet, homöopathisches Wasser sei wertlos, sich schlichtweg täuscht.

wie bei den extrem niederfrequenten Radiowellen erforderlich, einem Patienten extrem geringe (aktivierte) Dosen zuzuführen, um eine medizinische Wirkung zu erzielen. Dabei ist zu berücksichtigen, dass Dosen im Nanobereich nur eine Wirkung zeigen, wenn der Mensch auf diese spezifische Substanz anspricht. Erst eine gewisse Resonanz zwischen Arznei und Empfänger spricht für eine solche Überempfindlichkeit. Da die Homöopathie ein Mittel danach auswählt, ob diese Substanz bei Überdosierung ähnliche Symptome erzeugt wie die, die der Kranke aufweist, ist das Ähnlichkeitsprinzip einfach eine praktische Methode, das zu ermitteln, worauf jemand übermäßig empfindlich reagiert.

Darüber hinaus erscheint das homöopathische Ähnlichkeitsprinzip logisch, wenn man einbezieht, dass die moderne Physiologie und Pathologie Krankheit nicht einfach als Ergebnis eines körperlichen Zusammenbruchs versteht, sondern als Ausdruck von Selbstheilungs- oder Anpassungsversuchen des Körpers.

Eine Nanodosis, die tief in den Körper eindringen kann und gerade wegen ihrer Fähigkeit ausgewählt wurde, die Symptome nachzuahmen, kann einen tiefgreifenden Heilungsprozess anstoßen. Dabei ist zu betonen, dass es bei der Wahl eines homöopathischen Mittels nicht darum geht, dass dieses Mittel genau diese Krankheit auslöst, sondern dass es ein ähnliches Syndrom (Symptomenkomplex) hervorrufen kann, von dem die jeweilige Erkrankung nur ein Teil ist. Homöopathen verstehen den menschlichen Körper als komplexen Organismus, der eine breite Palette körperlicher und psychischer Symptome hervorbringt. Dieses Anerkennen der biologischen Komplexität bildet die Grundlage für ein effektives Behandlungssystem.

Obwohl also noch niemand genau weiß, wie homöopathische Arzneien den Heilungsprozess in Gang bringen, liegt uns die Erfahrung aus 200 Jahren vor, in denen Hunderttausende von Homöopathen viele Millionen Patienten behandelt und dabei erhebliche Wirkungen erzielt haben. Deshalb kann man sich nur darauf freuen, welche Wissensschätze uns durch weitere Forschungsarbeiten zur Homöopathie und Nanopharmakologie zuteilwerden.

Quantenmedizin

Die Quantenphysik hat die Newton'sche Physik nicht widerlegt, sondern nur zu einem besseren Verständnis extrem kleiner und extrem großer Systeme beigetragen. Ebenso steht auch die Homöopathie nicht im Widerspruch zur konventionellen Pharmakologie, sondern führt zu einem besseren Verständnis für extrem geringe Wirkstoffdosen.

Der Begründer der homöopathischen Medizin, der Arzt Samuel Hahnemann, hat seine Werke zu diesem Thema im Laufe seines Lebens fünfmal umgeschrieben und aktualisiert, wobei seine Beobachtungen immer genauer wurden. Noch heute wird dieses System der Nanopharmakologie von Homöopathen beständig verfeinert. Auch wenn nicht immer Einigkeit herrscht, welches Mittel in welcher Potenz individuell das richtige ist, stellt die homöopathische Medizin doch eine solide Basis dar, auf der die klinische Forschung beim Thema Nanopharmakologie aufbauen kann und sollte.

Quellen

Behring, E. A. von: *Modern Phthisia-Genetic and Phthisia-Therapeutic Problems in Historical Illumination.* New York, 1905.

Bell, I. R., Lewis, D. A., Brooks, A. J. et al.: Improved clinical status in fibromyalgia patients treated with individualized homeopathic remedies versus placebo, *Rheumatology* 2004:1111–1115.

Bellavite, P. und Signorini, A.: *Emerging Science of Homeopathy: Complexity, Biodynamics, and Nanopharmacology.* Berkeley: North Atlantic Books, 2002.

Belon, P., Cumps, J., Ennis, M., Mannaioni, P. F., Roberfroid, M., Ste-Laudy, J. und Wiegant, F. A. C.: Histamine dilutions modulate basophil activity, *Inflammation Research,* 2004, 53:181–188.

Benyus, J. M.: *Biomimicry: Innovation Inspired by Nature.* New York: Quill, 1997.

Bradford, T. L.: *The Logic of Figures or Comparative Results of Homeopathic and Other Treatments.* Philadelphia: Boericke and Tafel, 1900.

Calabrese, E. J.: Hormetic Dose-Response Relationships in Immunology: Occurrence, Quantitative Features of the Dose Response, Mechanistic Foundations and Clinical Implications, *Critical Reviews in Toxicology,* 2005, 35: 89–295.

Calabrese, E. J. und Blain, R.: The Occurrence of Hormetic Dose Responses in the Toxicological Literature, the Hormesis Database: An Overview, *Toxicology and Applied Pharmacology,* 2005, 202:289–301.

Casanova, P.: *Multi-centric study involving 100 patients.* Centre de Recherche et de Documentation Technique, Universität Marseille, Frankreich, 1983.

Casanova, P. und Gerard, R.: *Bilan de 3 annees d'etudes randomisees multicentriques oscillococcinum/placebo, oscillococcinum rassegna della letterature internationale.* Milan: Laboratoires Boiron, 1992.

Chaplin, M.: *www.lsbu.ac.uk/water/chaplin.html.* 2007.

Connelly, B.: How Homeopathy Works, *Simillimum,* März 2002, 33–53. www.y2khealthanddetox.com/homeoworks.html.

Coulter, H. L.: *Divided Legacy: The Conflict Between Homeopathy and the American Medical Association.* Berkeley: North Atlantic Books, 1973, S. 302.

Coulter, H. L.: *Divided Legacy: The Patterns Emerge – Hippocrates to Paracelsus.* Berkeley: North Atlantic Books, 1975.

Coulter, H. L.: *Homeopathic Influences in Nineteenth Century Allopathic Therapeutics.* St. Louis: Formur, 1973.

Dean, M. E.: *The Trials of Homeopathy.* Essen: KVC, 2004.

Demangeat, J.-L., Gries, P., Poitevin, B., Droesbeke J.-J., Zahaf, T., Maton, F., Pierart, C. und Muller, R. N.: Low-Field NMR Water Proton Longitudinal Relaxation in Ultrahighly Diluted Aqueous Solutions of Silica-Lactose Prepared in Glass Material for Pharmaceutical Use, *Applied Magnetic Resonance,* 2004, 26: 465–481.

Elia, V. und Niccoli, M.: Thermodynamics of Extremely Diluted Aqueous Solutions, *Annals of the New York Academy of Sciences,* 1999, 879:241–248.

Elia, V., Baiano, S., Duro, I., Napoli, E., Niccoli, M. und Nonatelli, L.: Permanent Physio-chemical Properties of Extremely Diluted Aqueous Solutions of Homeopathic Medicines, *Homeopathy,* 2004, 93:144–150.

Eskinazi, D.: Homeopathy Re-revisited: Is Homeopathy Compatible with Biomedical Observations? *Archives in Internal Medicine,* 27. Sept 1999, 159:1981–1987.

Ferley, J. P. et al.: A Controlled Evaluation of a Homeopathic Preparation in the Treatment of Influenza-like Syndrome, *British Journal of Clinical Pharmacology,* März 1989, 27:329–335.

Fisher, P. und Ward, A.: Medicine in Europe: Complementary medicine in Europe, *British Medical Journal (BMJ),* 9. Juli 1994, 309: 107–111.

Frass, M., Dielacher, C., Linkesch, M., Endler, C., Muchitsch, I., Schuster, E. und Kaye, A.: Influence of Potassium Dichromate on Tracheal Secretions in Critically Ill Patients, *Chest,* März 2005.

Goodman, L. und Gilman, A.: *The Pharmacological Basis of Therapeutics.* Fifth edition. New York: Macmillan, 2001.

Homeopathy in Public Institutions: Saves Life, Time, and Taxes. *Medical and Surgical Record,* V2, Februar 1893:8–14.

Jacobs, J., Jonas, W. B., Jimenez-Perez, B. und Crothers, D.: Homeopathy for Childhood Diarrhea: Combined Results and Meta-analysis from Three Randomized, Controlled Clinical Trials, *Pediatric Infectious Disease Journal,* 2003, 22:229–234.

Josephson, B.: Molecule Memories, *New Scientist,* 1. November 1997, 66.

Kaiser, J.: Hormesis: A Healthful Dab of Radiation? *Science,* Oktober 2003, Vol. 17, Nr. 5644.

Kleijnen, J., Knipschild, P. und ter Riet, G.: Trials of Homeopathy, *BMJ [British Medical Journal],* 9. Februar 1991:316–323.

Linde, K., Clausius, N., Ramirez, G. et al.: Are the Clinical Effects of Homeopathy Placebo Effects? A Meta-analysis of Placebo-Controlled Trials, *The Lancet,* 20. September 1997, 350:834–843.

Oberbaum, M. und Cambar, J.: Hormesis: Dose Dependent Reverse Effects of Low and Very Low Doses, in P. C. Endler and J. Schulte (eds.), *Ultra High Dilutions.* Dordrecht: Kluwer Academic, 1994.

Papp, R., Schuback, G., Beck, E. et al.: Oscillococcinum in Patients with Influenza-like Syndromes: A Placebo-Controlled Double-Blind Evaluation, *British Homeopathic Journal,* April 1998, 87:69–76.

Rey, L.: Thermoluminescence of Ultra-High Dilutions of Lithium Chloride and Sodium Chloride. *Physica A,* 2003, 323:67–74.

Roy, R., Tiller, W. A., Bell, I. und Hoover, M. R.: The Structure of Liquid Water: Novel Insights From Materials Research; Potential Relevance to Homeopathy, *Materials Research Innovations,* Dezember 2005, 9:4.

Stebbing, A.: Hormesis: The Stimulation of Growth by Low Levels of Inhibitors, *Science of the Total Environment,* 1982, 22: 213–234.

Taylor, M. A., Reilly, D., Llewellyn-Jones, R. H. et al.: Randomised Controlled Trial of Homeopathy versus Placebo in Perennial Allergic Rhinitis with Overview of Four Trial Series, *BMJ,* 19. August 2000, 321:471–476.

Ullman, D.: *Homeopathic Family Medicine* (E-book). Berkeley: Homeopathic Educational Services (Update alle drei Monate über *www.homeopathic.com*).

Wiesenauer, M. und Ludtke, R.: A Meta-analysis of the Homeopathic Treatment of Pollinosis with Galphimia glauca, *Forsch Komplementarmed,* 1996, 3:230–234.

KAPITEL 2

Homöopathie – verhasst und verteufelt

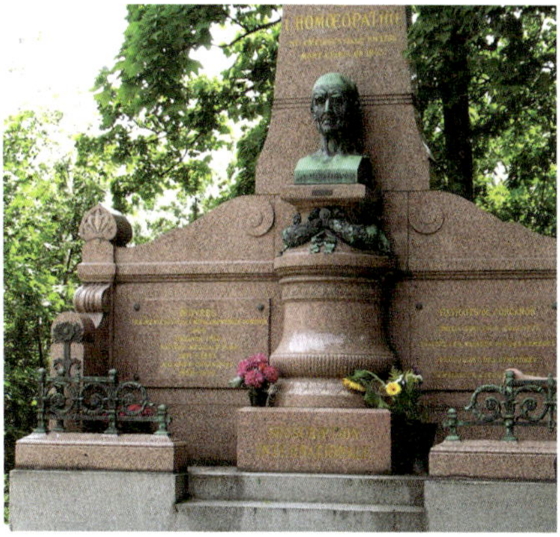

Grabstein von Samuel Hahnemann

Auf dem Grabstein des Gründers der Homöopathie, Dr. Samuel Hahnemann, steht die lateinische Inschrift *Aude sapere,* was bedeutet: „Wage es, klug zu sein, zu experimentieren, zu schmecken." Hahnemann hat Ärzte damals wie heute aufgefordert, es einfach mit der Homöopathie zu versuchen und dann selbst zu urteilen. Leider lassen sich viele nicht einmal auf den Versuch ein, sondern gehen noch heute voreingenommen und unwissenschaftlich an dieses Thema heran. Das bedeutet, dass sie wenig von Homöopathie wissen, sie nie ausprobiert haben, sie aber dennoch ablehnen.

Im 19. Jahrhundert wagten viele Ärzte einen Selbstversuch und waren von den Ergebnissen überrascht und beeindruckt. Dies galt auch für die Behandlung damaliger Epidemien. Aufgrund der wachsenden Beliebtheit dieser „neuen" Medizin entstanden Schulen für homöopathische Medizin, an denen neben medizinischem Grundwissen auch die Verordnung homöopathischer Arzneien gelehrt wurde. Die Universität Boston, das New Yorker Homeopathic Medical College, das Hahnemann Medical College in Philadelphia und viele andere bildeten eine neue Ärztegeneration aus. Homöopathen taten etwas grundlegend Neues. Zum ersten Mal in der Geschichte übte eine große, wachsende Anzahl Ärzte öffentlich Kritik an der „normalen" Medizin. Zudem behaupteten homöopathische Ärzte, dass die Schulmedizin mehr Schaden als Nutzen brächte.

Bis zu diesem Zeitpunkt waren Ärzte recht kollegial miteinander umgegangen. Obwohl es stets Meinungsverschiedenheiten zur medizinischen Praxis gab, geriet die Schulmedizin doch erst mit dem Auftauchen der Homöopathie und der Entstehung homöopathischer Hochschulen stärker und gründlicher in die Kritik. Besonders bedrohlich erschien, dass ausgerechnet die literarische Elite, viele Würdenträger der Kirchen, zahlreiche Menschenrechtsvertreter, angesehene Politiker und viele der reichsten Familien Amerikas und anderer Länder sich der Homöopathie zuwandten. Damit entwickelte sie sich zu einer ernst zu nehmenden Bedrohung der damaligen Schulmedizin. In Deutschland hatten Dr. Hahnemann und seine Kollegen die Ärztezunft zu Beginn des 19. Jahrhunderts scharf angegriffen, weil diese Quecksilber, Antimon, Arsen, Blei und andere Gifte in hohen Dosen verwendete. Damals ließen Ärzte ihre Patienten auch gern noch zur Ader, indem sie mit einem feinen Skalpell, einer sogenannten Lanzette, eine Ader anritzten und Blut ablaufen ließen, um dem Körper das angeblich stagnierende oder überschüssige Blut zu entziehen. Selbst Blutegel wurden bis Mitte des 19. Jahrhunderts noch eingesetzt.[20] Ärzte, die ihre Patienten damals nicht zur Ader ließen, wurden als Quacksalber eingestuft.

---

20 1833 importierte Frankreich 41 Millionen Blutegel. In Amerika importierte eine Firma 1856 500.000 Blutegel und ein Konkurrenzunternehmen immer noch 300.000 dieser Tiere (Ullman, 1991).

Wenn ein Arzt öffentlich an einem anderen Arzt Kritik übte, galt schon dies als schwere Beleidigung, doch als Homöopathen in großer Zahl darauf beharrten, die Schulmedizin sei gefährlich, entfesselten sie damit einen Krieg gegen die Homöopathie und die Homöopathen.

Ein führender Medizinhistoriker bemerkte, dass andere Mediziner keinen Anstoß daran nahmen, wenn Kollegen homöopathische Mittel verordneten. Doch wenn diese Kollegen sich kritisch gegenüber der Lehrmeinung äußerten (und das taten sie), so war dies unverzeihlich und führte zur offenen Verdammung der Homöopathen (King 1983).

Hahnemann und seine Kollegen kritisierten nicht nur, dass Ärzte potenziell schädliche Substanzen verordneten, sondern hatten auch Einwände gegen die Verordnung mehrerer Mittel zur selben Zeit. Die Homöopathen hielten „Polypharmazie“ (die Anwendung vieler Drogen gleichzeitig) für unwissenschaftlich, weil die kombinierte Wirkung verschiedener Stoffe nur selten gründlich erforscht war. Hahnemann und andere Homöopathen vertraten die Ansicht, dass bei der Mischung mehrerer Medikamente ein neues Kombinationsmittel entstünde, dessen Auswirkungen auf den menschlichen Körper unabsehbar wären. Letztlich hinterfragten die Homöopathen damit die Wissenschaftlichkeit der „wissenschaftlichen“ Medizin.

Traditionsbewusste Ärzte waren den Homöopathen gegenüber recht feindselig eingestellt, doch den Apothekern waren die Homöopaten ein noch größerer Dorn im Auge. Schon damals war Ärzten die Herstellung ihrer eigenen Arzneien untersagt. Sie sollten ein Rezept ausstellen und dies in der Apotheke vor Ort zubereiten oder abfüllen lassen. In der Regel verschrieben die Ärzte einem Patienten vier bis acht verschiedene Wirkstoffe, die meisten davon in hoher, für gewöhnlich giftiger Dosierung.

Homöopathen hingegen verordneten meist nur ein Mittel pro Patient, und auch dies nur in extrem geringer Dosis. Die Apotheker wiederum mussten ihre Arzneimittel nach der Abgabemenge berechnen.

An homöopathischen Mitteln war natürlich kaum etwas zu verdienen, während ihre Herstellung im Labor ausgesprochen aufwändig war.

Dieser wichtige ökonomische Faktor machte die Homöopathie wie auch die Homöopathen bei Apothekern sehr unbeliebt. Im Gegenzug trauten auch die Homöopathen nicht jedem Apotheker zu, das jeweilige Mittel korrekt herzustellen. Immer wieder stellten Homöopathen deshalb die regelrechte Zubereitung ihrer Arzneien durch normale Apotheker in Frage.

Um das Ausmaß des Betrugs nachzuweisen, erfanden deutsche Homöopathen in den 1880er Jahren Phantasienamen für homöopathische Medikamente und schickten ihre Patienten mit diesen Rezepten in verschiedene Apotheken.[21] Von 89 Apotheken und Drogerien weigerten sich nur zwölf, die Phantasierezepte auszuführen. Viele andere erklärten offen, sie würden das Rezept nicht einlösen, weil sie *überhaupt keine* homöopathischen Arzneimittel verkaufen würden (Homeopathic Pharmacies 1899). Doch selbst nachdem die Apotheken über die Aktion informiert worden waren, ergaben weitere Testkäufe, dass die Kunden immer noch Phantasiemittel erhielten.

Auch dass die Homöopathie einen anderen medizinischen Ansatz mit grundsätzlich anderen Vorstellungen zum Thema Gesundheit, Krankheit und Heilungsprozess vertrat, brachte sie in Misskredit. Traditionelle Ärzte neigten zu der Auffassung, Symptome zeigen an, dass im Körper etwas nicht stimmt, was daher unterdrückt, gebremst oder kontrolliert werden müsse. Dazu wurden vehemente Behandlungsmethoden eingesetzt. Man teilte Krankheiten in verschiedene Kategorien auf und warf Patienten mit äußerlich ähnlichen Erkrankungen in einen Topf.

Für Homöopathen hingegen zeigten Symptome nicht einfach an, dass mit dem Menschen etwas nicht stimmte, sondern sie stellten die

---

21 Zu den Phantasienamen solcher scheinbaren Homöopathika zählten *Madaroma fraudulentum, Urticaria rubra* und *Tuber cinereum.*

bestmöglichen Bemühungen dieser Person dar, sich gegen Infektionen oder Belastungen zu wehren, und waren damit für den Körper der effektivste Weg, seine Gesundheit wiederherzustellen. Aus Respekt vor der inneren Weisheit des menschlichen Körpers behandelte man diesen mit sehr geringen, individuell ausgewählten Arzneimitteln, die bei einer Überdosierung ganz ähnliche Symptome hervorgerufen hätten wie die, unter denen der Patient litt. Wenn Symptome als Abwehrmechanismus eingestuft werden, erscheint es Homöopathen sinnvoll, diese Weisheit nachzuahmen. Sie verordneten ihre Arzneien also nicht nur aufgrund der Erkrankung des Patienten, sondern unter Einbeziehung des gesamten körperlichen und psychischen Syndroms des jeweiligen Menschen.

Doch auch die extrem geringen Dosierungen brachten die Homöopathie in Verruf. Die beginnende industrielle Revolution im 19. Jahrhundert führte allgemein zu der Auffassung, dass größere, stärker wirksame Medikamente „fortschrittlich“ sein müssten. Man warf der Homöopathie vor, sie sei „unmännlich“ und würde nur auf Placebos beruhen. Damals wie heute wehrten sich zahlreiche Schulmediziner gegen den Gedanken, dass homöopathische Verordnungen eine Wirkung, geschweige denn eine Heilung erzielen könnten.

Während der industriellen Revolution herrschte auch eine hohe Wertschätzung für Fließbandarbeit und den Ansatz der herkömmlichen Medizin, die gleiche Erkrankung bei jedem Patienten mit dem gleichen Mittel zu behandeln. Obwohl eine Erkrankung sich vielleicht je nach Person ganz unterschiedlich bemerkbar machte und unterschiedliche Ursachen hatte, konnten konventionelle Behandlungen solche individuellen Eigenheiten nicht berücksichtigen. Trotzdem vermittelte die konventionelle Medizin jener Zeit den Menschen das Gefühl, fortschrittlich zu sein und Hilfe zu bringen.

Angriffe auf amerikanische Homöopathen des 19. Jahrhunderts

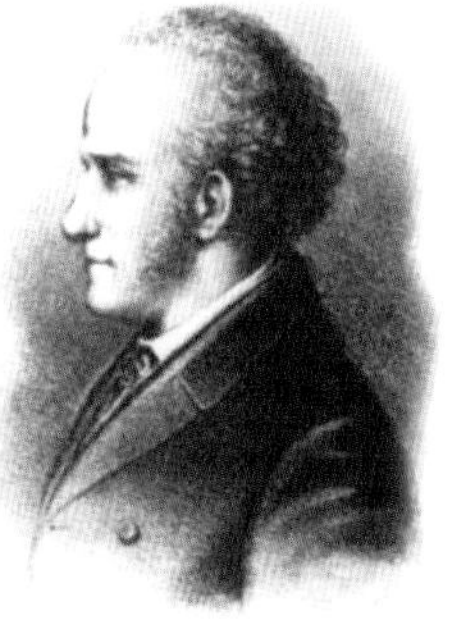

Hans Burch Gram

1825 brachte der dänische Arzt Hans Burch Gram die Homöopathie nach Amerika, wo sie rasch ihren Siegeszug antrat. Schon 1844 entstand die erste medizinische Gesellschaft Amerikas – das American Institute of Homeopathy. Zwei Jahre später wurde die rivalisierende American Medical Association (AMA) ins Leben gerufen, teilweise um der Popularität der Homöopathie Einhalt zu gebieten.

Zu einer Zeit, in der Ärzte kaum je wegen gefährlicher Praktiken oder der Verletzung ethischer Grundsätze zur Ordnung gerufen wurden, nahm die AMA in ihren Ehrenkodex 1855 eine Regel auf, die Konsultationen homöopathischer Ärzte oder anderer „nicht regelrecht Praktizierender" untersagte. Diese *Konsulationsklausel* verbot den Mitgliedern der AMA sogar die Behandlung von Patienten von Homöopathen.[22] Manche medizinischen Hochschulen erklärten die Diplome ihrer Absolventen sogar für ungültig, wenn diese homöopathische Mittel ausprobierten. Studenten, die mit Homöopathen verkehrten, wurden suspendiert, und wer bei einem Homöopathen in die Lehre ging, durfte keine Vorlesungen besuchen (Warner 1999).

Die Feindseligkeit gegenüber der Homöopathie stiftete eher religiösen als wissenschaftlichen Aufruhr. Ein Präsident der AMA bekannte: „Neben der heiligen Schrift und der Gnade Gottes würde sie [die Kon-

---

[22] Siehe Kapitel *Politiker und Friedensstifter*, wo eine unglaubliche Geschichte über Präsident Abraham Lincoln und seinen Außenminister, William Seward, zu finden ist.

sultationsklausel] ihn [einen anderen Arzt] besonders effektiv vor dem Bösen schützen“ (Warner 1999: S. 55).

Erstaunlicherweise war die Konsultationsklausel einer der wenigen Grundsätze, den die AMA je durchsetzte (Coulter 1975: S. 208). Ein Mitglied der AMA wurde aus seinem Ortsverband entlassen, weil er eine Homöopathin zu Rate gezogen hatte, die zufällig auch noch seine Frau war. Ein Arzt aus New York wurde für schuldig befunden, Homöopathie zu praktizieren (er bekannte sich schuldig), und deswegen zu einer Geldbuße (von nicht einmal einem Cent) verurteilt. Die Geschworenen waren dem Arzt und seinem Fall so zugetan, dass sie ihr Sitzungsgeld der örtlichen homöopathischen Gesellschaft spendeten (Rothstein 1972: S. 169).

Der Ausschluss aus der AMA war Mitte des 19. Jahrhunderts ein echtes Problem, weil ein Arzt mit dem Verlust der Mitgliedschaft in der örtlichen Ärztegesellschaft unter Umständen auch seine Zulassung verlor. Das wiederum bedeutete, dass jeder andere Arzt, der sich selbst von dem gemaßregelten Arzt behandeln ließ oder Patienten an ihn verwies, ebenfalls seinen Rauswurf riskierte.[23]

1867 verpflichtete die AMA alle ihre Mitglieder dazu, dem Ethikkomitee jede Konsultation eines Homöopathen und jede Abtreibung zu melden. Kurz darauf wurde Dr. A. K. Gardner, einer der Gründer

---

[23] Die AMA hatte auch klare Regeln für die Patienten herkömmlicher Ärzte. Laut Rothstein gehörte hierzu die gehorsame Einnahme aller Verordnungen ihrer Ärzte sowie eine Verdammung des homöopathischen Erstgesprächs, in dem es darum geht, den Patienten im Kontext seiner Familie und seines Alltags zu begreifen: „Der Patient wurde aufgefordert, seinem Arzt alles offen anzuvertrauen, ohne den Arzt dabei ‚mit einer zu ausführlichen Schilderung von Ereignissen oder Dingen, die nicht zu der Erkrankung gehören", oder "Einzelheiten zu Beruf oder Familiengeschichte" zu ermüden. Zudem wurde dem Patienten eingeschärft, die Verordnungen seines Arztes prompt und gehorsam zu befolgen. Seine eigenen kruden Meinungen sollte er keinesfalls zulassen "weil sie seine Aufmerksamkeit ablenken könnten“ (Rothstein 1985: S. 173).

der angesehenen New Yorker Academy of Medicine, hinausgeworfen, weil er einen Homöopathen aufgesucht hatte. Die medizinische Presse unterstützte diesen Schritt, doch die *New York Times* und die *New York Tribune* übten scharfe Kritik (Coulter 1975: S. 314).

1868 erklärte die AMA jede Konsultation von Ärzten, die nicht von „regulären" medizinischen Hochschulen kämen, für unethisch. Weil viele Homöopathen jedoch ausgerechnet von diesen Fakultäten stammten, schuf diese Vorschrift mehr Verwirrung als Klarheit.

Richtig kompliziert wurde es, als 1881 ein Komitee der medizinischen Gesellschaft von New York eine Veränderung seiner eigenen Konsultationsklausel empfahl. 1883 verabschiedete man einen neuen Kodex, der „normalen" Ärzten gestattete, „homöopathische Ärzte" hinzuzuziehen. Weil dieser eine Satz von den Vorgaben der AMA abwich, schloss die AMA kurzerhand die gesamte Ärzteschaft von New York aus! 1884 wurde in New York ein neuer Ärzteverband gegründet, die New York State Medical Association. Damit gab es bis 1906 zwei rivalisierende konventionelle Ärztegesellschaften (Walsh 1907: S. 207).

Im Leitartikel der *New York Times* war damals zu lesen: „Die AMA erklärt, dass ein Patient, dessen Leben nur durch Hinzuziehung eines Homöopathen zu retten wäre, sterben muss, und dass die AMA keinem Arzt die Zulassung erteilt, der sich von einem Homöopathen helfen lässt" (Coulter 1975: S. 314).

Einer der Wortführer der Bewegung in New York zugunsten der Einbeziehung von Homöopathen war Dr. Abraham Jacobi (1830–1919), der das erste Kinderkrankenhaus der Vereinigten Staaten eröffnete und als Vater der Kinderheilkunde gilt.[24] Obwohl die AMA Jacobi

---

24 Ein anderer Wortführer bei den Bemühungen, den Ehrenkodex zur Hinzuziehung von Homöopathen zu ändern, war Daniel Bennett St. John Roosa (1838–1908), einer der Mitbegründer der Augen-, Ohren- und Rachenklinik von Manhattan und Präsident der Fakultät der prestigeträchtigen New York Post-Graduate Medical School, die später in die School of Medicine der Universität New York überging.

damals als Verräter behandelte, wählte man ihn später zum Präsidenten der AMA – kurz nachdem die AMA 1903 selbst die Konsultationsklausel gestrichen hatte (Warner 1999).

Der Herzspezialist Dr. Austin Flint (1812–1886), ein unbeugsames Mitglied der AMA, bekleidete mit seinen wütenden Parolen gegen die Homöopathie eine führende Stellung in der neuen Organisation. Er versicherte, dass die Ärzteschaft sich nicht an der Homöopathie selbst stören würde, sondern an ihrer öffentlichen Kritik an der herkömmlichen Form der Medizin (King 1983). Inzwischen räumen Medizinhistoriker ein, dass die damalige Schulmedizin ebenso unwirksam wie gefährlich war. Damit war die Einschätzung der Homöopathen in der Tat berechtigt.

Ironischerweise war Flint für seinen Grundsatz bekannt: „Die einzige solide Basis für eine Therapie ist die klinische Erfahrung." Dabei galten jedoch offenbar nur die Erfahrungen der konventionellen Medizin als Maßstab, nicht die von vielen tausend homöopathischen Ärzten (Warner 1999: S. 61).

In ihrer Arroganz verstieß die AMA nicht nur die gesamte Ärzteschaft von New York, auch andere Geschichten belegen, welche Angst und welchen Hass Homöopathen bei schulmedizinischen Ärzten auslösten. Letztlich zeigen solche Reaktionen, welche Bedrohung die Homöopathie für die damalige Medizin darstellte.

Der vielleicht wichtigste Grund, weshalb konventionelle Mediziner weder die Homöopathie noch die Homöopathen mochten, wurde auf einer Zusammenkunft der AMA von einem der anerkannteren, konservativen Ärzte so formuliert: „Wir müssen eingestehen, dass wir den Homöopathen nie aus Prinzip bekämpft haben, sondern weil er in der Gemeinschaft auftauchte und das Geschäft übernahm" (Kaufman 1971: S. 158). Obwohl die meisten Ärzte von damals und von heute es nur ungern zugeben würden, spielen ökonomische Gründe bei der Frage, was gängige Praxis ist und was als gängige Praxis zulässig ist, eine zentrale Rolle.

Angriffe auf europäische Homöopathen des 19. Jahrhunderts

Auch in Europa waren wirtschaftliche Gründe im Spiel. Ein französischer Medizinstudent wurde aus seiner Fakultät ausgeschlossen, nur weil er Interesse an der Homöopathie geäußert hatte. J. P. Tessier war damals ein angesehener, schulmedizinisch behandelnder Arzt in Frankreich, der am Hospital Ste. Marguerite auswertete, welches Ergebnis die homöopathische Behandlung von Patienten mit Lungenentzündung hatte. Man hatte die Lungenentzündung ausgewählt, weil es eine verbreitete, gut bekannte und unverwechselbare Erkrankung mit klarer Diagnose und Prognose war. Um möglichst unvoreingenommen zu urteilen, ließ er die Behandlungsergebnisse von zwei konservativen Ärzten überprüfen. Aufgrund anderer Studien seiner Zeit zur Behandlung der Lungenentzündung rechnete er mit einer Sterberate von 33 Prozent. Doch Tessier musste feststellen, dass nur 7,5 Prozent der Patienten seiner Studie verstarben (Dean 2004: S. 118-120).

Als er in der Pariser Akademie bekannt gab, dass die Ergebnisse für die Homöopathie sprächen, regte sich massiver Widerstand. Kein konventionelles medizinisches Journal wollte seine Arbeit veröffentlichen. Deshalb schickte er seine Studie an ein homöopathisches Journal. Für dieses „Verbrechen“ wurde er aus der französischen Ärztegesellschaft ausgestoßen.

Eine ähnliche Situation ergab sich in England. Dort gab es die Regierungsbehörde des General Board of Health. Den Vorsitz hatte 1854 Sir Benjamin Hall inne, der dem englischen Parlament angehörte. Seine erste Amtshandlung war die Gründung eines Ärztegremiums zur Durchführung einer umfassenden epidemiologischen Studie der Choleraepidemie, die in jenem Jahr die öffentliche Gesundheit gefährdete. Dem Bericht zufolge starben 51,9 Prozent der an Londoner Krankenhäusern ambulant oder stationär behandelten Cholerapatienten. Alle Behandlungsansätze wurden als nutzlos eingestuft.

Das Londoner homöopathische Krankenhaus in Golden Square hatte 1849 eine gemeinnützige Stiftung gegründet und 1850 eröffnet. Während der Choleraepidemie von 1854 widmete sich das 30-Betten-Haus der Behandlung der „Bedürftigen" jener Gegend. Wie alle anderen Kliniken in London reichte das Krankenhaus seine Aufzeichnungen zur Cholerabehandlung bei dem Gremium ein, doch im Bericht wurden die Sterblichkeitsziffern bei homöopathischer Behandlung nicht aufgeführt. Dabei hatte das homöopathische Krankenhaus nur eine Sterberate von 16,4 Prozent der Patienten.

Als Hall das Gremium um eine Erklärung für diese Auslassung bat, erhielt er die Antwort:

> dass sie bei Einbeziehung der Ergebnisse der homöopathischen Ärzte nicht nur den Wert und Sinn ihrer normalen Behandlung durch Anwendung bekannter Heilmittel in Frage stellen, sondern auch einer empirischen Praxis ungerechtfertigte Anerkennung zukommen lassen würden, die der Wahrheit und dem wissenschaftlichen Fortschritt feindselig gegenüberstünde (Nichols 1988: S. 145-146).

Das heißt, die Statistik des homöopathischen Krankenhauses wurde nicht einbezogen, weil ihre Veröffentlichung bedeuten würde, dass homöopathische Mittel bei der Cholerabehandlung überlegen sind.

Skeptiker mögen sich fragen, ob die homöopathischen Krankenhäuser korrekte Zahlen vorlegten. Hierzu ist anzumerken, dass der für diesen Stadtteil Londons benannte Inspektor sich weigerte, das homöopathische Krankenhaus zu betreten. Daraufhin erklärte sich ein anderer Inspektor widerwillig dazu bereit. Am 22. Februar 1855 schrieb er an das Krankenhaus:

> Wie Sie wissen, habe ich Ihr Krankenhaus voller Vorurteile gegen das homöopathische System betreten und kam eher als Feind Ihres Lagers denn als Freund, und dass ich daher sicher gute Gründe hatte, sogleich nach meinem ersten Besuch so angetan zu sein, dass ich einem Freund riet, Ihrem Wohltätigkeitsfonds eine Spende zuzuleiten (Dean 2004: S. 127).

1858 wollten die schulmedizinischen Ärzte die Homöopathie ganz verbieten lassen. Trotz giftiger Lobbyarbeit wurde dieses Gesetz nicht verabschiedet, was teilweise auf die nachweislichen Erfolge der Homöopathen während der letzten Choleraepidemie zurückging. Dennoch erließ die britische Ärztevereinigung interne Regeln, die ihren Mitgliedern das Anwenden der Homöopathie und Rücksprache mit einem Homöopathen grundsätzlich untersagte. Medizinstudenten mussten unterschreiben, dass sie niemals Homöopath werden würden. Wer diese Erklärung nicht unterzeichnete, galt bei Prüfungen als durchgefallen (Baumann 1857).

Die englischen Homöopathen bemühten sich weiter um vergleichende Studien, wurden jedoch abgeschmettert. Selbst als Major Vaughan Morgan[25] in den 1860er Jahren 5.000 Pfund anbot (das entspricht heutzutage einer Million britischer Pfund oder zwei Millionen Dollar), um in einem normalen Londoner Krankenhaus eine homöopathische Station einzurichten, wurde dieses Angebot von allen Londoner Kliniken ausgeschlagen. Man fürchtete zu Recht, dass jegliche Annäherung an die Homöopathie die konservativen Ärzte dazu veranlassen würde, die Klinik zu verlassen und ihr keine Patienten mehr zu überweisen.

---

[25] Major William Vaughan Morgan (1826–1892) war Schatzmeister bzw. Finanzmanager des London Homeopathic Hospitals

Als wären solche Vorgehensweisen gegen die Homöopathie nicht schon genug, wurden Homöopathen sogar des Totschlags angeklagt, wenn ihnen Patienten verstarben. Jeder Arzt hat Patienten, die sterben, doch die schulmedizinisch orientierten Ärzte taten, was in ihrer Macht stand, um den Homöopathen das Leben schwer zu machen.[26] Obwohl bei konservativen Ärzten viel häufiger Todesfälle auftraten, wurden sie von Homöopathen nicht in dieser Form angeklagt.

Bei anderen Gelegenheiten unterstellte man homöopathischen Ärzten Behandlungsfehler, weil sie ihre Patienten nicht zur Ader ließen und keine starken (und gefährlichen) Abführ- oder Brechmittel verordneten. Ausgerechnet Ärzte, die selbst derart unwirksame und gefährliche Methoden einsetzten, gingen gerichtlich gegen Ärzte vor, die anders behandelten. Auch wenn die Gerichte den Ärzten immer wieder das Recht zusprachen, homöopathisch zu behandeln, kamen solche Anklagen im 19. Jahrhundert häufig vor.

1829 wurde gegen einen der führenden Homöopathen Norddeutschlands, Dr. Karl Friedrich Trinks (1800–1868), Anklage erhoben, was beweist, dass nicht einmal die angesehensten homöopathischen Ärzte davor gefeit waren (Jütte 1998: S. 79).

Angriffe auf asiatische Homöopathen des 19. Jahrhunderts

Die Angriffe auf die Homöopathie und Homöopathen in Asien sind deshalb interessant, weil sie zeigen, dass dieses Phänomen keineswegs nur im Westen auftrat. Aus philosophischer, medizinischer, wissen-

[26] 1850 verfasste John Epps, ein britischer homöopathischer Pharmazeut, eine umfassende Rechtfertigung der Homöopathie für Laien und Mediziner. Ein Viertel der Schrift widmet sich staatsanwaltlichen Untersuchungen, darunter auch Einzelheiten zu einem Prozess wegen Totschlags im Jahr 1840, eine Analyse medizinischer Beweise und Zeugenaussagen sowie der Pressekommentare (Treuherz 1984).

schaftlicher und auch wirtschaftlicher Sicht wurde die Homöopathie auf der ganzen Welt als Bedrohung empfunden.

Die Geschichte des Arztes Mahendra Lal Sarkar (1833–1904) steht stellvertretend für die Erfahrungen der Homöopathen in Indien. Dr. Sarkar hatte eine klassische Ausbildung als Arzt und Wissenschaftler durchlaufen. Er lebte zu einer Zeit, in der die Cholera Millionen Menschen das Leben kostete, auch seine eigene Mutter, die dieser Krankheit mit 32 Jahren erlag. Konventionelle Behandlungsmethoden erwiesen sich bei der Cholera als sinnlos und schienen teilweise mehr Schaden als Nutzen zu versprechen.

Mitte des 19. Jahrhunderts kamen die Inder über die Londoner Missionsgesellschaft und andere europäische Einwanderer mit der Homöopathie in Berührung. Am Militärkrankenhaus von Bombay griffen die Ärzte zur Cholerabehandlung auf homöopathische Mittel zurück.

Dr. Sarkar hatte einige erstaunliche Erfolge zu verzeichnen, nachdem er begonnen hatte, mit homöopathischen Mitteln zu experimentieren. Schließlich hielt er 1867 vor dem bengalischen Zweig der britischen Ärztevereinigung einen Vortrag: „Über die vermutliche Ungewissheit in der wissenschaftlichen Medizin und die Beziehungen zwischen Krankheit und Heilmitteln" (Singh 2005). Daraufhin wurde er aus der Gesellschaft – in der er Gründungsmitglied gewesen war – ausgeschlossen. Über Nacht hatte man ihn zum Quacksalber erklärt. Konservative Blätter wie die *Indian Medical Gazette* druckten verleumderische Artikel über ihn. Sarkar protestierte empört, doch keine seiner Richtigstellungen wurde veröffentlicht.

1868 beschloss Sarkar, der dominanten Medizinrichtung eine eigene Zeitung nach „katholischen Prinzipien" entgegenzusetzen, das *Calcutta Journal of Medicine*. Er bezeichnete es absichtlich nicht als homöopathisches Journal, und sein erster Leitartikel mit dem Titel „Unser Credo" erklärte, dass „Heilungen auf vielerlei Weisen erreicht werden" (Singh 2005).

Dr. Sarkar gründete auch die indische Vereinigung zur Kultivierung der Wissenschaft (Indian Association for the Cultivation of Science) und damit die erste nationale Wissenschaftsvereinigung Indiens. Diese Organisation ist noch heute aktiv und hoch angesehen *(http://iacs.res.in)*.

Während Hahnemann und viele europäische Homöopathen der damaligen konventionellen Medizin im Westen sehr kritisch gegenüberstanden, verhielt sich Dr. Sarkar erheblich diplomatischer. Er beharrte darauf, dass es keine Standardmethode gäbe, die jeden heilt. Dennoch wurde er von konventionellen Ärzten in Indien entweder ignoriert oder angegriffen. Heute erkennen Historiker an, dass die homöopathische Behandlung im 19. Jahrhundert zu den wirkungsvollen Behandlungsformen gegen Cholera zählte (Bradford 1900). Im Kapitel *Klerus und spirituelle Führer* sind weitere Beispiele für den Einsatz der Homöopathie gegen Cholera aufgeführt.

Trotz der Steine, die der Homöopathie in Indien vor die Füße gelegt wurden, ist sie dort heute sehr verbreitet. Es gibt über 100 homöopathische Hochschulen und über 100.000 homöopathische Ärzte.

Oliver Wendell Holmes und sein Angriff auf die Homöopathie

Die bekannteste amerikanische Streitschrift des 19. Jahrhunderts gegen die Homöopathie stammt aus der Feder des Arztes Oliver Wendell Holmes (1809–1894).[27] Dieses Buch mit dem Titel *Homeopathy and Its Kindred Delusions* entstand bereits sechs Jahre nach Dr. Holmes' Hochschulabschluss. Noch vor seiner Ausbildung schrieb Holmes 1830 ein berühmtes Gedicht, *Old Ironside,* sowie 1832 und 1833 zwei

[27] In Amerika ist dieser Name recht bekannt; allerdings denkt man normalerweise an seinen Sohn, Oliver Wendell Holmes, Jr., der ein berühmter Richter am Obersten Gerichtshof war. Der Vater war kein so gelehrter Gentleman wie sein Sohn.

Artikel mit dem Titel *Autocrat at the Breakfast Table*, die im *Atlantic Monthly* veröffentlicht wurden. Damit galt er im ganzen Land als einer der führenden Schriftsteller und Intellektuellen.

Trotz seiner Professur an der Harvard Medical School und seines Ruhms als Dichter und Schriftsteller hatte Holmes bis zu seiner Attacke gegen die Homöopathie kaum direkte Erfahrungen als Mediziner. Seiner Abhandlung wurde so große Beachtung zuteil, dass Kritiker sie noch heute gern als Beleg anführen. Allerdings hätte dieses Buch Holmes und anderen Gegnern der Homöopathie eher die Schamesröte ins Gesicht treiben sollen, weil es so voller offensichtlicher Fehler steckt, die noch heute ungeprüft zitiert werden.

Zunächst einmal fällt auf, dass Dr. Holmes den Arzt Benjamin Rush (1745–1813), einen Unterzeichner der Unabhängigkeitserklärung und Chirurgen der Continental Army, zum Prototyp der medizinischen Denkweise und Praxis im damaligen Amerika erhebt.[28] Dr. Rush war ein führender Vertreter der „heroischen Medizin“ mit häufigem Aderlass, innerer Reinigung (durch Quecksilber), Erbrechen (durch das ätzende Brechmittel Weinstein) und Zugpflaster auf der Haut.

Dr. Rush empfahl, praktisch jeden Patienten zur Ader zu lassen, und hielt es für Kurpfuscherei, wenn ein Arzt dies unterließ. Er rühmte sich einst sogar, er hätte so viel Blut abgenommen, dass ein Kriegsschiff mit

---

[28] Rush zeichnete sich insbesondere durch sein Eintreten für die persönliche Freiheit der Bürger aus. Er war nicht nur ein Gegner der Sklaverei, sondern auch ein Befürworter der „medizinischen Freiheit“. Angeblich erklärte er: „Wenn wir die Freiheit der Medizin nicht in die Verfassung schreiben, wird die Medizin irgendwann zu einer verkappten Diktatur, ... wer die Heilkunst auf einen Teil der Menschen beschränkt und anderen dieses Privileg verweigert, wirft die wissenschaftliche Medizin in den Kerker. Solche Gesetze sind unamerikanisch und despotisch und haben in einer Republik keinen Raum. ... Die Verfassung dieser Republik sollte nicht nur die Freiheit der Religion, sondern auch die Freiheit der Medizin besonders erwähnen.“

70 Mann und vier Kanonen darauf schwimmen könnte (Transactions 1882).

Außerdem befürwortete Rush psychiatrische Zwangsbehandlungen, was eine Erklärung dafür sein dürfte, dass sein Porträt das Emblem der amerikanischen psychiatrischen Vereinigung ziert. Zu seinen Lieblingsbehandlungen zählte es, einen Patienten auf ein Brett zu schnallen und dies so schnell rotieren zu lassen, bis dem Patienten das Blut in den Kopf schoss. Seinen eigenen Sohn sperrte er 27 Jahre – bis zu seinem Tod – in eine seiner Irrenanstalten. Die schwarze Hautfarbe hielt Rush für eine Erbkrankheit und bezeichnete sie als „Negroidismus".

Neben der Glorifizierung von Dr. Rushs heroischer Medizin verstieg sich Holmes dazu, die homöopathische Medizin als „barbarisch" zu bezeichnen, weil sie sich verschiedener Schlangengifte bedient (Holmes 1891: S. x).[29] Diese Aussage ist umso ironischer, als Holmes in einem seiner berühmtesten Zitate (aus einem Artikel von 1860) selbst die üblichen Medikamente angreift: „Ich glaube fest daran, dass es für die Menschheit besser wäre, wenn man die ganze derzeit gebräuchliche *Materia medica* (medizinische Substanzen) auf dem Grunde des Meeres versenken würde – für die Fische wäre es allerdings weniger gut." (Holmes 1891: S. 80)

Dr. Holmes waren insbesondere die extrem geringen Dosen, die in der Homöopathie eingesetzt werden, ein Dorn im Auge. Andererseits hatte er offenbar nie ein Buch über Homöopathie gelesen oder sich eingehender mit einem Homöopathen unterhalten. Sonst wäre ihm wohl kaum ein klassischer Rechenfehler unterlaufen. Bei der Herstellung homöopathischer Arzneien wird ein Teil der Originalsubstanz mit neun oder 99 Prozent Wasser verdünnt (also eine Verdünnung von

[29] Homöopathen verwenden verschiedene Schlangengifte, aber immer in extrem geringer, sicherer Dosierung entsprechend des speziellen Syndroms, das die einzelnen Gifte hervorrufen.

1:10 oder 1:100). Anschließend wird die Glasflasche etwa 40-mal kräftig geschüttelt. Danach wird die Lösung erneut im Verhältnis 1:10 oder 1:100 verdünnt. Für eine homöopathische Verdünnung von X30 oder C30 (X ist die römische Zahl für 10, C für 100; der Buchstabe bezieht sich auf die Art der Verdünnung) braucht man insgesamt 30 Reagenzgläser Wasser, also eine durchaus überschaubare Menge.

Dr. Holmes hingegen geriet durcheinander und nahm fälschlicherweise an, dass homöopathische Hersteller jeweils zehnmal oder gar 100-mal mehr Wasser brauchen als für die vorherige Verdünnungsstufe. Für die neunte Verdünnung würde man demnach 378 Millionen Hektoliter benötigen und für die 17. Stufe das 10.000-fache der Adria. Ein kurzer Gang in eine homöopathische Apotheke oder ein Gespräch mit einem Homöopathen hätten Dr. Holmes vor diesem Irrtum bewahren können, doch wie viele Ärzte jener Zeit war er stolz darauf, nicht mit Homöopathen zu sprechen. Auf Betreiben von Dr. Holmes wurde sein Artikel von 1842 bis 1891 leider immer wieder unverändert nachgedruckt, obwohl er noch zahlreiche weitere Fehler enthielt.

Den Siegeszug der Homöopathie erklärt Dr. Holmes in seinem Buch in erster Linie damit, dass schulmedizinische Ärzte ihren Patienten oft zu viel verschreiben. Später hingegen schreibt er, die Öffentlichkeit würde „darauf bestehen, sich vergiften zu lassen“ (Holmes 1891: S. 186).

Zum „Beweis“ für die Unwirksamkeit homöopathischer Mittel führte Dr. Holmes eine „wissenschaftliche Studie“ an. Dabei bezog er sich auf einen Artikel von 1842 zu einer Studie von Dr. Gabriel Andral, einem Medizinprofessor aus Paris, den Holmes als „Mann von freundlicher Wesensart ... von unbestrittener Integrität“ schildert. Holmes schildert, wie Andral homöopathische Mittel an 130 bis 140 Patienten ausprobierte, und zitiert dessen Aussage, dass „nicht eines davon auch nur die geringste Wirkung zeigte“ (Holmes 1891: S. 80).

Obwohl Dr. Holmes und andere Andrals Experiment als schlagende Widerlegung der Homöopathie betrachten, ist zu beachten, dass Andral später selbst die schweren Mängel seiner Studie einräumte. Er behauptete zwar, sich an Hahnemanns *Materia Medica Pura* gehalten zu haben, erwähnte zu jener Zeit jedoch nicht, dass dieses Buch auf Deutsch vorlag, das er nicht beherrschte. Zum Zeitpunkt der Studie war bereits ein anderes Buch von Hahnemann ins Französische übersetzt, aber Andral verordnete keinem der Patienten seiner Studie auch nur eines der dort beschriebenen 22 homöopathischen Mittel. Selbst Andrals Assistent gab zu, dass Andral nicht wusste, wie man ein homöopathisches Mittel auswählt, und dass er „seine Unwissenheit mit den Worten entschuldigte, es sei unvermeidbar" (Dean 2004: S. 112).

Ein weiterer Beleg für Andrals komplette Unkenntnis der Homöopathie sind seine Verordnungen und deren Dosierung. In keinem Fall verordnete er homöopathische Mittel für ein individuelles Syndrom, sondern wählte eigenmächtig ein Einzelsymptom aus und schloss daraus auf die richtige Medikation. Dass er beispielsweise einer Frau mit Menstruationsschmerzen und einem Tuberkulosekranken *Arnica* verordnete, basierte auf Vermutungen, die keinem Lehrbuch der Homöopathie entnommen sind. Zudem erhielten 75 Prozent der Patienten nur eine einmalige Dosis eines einzigen Mittels ohne jede Folgebehandlung (Irvine 1844). Wenn diese eine Dosis den Patienten nicht sofort heilte, war dies für Andral gleichbedeutend mit einem Versagen der Homöopathie und er verwies den Patienten auf die konventionelle Medizin.

Später gab Andral zu, dass er seinen Bericht über die Homöopathie nie vorab irgendwo offiziell absegnen ließ, und bereits 1852 hatte er seine Einstellung geändert und erklärte, jeder Arzt solle sich gründlich mit der Homöopathie auseinandersetzen (Dean 2004: S. 112).

Dennoch änderte Dr. Holmes an seinem Essay über die Homöopathie nie auch nur ein einzelnes Wort. Wenn man bedenkt, dass sein Buch als die beste Kritik der Homöopathie des 19. Jahrhunderts galt, sollte man gerechterweise zugeben, dass diese Kritik weder rational noch korrekt war.

1861 gab Dr. Holmes schließlich zu, die Homöopathie hätte „uns eine Lektion über die Heilkraft der Natur erteilt, die notwendig war und inzwischen von vielen anerkannt ist" (Holmes 1891: S. x, xiii-xiv). Dennoch wies er seinen Verleger nie an, seine frühen Schriften zur Homöopathie zu ändern.

Aktuelle Angriffe auf die Homöopathie

Was die Angriffe auf die Homöopathie und die Homöopathen im 19. Jahrhundert bedeuteten, ist heute schwer nachzuvollziehen, und man möchte meinen, so etwas wäre heute nicht mehr möglich. Selbst wenn das (hoffentlich!) stimmt, bedeutet es noch lange nicht, dass nicht noch heute eine ähnlich tückische, ja, gewissenlose Voreingenommenheit gegenüber der Homöopathie besteht. Das ist eine harte Aussage, aber die folgenden Geschichten sind leider nur die Spitze des Eisbergs.

2005 arbeiteten Mitarbeiter der Weltgesundheitsorganisation (WHO) an einem Bericht zur homöopathischen Medizin. Ein Skeptiker, der für die Redaktion hinzugezogen wurde, beklagte sich bitterlich, sie würde die Homöopathie in ein zu positives Licht rücken. Er ließ den Bericht vorab an andere Skeptiker und die eigentlich hoch angesehene englische Fachzeitschrift *The Lancet* durchsickern. Auf die potenziell positive Stellungnahme der WHO zur Homöopathie reagiert *The Lancet* prompt mit der Veröffentlichung eines Artikels, der den Bericht angriff, welcher zu diesem Zeitpunkt weder fertiggestellt noch veröffentlicht war (McCarthy 2005). Darüber hinaus brachte *The Lancet* eilig eine vergleichende Studie zu homöopathischer und konventioneller medizinischer Behandlung heraus (Shang et al. 2005).

Vergleichende klinische Studien zu diesem Thema sind gewiss eine gute Idee, doch ein faires, korrektes Vorgehen ist aufwändiger, als es den Anschein hat. Der führende Autor der Vergleichsstudie, der Schweizer Arzt Dr. M. Egger, war als notorischer, aktiver Gegner der Homöopathie nicht unbedingt der Idealkandidat für eine objektive Beurteilung der Homöopathie. Noch vor Abschluss seiner Studie teilte er den Herausgebern von *The Lancet* mit, dass er die Studie bei ihnen einreichen wollte und fest davon ausging, dass die Ergebnisse die Unwirksamkeit homöopathischer Mittel belegen würden.[30]

Zunächst suchten Egger und sein Team 110 Placebo kontrollierte Studien heraus, in denen die Wirksamkeit homöopathischer Mittel evaluiert wurde. Danach wählten sie 110 „passende" Placebo kontrollierte Vergleichsstudien aus. „Passend" bedeutete in diesem Fall, dass darin eine vergleichbare Personengruppe mit einer ähnlichen Erkrankung über einen ähnlichen Zeitraum behandelt wurde. Allerdings werden die Auswahlkriterien für die konventionellen Studien nirgendwo erläutert. Natürlich ist diese Auswahl viel schwieriger, als es klingt. Doch nehmen wir einmal an, man hätte entsprechende Parallelstudien gefunden, so dass die Daten vergleichbar wären.

Danach evaluierten die Wissenschaftler Aufbau und Durchführung der jeweiligen Studien. Sie kamen zu dem Schluss, dass nur 22 der homöopathischen Studien und nur neun der schulmedizinischen Studien strengen Qualitätsansprüchen genügten.[31] Ohne nähere Erklärung evaluierten die Forscher dann nur solche Studien, die sowohl von hoher Qualität waren als auch hohe Patientenzahlen aufwiesen.

---

30 Zoe Mullan, Chefredakteurin des *Lancet,* räumte ein: „Professor Egger erklärte von Anfang an, dass er damit rechnete, dass die Homöopathie sich als reiner Placeboeffekt erweisen würde. Damit war sein Konflikt offensichtlich. Das war für uns ausreichend" (EHM News Bureau 2005). Die Redaktion beschloss, die Leser nicht über diese Voreingenommenheit aufzuklären.

31 Skeptiker erklären gern, dass homöopathische Studien qualitativ nicht wissenschaftlichen Ansprüchen genügen, doch diese Studie bestätigt, dass im Vergleich zu konventionellen medizinischen Studien die homöopathischen Studien mehr als doppelt so oft von hoher Qualität waren. Diese offensichtliche Tatsache wurde bei der Untersuchung nicht erwähnt.

Diese Kriterien trafen auf acht homöopathische Studien und nur sechs schulmedizinische Studien zu. Nur in zwei dieser acht homöopathischen Studien war die homöopathische Medikation individuell auf den Patienten zugeschnitten; in den übrigen erhielten alle Teilnehmer dieselbe Arznei. (Dieses Vorgehen erleichtert vielleicht die Forschung, ist jedoch nicht unbedingt ein guter Test für die homöopathische Methodik.)

Die acht homöopathischen Studien und die sechs schulmedizinischen Studien entsprachen einander in keiner Weise. Man muss schon sehr kreativ denken, um hier eine Vergleichbarkeit zu sehen. Darüber hinaus wurden die Ergebnisse der 22 hochwertigen homöopathischen Studien im Vergleich zu den neun konventionellen Studien nie vergleichend analysiert.

Interessant ist auch, dass die Forscher zwar eingestehen, dass acht der homöopathischen Studien „erhebliche positive Wirkungen" bei der Behandlung von Patienten mit akuten Atemwegsinfektionen feststellten und dass es sich um einen „robusten" Effekt handelte. Dennoch erklären sie diese Studien ohne nähere Erläuterung für unzuverlässig und unzureichend für eine ausreichende Analyse. Dieselben Wissenschaftler schlossen aus der Untersuchung von acht anderen homöopathischen Studien, dass diese keine offenkundig bessere Behandlung ergaben als die sechs konventionellen Studien.

All diese Punkte lassen darauf schließen, dass eine solche vergleichende Analyse nur „Datenmüll aus Datenmüll" erzeugt. Doch es bleiben noch weitere Fragen offen. Zum Beispiel gaben die Forscher erst viele Monate später preis, welche Studien sie ausgewählt hatten. Als es schließlich bekannt wurde, zeigte sich, dass eine Studie untersuchte, ob eine einzelne homöopathische Substanz sich zur Behandlung von Übergewicht eignen könnte (was an Anmaßung grenzt, weil Homöopathen darin übereinstimmen, dass kein Einzelmittel den Gewichtsabbau fördern könne). Eine andere prüfte die Verwendung einer homöopathischen Rezeptur zur Grippevorbeugung. (Mindestens drei große Studien belegen die Wirksamkeit homöopathischer Arzneien bei der Grippebehandlung, doch von diesen wurde nur eine ausgewählt. Stattdessen wählte man die Studie zur Vorbeugung, obwohl es sich dabei um eine reine Fragestellung handelte, bei der Homöopathen kein positives Ergebnis erwarteten.)

Mark Twain hat einmal erklärt: „Es gibt Lügen, verdammte Lügen und Statistiken." Wer „wissenschaftliche" Studien lesen und verstehen will, muss auf der Hut bleiben. Und wenn man überlegt, welche Herausforderung die Homöopathie in philosophischer, wissenschaftlicher und finanzieller Hinsicht an die Schulmedizin darstellt, überrascht es kaum, dass die Verfechter der Medizinindustrie alles tun, was in ihrer Macht steht, um die Homöopathie herabzuwürdigen oder mit statistischen Tricks zu widerlegen.

Auch in Deutschland gerät die Homöopathie immer wieder in die Schusslinie. Die „Marburger Erklärung zur Homöopathie" vom 2.12.1992 dürfte einen der markantesten Eckpfeiler der Homöopathie-Kritik darstellen.

> Nach den Plänen des Institutes für Medizinische und Pharmazeutische Prüfungsfragen soll die „Homöopathie" Teil des Gegenstandskataloges für das Medizinstudium werden.
>
> Wir sagen hierzu **nein**.
>
> Der Fachbereich Humanmedizin der Philipps-Universität Marburg verwirft die Homöopathie als eine Irrlehre. Nur als solche kann sie Gegenstand der Lehre sein. In diesem Sinne reicht das Lehrangebot in Marburg aus. Wir sehen jedoch die Gefahr, dass man von uns „Neutralität" und „Ausgewogenheit" in diesem Stoffgebiet fordern wird, und sind nicht bereit, unseren dem logischen

Denken verpflichteten Standpunkt aufzugeben zugunsten der Unvernunft. Wir betrachten die Homöopathie nicht etwa als eine unkonventionelle Methode, die weiterer wissenschaftlicher Prüfung bedarf. Wir haben sie geprüft. Homöopathie hat nichts mit Naturheilkunde zu tun. Oft wird behauptet, der Homöopathie liege ein „anderes Denken" zugrunde. Dies mag so sein. Das geistige Fundament der Homöopathie besteht jedoch aus Irrtümern („Ähnlichkeitsregel"; „Arzneimittelbild"; „Potenzieren durch Verdünnen"). Ihr Konzept ist es, diese Irrtümer als Wahrheit auszugeben. Ihr Wirkprinzip ist Täuschung des Patienten, verstärkt durch Selbsttäuschung des Behandlers ...

Der Beschluss zur „Marburger Erklärung zur Homöopathie" wurde damals vom Fachbereich mit 16 Ja-Stimmen, keiner Gegenstimme, drei Enthaltungen angenommen.[32]

Die Evolution von Wissenschaft und Medizin

Die Begriffe „Wissenschaft" und „Medizin" unterstehen einem beständigen Wandel. Dennoch scheinen Ärzte und Wissenschaftler grundsätzlich Schwierigkeiten mit diesem Wandel zu haben.

Eine gewisse gesunde Skepsis gegenüber den verschiedensten Phänomenen ist sicher angebracht, besonders wenn diese auffällig seltsam oder nicht vorherzusagen sind. Aber nur allzu oft denken Ärzte so

---

32 *Quellen:*
http://www.cdkev.de/aufsaetze_vortraege/sonstiges/marburger_ek/marburger_ek.htm
http://www.thieme.de/viamedici/medizin/alternativ/homoeopathie.html
http://www.scienceblogs.de/frischer-wind/2009/10/homoopathie-an-hoch schulen-uni-magdeburg-vs-uni-marburg.php

engstirnig, dass dadurch unwissenschaftliches Denken und Handeln genährt werden.

Noch knapp 50 Jahre nachdem William Harvey (1578–1657)[33] der Welt mitgeteilt hatte, welche Rolle das Herz für den Blutkreislauf spielt, entschied die Königliche Gesellschaft für Medizin in Paris, dass dies unmöglich sei. Und als Harveys Vorstellungen schließlich in das wissenschaftliche Gedankengut eingingen, hatten sie auf die klinische Medizin dennoch weder damals noch während der folgenden 200 Jahre einen größeren Einfluss.

Im britischen Royal College of Physicians brach man in schallendes Gelächter aus, als Benjamin Franklin erklärte, ein Blitz beruhe auf demselben Prinzip wie andere elektrische Phänomene. Als die Mitglieder der französischen Akademie der Wissenschaft eine Demonstration von Thomas Edisons neuester Erfindung, dem Phonographen, erlebten, sprang ein berühmter Professor der Medizin sogar auf und rief: „Wir haben das überprüft und festgestellt, dass es sich um einen Bauchrednertrick handelt, denn es ist unmöglich, dass eine menschliche Stimme von einer Walze spricht."

Dieser Widerstand gegen den Fortschritt ist nicht nur ein Problem von Medizin und Wissenschaft, sondern er betrifft praktisch jedes Gebiet menschlichen Einfallsreichtums. Die erbittertsten Gegner von Kirchenreformen sind gewöhnlich die kirchlichen Würdenträger. Schon zu Jesu' Zeiten waren seine Vorstellungen über Gott, das Leben und die Liebe sehr umstritten, und wie wir wissen, ist er für seine Worte und sein Handeln gestorben.

An dieser Stelle sei an eine Anekdote zu Johannes Kepler (1571–1630) erinnert. Der angesehene deutsche Astronom hatte die letzten 20 Jahre seines Lebens in Österreich verbracht. Da Protestanten wegen

33 William Harvey war ein englischer Arzt und Anatom und mit der Entdeckung des Blutkreislaufs im Abendland der Wegbereiter der modernen Physiologie.

ihres Glaubens verfolgt wurden, verließ Kepler mit seiner Familie und seinen Freunden das Land. Als der österreichische König dies erfuhr, schickte er Reiter los, um Kepler zu bitten zurückzukehren. Kepler antwortete: „Wenn ich zurückkehre, müssen meine Freunde mitkommen!" Und als man ihn fragte, wie er so lange und so geduldig warten könne, dass man seine Theorien akzeptierte, gab er zurück: „Der Herr wartet schon so lange darauf, dass die Menschen die Harmonie seiner Schöpfung begreifen! Warum sollte ich ungeduldig sein?"

Wissenschaft und Medizin wehren sich seit alters her gegen Veränderungen. Andererseits gehören zu einer gesunden wissenschaftlichen Haltung Objektivität und Bescheidenheit, und das passt schlecht zu Verunglimpfung und Leugnung. Ein wahrer Vollblut-Wissenschaftler würde sich neuen Gedanken öffnen oder Alternativen erforschen.

Abraham Lincoln erklärte einst: „Ich glaube fest an die Menschen. Wenn man ihnen die Wahrheit sagt, kann man sich auf sie verlassen. ... Es kommt nur darauf an, ihnen die Tatsachen zu offenbaren." Natürlich kann man die Menschen von Tatsachen fernhalten, indem man nicht mit Homöopathen spricht oder homöopathische Tatsachen nicht weitergibt. Man kann ihnen die Wahrheit auch verwehren, indem man Ärzten verbietet, ihre Fälle mit Homöopathen zu besprechen. Oder man greift auf statistische Spielereien zurück, um den Anschein zu erwecken, die Homöopathie sei wirkungslos.

Doch wie der Science Fiction-Autor H. G. Wells[34] einst versicherte: „Könige und Weltreiche vergehen; große Ideen, die das Licht der Welt gesehen haben, vergehen niemals."

---

[34] Herbert George Wells (1866–1946) war ein englischer Schriftsteller und Pionier der Science-Fiction-Literatur. Wells, der auch Historiker und Soziologe war, hatte seine größten Erfolge mit den beiden Science-Fiction-Romanen *Der Krieg der Welten* und *Die Zeitmaschine*. Wells ist in Deutschland vor allem für seine Science-Fiction-Bücher bekannt, hat aber auch zahlreiche realistische Romane verfasst, die im englischen Sprachraum nach wie vor populär sind.

Mein Traum

In Anlehnung an Martin Luther King und seine berühmte Rede habe auch ich einen großen Traum.

Mein Traum ist, dass die Welt bald aufwacht, den praktischen Wert der homöopathischen Nanodosen erkennt und zu schätzen weiß.

Mein Traum ist, dass das homöopathische Ähnlichkeitsprinzip, das für Impfungen und in der Allergiebehandlung längst genutzt wird, Wertschätzung erfährt, weil es die Immunkompetenz verbessert.

Mein Traum ist, dass die Verbesserung körpereigener Immun- und Abwehrreaktionen ein Hauptziel medizinischer Behandlungen wird.

Mein Traum ist, dass die Weisheit des Hippokrates „An erster Stelle niemandem schaden“ zum Leitsatz wird, indem homöopathische Arzneien Teil der Grundbehandlung sind.

Mein Traum ist, dass bald die unterschiedlichsten wissenschaftlichen Disziplinen Ausmaß und Potenzial von Nanodosen untersuchen, nicht nur für den medizinischen Nutzen, sondern auch für andere Technologien, die unseren Planeten gesünder und nachhaltiger gestalten.

Mein Traum ist, dass selbst die schärfsten Kritiker der Homöopathie sich für die anhaltenden Feindseligkeiten entschuldigen, die es nie hätte geben dürfen.

Mein Traum ist, dass die nachweislichen Erfolge der Homöopathie bei der Behandlung vieler Infektionskrankheiten uns helfen, weniger Antibiotika zu verwenden und Erkrankte bei Epidemien sicherer zu behandeln.

Mein Traum ist, dass die Menschen verstehen, dass Krankheiten immer im Zusammenhang mit einem umfassenderen Syndrom zu begreifen sind.

Mein Traum ist, dass die Menschen die wahre Problematik erkennen, die aus der Verwendung herkömmlicher Arzneimittel erwächst, welche durch die Unterdrückung von Symptomen die körpereigenen

Abwehrmechanismen stören und die Krankheit tiefer in den Organismus drängen.

Mein Traum ist, dass die Menschen begreifen, dass den meisten Krankheitsprozessen viele Faktoren zugrunde liegen, und dass sie sich nicht länger von übermäßig vereinfachten Einzelfaktoren in die Irre führen lassen.

Mein Traum ist der *wahre* Respekt vor der Weisheit von Körper und Geist, verbunden mit der Erkenntnis, dass unsere Symptome die besten Bemühungen unseres Körpers darstellen, auf Belastungen oder Infektionen zu reagieren.

Mögen Gesundheit und Freiheit herrschen, in jeder Praxis und Klinik.

Mögen Gesundheit und Freiheit herrschen, von der Apotheke bis zum Lebensmittelmarkt.

Mögen Gesundheit und Freiheit herrschen, von den Ärzten und Patienten bis hin zu den Krankenversicherungen.

Mögen Gesundheit und Freiheit herrschen, bei den Pharmaherstellern, den Aufsichtsbehörden und den Gesundheitspolitikern.

Mögen Gesundheit und Freiheit herrschen in den Medien und im Internet.

Das ist mein Traum. Gibt es noch andere Träumer?

Quellen

Baumann, J.: *The Old and New Therapy with/of Medicine According to the Writings of Others and According to Personal Experience for the Thinking Public.* Remmingen: Oscar Belsenfelder, 1857.

Bradford, T. L.: *The Logic of Figures or Comparative Results of Homoeopathic and Other Treatments.* Philadelphia: Boericke and Tafel, 1900.

Coulter, H. L.: *Divided Legacy: The Conflict Between Homoeopathy and the American Medical Association.* Volume III. Berkeley: North Atlantic Books, 1973.

Dean, M. E.: *The Trials of Homeopathy.* Essen, Germany: KVC, 2004. (Ein wirklich ausgezeichnetes Buch zur Geschichte wissenschaftlicher Studien zur Homöopathie. Hier wird zum Beispiel erläutert, dass homöopathische Arzneimittel zu den ersten zählten, die in Placebo kontrollierten Doppelblindstudien getestet wurden.)

EHM News Bureau: Condemnation for *The Lancet*'s Stance on Homeopathy. *Express Pharma Pulse,* 6. Oktober 2005.

Holmes, O. W.: *Medical Essays (1842–1882).* Boston: Houghton, Mifflin and Company, 1891.

Homeopathic Pharmacies in Germany, *Homeopathic Recorder,* 1899, 14:24–29.

Irvine, F. W.: M. Andral's Homoeopathic Experiments at La Pitie, *British Journal of Homoeopathy,* 1844.

Jütte, R.: *The Paradox of Professionalism, in Culture, Knowledge, and Healing: Historical Perspectives of Homeopathic Medicine in Europe and North America.* Hrsg. R. Jütte, G. B. Risse, und J. Woodward. Sheffield: EAHMHP, 1998.

Kaufman, M.: *Homeopathy in America: The Rise and Fall of a Medical Heresy.* Baltimore: Johns Hopkins, 1971.

King, L. S.: The AMA Gets a New Code of Ethics, *JAMA,* March 11, 1983, 249(10):1338–1342.

McCarty, M.: Critics Slam Draft of WHO Report on Homoeopathy, *The Lancet,* 27. August 2005, 366:705–706.

Nichols, P. A.: *Homoeopathy and the Medical Profession.* London: Croom Helm, 1988.

Rothstein, W.: *Physicians in the Nineteenth Century.* Baltimore: Johns Hopkins University Press, 1972.

Shang, A. Huwiler-Muntener, K., Nartey, L. et al.: Are the Clinical Effects of Homoeopathy Placebo Effects? Comparative Study of Placebo-Controlled Trials of Homoeopathy and Allopathy, *The Lancet,* 2005, 366:726–732.

Singh, D. K. Choleraic Times und Mahendra Lal Sarkar: The Quest of Homoeopathy as „Cultivation of Science" in Nineteenth Century India, *Med Ges Gesch.* 2005, 24:207–242.

Transactions of the American Institute of Homeopathy, Proceedings of the 35th Session, 1882, 25.

Treuherz, F.: The Origins of Kent's Homeopathy, *Journal of the American Institute of Homeopathy,* Dezember 1984, 77(4):130–149.

Ullman, D.: *Discovering Homeopathy.* Berkeley: North Atlantic Books, 1991.

Walsh, J. J.: *History of the Medical Society of the State of New York.* New York: Medical Society of the State of New York, 1907.

Warner, J. H.: The 1880s Rebellion Against the AMA Code of Ethics, in *The American Medical Ethics Revolution.* Hrsg. R. B. Baker, A. L. Caplan, L. L. Emanuel, et al. Baltimore: Johns Hopkins University Press, 1999.

KAPITEL 3

Dichter und Schriftsteller: Ein gutes Wort für die Homöopathie!

Amerikanische Schriftsteller

Es dürfte kaum überraschen, dass viele führende amerikanische Literaten des 19. Jahrhunderts – darunter Henry David Thoreau, Ralph Waldo Emerson, Henry Wadsworth Longfellow, Nathaniel Hawthorne,[35] Harriet Beecher Stowe, Louisa May Alcott, Henry James und William James – auch diese „neue Medizin" befürworteten. Dasselbe gilt für zahlreiche bekannte Schriftsteller aus Europa, unter anderem Johann Wolfgang von Goethe, Fjodor Dostojewski, Charles Dickens, W. B. Yeats, William Makepeace Thackeray und George Bernard Shaw.

Mitte des 19. Jahrhunderts gewann in Amerika der Transzendentalismus an Boden, zunächst als religiöse Reformbewegung, später auch in Philosophie und Literatur.[36] Zu den frühesten Zentren der

---

[35] Henry Wadsworth Longfellow und Nathaniel Hawthorne graduierten beide in der sogenannten Bowdoin Banner Class von 1825 am Bowdoin College. In dieser Klasse waren auch Franklin Pierce (später 14. US-Präsident), John S. C. Abbott (ein hoch angesehener Biograph), Jonathan Cilley (Senator und General) und Richmond Bradford (ein Schulmediziner, der sich später zu einem der führenden Homöopathen in Maine entwickelte).

[36] Der Transzendentalismus in Amerika war ursprünglich eine Protestbewegung gegen den damaligen Zustand von Kultur und Gesellschaft, insbesondere gegen den Intellektualismus in Harvard. Der Transzendentalismus wurzelte im

Transzendentalisten zählte die 1839 von **Elizabeth Palmer Peabody** (1804–1894) ins Leben gerufene *Foreign Library*, die Buchhandlung und Bibliothek zugleich war. Ihre gesamte Familie pflegte enge Verbindungen zu den führenden Köpfen der homöopathischen wie der transzendentalen Bewegung.[37]

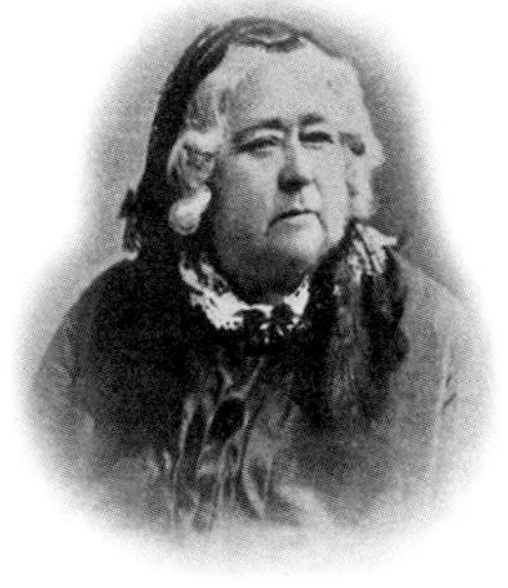

Elizabeth Palmer Peabody

Ein Teil des Geschäfts war für ihren Vater, Nathaniel Peabody, reserviert, der dort homöopathische Medikamente verkaufte (Perrin-Wilson 1999).[38] Elizabeths Bruder Nathaniel war ebenfalls Homöopathie-Experte und dafür bekannt, seine Arzneien teilweise selbst herzustellen. Sophia, Elizabeths jüngere Schwester, heiratete Nathaniel Hawthorne (Autor von *Der scharlachrote Buchstabe*), während ihre andere Schwester, Mary, Horace Mann heiratete (er gilt als Vater des amerikanischen Bildungswesens und war der erste Präsident des Antioch Col-

persönlichen und sozialen Utopismus, der den deutschen Idealismus von Immanuel Kant mit englischem Romantizismus und vedischem Gedankengut verknüpft. Die Transzendentalisten glaubten an einen spirituellen Idealzustand, der das Fassbare und Messbare übersteigt und nicht durch die Glaubenssätze der etablierten Religionen, sondern nur über die persönliche Intuition zugänglich ist.

37 Elizabeth und viele ihrer Angehörigen waren auch Anhänger der Phrenologie, die Charakter und Persönlichkeit eines Menschen von der jeweiligen Kopfform abzulesen suchte. Solche Vorstellungen erscheinen uns heute lächerlich, doch in den 1830er Jahren waren sie weitverbreitetes Gedankengut. Damals wurde in Harvard Phrenologie gelehrt, und der Boston Medical Society war diese Lehre „heilig". Beim Tod von Johann Gaspar Spurzheim (1776–1832), einen der führenden Vertreter der Phrenologie, schlossen sich die gesamte Boston Medical Society sowie 400 Harvardstudenten dem Trauerzug an (Marshall 2005).

38 Zu den Mitbegründern von Peabodys Apotheke zählte der Arzt und Homöopath William Wesselhoeft (1794–1858), der auch Emily Dickinson behandelte.

lege). Viele Jahrzehnte später porträtierte Henry James (1843–1916) Sophia Peabody in seinem Klassiker *Damen in Boston* (1886) mit der Figur der Miss Birdseye, jener Ikone der Frauenrechtsbewegung, die zugleich eine tiefe Wertschätzung für die Homöopathie hegte (in der Verfilmung „*Die Damen aus Boston*" von 1984 gespielt von der unvergesslichen Jessica Tandy).

An einer Stelle im Buch unterhält sich Miss Birdseye mit Basil Ransome (im Film gespielt von Christopher Reeve):

> „Einen Löffel – oder zwei?", fragte Ransom lächelnd und rührte die Arznei um.
> „Am besten nehme ich diesmal wohl zwei."
> … „Es ist nämlich eine homöopathische Arznei", sagte sie einen Moment später.
> „Oh, gewiss; Sie würden wohl gar nichts anderes einnehmen."
> „Man hält es heute ganz allgemein für das einzig Richtige."

Transzendentalismus und Homöopathie hatten viel gemeinsam. Beide verkörperten tiefen Respekt vor der Natur und erkannten ihr eine eigene Weisheit zu. Wie andere romantische Bewegungen ging auch der Transzendentalismus davon aus, dass der Mensch grundsätzlich gut ist, während die Homöopathie erkannte, dass Krankheitssymptome zwar unangenehm sind, aber letztlich die – wenn auch mitunter erfolglosen – Bemühungen des Körpers darstellen, sich selbst zu verteidigen und zu heilen.

Beide Bewegungen waren unter anderem von dem schwedischen Wissenschaftler, Erfinder und Mystiker Emanuel Swedenborg beeinflusst.[39] Der erste Übersetzer Swedenborgs ins Englische war

[39] Weitere Anhänger Swedenborgs, auf die in diesem Kapitel nicht näher eingegangen wird, waren: Walt Whitman, Robert und Elizabeth Barrett Browning, Carl Jung, William Blake, Immanuel Kant, D. T. Suzuki und Helen Keller.

der ursprünglich britische Arzt **Dr. John James Garth Wilkinson** aus Boston. Wilkinson hatte eine Ausbildung am renommierten Hahnemann Medical College in Philadelphia absolviert und war ein enger Freund von Henry James, Sr. (1811–1882), dem Vater von Henry und William James. Henry James, Sr., wurde durch Wilkinson in die Gedankenwelt Swedenborgs eingeführt (mehr über Swedenborg in Kapitel 13, Klerus und spirituelle Führer) und machte diesen seinerseits mit der Homöopathie bekannt (Treuherz 1984).

Wilkinson und andere Homöopathen waren vor allem von Swedenborgs Gesetz der Entsprechungen begeistert, das den Grundsatz „wie unten, so oben" verkörpert. Das Konzept des Mikrokosmos als Teil des Makrokosmos und umgekehrt und die Verbindung von körperlichen und geistigen Symptomen unterstützte die Verbindungen zwischen Homöopathie und den religiösen und medizinischen Überlegungen Swedenborgs.

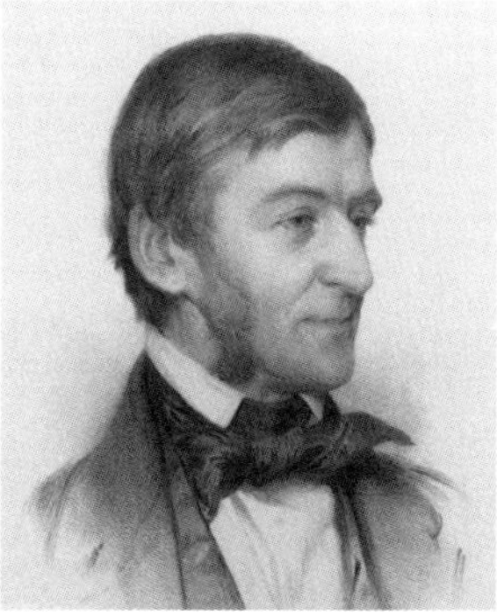

Ralph Waldo Emerson

Auch **Ralph Waldo Emerson** (1803–1882) wusste Homöopathie und Swedenborg'sche Philosophie gleichermaßen zu schätzen und war ein großer Bewunderer Wilkinsons (Treuherz 1984). Er verglich Wilkinsons Ausdrucksweise mit der „Rüstung der unbesiegbaren Ritter alter Zeiten". In seinen Augen hatte Wilkinson „Metaphysik und Physiologie eine ihm eingeborene Inbrunst hinzugefügt" und sei ein wichtiger „Streiter für Hahnemann" (Emerson 1856).

In der folgenden Aussage über den griechischen Gott Tantalus ging Emerson noch einen Schritt weiter. In der griechischen Mythologie war Tantalus ein Sohn des Zeus und der Nymphe Pluto (der Personifizierung des Reichtums). Er war an der Tafel des Zeus im Olymp willkommen, wo er Nektar und Ambrosia stahl, um beides seinem Volk zu bringen und diesem die Geheimnisse der Götter zu enthüllen. Wo Emerson T schreibt, bezieht er sich auf Tantalus.

> Eine der Illusionen ist, dass die Gegenwart nicht der kritische, entscheidende Zeitpunkt ist. Schreibe es dir ins Herz, dass jeder Tag der beste Tag im Jahr ist. Niemand hat wirklich etwas gelernt, ehe er weiß, dass jeder Tag der Jüngste Tag ist. T ist das alte Geheimnis der Götter, die verhüllt zu uns kommen. T ist das vulgäre Großmaul, das sich mit Gold und Juwelen behängt. Wahre Könige legen ihre Krone in den Schrank und kleiden sich schlicht und einfach. ... Deshalb heißt es auch, dass Jesus im Stall zur Welt kam und seine zwölf Jünger Fischer waren. T ist das Grundprinzip der Wissenschaft, dass die Natur sich im Geringsten am besten zeigt. Es war die Maxime von Aristoteles und Lukretius und in der heutigen Zeit von Swedenborg und Hahnemann. Die Reihenfolge der Veränderungen im Ei bestimmt das Alter fossiler Schichten. So lautete die Regel für unsere Dichter in den Märchen und Legenden, dass die mächtigsten Wesen zugleich die kleinsten waren (Emerson 1870).

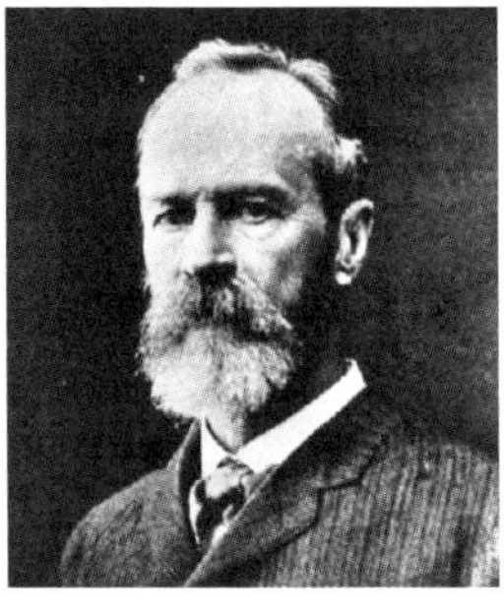

William James

William James (1842–1910), ein Absolvent der Harvard Medical School und später ein einflussreicher Psychologe und Philosoph, war ein weiterer Fürsprecher der Homöopathie. Trotz seines Medizinstudiums arbeitete er nie als Arzt und hegte tiefe Verachtung für diesen Beruf (Richardson 2006: S. 401). Als in Massachusetts ein Erlass zur Debatte stand, der jegliche Diagnose und

Behandlung körperlicher oder seelischer Erkrankungen einzig den Ärzten zugestand, erklärte er: „Es liegen Unmengen an Erfahrungsberichten von homöopathischen Ärzten und ihren Patienten vor, welche die Wirkkraft dieser Heilmittel und Dosen belegen" (James 1898). Einem Freund schrieb James, dass sein Einsatz gegen diesen Erlass den größten moralischen Aufwand seines Lebens erfordert hätte (Coulter 1973: III, 467a).

Und in einem Brief an einen Freund, der über anhaltende Bauchschmerzen klagte, schrieb James: „Ich glaube, bei hartnäckigen und chronischen Fällen sollte man es immer mit der Homöopathie probieren. Ich *weiß*, dass homöopathische Heilmittel nicht wirkungslos sind, auch wenn die orthodoxe Medizin darauf besteht" (James 1903).

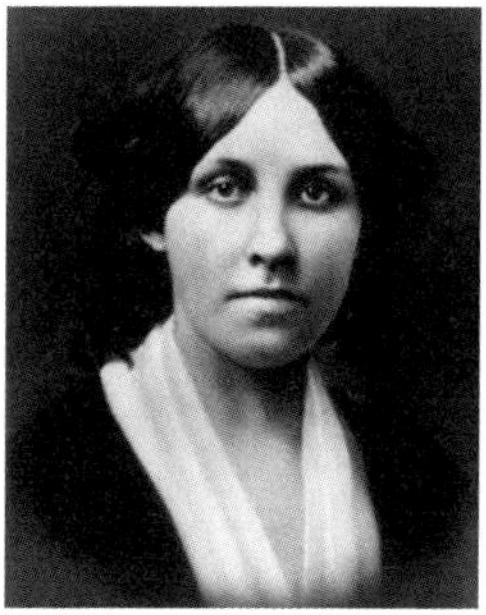

Louisa May Alcott

Louisa May Alcott (1832–1888), die Autorin von *Little Women* (*Kleine Frauen*, heute bekannt durch die japanische Zeichentrickserie *Eine fröhliche Familie* und den Kinofilm von 1994, *Betty und ihre Schwestern*), wusste die Homöopathie sehr zu schätzen und ließ sich auch selbst homöopathisch behandeln. Sie war nicht nur eine anerkannte Autorin, sondern auch Krankenschwester. An einem dramatischen Wendepunkt in *Betty und ihre Schwestern* erkrankt Betty (gespielt von Claire Danes) an Scharlach, und die älteste Schwester, Jo (gespielt von Winona Ryder), behandelt sie mit dem homöopathischen Mittel *Belladonna*. Später entdeckt Jo Beth am Medizinschränkchen ihrer Mutter, wo sie sich eine Flasche Kampfer holt, die sie mit ins Bett nimmt. Diese Tat erweckt eine dunkle Vorahnung, denn Kampfer ist bekanntlich ein Gegenmittel homöopathischer Arzneien, so dass es zwar herzzerreißend, aber wenig überraschend ist, als Betty bald mit dem Tod ringt.

Die Homöopathie findet im Buch noch an zwei weiteren Stellen Erwähnung. Schon in Kapitel 3 verbindet Jo ihrer Schwester Meg den verstauchten Fuß mit *Arnica,* einem bekannten homöopathischen Mittel gegen stumpfe Verletzungen. Die zweite Szene findet kurz nach Bettys Scharlacherkrankung statt, als Jo eine schwere Erkältung mit *Arsenicum* (eine homöopathischen Dosis Arsen) behandelt.

In Alcotts Kindheit war ihr Hausarzt Dr. Conrad Wesselhoeft, ein Harvard-Absolvent und bekannter Bostoner Homöopath. Ihm widmete sie ihren letzten Roman *Jo's Boys*. Im Mittelpunkt dieses Buches steht die junge Nan, ein intelligentes, wissenschaftlich denkendes, junges Mädchen, das in jeder Krise die Ruhe bewahrt. Nan wird eine homöopathische Ärztin, die sich auch für die Gleichberechtigung der Frau einsetzt. In Kapitel 1 lautet einer der ersten Dialoge:

> „Du wusstest es. Was macht dein Hals?", fragte Nan in jenem berufsmäßigem Tonfall, der jeden Widerspruch im Keim erstickte.
> „Hals? Oh, ach ja, ich erinnere mich. Dem geht es gut. Dein Rezept hat wunderbar geholfen. Nie wieder werde ich Homöopathie als Humbug bezeichnen."

Wie viele begeisterte Patienten blieb Alcott der Homöopathie treu, nicht nur weil sie gewirkt hatte, sondern weil sie ein zentraler Bestandteil der neuen wissenschaftlichen Denkweise und medizinischen Reformbewegung war.

Schon Louisa May Alcotts Vater, **Amos Bronson Alcott** (1799–1888), war ein Anhänger der Homöopathie. Er war Lehrer und Schriftsteller, engagierte sich in der amerikanischen transzendentalen Bewegung und für ein „demokratisches Schulsystem", das die Schüler an ihrer eigenen Erziehung teilhaben ließ. Außerdem gründete er die utopische Gemeinde Fruitlands.

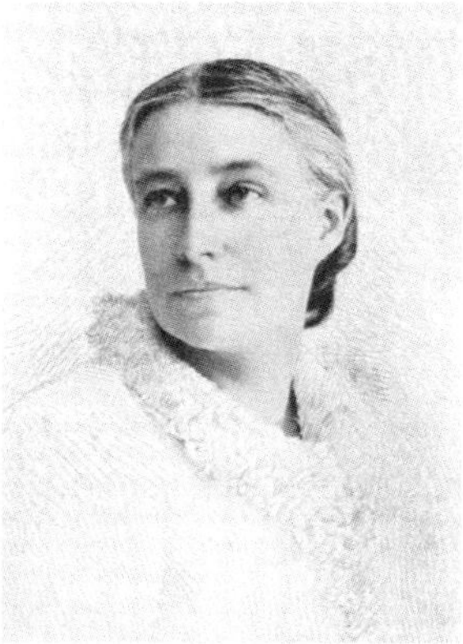

Elizabeth Stuart Phelps

Elizabeth Stuart Phelps (1844–1911) war eine weniger bekannte, aber immer noch beliebte und anerkannte Autorin zahlreicher Bücher, unter anderem des Romans *Dr. Zay*. Darin geht es um eine Homöopathin, die das Medical College von New York besucht und in der dortigen Frauenklinik arbeitet (mehr zu diesem College in Kapitel 10, Frauenrechtlerinnen). Phelps beschreibt Dr. Zay als starke, fähige Frau, die sich gleichermaßen der Homöopathie wie sozialen Reformen verschrieben hat.

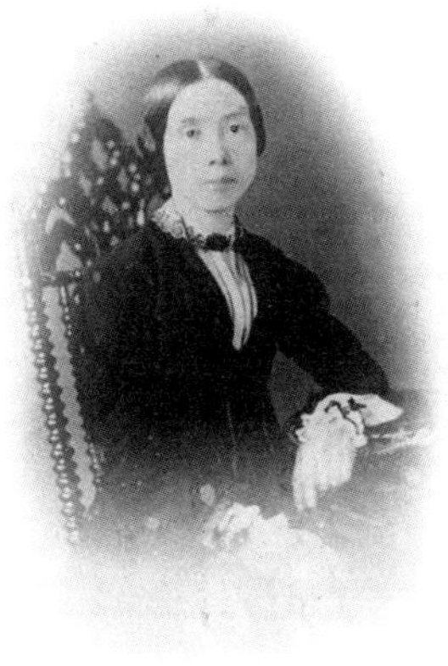

Emily Dickinson

Emily Dickinson (1830–1886) und Walt Whitman gelten als die beiden großen amerikanischen Dichter des 19. Jahrhunderts. Zwischen 1846 und 1852 litt Emily Dickinson an erheblichen gesundheitlichen Problemen, insbesondere chronischem Husten, Abgeschlagenheit und starkem Gewichtsverlust. Klinische Hinweise aus ihrer Korrespondenz lassen Historiker vermuten, dass sie an Tuberkulose erkrankt war (Hirschhorn 1999).

Tuberkulose war und ist eine sehr ernste Erkrankung, die zu verschiedenen Zeiten der Menschheitsgeschichte epidemische Ausmaße angenommen hat. 1851 wurde ihr ein Drittel aller Todesfälle von Boston zugeschrieben, und viele Verwandte Emilys sind daran gestorben. In jenem Jahr ließ sich Emily in Boston von dem angesehenen Homöopathen

Dr. William Wesselhoeft[40] behandeln (St. John, nicht datiert; Hirschhorn 1999). Emily schrieb, er hätte ihr zwei homöopathische Mittel verordnet. Sie glaubte zwar nicht an ihre Wirkung, doch ihre ältere, eher praktisch veranlagte Schwester Lavina war anderer Ansicht. Lavina (die Emily und ihrer beider Bruder Austin an Dr. Wesselhoeft verwiesen hatte, weil auch sie bei ihm in Behandlung war) bemerkte schon zwei Wochen nach Beginn der Behandlung: „Ich finde, es geht Emily deutlich besser. Sie wird regelrecht fett." Da Emily immer sehr schmal war, deutet der Hinweis auf ihre Gewichtszunahme auf eine gesundheitliche Besserung hin. Ihr Bruder Austin schrieb an Emilys engste Freundin, Susan Gilbert: „Er [ihr Vater] sagte, seit Emily aus Boston zurück ist, geht es ihr so gut wie seit Jahren nicht" (Thomas 1988: S. 219). Ein weiterer Hinweis auf die tatsächliche Wirkung der homöopathischen Behandlung ist, dass sie nicht mehr über den chronischen Husten klagte, der sie fünf Jahre lang gequält hatte. Andere Biographen von Emily Dickinson schreiben, dass Wesselhoefts Behandlung „nicht nur eine merkliche gesundheitliche Besserung brachte, sondern auch einen gewissen seelischen Auftrieb" (Bingham 1955: S. 175).

Trotz ihrer angegriffenen Gesundheit in den Jugendjahren lebte Emily Dickinson noch drei Jahrzehnte und starb erst 1886.

---

[40] Dr. William Wesselhoeft war ein überragender Arzt und Homöopath. Nicht selten besserte sich bei seinen Patienten neben den körperlichen Beschwerden auch die geistige und seelische Verfassung. In seinem letzten Vortrag vor der homöopathischen Gesellschaft von Boston erklärte er, einem Arzt müsse nicht nur an der Verbesserung der körperlichen Gesundheit gelegen sein: „Die Kunst, die Vitalität des menschlichen Körpers zu wecken und zu verbessern – *das* ist unser höchstes Ziel" (Bingham 1955: S. 175). William Wesselhoeft war nicht der Einzige in seiner Familie, der sich mit Homöopathie befasste. Sein Bruder Robert war ebenfalls ein namhafter Homöopath, und Roberts Söhne, Conrad und Walter, wurden Professoren an der homöopathischen Fakultät der Universität Boston. Dr. Conrad Wesselhoeft war zudem der Homöopath von Louisa May Alcott.

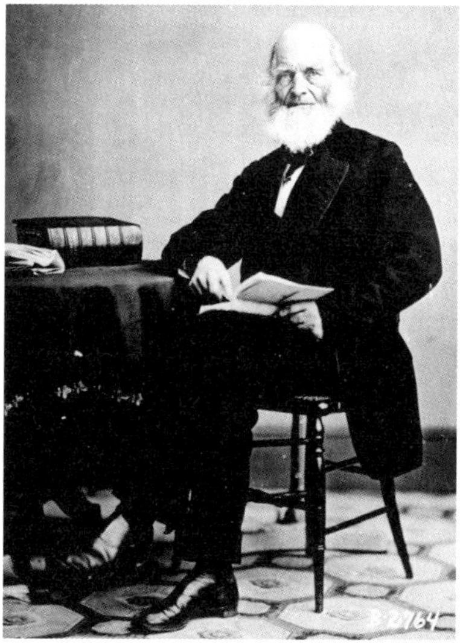

William Cullen Bryant

William Cullen Bryant (1794–1878) war ein weiterer amerikanischer Schriftsteller, der ein glühender Fürsprecher der Homöopathie wurde. Nach seiner Ausbildung zum Richter machte er sich als Dichter und Herausgeber der *New York Evening Post* (heute die *New York Post*) einen Namen. Bryant war Präsident der Homöopathischen Gesellschaft von New York und Gründer des New York Homöopathic Medical College, heute New York Medical College. Wie viele Befürworter der Homöopathie war auch er ein entschiedener Gegner der Sklaverei und ein führender Kopf dieser Bewegung. Er brachte Lincoln dazu, seine berühmte Erklärung zur Emanzipation (der Schwarzen) zu veröffentlichen.

Washington Irving (1783–1859) wurde als Autor von *Die Sage von der schläfrigen Schlucht* und *Rip Van Winkle* bekannt. Er verfasste aber auch mehrere wichtige Biographien, darunter ein vierbändiges Werk über den ersten Präsidenten Amerikas, George Washington. Irving wird als Mentor von Autoren wie Nathaniel Hawthorne, Henry Wadsworth Longfellow und Edgar Allen Poe betrachtet, und da Hawthorne und Longfellow als Anhänger der Homöopathie bekannt waren, überrascht es kaum, dass auch Washington Irving diese Medizin unterstützte.

Am 21. Februar 1854 schrieb Irving an einen Freund: „Mir selbst hat die Homöopathie, auf die ich eher versehentlich gestoßen bin, weil ich

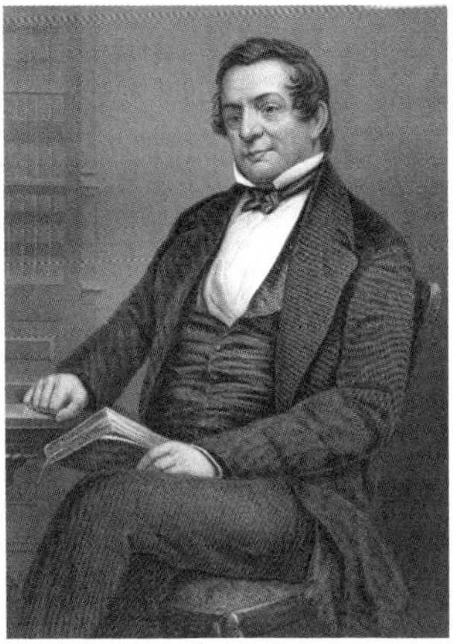

Washington Irving

mich neuen Theorien nur langsam öffne, große Erleichterung gebracht" (Hendrick 1987: S. 170). Danach schreibt er, dass er sich nach der homöopathischen Behandlung besser seinen literarischen Bemühungen widmen konnte. Im selben Jahr schreibt er: „Sie fragen mich, ob die Homöopathie mich immer noch gesund erhält. Ich habe allmählich wirklich großes Vertrauen zu ihr. Besonders die Kopfschmerzen, die mich im letzten Jahr derart plagten, dass ich die Feder hinwarf, sind dadurch völlig verschwunden."

Als Homöopathen wählte Irving Dr. John C. Peters aus New York, der nicht nur ein Arzt mit gutem Ruf war, sondern auch ein damals führendes homöopathisches Journal herausgab, *The North American Journal of Homeopathy*. Irving suchte Dr. Peters erstmals 1852 wegen wiederholter Schwindelanfälle auf (Wershub 1965). Dr. Peters verordnete *Cocculus indicus* aus der südostasiatischen Scheinmyrte *Anamirta cocculus* (Peters 1860).[41] Danach ließ Irving sich und seine Familie weiterhin von Dr. Peters behandeln. Dr. Peters wurde ein regelmäßiger Gast bei Irving in Sunnyside, und zwischen den beiden Männern entwickelte sich eine enge Freundschaft.

41 Eine randomisierte Doppelblindstudie, die in einem AMA-Journal veröffentlicht wurde, ergab, dass ein homöopathisches Kombinationsmittel (*Vertigoheel* bzw. *Cocculus compositum*) bei der Behandlung von Drehschwindel (Vertigo) ebenso wirksam war wie ein bekanntes herkömmliches Medikament (Weiser 1998). *Vertigoheel* gilt in den USA als verschreibungspflichtiges Mittel gegen Schwindel, während *Cocculus compositum* als Mittel gegen Reisekrankheit frei verkäuflich ist. Die Rezeptur beider Produkte ist identisch.

Der Arzt war der Ansicht, dass eines von Irvings Problemen auf Selbstbehandlung mit einer herkömmlichen Arznei zurückging, die Irving bei einem Schnupfen in die Nase gesogen hatte. Das Mittel hatte zwar kurzfristig die Schleimproduktion gestoppt, aber bald einen heftigen Asthmaanfall nach sich gezogen.

Dr. Oliver Wendell Holmes, Sr., hatte sich in einem Buch sehr kritisch über die Homöopathie geäußert, obwohl er über das Thema erbärmlich schlecht informiert war.[42] Aufgrund seines großen Respekts vor Washington Irving hatte Dr. Holmes diesem bei einem Besuch gegen Asthma und Husten medizinische Zigaretten und *„Jonas Whitcomb's Cough Remedy"* (ein patentiertes Medikament des 19. Jahrhunderts) verschrieben, ohne seinen Patienten auch nur zu untersuchen.[43] Dr. Peters schrieb Holmes eine bemerkenswert zurückhaltende Erwiderung, in der er die Meinung vertrat, dass dessen Behandlung nicht auf ausreichendem Verständnis für diesen Patienten beruhte.

Um trotz Dr. Holmes Attacken auf die Homöopathie nicht unkollegial zu erscheinen, verabreichte Dr. Peters Irving das patentierte Mittel, das diesem in der ersten Nacht auch erhebliche Erleichterung verschaffte. Zwei Tage später erlitt er jedoch einen schweren Nervenzusammenbruch, woraufhin Dr. Peters ihn nur noch homöopathisch behandelte (Hendrick 1987: S. 174). Vorübergehende Besserung gefolgt von anderen, schwereren Symptomen sind damals wie heute typische Begleiterscheinungen einer medikamentösen Behandlung.

---

42 Holmes verfasste sein Werk *Homeopathy and Its Kindred Delusions* schon sechs Jahre nach seinem akademischen Abschluss. Obwohl das Buch vor Fehlern strotzte, war Holmes so angesehen und formulierte so brillant, dass sein Werk von Gegnern der Homöopathie ernst genommen wurde. Mehr über Dr. Holmes in Kapitel 2, Die Homöopathie – verhasst und verteufelt.

43 Dass Dr. Holmes Irving Medizinzigaretten gegen Husten und Asthma verschrieb, ist ein weiteres Beispiel für schlechte Behandlung. Dennoch hatten er und andere Ärzte die Chuzpe, Homöopathie als Quacksalberei zu verunglimpfen.

Die Schulmedizin ist sehr stolz auf ihre Fähigkeiten, Symptome zu unterdrücken oder zu lindern, doch Homöopathen kritisieren immer wieder, dass hierbei kurzfristige Erfolge langfristige Probleme nach sich ziehen.

Bei Irvings Beisetzung hielt der Schriftsteller und Verleger William Cullen Bryant die Grabrede, die in der *New York Times* vom 4. April 1860 veröffentlicht wurde. Irvings homöopathische Hausapotheke ist in seinem Haus Sunnyside in Tarrytown, New York, ausgestellt, das 1945 von einem anderen Anhänger der Homöopathie, J. D. Rockefeller, erworben und 1947 der Öffentlichkeit zugänglich gemacht wurde. Heute gilt Irvings Haus als wichtiger historischer Ort.

Mark Twain (1835–1910) – ein Pseudonym für Samuel Clemens – ist der wohl bekannteste und meistzitierte Autor Amerikas. Er nahm die konventionelle Medizin seiner Zeit recht häufig aufs Korn. Im *Harper's Magazine* schrieb er:

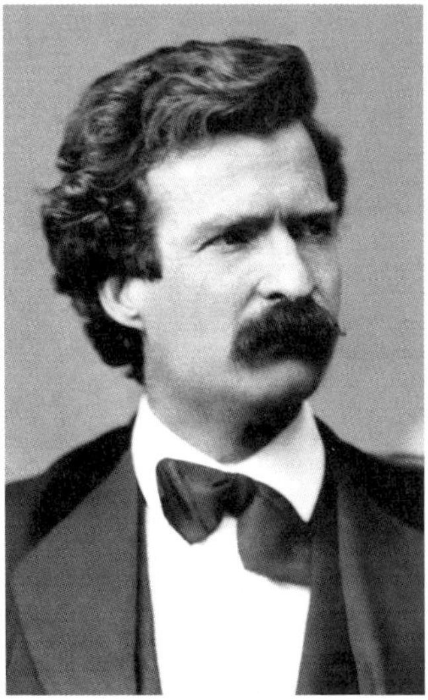

Mark Twain

Bedenkt man, dass der eigene Vater derartige Arzneien einnehmen musste und dass man diese ohne die Erfindung der Homöopathie, die den Arzt der alten Schule zwang, sich umzudrehen und sein Metier rational zu betrachten, heute noch nehmen müsste, kann man wirklich dankbar sein, dass die Homöopathie alle Angriffe der Allopathen [konventioneller Ärzte] überlebt hat, selbst wenn man sein ganzes Leben nur zum Allopathen geht. (Twain 1890).

Mark Twains beliebter Roman *Ein Yankee aus Connecticut an König Arthurs Hof* (1889) enthält eine kleine Hommage an die Homöopathie. Dieses Meisterwerk berichtet von Hank Morgan, einem Mechaniker und Experten für Feuerwaffen des 19. Jahrhunderts, der eine Zeitreise ins Britannien des sechsten Jahrhunderts antritt. Morgan führt bei den Briten unter anderem das Telefon ein und übernimmt schließlich die Regierung, doch während er auf Urlaub ist, vernichtet die Kirche während eines Putsches einen Großteil seiner neuen Technologie und macht auch viele soziale Reformen rückgängig. Zu Morgans neuem Leben gehört auch, dass er heiratet und ein Kind bekommt, das irgendwann krank wird. Die verfügbaren Behandlungen helfen nicht. Daraufhin sagt Morgen: „‚Schnell!', rief ich Clarence zu, ‚telefoniere dem Homöopathen des Königs, er soll herkommen!'"[44] Morgans Erzfeind ist der Zauberer Merlin, der ihn schließlich mit einem Zauber belegt, welcher ihn 13 Jahrhunderte schlafen lässt. Er erwacht schließlich im 19. Jahrhundert und erzählt seine Geschichte.

Besonders kritisch stand Mark Twain Ärzten gegenüber, die sich nicht immer wieder weiterbildeten. Die New York Postgraduate Medical School hielt er für „eine der beiden wichtigsten Institutionen des Landes", weil sie der Fortbildung gewidmet war. 1909 sagte er während einer Rede in dieser Schule, die ihm einen medizinischen Ehrendoktor verlieh: „Ich freue mich, heute Abend unter meinesgleichen zu sein. Früher war ich Scharfschütze, doch heute zielt mein Beruf deutlich höher und ebenso tödlich" (Ober 1997).

Insgesamt hatte Mark Twain große Hochachtung vor ganz verschiedenen Heilmethoden. Er unterstützte die Osteopathie, weil sie seiner an Epilepsie leidenden Tochter half und seine chronische Bronchitis linderte. Im Nachruf seines Arztes und Homöopathen Dr. Cincinnatus

---

[44] Seit 1830 haben etliche Könige und Königinnen von England homöopathische Ärzte zu Rate gezogen. Mehr in Kapitel 12, Medizin der Königshäuser.

Taft stand: „Er zeigte eine gewisse Unvoreingenommenheit, der mehr an der Heilung als am Bekenntnis gelegen war, und ließ sich auf keine einzelne Schule festlegen" (Ober 1997).

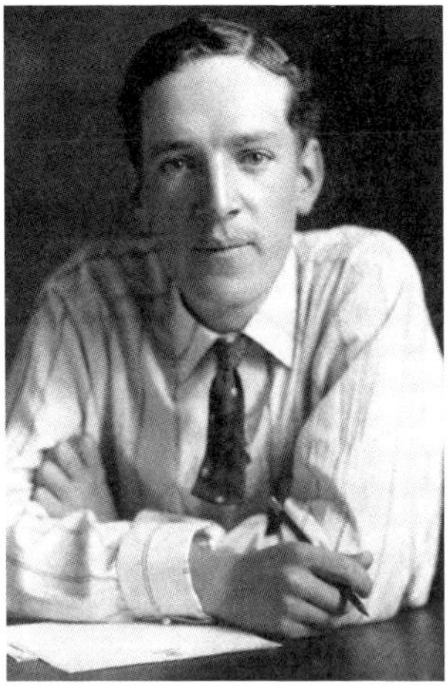

Upton Sinclair

Upton Sinclair (1878–1968) war einer der ganz großen Reporter seiner Zeit. Er schrieb über 90 Bücher verschiedener Genres, doch wirklich berühmt wurde er durch seinen Roman *Der Dschungel* (1906), in dem es um die ungesunden Zustände an amerikanischen Schlachthöfen geht. Das Buch hatte große Auswirkungen auf die amerikanische Kultur und führte zur Verabschiedung eines der wichtigsten Verbraucherschutzgesetze des 20. Jahrhunderts, des Gesetz zur Lebensmittel- und Medikamentenreinheit von 1906.

Sinclair befürwortete die Arbeit des Arztes Albert Abrams, der wegen seines Radionik-Apparates umstritten war. Auch wenn die Schulmedizin Abrams Erfindung und seinen Einsatz homöopathischer Mittel als Gipfel der Unkonventionalität ansah, war er kein einfacher Quacksalber.

Nach seinem Studium in Heidelberg, das er 1882 abschloss, und einem zweiten Abschluss am Cooper Medical College (das später zur Stanford Medical School wurde), arbeitete er dort als Professor der Pathologie und Leiter der Klinischen Medizin.[45] 1894 war er

[45] Abrams' Kritiker behaupten, er hätte nie an der Universität Heidelberg graduiert, doch laut AMA hatte er einen Abschluss und war dort sogar der jüngste Absolvent seit 100 Jahren (Scholten 1999; Abrams 1922). Manche Kritiker von Abrams bezeichneten ihn giftig als den größten Quacksalber aller Zeiten (www.wikipedia.org; Wilson 1998). Damals wie heute wurde Abrams von Stanfordprofessoren angegriffen, die sich zugunsten des guten Rufs ihrer Institution von ihm

Vizepräsident des kalifornischen Ärztebunds (Scholten 1999), und selbst Kritiker seiner Arbeit geben zu, dass er ein Dutzend anerkannter Fachbücher verfasste (Gardner 1957), von denen eines – zum Stellenwert der Röntgenstrahlung bei der Herzdiagnose – als herausragender Beitrag zur damaligen medizinischen Literatur gilt (Flaxman 1953). Abrams war anfangs ein erbitterter Gegner der Homöopathie, doch seine eigenen Forschungen zu diesem Thema führten dazu, dass er seine Meinung änderte (Dean 2004: S. 160).

Abrams wurde nicht nur von Upton Sinclair unterstützt, sondern auch von Sir James Barr (einem ehemaligen Präsidenten des britischen Ärztebunds BMA) und Sir Arthur Conan Doyle, dem Verfasser der *Sherlock Holmes*-Geschichten. Sir James Barr wiederholte einige von Abrams' Experimenten und erklärte ihn zu einem der medizinischen Genies seiner Zeit (Russell 1973: S. 17).[46]

---

distanzieren wollten. Ironischerweise ist durchaus möglich, dass Leland Stanford (1824–1893) selbst einen Homöopathen aufgesucht hat. Eine homöopathische Zeitschrift brachte einst die Meldung, dass der Arzt Charles W. Breyfogle, ein bekannter Homöopath aus dem kalifornischen San Jose und ehemaliger Bürgermeister dieser Stadt (1886–1887), nach Washington, D.C., reiste, um Stanford zu behandeln, der damals US-Senator für Kalifornien war (Sayings and Doings 1893). Heutige Biographen verweisen jedoch darauf, dass es keinen stichhaltigen Beleg gibt, dass Stanford eine homöopathische Behandlung verlangte oder erhielt. Immerhin steht fest, dass seine Frau Jane sich ihr Leben lang für verschiedene paranormale Phänomene interessierte (Tutorow 2004, 2006). Zudem war dieser homöopathische Arzt bei Leland Stanfords Beerdigung einer der acht Sargträger. Offenbar hatte Stanford eine ungewöhnlich enge Beziehung zu Breyfogle, sonst wäre das nicht möglich gewesen. Andererseits ist denkbar, dass die Bekanntschaft aufgrund von Breyfogles Amt als Bürgermeister und seiner Rolle als Gründungspräsident einer lokalen Bank eher geschäftlich als medizinisch begründet war.

46 Skeptiker erwähnen selten, dass Dr. Albert Abrams vom ehemaligen Präsidenten der British Medical Association unterstützt wurde. Ebenso selten wird die offizielle Untersuchung von Abrams' Arbeit erwähnt, die von Sir Thomas Horder durchgeführt wurde, einem bekannten Krebsexperten und Arzt des Prince

Sinclairs Meinung begründete sich auch darauf, dass Sinclair mit Hunderten Ärzten und Patienten gesprochen hatte, die entweder selbst die radionische Diagnose und Behandlung anwendeten oder damit behandelt wurden. Er erklärt: „[Abrams] ist auf die revolutionärste Erkenntnis aller Zeiten gestoßen. Ich verwette meinen ganzen, hoffentlich recht großen Ruf darauf, dass er das große Geheimnis der Diagnose und Heilung aller Krankheiten entdeckt hat." Darüber hinaus behauptete Sinclair, Abrams hätte „über 15.000 Menschen behandelt und meinen Recherchen zufolge über 95 Prozent geheilt".

Europäische Literaten

Das Grundprinzip der Homöopathie – das Ähnlichkeits- oder Simileprinzip („Ähnliches mit Ähnlichem behandeln") – hat sehr alte Wurzeln, die große Denker und Heiler schon in den frühesten schriftlichen Zeugnissen der Geschichte erwähnen. Kapitel 13, *Klerus und spirituelle Führer*, beleuchtet die Anwendung des homöopathischen Prinzips durch **Moses**. Das **Orakel von Delphi** sagte bekanntlich: „Was die Wunde schlug, wird sie heilen." Und **Homer** berichtet von König Telephos, einem Helden der Trojaner, auf dessen Wunde die Ärzte abgekratzte Späne des Speeres auflegen, der sie verursacht hat. **Hippokrates**, der Vater der Medizin und frühe Medizinhistoriker, sagte einst:

---

of Wales. Das Horder-Komitee umfasste Experten aus Physik, klinischer Medizin, Elektrotherapie und Psychologie. Morris Fischbein, von 1924 bis 1950 Präsident der American Medical Association, hegte massive Vorbehalte gegenüber der Homöopathie und Albert Abrams, musste jedoch eingestehen: „Das ganze Komitee zeigte sich zufrieden und kam zu dem Ergebnis, dass diese Experimente die ursprüngliche These, die dem von Abrams zur Darstellung elektronischer Reaktionen konstruierten Apparat zugrunde liegt, zu einem hohen Wahrscheinlichkeitsgrad untermauern" (Fishbein 1926: S. 112-116).

„Die Krankheit entsteht durch Einflüsse, die den Heilmitteln ähnlich wirken, und sie wird geheilt durch die Verabreichung von Ähnlichem."

Selbst **Shakespeare** erwähnt in seinem berühmten Stück *Romeo und Julia* (1. Akt, 2. Szene), dass Gleiches mit Gleichem behandelt wird. Dort tröstet Benvolio den liebeskranken Romeo mit den Worten:

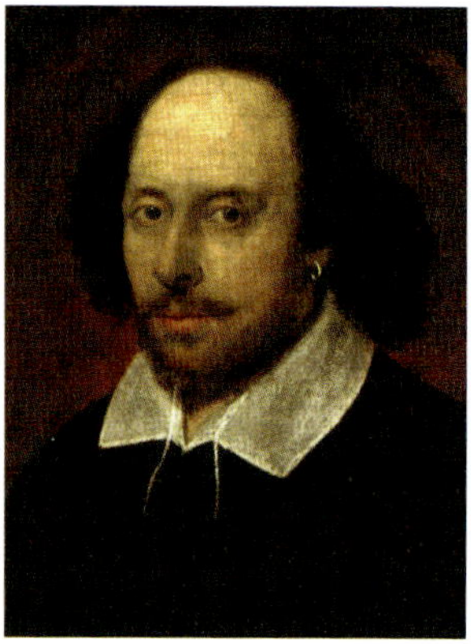

William Shakespeare

Pah, Freund! Ein Feuer brennt das andre nieder;
Ein Schmerz kann eines andern Qualen mindern.
Dreh dich in Schwindel, hilf durch Drehn dir wieder!
Fühl andres Leid, das wird dein Leiden lindern!
Saug in dein Auge neuen Zaubersaft,
So wird das Gift des alten fortgeschafft.

Der bedeutende englische Dichter **John Milton** (1608–1674) bezieht sich in seinem Vorwort zu *Simson der Kämpfer* (1671) auf die Behandlung von Ähnlichem: „Dinge melancholischer Färbung und Art taugen gegen die Melancholie, Saures gegen Saures und Salz gegen salzige Säfte."

Johann Wolfgang von Goethe (1749–1832) gilt als einer der größten europäischen Dichter aller Zeiten. Er verfasste nicht nur Gedichte, Novellen und Schauspiele, sondern war auch Geheimrat, Naturforscher und ein Zeitgenosse des Arztes Samuel Hahnemann (1755–1843). Beide waren Freimaurer. Als Goethe am zweiten September 1820 ein Amulett mit einem sehr kleinen goldenen Ornament erhielt, schrieb er: „Die Frankfurter Juweliere müssen von der Theorie des Doctor Hahnemann in Leipzig, eines freylich jetzt in der ganzen Welt berühmten Arztes vernommen und sich das Beste davon

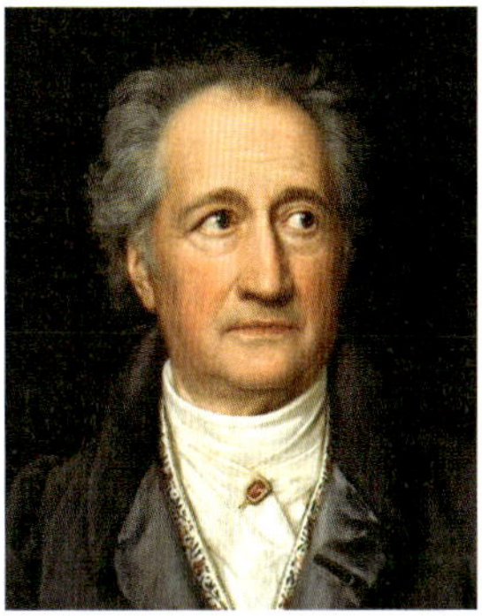

Johann Wolfgang von Goethe

zugeeignet haben ... und ich glaube jetzt eifriger als je, an die Lehre des wundersamen Arztes, seitdem ich die Wirkung einer allerkleinsten Gabe so lebhaft gefühlt und immer wieder empfinde." Und in einem Brief vom dritten September erklärt er sich nachdrücklich zu einem „Hahnemannischen Schüler" (Haehl 1922: Bd. I, S. 113).

Goethe pries den Wert der Homöopathie nicht nur in seinen Briefen an Freunde und Kollegen, sondern auch im *Faust*, wo Mephistopheles mit seinem homöopathischen Credo auf das Simile-Prinzip anspielt: „Zu Gleichem Gleiches, was auch einer litt" (Goethe, Faust II, 1. Akt).

Goethe war ein enger Freund des Verlegers Karl Wesselhoeft, bei dem er häufig zu Gast war und dessen Sohn Wilhelm er besonders förderte. Unter Goethes Einfluss und infolge von späterer Korrespondenz mit deutschen Ärzten, die sich der Homöopathie zugewandt hatten, studierte der junge Wesselhoeft die Kunst der Homöopathie, die er später in Amerika anwendete und weitergab.

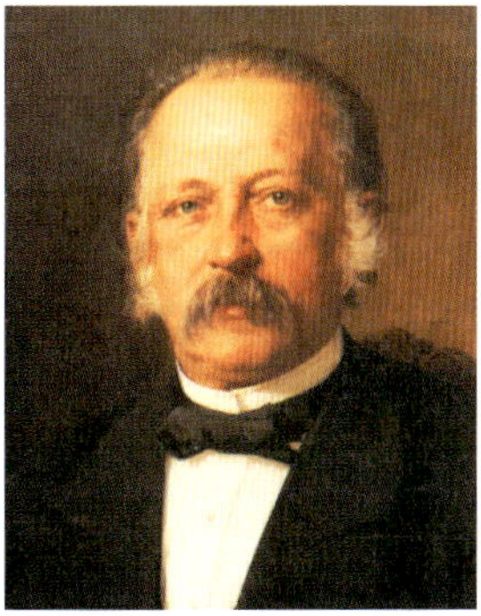

Heinrich Theodor Fontane

Heinrich Theodor Fontane (1819–1898) war ein deutscher Schriftsteller und approbierter Apotheker. Er gilt als bedeutendster deutscher Vertreter des poetischen Realismus. *Effie Briest* und viele andere weltbekannte Romane und Novellen stammen aus seiner Feder. Nach Theodor Fontane sind mehrere deutsche Kunst- bzw. Literaturpreise benannt. In einem seiner Werke schreibt Fontane über Homöopathie:

Die ganze Geschichte bedeute nicht mehr und nicht weniger als den endlichen Triumph eines neuen Prinzips, erst von der Viehpraxis her datiere der nicht mehr anzuzweifelnde Sieg der Homöopathie. Bis dahin seien die Quacksalber alten Stils nicht müde geworden, von der Macht der Einbildung zu sprechen, was natürlich heißen sollte, dass die Streukügelchen nicht als solche heilten; eine schleswigsche Kuh aber sei, Gott sei Dank, frei von Einbildungen, und wenn sie gesund würde, so würde sie gesund durch das Mittel und nicht durch den Glauben.[47]

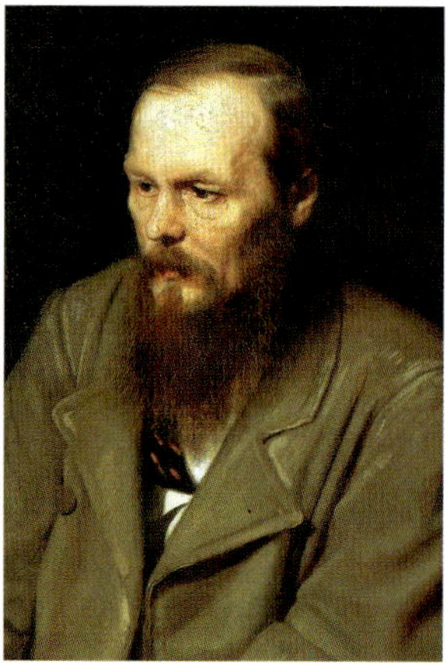

Fjodor Dostojewski

Zu den großen Schriftstellern Europas zählt auch **Fjodor Dostojewski** (1821–1888). Ab etwa 1850, als Dostojewski aus politischen Gründen in Haft geriet, litt dieser an Epilepsie. Danach behandelte sein Vater, ein schulmedizinischer Arzt, Dostojewski erfolglos wegen einer schweren Halsentzündung, was leider zu einer dauerhaften Schädigung der Stimme führte (Rice 1983). Daraufhin griff Doktor Dostojewski für seinen Sohn auf homöopathische Mittel zurück, wobei unklar bleibt, ob der Vater ein ausgebildeter Homöopath war. Auch die Ergebnisse sind nicht bekannt. Später flocht Dostojewski in seinen Roman *Die Brüder Karamasow* (1880) einen Dialog ein, in dem der eine Bruder zum anderen sagt: „Die homöopathischen Dosen sind vielleicht die wirksamsten" (Kapitel 9).

---

[47] Aus seinem Roman „Unwiederbringlich", dtv, München 1995, Seiten 16 ff, 1891.

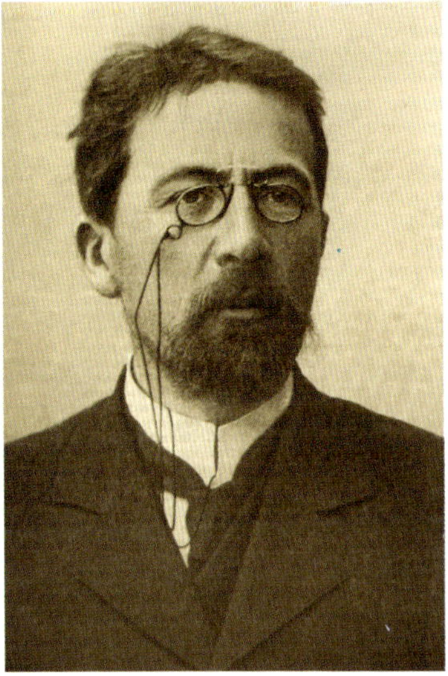

Anton Tschechow

Zu den ganz großen russischen Schriftstellern zählt auch **Anton Tschechow** (1860–1904), der sich auf Dramen und Kurzgeschichten verlegte. Kaum jemand weiß, dass Tschechow auch Arzt war. Wir müssen dankbar sein, dass er nicht Homöopath wurde, denn das Glück der homöopathischen Praxis hätte ihn vielleicht davon abgehalten, seine großartigen Werke zu schreiben.

Gleich drei seiner Erzählungen enthalten Anspielungen auf die Homöopathie. In *Ariadne* (1895) erzählt er von einem Nachbarn, einem ehemaligen Gutsherrn, der nicht nur homöopathischer Arzt, sondern auch spirituell interessiert war. Tschechow beschreibt ihn als „ausgesprochen feinsinnigen, milden Mann und ganz und gar kein Dummkopf". In *Die Braut* (1903) schildert er eine Frau, die dem Sohn eines Priesters versprochen ist. Über die Mutter dieser Frau schreibt Tschechow: „Sie beschäftigte sich mit Spiritismus, Homöopathie, las viel und liebte es, von den Zweifeln zu sprechen, die sie plagten." Die Hauptfigur in Tschechows Kurzgeschichte *Die Simulanten* (1885) ist eine homöopathische Ärztin die Hauptfigur. Sie ist die Witwe eines russischen Generals und schon zehn Jahre lang als Homöopathin tätig.[48] Ihre Praxis ist sehr gut besucht, wobei sie besonders bei den armen Bauern beliebt ist. In der

---

48 Es ist bedeutsam, dass Tschechow für diese Geschichte eine weibliche Hauptfigur wählte. Um 1880 gab es erst wenige Ärztinnen, doch diese wenigen waren häufig Homöopathinnen (siehe Kapitel 10, *Frauenrechtlerinnen*). Dass diese Frau bei Tschechow eine Generalswitwe ist, klingt nachvollziehbar, denn die Homöo-

Geschichte geht es um einen verarmten Gutsherrn, der ihr auf Knien dafür dankt, weil sie ihn mit drei Dosen ihrer homöopathischen Arznei von einem acht Jahre währenden Rheumaleiden geheilt hat. Er sagt, er hätte die winzigen Dosen anfangs skeptisch gesehen, doch nun seien seine Zweifel dahin. Er erzählt ihr auch, wie gierig die anderen Ärzte waren, die ihre Patienten niemals heilen, und schwört: „Diese Ärzte haben mir nichts als Schaden zugefügt. Sie haben meine Krankheit nach innen getrieben. Richtig hineingetrieben haben sie sie mir, aber sie wieder auszutreiben, darauf ist ihre Wissenschaft nicht gekommen." Er bezeichnet die Ärzte als „Mörder". Schließlich weint er, weil er nicht einmal Feuerholz hat, um seine Familie warm zu halten. Mitfühlend schenkt die Ärztin ihm Holz. Dann erbittet der Patient noch eine Kuh, die er ebenfalls erhält. Als er geht, fällt ihm ein Stück Papier mit drei Kügelchen aus der Tasche, und sie entdeckt die homöopathischen Mittel, die sie ihm gegeben hat. Er hat sie nicht angerührt.

Tschechow beendet die Geschichte, nachdem die Ärztin zum ersten Mal seit zehn Jahren Zweifel beschleichen, mit den Worten: „Arglistig ist der Mensch!"

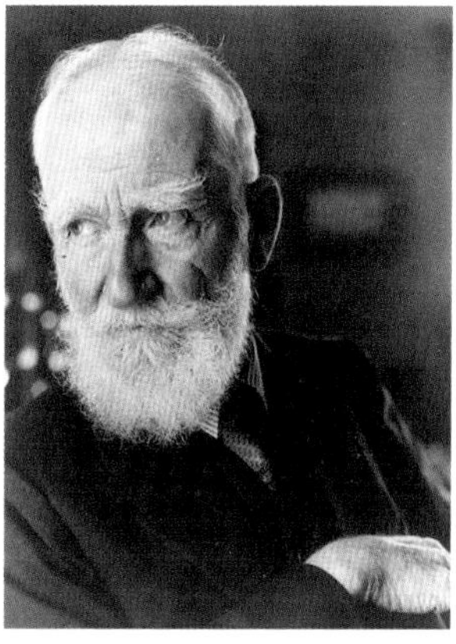

George Bernard Shaw

George Bernard Shaw (1856–1950) zählt zu Englands größten Dramatikern. Er war der einzige Mensch, der sowohl einen Nobelpreis (für Literatur, 1925) als auch einen Academy Award (bestes Drehbuch für *Pygmalion*, 1938) erhielt. In seinem Stück *Der Arzt am Scheideweg* oder *Des Doktors Dilemma* (1906) geht es um den unweigerlichen Zwiespalt der Ärzte, die einerseits ihre Patienten versorgen

pathie war besonders bei der russischen Elite, also der Zarenfamilie, den Geistlichen und dem Militär beliebt.

und andererseits ihre Praxis aufrechterhalten sollen und deshalb oft auf gefährliche Medikamente zurückgreifen oder unnötige Operationen durchführen, um sich ihren Lebensunterhalt zu verdienen.

Im Vorwort zu seinem Stück schreibt Shaw:

> Der Test, dem sich alle Behandlungsmethoden letztlich stellen müssen, ist, ob sie sich für Ärzte lohnen oder nicht. Kaum eine These war für die Wissenschaft schädlicher als die von Hahnemann, dass Substanzen, welche in großen Dosen bestimmte Symptome hervorrufen, diesen – in sehr kleiner Dosis verabreicht – entgegenwirken, gerade wie man in der modernen Praxis feststellt, dass eine ausreichend kleine Impfung mit Typhus unsere Abwehrkräfte anregen, der Krankheit zu widerstehen, anstatt ihr zu erliegen. Doch Hahnemann und seine Anhänger wurden 100 Jahre lang wütend von Generationen Apothekendoktoren verfolgt, deren Einkommen davon abhing, wie viele Medikamente sie ihren Patienten einflößen konnten. Diese beiden Fälle der einfachen Impfung und der Homöopathie stehen stellvertretend für den ganzen Rest.

Er fährt fort: „Hier haben wir die Erklärung für den wütenden Streit, der jeden erstaunt, der meinen möchte, dass die Auseinandersetzung um das Impfen wissenschaftlich geprägt wäre. In Wahrheit hat sie nichts mit Wissenschaft zu tun. Unter diesen Umständen würde die Impfung verzweifelt verteidigt werden, selbst wenn die Methode doppelt so schmutzig, gefährlich und unwissenschaftlich wäre, wie sie ist."

Zum Glück versichert Shaw später, dass sich die Zeiten und die Dinge ändern: „Heutzutage jedoch bringen kultivierte Menschen Medikamenten zunehmend Skepsis entgegen, und die hartnäckig abergläubischen Menschen sind mit patentierten Medizinen so überreichlich versorgt, dass die Homöopathie eine Methode geworden ist, das überbordende Geschäft mit den Verschreibungen zu korrigieren, und daher auch bei Fachleuten an Boden gewinnt."

1932 schrieb Shaw sein Essay *Doctors' Delusions, Crude Criminology and Sham Education,* in dem er auch von der homöopathischen Behandlung wegen eines Wasserbruchs berichtet. Dieser Erguss in der Leistengegend wird normalerweise chirurgisch behandelt, doch Shaw wurde rasch und ohne Rückfall geheilt.

Einmal forderte Shaw den namhaften Arzt Sir Almroth Wright auf, sich mit der Fähigkeit der Homöopathie, viele „unheilbare" Krankheiten zu heilen, auseinanderzusetzen. Wright zeigte sich äußerst skeptisch, woraufhin Shaw ihm vorwarf, keinerlei wissenschaftlichen Geist oder auch nur Neugier zu haben. Die kurze Unterhaltung war typisch:

> Almroth sagte: „Das ist doch absurd und unmöglich, wenn ich so sagen darf. Würden Sie, Shaw, sich auch nur erheben, wenn ich aus dem Nachbarzimmer riefe: ‚Kommen Sie her und sehen Sie sich das an – ich habe Teeblätter in reines Gold verwandelt.'" Shaw erwiderte nur: „Aber selbstverständlich." (Coulter 1994: S. 409)

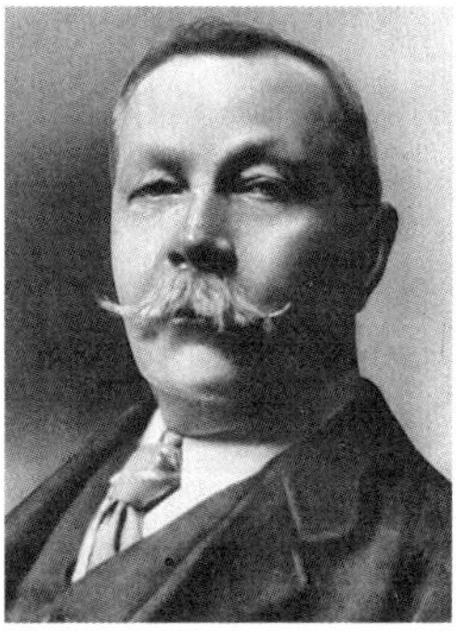
Sir Arthur Conan Doyle

Selbstverständlich interessierte sich auch **Sir Arthur Conan Doyle** (1859–1930) für die Homöopathie. Der schottische Verfasser der *Sherlock Holmes*-Geschichten machte das Krimigenre bekannt und Scotland Yard zu einem Begriff. Doyle war ein Vielschreiber, der auch Science Fiction, historische Romane, Dramen, Liebesromane, Gedichte und Sachtexte hervorbrachte.

Ein guter Homöopath hat viel mit Sherlock Holmes gemeinsam, denn er muss zahllose Details über das Gesamtbild der Symptomatik des Kranken in Erfahrung bringen. Deshalb stellt ein guter Homöopath immer wieder offene Fragen, damit die Patienten mit eigenen Worten beschreiben können, wie es ihnen geht. Dabei bleibt er offen für unerwartete Details und reagiert auch auf ungewöhnliche Symptome. Sherlock Holmes versicherte gern: „Das Außergewöhnliche ist für gewöhnlich eher ein Hinweis als ein Hindernis." Oder auch: „Das scheinbar Verwirrende an dem Fall ist genau das, was letztlich zu seiner Lösung führt." Diese beiden Aussagen sind ein integraler Bestandteil des homöopathischen Erstgesprächs und der Fallanalyse. Homöopathen führen in der Regel eine normale Diagnose durch, suchen danach aber nach den Symptomen, die für diese Diagnose ungewöhnlich sind. Diese einzigartigen Symptome sind ausschlaggebend für die Wahl des Mittels.

Einen spannenden Hinweis hierzu gibt es in Doyles Abenteuerroman *Die vergessene Welt* (1912), der mehrfach als Filmvorlage eingesetzt wurde (unter anderem 1925 zu einem bahnbrechenden Stummfilm mit Spezialeffekten der Dinosaurier, die von demselben Künstler stammen, der später die Effekte für die erste *King Kong*-Verfilmung schuf). Im Mittelpunkt der Geschichte steht Professor Challenger, ein Zoologe vom Schlag eines Indiana Jones, der gern Reporter zusammenschlägt, weil er ihre Interviews so hasst. *Lost World* wird von einem Reporter erzählt, der sich tapfer auf ein Interview mit dem gewalttätigen Professor einlässt. Sein Freund, ein Arzt, rät ihm, ein neues Mittel einzustecken, das „wirksamer sein soll als *Arnica*", damit er die drohenden Verletzungen gleich behandeln kann (Kapitel 3). Woraufhin der Erzähler findet: „Gewisse Leute haben wirklich eigenartige Vorstellungen von Humor" (als könnte es etwas Besseres geben als *Arnica*).

Arnica ist eines der bekanntesten homöopathischen Mittel gegen stumpfe Verletzungen, Verstauchungen und Zerrungen sowie bei bestimmten Problemen vor und nach chirurgischen Eingriffen.[49]

Interessanterweise studierte Doyle zunächst Medizin, doch in *Der niedergelassene Patient*, eine Geschichte aus den *Memoiren des Sherlock Holmes* (1894), kommen Frustration, Bitterkeit und Zynismus zum Ausdruck. Als Leser können wir heute froh sein, dass Doyle lieber Geschichten schrieb, als Homöopathie zu praktizieren.

Doyle zeigte auch großes Interesse am Werk von Emanuel Swedenborg (siehe Kapitel 13, *Der Klerus und spirituelle Führer*) und unterstützte dessen Arbeit. Ebenso förderte er die umstrittene Arbeit des bereits erwähnten Arztes Albert Abrams.

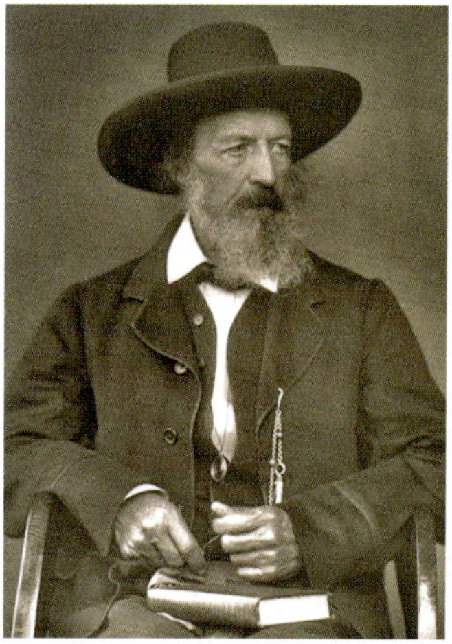

Lord Alfred Tennyson

Lord Alfred Tennyson (1809–1892) war *Poet Laureat* von Großbritannien und einer der beliebtesten englischen Dichter aller Zeiten. Tennyson war nur einer von vielen hoch angesehenen Persönlichkeiten, die sich von dem Kurarzt Dr. James Gully mit kalten Wasseranwendungen und Homöopathie behandeln ließen. Als Tennyson auf die Vierzig zuging, erlitt er epiletische Anfälle und einen Nervenzusammenbruch, der vermutlich auf Liebeskummer,

49 Alpine Pharmaceuticals (San Rafael, Kalifornien) finanzierte eine Placebo kontrollierte Doppelblindstudie mit zwei *Arnica*-Potenzen bei Patienten mit plastischen Korrekturen am Gesicht (Seeley et al. 2006). Diese Studie, die vom Chef der Abteilung für plastische Gesichtschirurgie der Universität Kalifornien in San Francisco geleitet wurde, wurde in einem angesehenen chirurgischen Journal der AMA veröffentlich.

den Tod eines engen Freundes und finanzielle Sorgen zurückzuführen war. Anfangs suchte er Hilfe bei dem Kurarzt Dr. Edward Johnson und in zwei anderen Kurbädern. Es ging ihm so schlecht, dass seine Freunde um sein Leben bangten (Martin 1980: S. 278). Doch schon kurze Zeit nach seinem Aufenthalt in der Kurklinik von Dr. Gully ging es ihm deutlich besser. Obwohl Tennyson anschließend noch nicht wieder voll hergestellt war, schrieb er an seine Freunde nicht mehr, dass er an „Hypochondrie" litt, wie er es schon so oft getan hatte. Selbst Tennysons Mutter bemerkte den Unterschied und bezeichnete Dr. Gully als „einen sehr klugen Mann" (Martin 1980: S. 315). Fünf Jahre später brachte Tennyson auch seine neue Frau zu Dr. Gully (Oppenheim 1991: S. 136). Tennyson hatte noch ein langes, fruchtbares Leben.

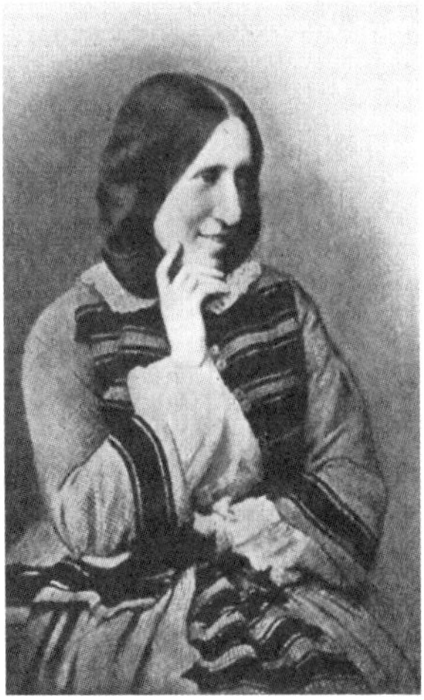

George Eliot

Andere Patienten von Dr. Gully waren: **George Eliot** (das Pseudonym für die englische Autorin Mary Ann Evans, 1819–1880, die mit einem anderen bekannten Fürsprecher der Homöopathie, Henry James, befreundet war), **Edward Bulwer-Lytton** (Romancier, Dramatiker und Politiker, 1803–1873), die Krankenschwester **Florence Nightingale** (Pionierin in der professionellen Krankenpflege, 1820–1910), **Bischof Samuel Wilberforce** (ein angesehener Kirchenfürst), der Autor **Charles Dickens** (1817–1870), der Essayist und Historiker **Thomas Carlyle** (1795–1881) sowie der britische Naturforscher **Charles Darwin** (1809–1882). Eine genauere, wirklich erstaunliche Geschichte zu Darwins Behandlung durch Dr. Gully steht in Kapitel 5, *Ärzte und Wissenschaftler*.

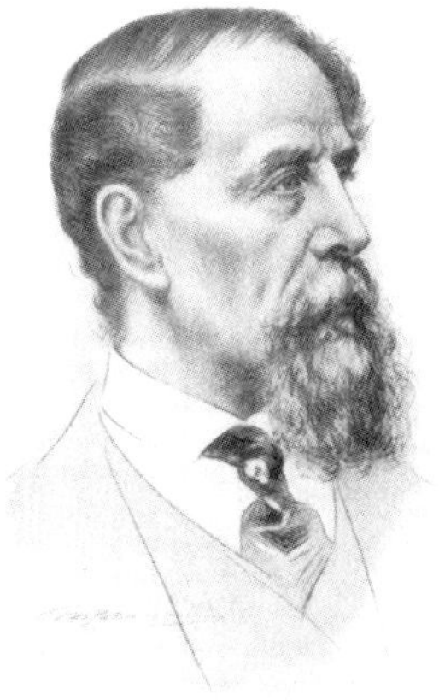

Charles Dickens

Dr. Frederick Hervey Foster Quin, der erste britische Arzt, der in England Homöopathie praktizierte, und der erste Homöopath britischer Monarchen, behandelte auch viele Angehörige der britischen Elite, darunter Schriftsteller wie **Charles Dickens** (*Oliver Twist, A Christmas Carol, David Copperfield* und vieles andere) und **William Makepeace Thackeray** (1811–1863, unter anderem Autor von *Vanity Fair*). Eine von Charles Dickens' posthum veröffentlichten Novellen, in der die Homöopathie erwähnt wird, war *The Mudfog Papers* (1880). Die Geschichte spielt in dem verträumten Städtchen Mudfog und steckt wie andere Werke von Dickens voller einprägsamer, interessanter Gestalten. Dickens erzählt darin die Geschichte des Chirurgen Pipkin, der wiederum von einem kurzen, anregenden Gespräch mit Sir William Courtenay berichtet. Dieser selbsternannte Messias heißt in Wahrheit Thom und ist ein glühender Anhänger der Homöopathie. Er glaubt, dass homöopathische Mittel sogar Tote auferwecken können, wenn sie nur sofort nach dem Tod verabreicht werden. Da der gute Mann die Vorahnung hegte, dass er ertrinken würde, stellte er eine Frau ein, die ihm ständig mit einem Eimer Wasser nachlaufen sollte, um ihm bei seinem Tod einen Tropfen einer homöo-

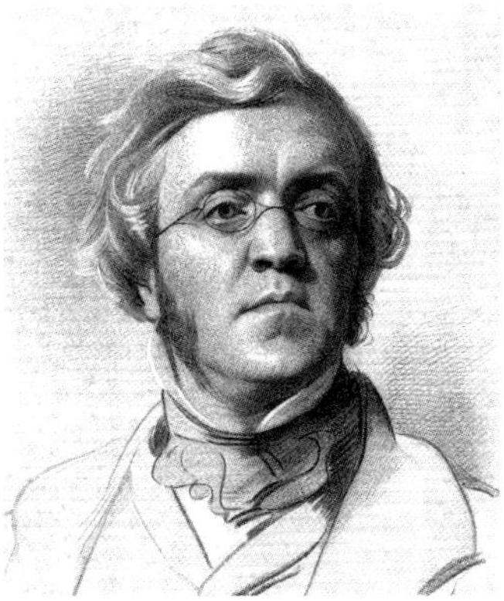

William Makepeace Thackeray

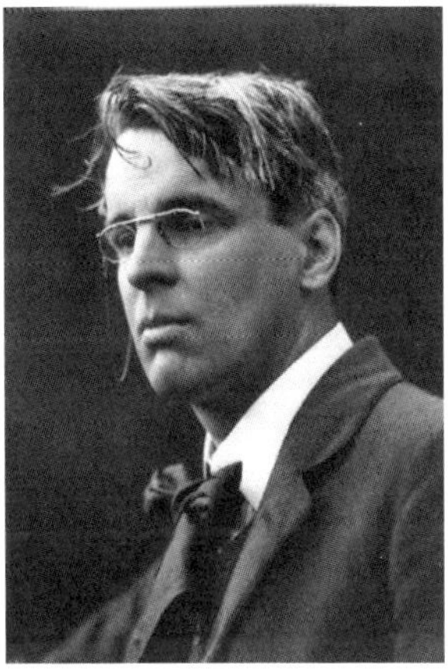

W. B. Yeats

pathischen Dosis Blei und Schießpulver unter die Zunge zu träufeln, um ihn wiederzuerwecken. Leider missversteht die Bäuerin seine Anweisungen, so dass der unglückliche Mann Dickens zufolge „der Unwissenheit der Landbevölkerung zum Opfer fiel".

Der irische Dichter **W. B. Yeats** (1865–1939) hegte große Wertschätzung für die homöopathische Medizin wie auch für die Gedankenwelt Swedenborgs.

Die Reihe der europäischen Autoren mit einer Neigung zur Homöopathie bliebe unvollständig ohne Dame **Ivy Compton Burnett IBE** (1884–1969), deren Romane unter I. Compton-Burnett veröffentlicht wurden. Ihre Rezensenten stellen sie in eine Linie mit Joyce, Kafka und Woolf. Mehrere ihrer Bücher sind New York Review Classics und immer noch im Druck. Von ihren 20 Büchern wurden 1989 bis 1992 *Ein Gott und seine Gaben, Eltern und Kinder, Hoch und Heilig* und *Diener und Bediente* ins Deutsche übersetzt. 1967 wurde sie für ihre Beiträge zur Literatur zur Dame erhoben.

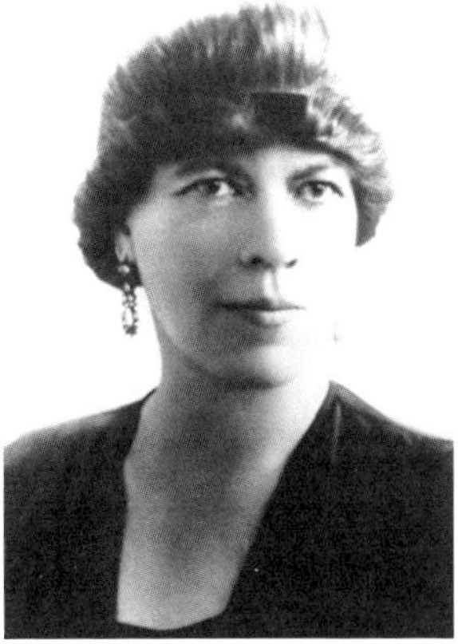

Ivy Compton Burnett IBE

Ivy war die Tochter eines bekannten homöopathischen Arztes, **James Compton-Burnett** (1840–1901), und die Cousine von **Dr. Margery Blackie** (1898–1981), die Ivys Vater als führende Homöopathin des Landes folgte und später zur Ärztin von Ihrer Majestät, Königin Elizabeth II., aufstieg. Ehe Ivys Mutter, Katherine Rees, ihren Vater heiratete, wurde bei ihr die Bright'sche Krankheit diagnostiziert, eine Nierenentzündung. Man ging davon aus, dass sie unheilbar krank wäre. Sie ließ sich jedoch von Dr. Compton-Burnett behandeln, der sie innerhalb von acht Monaten durch homöopathische Quecksilbergaben (*Mercurius vivus*) heilte.[50] Noch im selben Jahr fand die Hochzeit statt, und zehn Monate später kam Ivy zur Welt. Ihre Mutter lebte noch 27 Jahre.

Ein Fürsprecher aus dem Osten

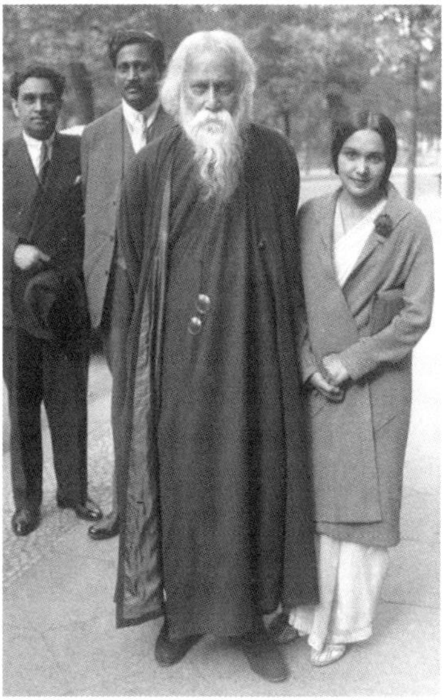

Rabindranath Tagore

Die Anerkennung für die Homöopathie beschränkt sich nicht allein auf die großen Schriftsteller des Westens. **Rabindranath Tagore** (1861–1941) gilt als der größte Schriftsteller der modernen indischen Literatur. Der Dichter, Romanautor und Bildungsreformer aus Bengalen setzte sich schon früh für die Unabhängigkeit Indiens ein. 1913 wurde ihm der Nobelpreis für Literatur zuerkannt, zwei Jahre später erhob man ihn zum Ritter. Diesen Titel gab er allerdings 1919 aus Protest gegen das Massaker von Amritsar zurück, wo britische Solda-

50 Quecksilber ist eine gut erforschte, giftige Substanz, doch die homöopathischen Dosen sind nachweislich sicher und seit 200 Jahren erprobt. Der Verkauf homöopathischer Medikamente wird in den USA seit 1938 von der Gesundheitsbehörde FDA überwacht, welche für die über 1.000 zugelassenen homöopathischen Arzneimittel sichere Dosierungen festgelegt hat.

ten Hunderte indischer Demonstranten töteten. Tagore hatte beträchtlichen Einfluss auf Gandhi und die Gründer des modernen Indiens.

1936 schrieb er: „Ich bin seit langem ein glühender Anhänger der Wissenschaft der Homöopathie und bin glücklich, dass sie in Indien inzwischen besser Fuß gefasst hat als selbst in ihrem Ursprungsland. Es handelt sich dabei nicht einfach um eine Medikamentensammlung, sondern um eine echte Wissenschaft, die auf einer rationalen Philosophie basiert" (Bagchi 2000).

Moderne Schriftsteller

Die Liste der Befürworter der Homöopathie unter den modernen Schriftstellern ist nicht mit der von früher vergleichbar. Norman Cousins, Barbara Cartland, Gabriel Garcia Márquez und J. D. Salinger sind jedoch nicht gerade literarische Leichtgewichte.

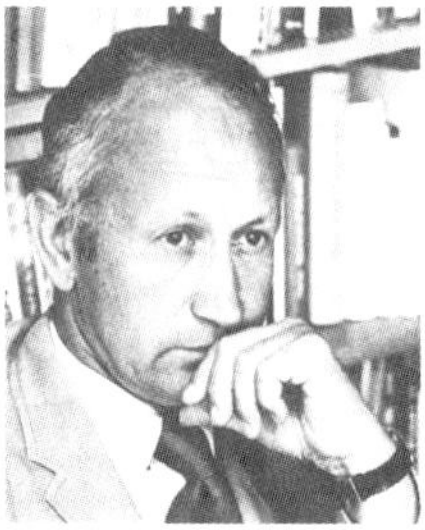

Norman Cousins

Norman Cousins (1912–1990) war ein international anerkannter Journalist. Er war Herausgeber von *The Saturday Review* (ursprünglich *The Saturday Review of Literature*, von 1924 bis 1986 ein führendes Literaturmagazin) und diente etlichen amerikanischen Präsidenten als Berater. Trotz seines lebenslangen, beeindruckenden Einsatzes für Frieden und Abrüstung wurde er erst durch einen Artikel im *New Englang Journal of Medicine* (1976) und die nachfolgende Autobiografie *Der Arzt in uns selbst* (1979) wirklich berühmt, in dem er seine persönlichen Erfahrungen mit einer lebensgefährlichen Erkrankung und deren Heilung schildert. Mitte der 1960er Jahre wurde bei ihm Spondylarthritis festgestellt, eine normalerweise unheilbare, degenerative Erkrankung des Bindegewebes. Bemerkenswert ist, dass er sagt, er hätte sich selbst geheilt, indem er hohe Dosen Vitamin C einnahm und sich regelmäßig intensiv zum Lachen brachte (dazu sah er Comedy-Sendungen wie zum Beispiel *Versteckte Kamera* oder *I love Lucy*).

Nach diesem Artikel und dem Buch, in dem er erklärt, dass Vitamin C und die Kraft des Geistes (und des Humors!) viel zu seiner Heilung beigetragen haben, erhielt er über 3.000 Briefe von Ärzten, die ernsthaftes Interesse äußerten oder seine Erfahrung untermauerten. Über das, was er von diesen Ärzten erfuhr, schrieb Cousins 1978 einen weiteren Artikel.

1980 erlitt er einen schweren Herzinfarkt, der schulmedizinisch behandelt wurde – bis auf eines: Seine Frau, die sich gründlich mit Homöopathie auseinandergesetzt hatte, verabreichte ihm mehrfach das homöopathische Arzneimittel *Cactus*, das gegen stechende, einschnürende Schmerzen am Herzen hilft. Trotz des schweren Infarkts (und ganz ohne Vitamin C und Fernsehen) konnte er nach wenigen Stunden wieder im Bett sitzen und dort lesen und schreiben. Er selbst und seine Ärzte versichern, dass die Genesung seinem Lebenswillen zuzuschreiben ist, doch seine Frau ist anderer Meinung. Sie versicherte mir persönlich, dass sie ihrem Mann auch während seiner Erkrankung an Spondylarthritis homöopathische Mittel gegeben hatte. Weil er der Homöopathie so skeptisch gegenüber stand, mischte sie die Arzneien heimlich in seinen Frühstückssaft. Eine seiner Töchter hat dies bestätigt.

Viele Schulmediziner zweifeln noch immer an der Heilkraft von Vitamin C und Lachen gegen Spondylarthritis, was möglicherweise gerechtfertigt ist. Dass Cousins' Frau ihn während beider Erkrankungen homöopathisch behandelte, ist vielleicht eine bessere Erklärung für seine bemerkenswerte Genesung.

Dame Barbara Cartland (1901–2000) war die erfolgreichste Autorin von Liebesromanen aller Zeiten. Sie spezialisierte sich auf historische Themen. Barbara Cartland schrieb über 700 Romane, die in 36 Sprachen übersetzt wurden und weltweit eine Auflage von über

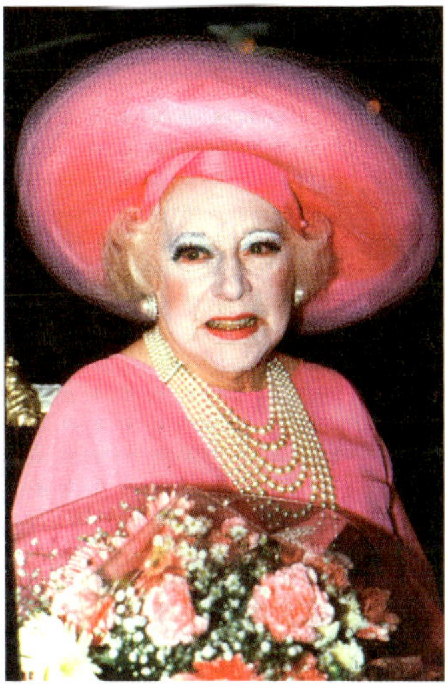

Dame Barbara Cartland

einer Milliarde erreichten. Daneben interessierte sich die Autorin aber auch für die Naturmedizin. In den 1960er Jahren gründete sie in England die National Association of Health, der sie als Präsidentin vorstand. Sie setzte sich für biologisch erzeugte Lebensmittel, Homöopathie und Akupunktur ein, war Miteigentümerin eines Bioladens im englischen Marylebone und Gönnerin der Zeitschrift *Mind and Matter*, die neben verschiedenen Naturheilmitteln auch die Radionik und das Werk von George de la Warr verbreiten sollte. Barbara Cartlands besondere Liebe galt dem homöopathischen Mittel *Arnica*. Außerdem engagierte sie sich für die bessere Bezahlung von Krankenschwestern und Hebammen und forderte die rechtliche Gleichstellung der Sinti und Roma, die mit starker Diskriminierung zu kämpfen hatten.

Jerome David Salinger (*1919) wurde als **J. D. Salinger** mit dem Buch *Der Fänger im Roggen* (1951) bekannt. Später schrieb er weitere Romane und Kurzgeschichten, doch inzwischen ist er einer der zurückgezogensten Autoren von heute. Über sein Privatleben war wenig bekannt, bis Joyce Maynard, eine Kolumnistin der New York Times, die eine langjährige Beziehung mit ihm führte, ein Buch über ihre Zeit mit „Jerry" Salinger schrieb (Maynard 1998). Dort erklärt sie (was Salingers Tochter Margaret in deren eigenem Buch von 2000 bestätigt), dass Salinger eine tiefe Liebe zur Homöopathie hegt, täglich mehrere Stunden mit dem Lesen homöopathischer Bücher verbringt und regelmäßig Menschen und Tiere homöopathisch behandelt.

Einmal beschreibt Maynard einen Besuch ihrer Mutter, die damals einen entzündeten Zeh hatte. Nach einem Gespräch mit ihr verabreichte Jerry ihr ein homöopathisches Mittel. Innerhalb von Minuten schwoll der Zeh kräftig an und brach dann auf, woraufhin die Schmerzen sofort nachließen (Maynard 1998: S. 138). Sie beschreibt Salingers Interesse an homöopathischen Hochpotenzen und an der Konstitutionsbehandlung (einer wichtigen, sehr ausgeklügelten Richtung der klassischen Homöopathie, bei der ein einzelnes Mittel gegeben wird, das die Gesamtheit aller körperlichen, emotionalen, geistigen und genetischen Eigenschaften einer Person einbezieht und somit die Gesamtkonstitution stärkt). Maynard registriert auch Salingers Methode, homöopathische Arzneien in Wasser darzureichen, die eine fortgeschrittene Anwendung für Mensch und Tier darstellt.

Irgendwann zog Maynard aus Salingers Haus aus, heiratete, bekam Kinder und ließ sich wieder scheiden. Die ganze Zeit jedoch ließ auch sie sich von professionellen Homöopathen behandeln.

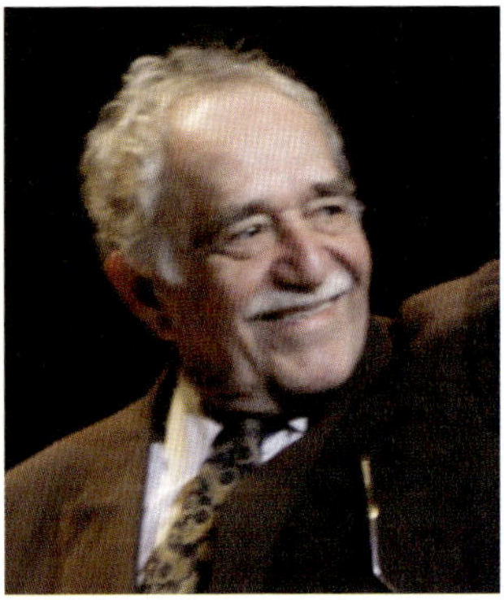

Gabriel Garcia Márquez

Gabriel Garcia Márquez (*1927) ist ein kolumbianischer Schriftsteller und Journalist, der 1982 den Literaturnobelpreis erhielt. Er gilt als einer der wichtigsten südamerikanischen Schriftsteller des 20. und 21. Jahrhunderts. Der vielleicht bekannteste Roman von ihm ist *Hundert Jahre Einsamkeit*. Viele seiner Werke sind von seinem eigenen Leben beeinflusst. Da sein Vater eine medizinische und pharmazeutische Ausbildung hatte und Homöopathie praktizierte, kommt dieses Thema in seinen Romanen und Kurzgeschichten immer wieder zur Sprache.

In *Die Liebe in den Zeiten der Cholera* ist der Pate der Hauptfigur Homöopath, und der Held ringt um die Liebe einer Frau, die mit einem normalen Arzt verheiratet ist. In der autobiographischen Kurzgeschichte *Serenade: How My Father Won My Mother*, veröffentlicht am 19. Februar 2001 im *New Yorker*, schreibt Garcia Márquez: „Im Laufe des Jahres gab Gabriel Eligio seinen ehrbaren Beruf als Telegrafist auf und widmete sich autodidaktisch einer im Niedergang begriffenen Wissenschaft: Homöopathie."

In seinem autobiographisch gefärbten Roman *Leben, um davon zu erzählen* (2002) verwebt Garcia Márquez Elemente aus seinem Leben mit erdachten Wendungen. Seine Heldin, eine innig geliebte Mutter, ist eine „Löwin", die einen langen Kampf mit ihrer Familie durchsteht, bis sie einen Geige spielenden Telegrafisten heiraten darf. Als ihr Gatte sie mit elf Kindern der Armut überlässt, versucht sie, ihre Familie mit der Herstellung homöopathischer Arzneien durchzubringen.

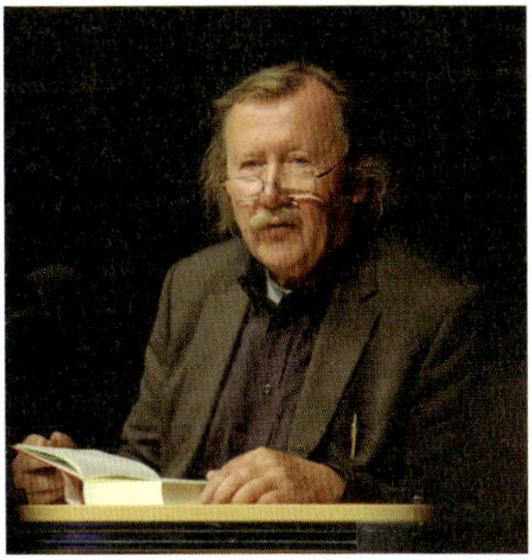

Prof. Dr. Peter Sloterdijk

Der deutsche Philosoph, Essayist, Fernsehmoderator und Kulturwissenschaftler **Prof. Dr. Peter Sloterdijk** (*1947) äußerte sich in seiner Festrede zum 200-jährigen Jubiläum der Homöopathie in der Paulskirche 1996:

„Die Homöopathie ist die Sphinx unter den zeitgenössischen Medizinsystemen geblieben – ein erratischer Block inmitten der Technikzivilisation, plausibel und unglaublich in einem, rätselhaft und wirkungsvoll, ein Gebilde von gestern und von morgen."

Quellen

Albert Abrams, *JAMA,* 8. April 1922, 78(14):1072.
Alcott: Little Women, Jo´s Boys S. 102
Bagchi, A. K.: *Rabindranath Tagore and His Medical World.* New Delhi: Konark Publishers, 2000.
Bingham, M. T.: *Emily Dickinson's Home.* New York: Harper and Brothers, 1955.
Coulter, H. L.: *Divided Legacy: The Conflict Between Homoeopathy and the American Medical Association.* Volume III. Berkeley: North Atlantic Books, 1973.
Coulter, H. L.: *Divided Legacy: A History of the Schism in Medical Thought.* Volume IV: Twentieth-Century Medicine: The Bacteriological Era. Berkeley: North Atlantic Books, 1994.
Cousins, N.: Anatomy of an Illness, *New England Journal of Medicine,* 1976, 295:1458-1463.
Cousins, N.: *Anatomy of an Illness As Perceived by the Patient.* New York: Norton, 1979.
Cousins, Norman: *Der Arzt in uns selbst: Wie Sie Ihre Selbstheilungskräfte aktivieren können.* Aus dem Englischen von Klaus Schomburg und Sylvia M. Schomburg-Scherff. Schirner, Darmstadt 2008.
Cousins, N.: What I Learned from 3,000 Doctors, *Saturday Review,* February 18, 1978, 12–16.
Dean, M. E.: *The Trials of Homeopathy.* Essen: KVC, 2004.
Dickens: The Mudfog Papers S. 120
Dostojewski: Die Brüder Karamasow S.114
Doyle: Die vergessene Welt S. 118

Emerson, R. W.: *English Traits,* Chapter XIV, 1856. Entnommen aus: www.rwe.org/works/English_Traits_Chapter_XIV_Literature.htm
Emerson, R. W.: *The Complete Works of Ralph Waldo Emerson,* Volume VII, Society and Solitude (1870). Entnommen aus: *www.rwe.org/comm/index.php?option=com_content&task=view&id=37&Itemid=215*
Fishbein, M.: *The Medical Follies.* New York: Boni and Liveright, 1926.
Flaxman, N. A.: Cardiology Anomaly: Albert Abrams (1863–1924). *Bulletin of the History of Medicine,* 1953, 27(3):252–268.

Gardner, M.: *Fads and Fallacies in the Name of Science*. New York: Dover Publications, 1957.

Goethe: Faust S. 113

Haehl, R.: *Samuel Hahnemann: His Life and His Work*. London: Homoeopathic Publishing Company, 1922. Reprinted, New Delhi: B. Jain.

Hendrick, G.: Washington Irving and Homoeopathy, in Wrobel, A., ed., *Pseudo-Science and Society in Nineteenth Century America*. Lexington: University Press of Kentucky, 1987, 166–179.

Hippokrates und Homer S. 112

Hirschhorn, N.: Was It Tuberculosis? Another Glimpse of Emily Dickinson's Health. *New England Quarterly*, März 1999, 72(1):102–118.

James, W.: *Banner of Light*, 12. März 1898.

James, W.: Letter to Henry William Rankin, 27. Februar 1903. William Ernest Hocking Papers, Houghton Library, Harvard University.

Marshall, M.: *The Peabody Sisters: Three Women Who Ignited American Romanticism*. Boston: Houghton Mifflin, 2005.

Martin, R. B. T.: *The Unquiet Heart*. Oxford: Oxford University Press, 1980.

Marquez: Liebe in Zeiten der Cholera, How my Father ..., Leben um davon zu erzählen S. 126

Maynard, J.: *At Home in the World*. New York: Picador, 1998.

Milton: Simson der Kämpfer S. 112

Ober, K. P.: The Pre-Flexnerian Reports: Mark Twain's Criticism of Medicine in the United States, *Annals in Internal Medicine*, 1997, 126:157–163.

Oppenheim, J.: *Shattered Nerves: Doctors, Patients, and Depression in Victorian England*. Oxford: Oxford University Press, 1991.

Peabody: Damen in Boston S.98

Perrin-Wilson, L.: Elizabeth Peabody's Foreign Library, *Concord Magazine*, August-September 1999. *www.concordma.com/magazine/augsept99/peabody2.htm*l

Peters, J. C.: The Illnesses of Washington Irving, *North American Journal of Homoeopathy*, Februar 1860, 8:451–473.

Phelps: Dr. Zay S. 103

Rice, J. L.: Dostoevsky's Medical History: Diagnosis and Dialectic, *The Russian Review*, 1983, 42:131–161.

Richardson, R. D.: William James: *In the Maelstrom of American Modernism*. Boston: Houghton Mifflin, 2006.

Rothstein, W.: *American Physicians in the Nineteenth Century*. Baltimore: Johns Hopkins University Press, 1972.

Russell, E. W.: *Report on Radionics*. Suffolk, England: Neville Spearman, 1973.

Salinger, M. A.: *Dream Catcher*. New York: Pocket Books, 2000.

Sayings and Doings, *Pacific Coast Journal of Homeopathy,* Februar 1893, 84.

Scholten, P.: *Albert Abrams: The Physician Who Made Millions out of Electricity*. San Francisco, Calif.: San Francisco Medical Society, 1999. Entnommen aus: *www.sfms.org/AM/Template.cfm?Section=Home&SECTION=Article_Archives&-TEMPLATE=/CM/HTMLDisplay.cfm&CONTENTID=1878.*

Seeley B. M., Denton A. B., Ahn M. S. und Maas C. S.: Effect of homeopathic Arnica montana on bruising in face-lifts: results of a randomized, double-blind, placebo-controlled clinical trial. *Archives in Facial Plastic Surgery,* Januar-Februar 2006, Jan, 8(1):54–59.

Shakespeare: Romeo und Julia S. 112

Shaw: Des Doktors Dilemma /Doctors Delusions S. 116

Sinclair: Der Dschungel S. 109

St. John, T.: Emily Dickinson Daguerreotype (nicht datiert), www.geocities.com/seekingthephoenix/d/emily.htm

Thomas, H. K.: Emily Dickinson's „Renunciation" and Anorexia Nervosa, *American Literature,* Mai 1988, 60(2):205–225.

Treuherz, F.: The Origins of Kent's Homeopathy, *Journal of the American Institute of Homeopathy,* 1984, 77(4).

Tschechow, Anton Pawlowitsch: *Ariadna*. Wilhelm Goldmann, München, 1954.

Tutorow, N.: *The Governor: The Life and Legacy of Leland Stanford.* Norman, Okla.: Arthur H. Clark, 2004.

Tutorow, N.: Personal communication, May 1, 2006.

Twain, M.: A Majestic Literary Fossil, *Harper's Magazine,* Februar 1890, 80(477):439–444.

Twain: Ein Yankee aus C. Deutscher Taschenbuch Verlag 2004. S. 108

Weiser, M., Strosser, W. und Klein, P.: Homeopathic vs. Conventional Treatment of Vertigo: A Randomized Double-Blind Controlled Clinical Study, *Archives of Otolaryngology – Head and Neck Surgery,* August 1998, 124:879–885.

Wershub, L. P.: Washington Irving, *Chironian,* Summer Issue, 1965.

Wilson, J. L.: *Stanford University School of Medicine and its Predecessor Schools: A Historical Perspective,* Kapitel 26. 1998. Entnommen aus: http://elane.stanford.edu/wilson/indextext.html.

KAPITEL 4

Spitzensportler: Sieg nach Punkten mit Homöopathie

Aufgrund des extremen Wettbewerbsdrucks im Leistungssport nutzen Sportler und ihre Trainer alle legalen Mittel, um über sich selbst hinauszuwachsen. Die gezielte Erhaltung der Gesundheit ist dabei ebenso wichtig wie die Methoden zum Konditionsaufbau und zur Leistungssteigerung. Außerdem kommt es darauf an, Behandlungsmöglichkeiten zu kennen, welche bei Sportverletzungen die Heilung beschleunigen. Deshalb überrascht es kaum, dass bestimmte Spitzensportler und ihre Trainer in der aktuellen Sportmedizin auch homöopathische Mittel einsetzen.

Die moderne Sportmedizin hat sich in den letzten Jahren als eines der fortschrittlichsten Gebiete der Medizin und Chirurgie entpuppt. Hier verschmelzen konventionelle medikamentöse und chirurgische Behandlungen mit Physiotherapie, Ergotherapie, Chiropraktik, Osteopathie, Sportphysiologie, Kinesiologie, Massagetherapie, Ergonomie, Nahrungsergänzungsmitteln, Heilkräuteranwendungen und Homöopathie.

David Beckham (*1975) gilt bei vielen Fans als einer der weltbesten Fußballspieler. Als er sich 2003 vor der Weltmeisterschaft den Fuß brach, setzte er homöopathische Mittel ein. Immer wieder melden Zeitungen, wie viel Beckham von der Homöopathie hält. 1998 heiratete

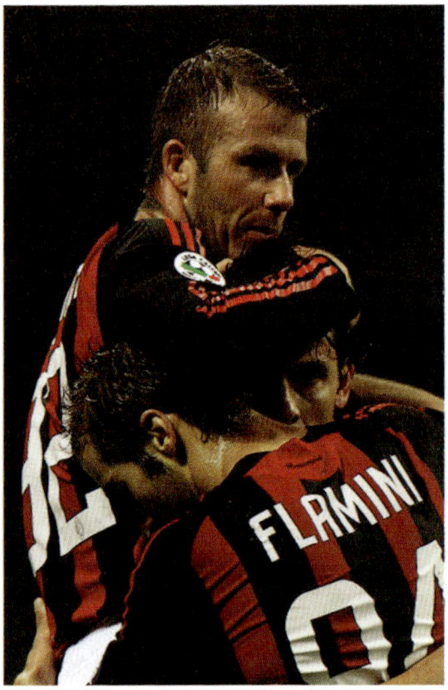

David Beckham

er Spice Girl Victoria Adams, mit der er drei Kinder hat. Auch Victoria zeigt sich der Homöopathie gegenüber sehr offen.

Nicht nur Weltklassefußballer, sondern auch ihre Ärzte wissen die Homöopathie zu schätzen. Von 1993 bis 2004 betreute Dr. Jean-Marcel Ferret die französische Fußballmannschaft, einschließlich der Nationalmannschaft, die 1998 Weltmeister wurde. Er äußerte:

> Ich bin kein Homöopath, sondern ein Arzt, der sich der Homöopathie bedient. Ich bin für alles offen. Ich glaube, es gibt nur eine Medizin, die unterschiedliche Methoden umfasst. Wir Ärzte müssen das ganze Arsenal beherrschen. Als Sportmediziner war mir schnell klar, dass ich abgesehen von entzündungshemmenden und krampflösenden Mitteln nur wenig für die Spieler tun konnte. Deshalb sah ich mich nach etwas anderem um. Ich versuchte es mit der Homöopathie, erst gelegentlich, dann immer mehr.

Dr. Ferret fährt fort:

> Anfangs waren die Spieler überrascht und teilweise sogar misstrauisch. Deshalb erklärte ich ihnen, wie und warum Homöopathie funktioniert. Der größte Wert im Sport? Die schnelle Wirkung. Ich kann sie gleich auf dem Platz verwenden, schon Sekunden nach dem Trauma, und die

> Wirkung setzt umgehend ein. Bei einer Prellung verwende ich zum Beispiel *Arnica*[51], und das ohne negative Folgen für Magen oder Leber. Ich benutze die Homöopathie auch zur Behandlung im HNO-Bereich, gegen Stress oder bei Hautproblemen. (*www.boiron.com*)

David Beckham ist nicht der einzige Fußballer, der sich für die Homöopathie erwärmen kann. Der **Wimbledon Football Club** (Wimbledon F. C.) war ein Fußballclub aus Südlondon. 1963 gewann er die Amateurmeisterschaft des Fußballverbands, und 1988 schlug man im Endspiel der Landesmeisterschaft den auserkorenen Champion Liverpool. Damit war der Verein der einzige Fußballclub von England, der je sowohl bei den Amateuren als auch bei den Profis siegreich war.

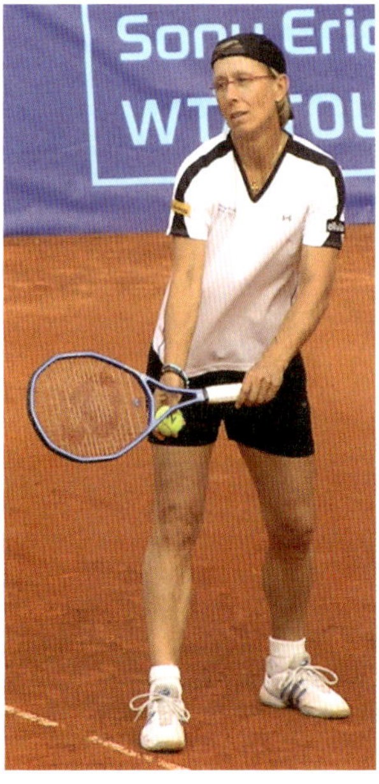

Martina Navratilova

Während der Meisterschaft von 1988 massierten die Spieler ihre Muskeln zum Aufwärmen mit Massageöl, das *Arnica, Ruta* und *Hypericum* in homöopathischer Dosierung enthielt. Ein Clubsprecher gab sogar zu, dass der Trainer auch Knochenbrüche homöopathisch behandelte (*nach* dem Richten der Knochen!) (Kindred Spirits 1989).

Martina Navratilova (*1956) ist mit 18 Grand-Slam-Siegen im Einzel und 40 Grand-Slam-Siegen im Doppel wohl eine der erfolgreichsten Tennisspielerinnen

[51] Diese Information bezieht sich auf das homöopathische Mittel *Arnica* in Form von Tabletten, Globuli oder äußerlichen Anwendungen. Äußerlich wird *Arnica* zum Beispiel als Gel, Salbe oder Spray aufgebracht.

aller Zeiten. In Wimbledon siegte sie rekordverdächtige neun Mal. Am 15. Juli 2000 wurde sie in Newport, Rhode Island, in die International Tennis Hall of Fame aufgenommen. In ihrer Dankesrede dankte sie jedem, der ihr bei ihrer Karriere geholfen hatte, und zusätzlich all den „Ärzten, die mich zusammengehalten haben, den Homöopathen, Osteopathen und Masseuren" (Roberts 2000).

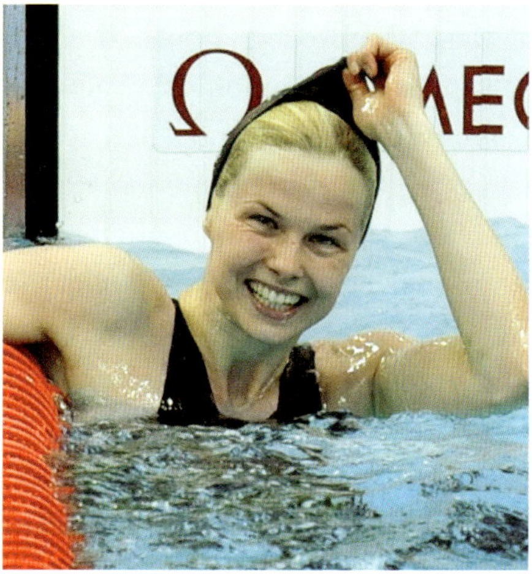

Britta Steffen

Britta Steffen (*1983), Olympiasiegerin 2008 über 50 m und 100 m Freistil, Weltmeisterin 2009, deutsche ‚Sportlerin des Jahres' 2008. Ihr gelang nach einem traumatischen Trainingserlebnis im Jahr 2004, das sie ihre Karriere fast an den Nagel hängen ließ, ein sensationelles Comeback. Durch ihre Physiotherapeutin wurde sie an die Homöopathie herangeführt: „Meine Physiotherapeutin hat mich auf Homöopathie gebracht. Sie hatte diese Globuli, die sie nahm. Sie war so selbstbestimmt und hatte leuchtende Augen. Das wollte ich auch ... ich habe mich immer bedroht gefühlt – und das ist dank der Homöopathie verschwunden ... zuerst hat sich Ruhe eingestellt, und dann kam so eine Grundfestigkeit." In der Folge wurde Britta Steffen von einer weiteren Homöopathin professionell behandelt. Wer ihr heute in die Augen schaut und die Liste ihrer erfolgreichen Wettkämpfe und Siege betrachtet, dürfte vom Erfolg dieser Behandlung überzeugt sein. „Ich liebe das Schwimmen, es macht wieder richtig Spaß ... ich kann innerlich ganz und gar dort sein, wo ich gerade bin."

Auch Brittas Managerin, Regine Eichhorn, die bereits Franziska van Almsick durch die Jahre ihrer großen Schwimmerfolge begleitete, berichtet von der schweren Neurodermitis ihres kleines Sohnes, die Dank der homöopathischen Behandlung „über Nacht verschwand".[52]

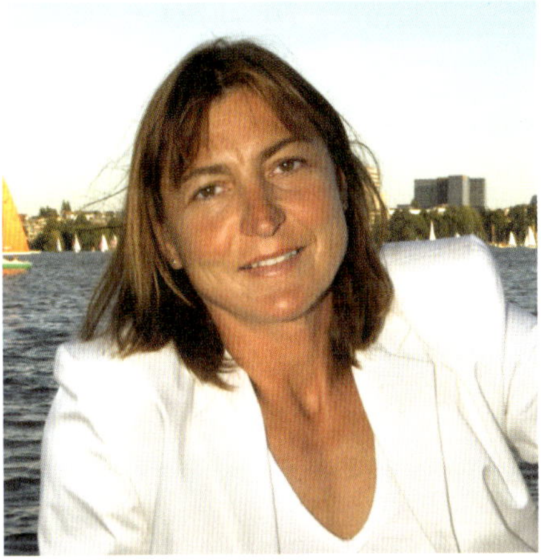

Birgit Fischer

Birgit Fischer (*1962) ist die erfolgreichste deutsche Olympionikin aller Zeiten mit acht Gold- und vier Silbermedaillen bei sechs Olympischen Spielen und 27-mal WM-Gold im Kanufahren. Eine Jahrhundertsportlerin, die mit dem Element Wasser so eng verbunden ist wie die Homöopathie selbst! „Wenn ich aus meinem Fenster auf das Wasser schaue, zieht es mich magisch an", sagt die zweifache Mutter. Nach 24 Jahren aktiver Sportkarriere auf höchstem Niveau betreibt die Brandenburgerin heute das Unternehmen „KanuFisch" unter dem Motto „Naturnah, sportiv und aktiv leben und erleben." Hier werden Paddeltouren, Vorträge und Managerseminare angeboten, bei denen es nicht um Höchstleistung, sondern um Entspannung, bewusstes Wahrnehmen der eigenen Grenzen und der Natur, um Teamgeist und das Gleiten im Gleichklang geht. Birgit Fischer ist mit der Homöopathie schon seit ihrer Kindheit vertraut. „Meine Mutter war Pharmazie-Ingenieurin und pflegte immer zu sagen: Ich weiß ja schließlich was drin ist …" Und genau deshalb verordnete die Mutter ihrer Tochter lieber Medizin aus der Natur, statt starker Medikamente mit all ihren Neben-

[52] Quelle: Gesund durch Homöopathie, Ausgabe 3/2009.

wirkungen. Auch ihre eigenen Kinder hat Birgit Fischer vorzugsweise homöopathisch behandelt.[53]

Andreas (Andy) Holzer (*1966), der österreichische Extremsportler, ist wegen einer angeborenen Netzhauerkrankung von Geburt an blind. Sein Credo: den Sehenden die Augen öffnen! Und so ist es für ihn auch eine Selbstverständlichkeit, als Bergsteiger die höchsten Berge dieser Welt zu bezwingen. So bestieg er bereits den Großglockner (3.798 m), den Mont Blanc (4.807m), den Kilimanjaro (5.895 m), den Aconcagua (6.962 m) und den Mount McKinley mit 6.194 m. Es laufen Vorbereitungen für weitere Superlative, denn Andy Holzer wird voraussichtlich als erster blinder Europäer einen Achttausender bezwingen. Das ist sein Ziel und man zweifelt keine Sekunde, dass dieser charismatische und in sich ruhende Mann es schaffen wird. Seine Philosophie: „Verschiebe deine Grenzen so weit, wie du es willst – und nicht so weit, wie es dein Nachbar gern hätte. Nutze die Barrieren, klettere darüber – und du wirst ein neues Land entdecken." Seine Frau Sabine sorgt dafür, dass auf all seinen Touren der Rucksack mit Homöopathie bestückt ist: „Ob auf dem Kilimanjaro oder auf dem Mount McKinley – *Arnica, Belladonna* und Co. habe ich immer dabei."[54]

Christopher Hallmann (*1983), deutscher Hallenmeister im Siebenkampf 2010, deutscher Meister im Zehnkampf 2004, musste seine vielversprechende Karriere immer wieder wegen schwerwiegender Verletzungen unterbrechen und berichtet selbst: „Ich habe eine langwierige und schwierige muskuläre Verletzung gehabt. Meine Ärzte und Physiotherapeuten haben alles versucht, um meine Schmerzen bei Kontraktionen meiner Beinbeuger zu beseitigen. Als Leistungssportler geht es immer darum, so schnell wie möglich wieder fit zu werden, um Trainings- und Wettkampfausfälle zu vermeiden. Da diese Beschwer-

---

[53] Quelle: *Gesund durch Homöopathie, Ausgabe 2/2010.*

[54] *Quelle: Gesund durch Homöopathie, Ausgabe 4/2009.*

den irgendwann so hartnäckig waren und keine Besserung eintrat, begab ich mich in die Behandlung von Homöopathen. Ihnen ist aufgefallen, dass ich typischerweise immer ähnliche Verletzungen aufwies. Dies konnte kein Zufall sein. Nach langen und intensiven Gesprächen und Behandlungen konnten wir meine Beschwerden lindern, wodurch ich wieder ins tägliche Training einsteigen konnte. Die Homöopathie hat einen erheblichen Anteil daran gehabt, meine Schmerzen zu beseitigen. Außerdem habe ich mich als Mensch, als Persönlichkeit enorm weiterentwickelt. Ich erkenne jetzt Zusammenhänge, welche ich vorher nicht gesehen habe. Nur wer an seine Ziele wirklich glaubt, kann sie auch erreichen. Und das hat die Homöopathie bei mir geschafft: Der Olympische Zehnkampf in London 2012 ist mein Traum. An diesen zwei Tagen an die Grenzen des eigenen Körpers zu gehen, den Kampf gegen die Uhr aufzunehmen und sich mit den besten Athleten der Welt zu messen, das treibt mich jeden Tag an und motiviert mich in jeder Sekunde meines Lebens. Das ist Charakterschule und benötigt die entsprechende Einstellung."

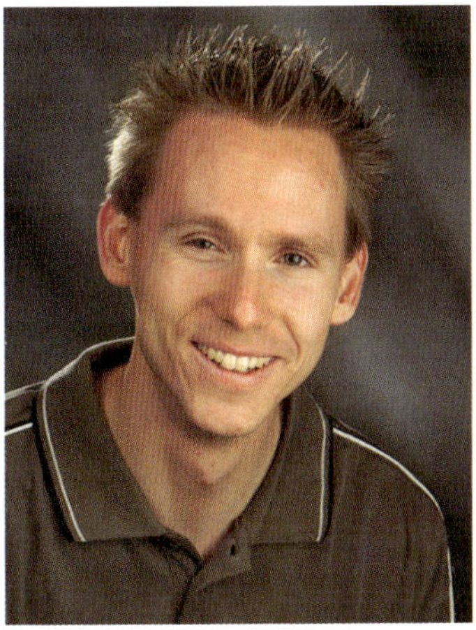

Frank Busemann

Frank Busemann ist einer der sympathischsten Sportler, die für Deutschland bei Olympischen Sommerspielen an den Start gegangen sind.

Auf seiner Homepage beschreibt er seine Karriere selbst:

Erster offizieller (aber passiver) Akt meines Daseins war die Anmeldung in einem Sportverein am Tag meiner Geburt, dem 26.02.1975, durch meine Eltern, was sieben Jahre später

> den ersten Wettkampf zur Folge hatte. Trotz der Erkenntnis „Beine wie ein Pfingstochse und Arme wie die Krampfadern eines Spatzen" (O-Ton Vater) entwickelte ich mich zu einem ganz passablen Mehrkämpfer.

Die muskuläre Dysbalance hatte im Alter von 16 Jahren den Wechsel zum Hürdensprint zur Folge, der sogar 1994 im Titel des Juniorenweltmeisters seinen Höhepunkt fand. Der erste Zehnkampf im gleichen Jahr, in dem er sich als weltbester Nachwuchsmehrkämpfer bewies, ließ zukünftiges Potenzial erahnen. Im Frühjahr 1996 fiel letztlich aufgrund fehlender Perspektive in der Paradedisziplin die Entscheidung zurück zum Zehnkampf. Lohn dafür war der Gewinn der Olympischen Silbermedaille im gleichen Jahr in Atlanta.

Über seine Erfahrungen mit der Homöopathie berichtet Frank Busemann:

> Aufgrund erhöhter Infektanfälligkeit im Winter haben wir zu Beginn meiner Leistungssportkarriere (ab 18 Jahren) eine Lösung gesucht, Ausfallzeiten zu minimieren und möglichst lange gesund zu bleiben. Dadurch bedingt war die Absicht, den Mineralstoffhaushalt des Körpers zu optimieren, um dem Immunsystem keine unnötigen Belastungen zuzumuten. In Absprache mit dem Hausarzt nahm ich dann Homöopathika und Magnesium, Eisen, Calcium usw. Darüber hinaus hofften wir, die Regenerationsfähigkeit zu verbessern. Die Einnahme homöopathischer Mittel war bei mir eine Grundversorgung und nicht für Problembehandlung angelegt.
>
> Meinen Sohn lasse ich mittlerweile auch homöopathisch behandeln, je nach Indikation. Hauptgabe sind *Arnica-Globuli* bei Stürzen und den daraus resultieren-

den Blutergüssen. Ich selbst nehme heute nur im Krankheitsfall von der Hausärztin empfohlene homöopathische Mittel.[55]

Der Golfer **Jose Maria Olazabal** (*1966), der 1994 und 1999 das Masters gewann, musste 1996 wegen schwerer rheumatoider Polyarthritis in den Füßen auf alle großen Turniere verzichten. Es stand zu befürchten, dass Olazabal nie wieder spielen würde. Nach der Behandlung durch Dr. Hans-Wilhelm Müller-Wohlfahrt verwandelte sich Olazabal praktisch vom Krüppel wieder in einen Masters-Champion.

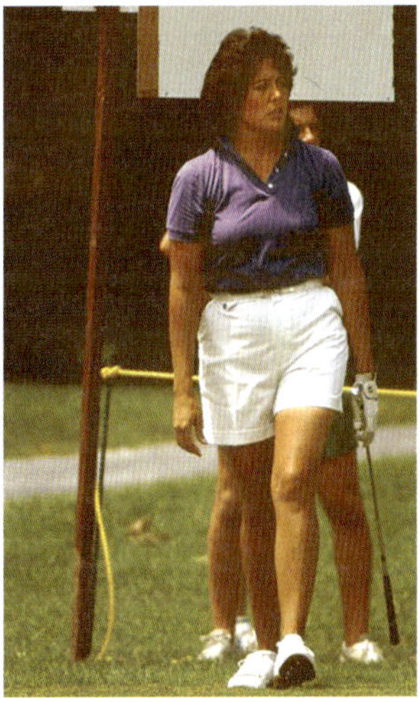

Nancy Lopez

Nancy Lopez (*1957) ist eine der berühmtesten Profigolfspielerinnen. Von 1978 bis 1997 wurde sie von der Ladies Professional Golf Association mehrfach zur besten Golferin des Jahres gekürt. Sie gewann 48 LPGA-Turniere und drei Majors und wurde in die Hall of Fame des Golf aufgenommen. Sie ist mit dem ehemaligen Baseballprofi Ray Knight verheiratet, der 1986 zum „wertvollsten Spieler der World Series“ erklärt wurde. Ihre Knieprobleme behandelt sie mit Gymnastik und Homöopathie (Becker 1999).

Kelly Slater (*1971) ist der erfolgreichste Profisurfer der Welt und gilt auch unter Kollegen als Genie. Er ist siebenfacher Weltmeister (1992, 1994 bis 1998 und 2005). Verletzungen können einen Sportler zwar stark beeinträchtigen, doch in manchen Sportarten kommt es auch zu anderen Gesundheitsbeschwerden. Als man Kelly nach seinem Geheimtipp

[55] Quelle: Redaktions- und Pressebüro Stefanie Körner, Staufen.

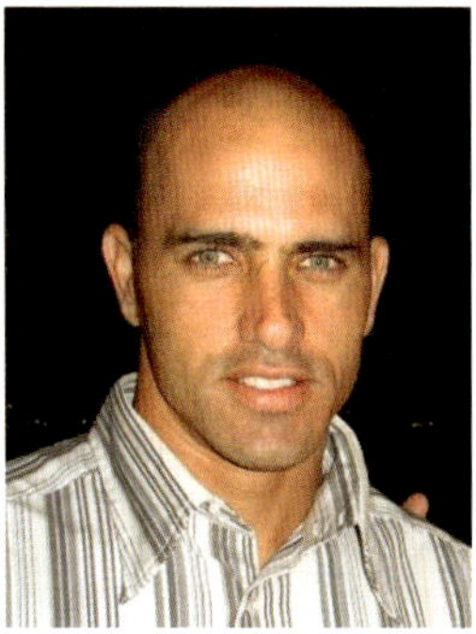

Kelly Slater

gegen einen Kater fragte, sagte er: „Es gibt ein homöopathisches Mittel, *Nux vomica*. Das sind kleine Kügelchen, die man jede Stunde oder so auf die Zunge legt. Damit heilt die Sache auf ganz natürliche Weise" (*Australian Cleo* 2004).

Aber nicht nur die Sportler selbst sollten sich mit homöopathischen Mitteln auskennen, sondern insbesondere auch ihre Trainer. **Arnie Kander** leitet das Kraft- und Konditionstraining der Detroit Pistons, dem siegreichsten amerikanischen Basketballteam des 21. Jahrhunderts. Kander nutzt routinemäßig homöopathische Ansätze und Methoden aus der asiatischen Medizin, die er mit klassischer Physiotherapie verbindet. Als Grant Hill, einer der besten Spieler des Teams, an Orlando verkauft wurde, versuchte er Kander abzuwerben, der nur noch mit ihm arbeiten sollte.

Die *Detroit Free Press* berichtet, dass die Pistons 2006 den amerikanischen Rekord mit den meisten Starts in Folge durch dieselbe Startfünf hielt. Dieses beeindruckende Ergebnis wurde Kander zugeschrieben (Watson 2007).

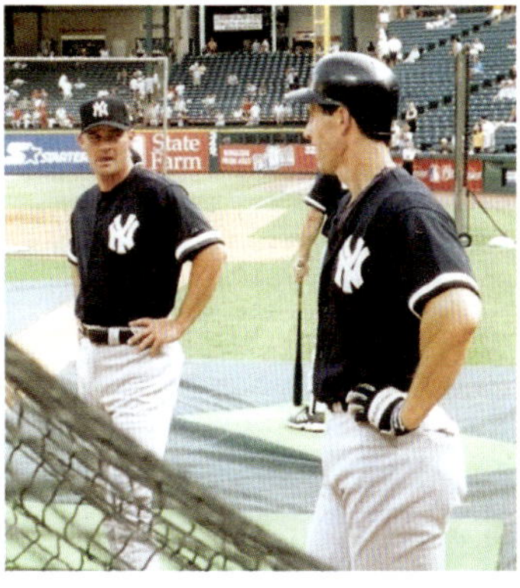

Paul O'Neill (rechts)

Die New York Yankees sind das erfolgreichste Baseballteam der Geschichte, und einer ihrer besten Spieler im Zeitraum 1993 bis 2001 war **Paul O'Neill** (*1963). Am 24. Oktober 1999 meldeten die *New York Daily News*, dass sein Schrank voller homöopathischer Mittel stünde. O'Neills Urgroßmutter, Mary Clemens, war übrigens eine Cousine ersten Grades von Samuel Clemens (alias Mark Twain), einem anderen Fürsprecher der Homöopathie (siehe Kapitel 3, *Dichter und Schriftsteller*).

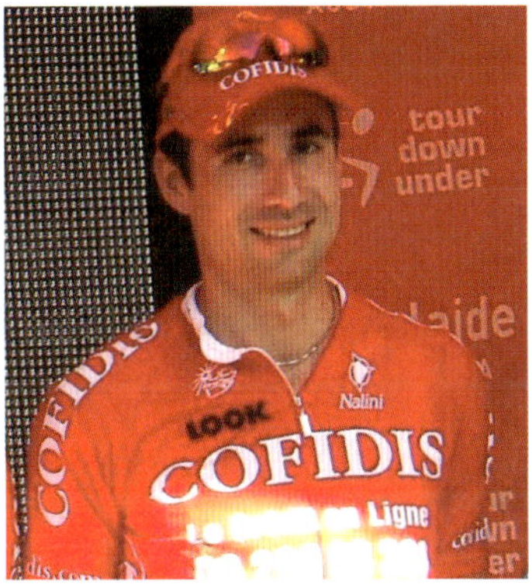

David Moncoutié

David Moncoutié (*1975) ist einer der besten Radrennprofis Frankreichs. 2004 gewann er auf der Tour de France die Etappe nach Figeac. Im Folgejahr errang er ausgerechnet am französischen Nationalfeiertag mit der Etappe von Briançon nach Digne-les-Bains seinen größten Sieg, mit dem er sich seinen Platz in den Herzen der französischen Radsportfans sicherte. Mit seiner strikten Anti-Doping-Haltung ist er ein Vorbild für den Radsport (und alle anderen Sportarten). Gegen legale Medikamente hat er jedoch nichts einzuwenden. Er ist für seine Vorliebe für die Homöopathie bekannt.

Die Profivolleyballerin **Gabrielle Reece** (*1970) hat früher als Model gearbeitet. Nachdem die Sängerin und Komponistin Sheryl Crow 2006 an Brustkrebs erkrankte, nahm Reece über eine gemeinsame Freundin, die Schauspielerin Rita Wilson, mit Crow Kontakt auf. Im August 2006 berichtet *Vanity Fair*, dass Reece sich veranlasst sah, Crow ein „homöopathisches Mittel zur Verbesserung des Immunsystems“ zu empfehlen.

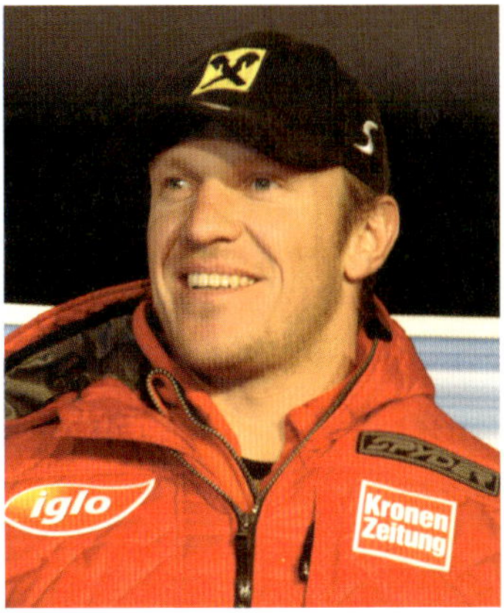

Hermann Maier

Der österreichische Skifahrer **Hermann Maier** (*1972) gewann viermal den Gesamtweltcup, zwei

Goldmedaillen (Olympische Winterspiele 1998) und drei Weltmeistertitel (zweimal 1999 sowie einmal 2005). Im Weltcup siegte er insgesamt 53-mal. Damit zählt er zu den größten Skifahrern aller Zeiten. Doch am 24. August 2001 wurde er auf der Heimfahrt vom Training in einen schweren Motorradunfall verwickelt, weil vor ihm ein Wagen falsch ausscherte. Dabei zog er sich schwere Verletzungen zu. Der *New Yorker* beschreibt die Österreicher als „Meister der seltsamen Kunst" der Sportwissenschaft, Rehabilitation und Homöopathie, und Hermann erwies sich als umgänglicher, aktiver Patient (Bilger 2004). Schon ein Jahr später gewann er in Salt Lake City zweimal Silber und in der Saison 2003/2004 sicherte er sich den Weltcup.

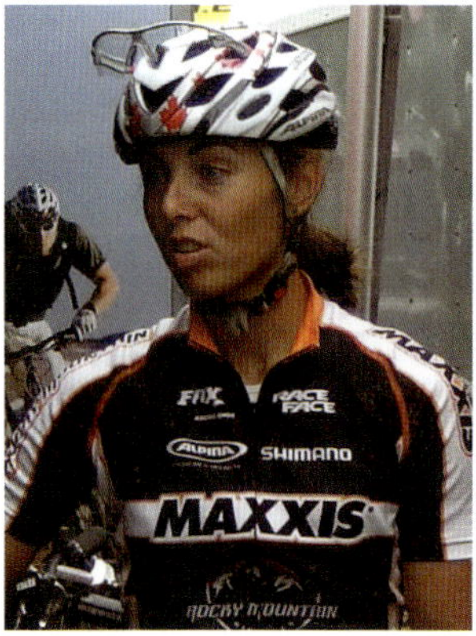

Marie-Hélène Prémont

Marie-Hélène Prémont aus Kanada errang bei den Olympischen Spielen 2004 eine Silbermedaille im Mountain-Biking. Sie fühlte sich dabei von homöopathischen Arzneien unterstützt. „Die homöopathischen Arzneimittel sind sicher und lindern auf natürliche Weise die Schmerzen. Deshalb kann ich auch dann am nächsten Tag weitermachen, wenn ich mich einen Tag richtig verausgabt habe", erklärte Prémont. Mountain-Biking ist eine unfallträchtige Sportart, doch Prémont behandelt Schmerzen, Schwellungen und Blutergüsse mit *Arnica*-Salbe (*www.boiron.com*).

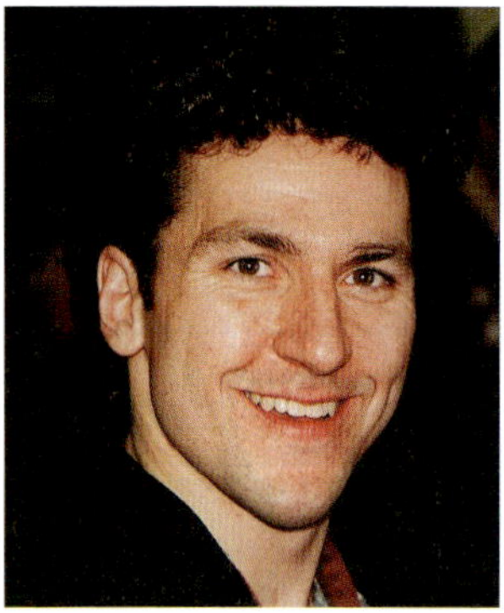

Elvis Stojko

Der Kanadier **Elvis Stojko,** M.S.C., M.S.M., (*1972) ist Eiskunstläufer von Weltklasseformat. 1994 und 1998 holte

Stojko die Silbermedaille der Männer, 1994, 1995 und 1997 war er Weltmeister im Eiskunstlaufen. In Interviews erklärte er immer wieder, dass er gezielt auf Akupunktur und Homöopathie setzt. Er arbeitet mit einem deutschen Mannschaftsarzt, der homöopathische Mittel verordnet und Stojkos Aussage nach auch von zahlreichen anderen Eiskunstläufern hinzugezogen wird (Rod Black Boat Interview 1996).

Chris Bonington – offiziell **Sir Christian John Storey Bonington, CBE** (*1934) - ist ein britischer Bergsteiger. Er hat an 19 Himalaya-Expeditionen teilgenommen, davon vier am Mount Everest sowie dem ersten Aufstieg an der Südflanke des Annapurna. Der Autor von 15 Büchern wurde 1996 zum Ritter geschlagen. Einer Londoner Zeitung verriet Bonington, dass er gern auf Homöopathie zurückgreift, unter anderem auf ein Mittel gegen die Symptome der Höhenkrankheit. Seine Arzneien bezieht er von Tony Pinkus, dem Besitzer der Ainsworth Homeopathic Pharmacy in London. Pinkus verriet der Presse, dass Bonington „uns eine sehr witzige Postkarte vom Gipfel des Mount Menlungtse geschickt hat“ (Middleton 1999).

Dass so viele Sportler *Arnica* so zu schätzen wissen, ist kein Wunder. Es gibt einfach nichts Vergleichbares. Wenn *Arnica* sofort nach einer Verletzung gegeben wird, heilt diese häufig so rasch, dass der Verletzte sich am folgenden Tag kaum noch an das Problem erinnert. Sportler wie Trainer können das tagtäglich miterleben. Wenngleich *Arnica* möglichst rasch verabreicht werden sollte, ist es auch zwölf Stunden später noch wohltuend.

Die Wirkung von *Arnica* ist wissenschaftlich belegt. Ein chirurgisches Journal der AMA berichtete von den Vorzügen von *Arnica* nach Gesichtsoperationen (Seeley et al. 2006). Diese Placebo kontrollierte Doppelblindstudie umfasst auch digitale Fotos von Patienten, bei denen die Unterschiede bezüglich Verfärbung und Schwellung gemessen wurden. Ohne *Arnica* fielen die Blutergüsse 11 bis 41 Prozent stärker aus als bei Patienten, die das Mittel erhielten, und es dauerte 50 Prozent länger, bis die Schwellung auch nur auf dem Zustand war, der mit der homöopathischen Behandlung eintrat.[56]

Manche Sportler verwenden bestimmte Rezepte, die unter anderem homöopathische Mittel enthalten, zur Heilung von Nerven- und Knochenverletzungen, manchmal im Zusammenhang mit Bindegewebsverletzungen. Ein deutscher Hersteller konnte die erheblichen Wirkungen bei der Heilung von Zerrungen durch Doppelblindstudien belegen (Zell et al. 1989; Bohmer 1992). Interessanterweise gehört die Firma zum gleichen Konsortium wie BMW. Auch hier ist Homöopathie in bester Gesellschaft.

Dr. E. Petrie Hoyle (1861–1955) war ein homöopathischer Arzt, der im Ersten Weltkrieg für das französische Rote Kreuz und den britischen mobilen Lazarettdienst tätig war. Er berichtete von den unglaublichen Erfolgen, die er während des Krieges mit *Arnica* erzielte. Außerdem erzählte und schrieb er von einem homöopathischen Arzt, der an der Universität Kalifornien in Berkeley das Footballteam betreute und den Spielern nach jedem Training *Arnica* gab. Dieser Arzt bestand darauf, dass sie stets eine Einzeldosis *Arnica* einnahmen, ehe sie nach anstrengendem Training abkühlten, damit es am nächsten Tag keinen Muskelkater gab (Hoyle 1942: S. 70).

Die homöopathische Behandlung von Spitzensportlern, Olympiateilnehmern, aber auch Freizeitsportlern scheint damit ein vielversprechendes Potenzial zu bergen.

---

56 Trotz des enormen klinischen Erfolgs von *Arnica* und etlicher geprüfter klinischer Studien zur Verifizierung sei zu erwähnen, dass die Wirkung von *Arnica* nicht in jeder Studie belegt werden konnte. Für negative Ergebnisse gibt es ganz einfache, gute Gründe: (1) Mitunter wurde *Arnica* für Symptome getestet, bei denen das Mittel nicht angezeigt ist; (2) bei manchen Studien war die Teilnehmerzahl zu gering für einen sauberen Nachweis; und (3) manche Studien waren nicht gewissenhaft angelegt oder kontrolliert.

Quellen

Australian Cleo (Zeitschrift): Kelly and Sophie Get Cosy, August 2004, 78.

Becker, D.: Lopez Confident Despite Knee Pain, *USA Today,* 2. Juni 1999.

Bilger, B.: Twin Peaks, *The New Yorker,* 26. Januar 2004.

Rod Black Boat Interview – 1996, http://members.aol.com/hoacpics/elvis/rodblack.htm.

Bohmer, D. und Ambrus, P.: Behandlung von Sportverletzungen mit Traumeel-Salbe – Kontrollierte Doppelblindstudie. *Biologische,* 1992, 21: S. 260-268.

www.boiron.com

Gesund durch Homöopathie, Ausgabe 3/2009 Interview mit Britta Steffen

Gesund durch Homöopathie, Ausgabe 2/2010 Interview mit Birgit Fischer

Gesund durch Homöopathie, Ausgabe 4/2009 Interview mit Andreas Holzer

Hoyle, E. P.: Medical and Surgical Experiences in the First World War and Some Statistics and Medical Measures of Greatest Value to All Army Medical Corps, *The Homoeopathic Recorder,* August 1942, 58(2): S. 57-74.

Kindred Spirits, *Daily Telegraph* (London), 12. August 1989.

Middleton, C.: Holiday jabs without the needle: Homoeopathic immunisation pills are becoming increasingly popular. But do they work against killer diseases? *Daily Telegraph,* 10. Oktober 1999.

Roberts, S.: An Improbable Journey: Navratilova came from bare beginning to become one of the greatest, *New York Times,* 16. Juli 2000.

Redaktions- und Pressebüro S. Körner S. 136

Seeley B. M., Denton, A. B., Ahn, M. S. und Maas, C. S.: Effect of homeopathic Arnica montana on bruising in face-lifts: Results of a randomized, double-blind, placebo-controlled clinical trial. *Archives in Facial Plastic Surgery,* Jan-Feb 2006, 8(1): S. 54-59.

Silverman, M.: Red Sox in Good Hands. *Boston Herald,* 2. Mai 2005, 88.

Smith, K.: Her Reaction Is Priceless, *Los Angeles Times,* 5. Juli 2004, D1.

Stafford, I.: Why won't rugby pick up the bill for Greenwood? *Mail on Sunday,* 5. September 1999.

Vanity Fair S. 140

Watson, M.: There's Something in the Water in Detroit, *Detroit Free Press,* 28. März 2007.

Zell, J., et al.: „Behandlung von akuten Sprunggelenksdistorsionen: Doppelblindstudie zum Wirksamkeitsnachweis eines Homöopathischen Salbenpräparats", *Fortschr. Medizin,* 1988, 106: S. 96–100.

Quellen zur homöopathischen Sportmedizin

Hershoff, A.: *Homeopathy for Musculoskeletal Healing.* Berkeley: North Atlantic Books, 1996. (Dr. Hershoff ist Naturheilkundler und Chiropraktiker und hat sich auf homöopathische Medizin spezialisiert.)

Subotnick, S.: *Sports and Exercise Injuries: Conventional, Homeopathic, and Alternative Treatments.* Berkeley: North Atlantic Books, 1991. (Dr. Subotnick ist Podologe und Chiropraktiker mit Schwerpunkt Homöopathie. Er ist auch Autor eines anerkannten Fachbuchs zur Fußheilkunde mit Informationen über Homöopathie.)

KAPITEL 5

Ärzte und Wissenschaftler zeigen Flagge

Seit ihrem Bestehen wurde die Homöopathie oft verleumdet und attackiert, doch es gab auch viele angesehene Schulmediziner und Wissenschaftler, die diese Form der Medizin zu würdigen wussten. Nicht immer haben sie sich in der Öffentlichkeit laut zu Wort gemeldet, und manche von ihnen waren so skeptisch, dass sie sogar die Erfolge hinterfragten, die homöopathische Behandlungen bei ihnen selbst erzielt hatten. Doch ihre Erfahrungen und Experimente, ihr scharfer Intellekt und ihre Aussagen zu dieser medizinischen Disziplin legen ein sprechendes Zeugnis für deren Wirksamkeit ab.

Den Glaubenskrieg zwischen Schulmedizin und Homöopathie haben wir bereits in früheren Kapiteln betrachtet. Die daraus resultierenden Ehrenkodizes unter konservativen Ärzten und ihren Standesvertretungen beeinflussten in Amerika sogar die Gesetzgebung und machten Homöopathen immer wieder das Leben schwer.

Die Feindseligkeiten haben handfeste Ursachen, denn die Homöopathie stellt Weltanschauung, Wissenschaftsbegriff und Finanzierungsmodelle der konservativen Medizin in Frage.[57] Wo das Drama seinen Ausgang nahm, ist leichter nachzuvollziehen, wenn man weiß, welche konservativen Ärzte Mitte bis Ende des 19. Jahrhunderts zum Beispiel in der amerikanischen Gesellschaft den Ton angaben.

---

[57] Mehr Einzelheiten zu den Feindseligkeiten gegenüber der Homöopathie und Homöopathen siehe Kapitel 2, *Homöopathie – verhasst und verteufelt.*

Erst ab 1900 wurden die medizinischen Fakultäten in Amerika wie im Rest der Welt für die besten und klügsten Studenten attraktiv. Vorher war dies nicht immer der Fall. In seinem Bericht 1879/1880 beschrieb der Harvardpräsident Charles W. Eliot (1869–1926) den durchschnittlichen Arzt jener Zeit mit den Worten: „Ein amerikanischer Arzt oder Chirurg ist mitunter – recht häufig – ein grober, unkultivierter Mensch, der außerhalb seiner Berufung bar jeder anderen intellektuellen Interessen ist und seine Muttersprache weder schriftlich noch mündlich sauber beherrscht" (Wershub 1967: S. 89). Ein anderer Historiker schrieb: „Noch 1884 bewarben sich an der medizinischen Fakultät von Harvard jedes Jahr eine Reihe Studenten, welche die Zulassungsprüfung am College nicht bestanden hatten und deshalb in die Medizin auswichen, wo die Zulassungsanforderungen deutlich großzügiger waren" (Wershub 1967: S. 68).

Um ihren Studenten im 19. Jahrhundert die bestmögliche medizinische Ausbildung zuteilwerden zu lassen, zählten die homöopathischen Ausbildungsstätten zu den ersten, die ein dreijähriges Studium mit akademischem Abschluss vorsahen. Eine dieser Schulen, die zur Universität Boston gehörte, war die erste medizinische Fakultät der USA, die einen vierjährigen Studiengang anbot (Rothstein 1972: S. 239).

Das vorliegende Buch (oder sein Autor) wird vielleicht von modernen Skeptikern angegriffen werden, welche die vielen Anekdoten zu persönlichen Erfahrungen mit der Homöopathie mit Spott überziehen werden. Diesen Gegnern dürfte es besonders schwerfallen, die nachfolgenden Berichte über einige hoch angesehene Ärzte und Wissenschaftler hinzunehmen.

Hierzu sei anzumerken, dass manche der hier erwähnten Kapazitäten keineswegs so vehement für die Homöopathie eintraten wie für viele andere Dinge, an die sie glaubten. Doch wenn man die massiven Anfeindungen bedenkt, mit denen andere bedacht wurden, die sich zu einer Zeit, in der eine solche Unterstützung als Verrat an der ernsthaften

Wissenschaft galt, positiv zur Homöopathie äußerten, und wenn man weiß, dass selbst solche Forscher, die homöopathische Mittel rein wissenschaftlich prüfen wollten, persönlich und beruflich diffamiert wurden, ist verständlich, weshalb so viele gute Ärzte und Wissenschaftler ihre Einstellung zur Homöopathie für sich behielten.

Zu Beginn dieses Kapitels möchte ich etwas näher auf das Leben des Begründers der Homöopathie, Dr. Samuel Hahnemann, eingehen.

Dr. Samuel Hahnemann

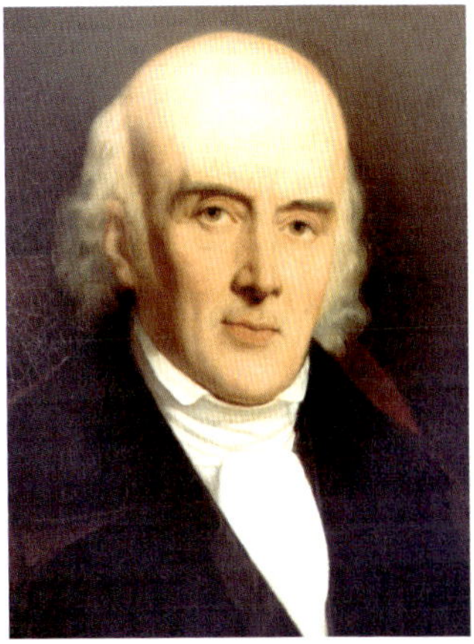

Samuel Hahnemann

Samuel Hahnemann (1755–1843) ist der einzige Arzt, dem in der amerikanischen Hauptstadt Washington ein Denkmal errichtet wurde. Verantwortlich dafür war Präsident William McKinley im Jahre 1900.

Hahnemann hatte nicht nur Medizin studiert, sondern war auch ein guter Chemiker, der das damals wichtigste deutsche Lexikon für Apotheker verfasste. Er sprach mindestens neun Sprachen, so dass er sein Studium an der Universität Leipzig durch Sprachunterricht finanzieren konnte.

Seine Fremdsprachenkenntnisse ermöglichten Hahnemann, sich mit neuesten Entwicklungen in Medizin und Wissenschaft vertraut zu machen. Die Übersetzung von 22 Fachbüchern, insbesondere aus der Medizin und Chemie (darunter einige mehrbändige Werke), brachte ihm neben eigenem Wissen auch große Anerkennung ein. Innerhalb von 29 Jahren übersetzte Hahnemann 9.460 Seiten.

Ehe er die Homöopathie entdeckte, war Hahnemann als Arzt bereits so angesehen, dass selbst der deutsche Adel seinen Rat einholte.

Moderne Medizinhistoriker belegen, dass Hahnemann gutes Augenmaß und ein gesundes Urteilsvermögen an den Tag legte, weil er unter anderem passende Ernährung, frische Luft und Bewegung verordnete. Sein Einsatz für Hygiene bei Epidemien wird bei Vertretern des öffentlichen Gesundheitswesens anerkannt, und sein freundlicher Umgang mit geistig oder seelisch Kranken, die damals recht grausam behandelt wurden, sichert ihm einen Ehrenplatz in der Geschichte der Psychiatrie (Rothstein 1972: S. 152).

Es ist wohl wenig überraschend, dass Hahnemann schon 1777 Freimaurer wurde und später zum Obermeister ernannt wurde (Jurj 2007). Die Mitglieder dieses Männern vorbehaltenen, esoterischen Geheimbundes bestimmte moralische und metaphysische Ideale.

Hahnemann löste sich von der Schulmedizin der damaligen Zeit, weil er der Ansicht war, dass sie mehr Schaden als Nutzen brächte. Seine Familie mit den elf Kindern ernährte er durch Übersetzungen. Während der Arbeit an einem Buch von William Cullen, dem führenden Physiologen jener Zeit, fiel Hahnemann auf, dass Cullen Chinarinde wegen ihrer bitteren, adstringierenden Wirkung als Malaria-mittel empfahl. Diese Aussage klang für Hahnemann merkwürdig, weil er andere bittere, adstringierende Arzneimittel kannte, die nicht gegen Malaria helfen. Daraufhin führte er einen Selbstversuch durch, bei dem er das Mittel zweimal täglich zu sich nahm, bis es zu Vergiftungserscheinungen kam. Er entwickelte Fieber mit Schüttelfrost und andere malariaartige Symptome. Hahnemann überlegte, dass Chinarinde (die Chinin enthält) sich vielleicht gerade deshalb zur Malariabehandlung eignet, weil sie in der Lage ist, vergleichbare Symptome hervorzurufen.

Auf die Dauer testete Hahnemann neunzig weitere Substanzen und lud auch seine Kollegen und Freunde ein, an diesen Experimenten teilzunehmen. Dabei ergab sich ein immer wiederkehrendes Muster: Eine Überdosis bestimmter Substanzen ruft einen einzigartigen Symptomenkomplex hervor, doch wenn man dieselbe Substanz in speziell zubereiteter Dosierung Menschen mit ganz ähnlichen körperlichen Symptomen verabreicht, regt sie die Selbstheilungskräfte des Körpers an.

Hahnemanns Beobachtung zufolge reagieren Kranke extrem empfindlich auf das Mittel, das ähnliche Symptome erzeugt wie ihre eigenen. Deshalb ging er zu immer niedrigeren Dosen über. Als Chemiker prüfte er unterschiedliche Methoden, die Dosierung sowohl sicher als auch wirksam zu gestalten. Innerhalb von 40 Jahren experimentierte er mit Ansätzen, seine Arzneien im Verhältnis 1:10, 1:100 oder 1:50.000 zu verdünnen, wobei nach jedem Verdünnen kräftig verschüttelt werden musste. Dabei bestätigte sich immer wieder, dass extrem geringe Wirkstoffdosen bei einer Verordnung nach dem Ähnlichkeitsprinzip ganz erhebliche heilende Wirkungen entfalten.

Hahnemann war so von seinem Forschungsdrang beseelt, dass er es sich mit seinen Schlussfolgerungen zu den extrem kleinen Dosierungen, die ihm und seinen Kollegen zufolge wirksam waren, keineswegs einfach machte. Seine ersten Aufzeichnungen zur Homöopathie stammen von 1796. Anschließend arbeitete er 30 Jahre lang (!) in erster Linie mit Dosierungen, die heute als Niedrigpotenzen gelten. 1829 berichtete ihm ein homöopathischer Arzt von Erfolgen mit Potenzen, die über 100-mal im Verhältnis 1:10 verdünnt worden waren. Diese Information nahm Hahnemann skeptisch auf, bis er selbst feststellte, dass solche Hochpotenzen überraschend wirkungsvoll waren (Bradford 1895: S. 455 - 456).

Insgesamt verfasste Hahnemann drei wichtige Werke zur Homöopathie, einschließlich sechs Ausgaben seines Grundlagenwerks *Organon der Heilkunst*, wobei er seine Erkenntnisse fortwährend aktualisierte und verfeinerte.

Christoph Wilhelm Hufeland (1762–1836) war zu seiner Zeit Deutschlands bekanntester und angesehenster Arzt und im frühen 19. Jahrhundert so berühmt wie Goethe und Schiller. Als Herausgeber des *Journals der practischen Arzneykunde* veröffentlichte **Hufeland** etliche

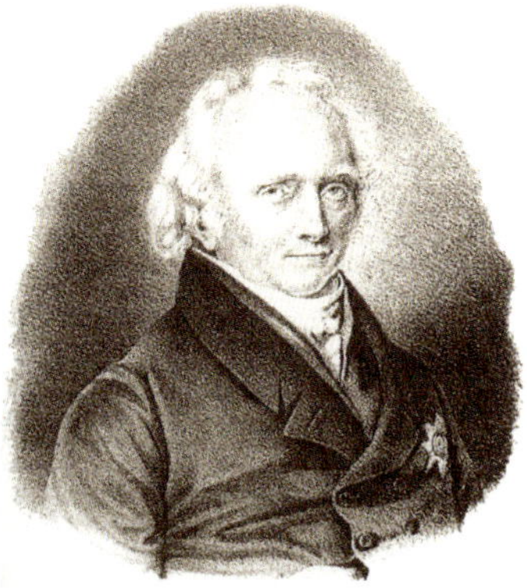

Christoph Wilhelm Hufeland

Grundsatzartikel von Hahnemann, von dem er sehr viel hielt: „Ich habe bei ihm ein breites Wissen, einen klaren Verstand und einen Geist der Toleranz entdeckt, wovon letzterer bei ihm besonders bemerkenswert ist", und er schätzte Hahnemann als einen unserer „ausgezeichnetsten, geistvollsten und originellsten Ärzte" (Hufelands Journal, Band 6, S. 2).

Schon 1831, also lange bevor Robert Koch 1883 endlich den Choleraerreger entdeckte, schrieb Hahnemann die Ursache für die damals wütende Choleraepidemie „einer, bis ins Ungeheure vermehrten Brut jener, dem menschlichen Leben so mörderisch feindlichen, unendlich feinen, unsichtbaren, lebenden Wesen [zu], welche den Ansteckungsstoff der Cholera wahrscheinlichst bilden" (Hahnemann 1831 in: Schmidt und Kaiser (Hrsg.) 2001: S. 814).

Nicholas von Hoffmann von der *Washington Post* schrieb: „Obwohl dieser deutsche Arzt nie in den Staaten war, spalteten seine Ideen über 70 Jahre lang die amerikanische Medizin. Keine andere einzelne Person störte die eingesessenen, bequemen Strukturen dieses Berufsstandes derart auf wie Hahnemann, und viele der von ihm aufgeworfenen Fragen sind noch heute nicht beantwortet" (von Hoffmann 1971).

Selbst die ärgsten Widersacher der Homöopathie fanden für Samuel Hahnemann durchaus freundliche Worte. So erklärte Morris Fishbein, Geschäftsführer der American Medical Association: „Der Einfluss Hahnemanns war insgesamt sicher zum Guten. Er betonte die individuelle Sicht auf den Patienten bei der Behandlung einer Erkrankung … und er zeigte auf, wie wichtig es ist, ein Arzneimittel auf seine tatsächlichen Vorzüge zu testen" (Fishbein 1925: S. 37).

Trotz Hahnemanns erheblicher Beiträge zu Medizin, Pharmazie, Chemie, Psychiatrie und Gesundheitswesen blieb er ein bescheidener Mann. „Ich verlange bei meinen Lebzeiten keine Anerkennung der wohltätigen Wahrheit, die ich uneigennützig mitteile; ich habe, was ich tat, aus höheren Gründen für die Welt getan. *Non inutilis vixi*(Ich habe nicht umsonst gelebt)“ (Neng 1930).

Diese lateinische Inschrift steht auf Hahnemanns Denkmal in Washington, D.C. In der Tat hat Dr. Samuel Hahnemann nicht umsonst gelebt.

Charles Darwin

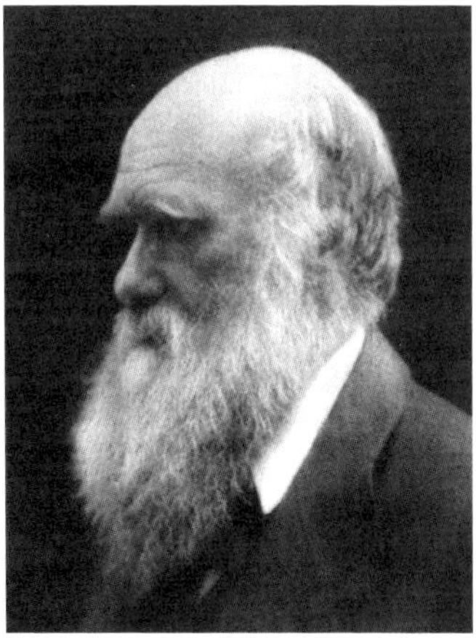

Charles Darwin

Der Naturforscher Charles Darwin (1809–1882) schrieb über die zentrale Rolle der Evolution und der natürlichen Auslese in der Biologie und in der menschlichen Entwicklung. Sein Buch *Die Entstehung der Arten* (1859) stellt die Evolution als Grundprinzip der Natur dar. Kaum jemand weiß, dass Darwin erheblich von einer homöopathischen Behandlung profitierte. Man könnte sogar behaupten, dass Darwins berühmtestes Werk ohne diese Behandlung zehn Jahre vor dessen Veröffentlichung vielleicht nicht entstanden wäre.

Mit 16 Jahren ging Darwin einen Sommer lang bei seinem Vater, einem Arzt, in die Lehre. Später schrieb er sich an der Universität Edinburgh zum Medizinstudium ein, fühlte sich von der Brutalität der Chirurgie und den primitiven Behandlungsmöglichkeiten jedoch abgestoßen. Deshalb konzentrierte er sich auf die Naturforschung. Doch sein

Vater bestand darauf, dass er in Cambridge Theologie studierte (da Kleriker damals deutlich besser verdienten als viele andere Berufsgruppen). Nach Darwins Abschluss in Cambridge, 1831, schiffte er sich mit der HMS Beagle zu einer fünfjährigen Reise zur Erforschung der südamerikanischen Küste ein. An Bord wurde Darwin seekrank und im Oktober 1833 begann er in Argentinien zu fiebern. Im Juli 1834 ging es ihm bei seiner Rückkehr von den Anden an die chilenische Küste so schlecht, dass er einen Monat das Bett hüten musste.

Ab 1837 litt Darwin häufig unter Magenschmerzen, Erbrechen, schweren Furunkeln, Herzrasen, Zittern und anderen Symptomen. Diese Symptome verschlimmerten sich unter Stress, zum Beispiel bei der Teilnahme an Versammlungen oder bei Kontroversen um seine Theorien, denn er geriet wie viele innovative Wissenschaftler wegen seiner neuen Ideen stark unter Beschuss. Die Ursache für Darwins Erkrankung blieb sein Leben lang unbekannt, und er unterzog sich erfolglos den verschiedensten Behandlungen. Heute vermuten die einen, dass Darwin sich mit der durch Wanzenbisse übertragenen Chagas-Krankheit angesteckt haben könnte. Andere glauben, er hätte an der Ménière-Krankheit gelitten. Die Schulmediziner seiner Zeit hatten jedoch keine Ahnung, was mit ihm los war, und alle Behandlungen machten seinen Zustand nur noch schlechter.[58]

1847 verschlimmerte sich Darwins Erkrankung. Erneut litt er wiederholt an Erbrechen und Schwäche. Diesmal verlor er dabei auch das Bewusstsein und sah Punkte vor den Augen. Darwin schrieb damals, er sei „an einem von drei Tagen nicht in der Lage etwas zu tun" (Ruddick 2001: S. 192). Er war so krank, dass er im November 1848 nicht einmal zur Beerdigung seines Vaters reisen konnte. Im März 1849 erzählte ihm dann ein alter Kamerad von der HMS Beagle von einer neuen medizi-

[58] Neuerdings wird spekuliert, Darwin hätte an Laktoseintoleranz gelitten (Campbell und Matthews 2005), doch das bleibt spekulativ und wäre bestenfalls ein Aspekt eines komplexeren Gesamtsyndroms.

nischen Behandlungsform durch den Arzt **James Gully** (1808–1883), und sein Cousin erzählte, dass zwei Freunde erheblich von Gullys Behandlung profitiert hätten. Daraufhin reiste Darwin zu Gully, wobei er seine Frau Emma und die sieben Kinder mitnahm (Keynes 2002). Doktor Gullys Kurklinik lag südwestlich von Birmingham in Malvern, also über 200 km von Darwins Wohnort entfernt.

Dr. James Gully hatte an der Universität Edinburgh studiert. Er war ein unbeugsamer Streiter gegen die damals übliche Medikamentierung. Neben Wasseranwendungen und Ernährungsvorschriften behandelte er auch mit homöopathischen Mitteln und empfahl Sitzungen bei einer medizinischen Hellseherin. Nach neun Tagen bei Dr. Gully beklagte sich Darwin über dessen Verschreibungen: „Leider muss ich sagen, dass Dr. Gully mir dreimal täglich homöopathische Medizin verabreicht, die ich ohne den kleinsten Glauben gehorsam einnehme." Er fuhr fort: „Ich mag Dr. Gully sehr, er ist gewiss ein fähiger Mann. Mich überrascht, wie oft seine Bemerkungen ganz nach denen meines Vaters klingen" (Burkhardt 1996: S. 106). Trotz dieser Ähnlichkeit und „Fähigkeit" Gullys war Darwin noch nicht von der Wirksamkeit homöopathischer Arzneien überzeugt.

Obwohl Darwin Dr. Gullys Verordnungen bereitwillig befolgte, blieb er bezüglich seiner Familie skeptisch, denn er zweifelte daran, wie Gully Homöopathie und andere alternative Heilmethoden verknüpfte.

Dennoch gab er bereits zwei Tage später, am 30. März 1849, zu: „Ich habe bereits so viel profitiert, dass ich wirklich auf eine umfassende Genesung hoffe" (Burkhardt 1996: S. 107). Nach acht Tagen waren Darwins Beine komplett von Ausschlag überzogen, was dieser jedoch begrüßte, weil er aus Erfahrung wusste, dass er anschließend mit einer merklichen Besserung seiner körperlichen und geistigen Gesundheit rechnen durfte.[59] Einen ganzen Monat musste er sich nicht mehr über-

[59] Homöopathen kennen mit der Heringschen Regel, der zufolge eine innere Heilung mit äußerlichen Symptomen einhergehen kann, ein ähnliches Phäno-

geben, was für ihn eine seltene Erfahrung war, und er nahm sogar zu. Eines Tages überraschte er sich selbst, weil er volle sieben Meilen laufen konnte. Einem Freund schrieb er: „Ich verwandele mich in eine reine Lauf- und Essmaschine" (Quammen 2006: S. 112).

Nach nur einmonatiger Behandlung musste Charles Darwin eingestehen, dass Gullys Behandlungen ganz und gar keine Quacksalberei darstellten. Nach 16 Wochen fühlte er sich wie ein neuer Mensch, und im Juni konnte er nach Hause fahren, um seine wichtige Arbeit wieder aufzunehmen (Grosvenor 2004). Darwin schrieb sogar, er wäre „von nahezu perfekter Gesundheit" (Burkhardt 1996: S. 108).

Trotz Darwins großer gesundheitlicher Fortschritte hat er sich nie öffentlich für die Homöopathie eingesetzt. Andererseits sollte man dabei berücksichtigen, dass die Homöopathie zwar im britischen Königshaus, bei vielen Schriftstellern und unter den Reichen und Mächtigen jener Zeit sehr populär war, dass ihr jedoch aus der konservativen Ärzteschaft und Wissenschaft eine unglaubliche Feindseligkeit entgegengebracht wurde. Nachdem Darwin gerade erst angefangen hatte, seine neuen Ideen zur Evolution publik zu machen, wäre es beruflichem Selbstmord gleichgekommen, seine guten Erfahrungen mit der Homöopathie hinauszuposaunen. Damit hätte er bei seinen Kollegen, die diese junge medizinische Fachrichtung äußerst skeptisch sahen, seine Glaubwürdigkeit beschädigt.

18 Monate nach seinem ersten Besuch bei Dr. Gully äußerte er in einem privaten Brief Zweifel an der Homöopathie:

> Sie erwähnen die Homöopathie, ein Thema, das mich noch zorniger macht als Hellseherei.[60] Hellseherei überschreitet

---

men. Die äußeren Symptome sind ein wichtiger Teil des Heilungsprozesses. In der Schulmedizin werden diese Hautsymptome leider immer wieder unterdrückt und in den Körper zurückgeschoben, was der Gesundheit insgesamt schadet.

60 Die Hellseherin, deren Gully sich bediente, war angeblich in der Lage, direkt in den Körper eines Menschen zu sehen.

> jeden Glauben, so dass der gewöhnliche Menschenverstand außer Kraft gesetzt wird, doch bei der Homöopathie kommen der normale Verstand und normale Beobachtungen ins Spiel, und beide müssen vor die Hunde gehen, wenn diese zigsten Dosen irgendeine Wirkung haben sollen. Wie wahr eine Bemerkung ist, sah ich neulich bei Quetelet [einem bekannten Statistiker jener Zeit] bezüglich des Beweises eines Heilungsprozesses, nämlich dass bei einer Krankheit niemand weiß, was einfach geschieht, weil man nichts unternimmt – dem Standard, mit dem die Homöopathie zu vergleichen ist – und allen derartigen Dingen. Es ist leider in meinen Augen ein wunder Punkt meines geliebten Dr. Gully, dass er an alles glaubt. Als [seine Tochter] sehr krank war, zog er eine Hellseherin hinzu, um zu erfahren, was bei ihr innerlich verändert war, einen Hypnotiseur zum Einschlafen, einen Homöopathen, nämlich Dr. Chapman, und sich selbst als einen Hydropathen, und das Mädchen erholte sich. (Brief vom 4. September 1850, nach: Darwin, 1903: S. 341)

Neben der Skepsis in diesem Brief bemerkte er die Heilung des Mädchens durch Dr. Gully und sein Team.

In späteren Jahren kam es gelegentlich zu Rückfällen, so dass Darwin mehrfach für zwei bis acht Wochen zu Dr. Gully zurückkam. Obwohl Darwin sich bei seinem ersten Besuch über eine „komplette Stagnation des Verstandes" beklagt hatte, hatte er bei späteren Besuchen in Gullys Klinik keine derartigen Probleme mehr, sondern versicherte, dass sein Verstand hellwach wäre und seine wissenschaftliche Arbeit gut vorankäme (Quammen 2006: S. 113).

Darwin lebte noch 33 Jahre, und es überrascht und irritiert, dass die faszinierende Geschichte von Darwins Erfahrungen mit Homöopathie und Hydrotherapie heute kein integraler Bestandteil der

Wissenschafts- und Medizingeschichte sind. Nach der erfolgreichen Behandlung seiner anhaltenden Übelkeit mit Erbrechen, häufigen Schwächeanfällen, Punkten vor den Augen, quälenden Magenschmerzen, schweren Furunkeln und Herzrasen konnte er seine bahnbrechende Arbeit erheblich leichter fortsetzen.

Andere bekannte Patienten, die von Dr. Gullys Behandlung profitierten, waren zum Beispiel der Schriftsteller Charles Dickens, der Dichter Lord Alfred Tennyson, die berühmte Krankenschwester Florence Nightingale, die Schriftstellerin George Eliot, der schottische Satiriker und Historiker Thomas Carlyle, der Kunst- und Sozialkritiker John Ruskin, der Schriftsteller, Dramatiker und Politiker Edward Bulwer-Lytton, Thomas Babington Macaulay (erster Baron Macaulay, ein Dichter und Politiker) und Bischof Samuel Wilberforce (Desmond und Moore 1992: S. 363). Auch drei Premierminister, William Gladstone, Benjamin Disraeli und George Hamilton-Gordon und sogar Königin Victoria persönlich suchten bei Dr. Gully Hilfe. Hamilton-Gordon bezeichnete Gully als den „begabtesten Arzt dieser Zeit" (Ruddick 2001: S. 2).

Während es keine Belege dafür gibt, dass Darwin wusste, dass diese Menschen Dr. Gully aufsuchten, freute er sich doch, als sein Cousin William Darwin Fox, der Darwin auf die Entomologie und auf Dr. Gully gestoßen hatte, den Arzt aufsuchte und es ihm danach besser ging (Burkhardt 1985: VI, S. 346). Am siebten Dezember 1855 schrieb Darwin: „Dr. Gully hat mir *sehr* geholfen" (Hervorhebung von Darwin).

In Darwins Biographien wird die homöopathische Behandlung, die er erhielt, teilweise verschwiegen. Wenn seine anhaltenden Gesundheitsprobleme erwähnt werden, liegt die Betonung meist auf der Hydrotherapie („Wasserkur") in Dr. Gullys Kurklinik, die Charles Darwin später mit kalten Bädern und eigenhändigem Abklopfen des Körpers selbstständig fortsetzte. Eine neuere Biographie schreibt die Verbesserungen einem Placeboeffekt zu, obwohl Darwin bei den vielen anderen Ärzten, die er aufsuchte, und den vielfältigen Behandlungen, die er erhielt, keine ähnlichen Effekte erzielen konnte. Dort heißt es, er hätte „sich selbst eingeredet, dass die Wassertortur half" (Quammen 2006: S. 112). (Hier fällt auch der mangelnde Respekt vor der Hydrotherapie auf, die der Biograph als „Wassertortur" bezeichnet.)

Darwin und viele andere Biographen haben die Hydrotherapie hervorgehoben, weil sie einfach nicht glauben konnten, dass homöopathische Arzneien einen Nutzen haben könnten. Andererseits fragt man sich, ob die Wasseranwendungen allein so erhebliche Verbesserungen hätten bewirken können. Und selbst wenn es so wäre, gab es doch damals nur in wenigen englischen Bädern homöopathische Behandlungen durch einen erfahrenen Arzt. Es steht zu bezweifeln, dass die oben erwähnte geistige Elite, die sich von Dr. Gully behandeln ließ, allein oder in erster Linie von den Wasseranwendungen profitierte. Viel näherliegend ist die Erklärung, dass homöopathische Arzneimittel bei der Genesung von Charles Darwin (und anderen) eine Schlüsselrolle spielten. Spannend an der Geschichte von Darwin ist auch, dass sie eine letztlich grundlegende Beobachtung wirklich erfolgreicher Heilmethoden bestätigt: Dass sie unabhängig davon wirken, ob der Patient an sie glaubt oder nicht.

Hartnäckige Skeptiker beharren darauf, dass die homöopathische Behandlung weder Darwin noch anderen hätte helfen können und dass die therapeutische Wirkung einzig den Wasseranwendungen zuzuschreiben sei. Dennoch hätten damals nur wenige orthodoxe Ärzte auch nur in Erwägung gezogen, Patienten mit komplexen Erkrankungen durch eine Wasserkur zu behandeln – was heute kaum anders ist.

Trotz des großen Respekts, den seine vielen berühmten Patienten Dr. Gully zollten, war er bei einigen konservativen Ärzten sehr verrufen. Sein erbittertster Widersacher war Sir Charles Hastings, ein Arzt, der später an der Gründung der British Medical Association teilhatte.

Dr. Hastings war entschieden gegen die Hydrotherapie und schrieb häufig Artikel über deren „Gefahren". Er selbst hingegen griff auf zahlreiche konventionelle Behandlungen zurück, die bald schon allgemein als barbarisch galten (Bradley und Dupree 2003).[61]

Auch Darwins Briefe sind Ausdruck seiner Gedanken über die Schulmedizin seiner Zeit. Mit Nachdruck erklärte er, er hätte „keinerlei Vertrauen in die gewöhnliche Doktorei". Doch nach zwölf Jahren hartnäckiger Übelkeit mit Erbrechen gab Darwin 1956 zu, dass Dr. Gullys Behandlung von 1849 so erfolgreich gewesen war, dass „das Erbrechen nie (oder fast nie) wiederkehrte" (Burkhardt 1985, VI: S. 238).

Als Dr. Gully sich gegen 1860 aus seiner Vollzeittätigkeit in Malvern zurückzog,[62] wählte er als Nachfolger **Dr. James Smith Ayerst**

---

[61] Bei Gully und Hastings kam hinzu, dass auch ihre Söhne einander bekämpften. Gullys Sohn, William Court Gully, wurde Sprecher des britischen Oberhauses (1895–1905), während Hastings Sohn, George Woodyatt Hastings, Rechtsanwalt und Politiker wurde. Wie sein Vater war Hastings ein aktiver Gegner alternativer medizinischer Behandlungsformen. Allerdings litt Hastings' Ruf schließlich beträchtlich, als er wegen Veruntreuung in einer Erbschaftsangelegenheit zu einer Haftstrafe verurteilt wurde.

[62] Eine weitere Geschichte zu Dr. James Gully hat nichts mit Homöopathie zu tun. Dr. Gully war in einen der spannendsten britischen Justizfälle des 19. Jahrhunderts verwickelt. 1871 – mit 63 Jahren – begann Dr. Gully eine Affäre mit Florence Ricardo, einer jungen Frau Anfang zwanzig, deren Ehe sehr schwierig verlief. Wenige Monate nach Beginn der Beziehung starb ihr Mann. 1872 wurde die Verbindung der beiden bekannt, und obwohl Florence Witwe war und Dr. Gully seit langem von seiner Frau getrennt lebte, wurden beide deshalb scharf angegriffen. Später wurde bekannt, dass Dr. Gully bei Florence Ricardo eine Abtreibung durchgeführt hatte. Um wieder in gewissen Ehren gehalten zu werden, ehelichte Florence eilig einen vornehmen Rechtsanwalt, Charles Bravo, der sie jedoch schon kurz nach der Hochzeit schwer misshandelte. Innerhalb von fünf Monaten nach der Eheschließung wurde Bravo tot – offenbar vergiftet – aufgefunden. Damit geriet seine Frau unter Mordverdacht, doch es wäre auch möglich, dass die Haushälterin schuldig war, da dieser die Kündigung bevorstand. Auch ein kurz zuvor entlassener Hausangestellter könnte den Mord begangen haben,

(1824/25-1884). Auch Ayerst war Homöopath. Er hatte als chirurgischer Assistenzarzt in der Royal Navy gedient, war Arzt in Great Malvern, Worcestershire, führte in Old Well House, Malvern Wells, eine hydropathische Kurklinik in Zusammenarbeit mit der von Dr. Gully, konzentrierte sich auf Homöopathie und Hygiene und praktizierte später in Torquay, Devon.

Darwins Frau Emma schrieb an William Darwin Fox: „Wir mögen Dr. Ayerst, auch wenn er nicht denselben Einfluss hat wie Dr. Gully. Doch ein Termin bei Dr. Gully ist kaum zu bekommen, obwohl ich einräumen muss, dass er zweimal nach Ch. [Charles] gesehen hat und seine Behandlung gutheißt" (29. September 1863, in: Burkhardt 1985, XI: S. 643).

Darwin suchte auch andere Kurbäder auf. 1857 und 1859 reiste er nach Moor Park, das von dem Arzt Edward Wickstead Lane geleitet wurde, einem Hydrotherapeuten (kein Homöopath). Vielleicht ist es kein Zufall, dass Darwins berühmtes Buch *Der Ursprung der Arten* im Druck war, während er sich in Ilkley Wells aufhielt, einem Kurbad unter der Leitung von Dr. Edmund Smith, einem anderen homöopathischen Arzt (Burkhardt 1985: XI, 361).

Am fünften März 1863 schrieb Darwin an den Botaniker J. D. Hooker: „Ein ordentliches Ekzem würde mir guttun, und heute Morgen verspüre ich einen Anflug davon und fühle mich deshalb ein wenig lebendig" (Burkhardt 1985, XI: S. 200). Am 23. März 1863 schrieb er an seinen Cousin W. D. Fox: „Ich habe ein Ekzem im Gesicht, was mir so guttut wie anderen ihre Gicht" (Burkhardt 1985, XI: S. 255).

Offenbar hatte Darwin – ob durch Unterweisung oder aus eigener Erfahrung – eine häufige Beobachtung in der Homöopathie begriffen:

---

denn er brüstete sich in einer Kneipe damit, Bravo umbringen zu wollen. Obwohl es keinen stichhaltigen Beweis für Dr. Gullys Beteiligung gab, geriet auch er in Verdacht. Der Mord wurde nie aufgeklärt, doch ein aktuelles Buch zu diesem Thema lässt stärker vermuten, dass Florence Bravo die Tat selbst vollbracht hat (Ruddick 2001).

Hauterscheinungen oder Symptome an den Extremitäten (Gicht zeigt sich an der Großzehe) sind wichtige äußere Symptome des Krankheitsprozesses, die nicht durch konventionelle Arzneimittel unterdrückt werden sollten. Denn Homöopathen und andere Befürworter der Naturmedizin wissen um die „Weisheit des Körpers" und erkennen an, dass auch akute, schmerzhafte Symptome zeigen, dass der Körper innere, krankhafte Vorgänge nach außen bringen will.

Darwin führte auch selbst Experimente durch, bei denen er kleine Dosen einer insektenfressenden Pflanze (*Drosera rotundifolia* oder auch *Sonnentau*) prüfte, die in der Homöopathie gern verwendet wird. Dabei fand er heraus, dass bestimmte Ammoniaksalze die Drüsen der Tentakel dieser Pflanze stimulieren und diese dazu bringen, sich nach innen zu kehren. Diese Lösung verdünnte er immer weiter, aber die Pflanze konnte das Salz immer noch erkennen. Am siebten Juli 1874 schrieb Darwin an einen bekannten Physiologen, Professor F. C. Donders aus Utrecht in den Niederlanden, dass seiner Beobachtung zufolge noch eine Verdünnung von 1 zu 4 Millionen einen nachweisbaren Effekt auf die *Drosera* hätte, ebenso „ein 20 Millionstel des kristallisierten Salzes. Ich bin ziemlich unglücklich bei dem Gedanken, eine solche Aussage bekannt geben zu müssen" (Darwin 1903: S. 498).

Darwin verglich diese verblüffende Beobachtung mit dem Geruchssinn eines Hundes, der ein Tier noch aus einer Viertelmeile Entfernung wahrnimmt. Er sagte: „Doch diese Partikel müssen unendlich viel kleiner sein als ein 20Millionstel eines Körnchens Ammoniakphosphat" (Darwin 1875: S. 173). Er erklärte dazu:

> Der Leser wird diesen Verdünnungsgrad am ehesten begreifen, wenn er bedenkt, dass 5.000 Unzen für ein 31-Gallonen-Fass mehr als ausreichend wären und dass zu dieser großen Menge Wasser nur ein Körnchen Salz hinzugegeben wurde und dass nur eine halbe Drachme [1,8

> Kubikmillimeter] davon auf ein Blatt geträufelt wurde. Doch diese Menge reichte aus, damit sich fast jedes Tentakel und häufig das ganze Blatt einrollte. ... Meine Ergebnisse erschienen auch mir selbst lange unglaubwürdig, so dass ich angestrengt nach jeder erdenklichen Fehlerquelle suchte. ... Die Beobachtungen blieben über mehrere Jahre hinweg konstant. ... Zwei meiner Söhne, die ebenso ungläubig reagierten wie ich, verglichen stapelweise Blätter, die sie gleichzeitig in die verdünnten Lösungen und in Wasser eintauchten. Sie erklärten, es bestünde kein Zweifel an der unterschiedlichen Reaktion. ... Das heißt, wann immer wir einen Geruch wahrnehmen, ist dies ein Nachweis, dass unendlich viel kleinere Teilchen unsere Nerven beeinflussen. (Darwin 1875: S. 170)

In seinem Buch über seine Drosera-Experimente äußert er sich erstaunt über die sensible Reaktion einer Pflanze auf extrem geringe Mengen bestimmter chemischer Substanzen: „Darüber hinaus besteht diese extreme Empfindsamkeit, die noch den empfindlichsten Teil des menschlichen Körpers übersteigt, genau wie die Kraft, verschiedene Impulse von einem Teil des Blattes zu einem anderen zu übertragen, ohne die Intervention eines Nervensystems" (Darwin 1875: S. 272).

Darwin entdeckte aber auch, dass *Drosera* nicht auf jede beliebige Substanz reagiert. Er prüfte verschiedene Alkaloide und andere Substanzen, die bei Mensch und Tier starke Wirkungen auf das Nervensystem haben, bei Drosera jedoch überhaupt keine. Deshalb kam er zu dem Schluss, dass die „Macht der Übertragung eines Einflusses auf andere Teile des Blattes, die zu einer Bewegung, veränderter Sekretion oder Aggregation führt, nicht vom Vorliegen eines verzweigten Elements abhängt, das mit Nervengewebe verbunden ist" (Darwin 1875: S. 274).

Darwin bestätigte damit eine wichtige homöopathische Beobachtung, dass lebende Systeme nur auf bestimmte Substanzen überempfindlich reagieren. Es ist traurig und merkwürdig zugleich, dass herkömmliche Wissenschaftler die Homöopathen wegen ihrer extrem geringen Dosierungen angreifen und das Credo der Homöopathen nicht zu würdigen wissen, dass Lebewesen, ob Mensch, Tier oder Pflanze, nur auf eine begrenzte Anzahl von Substanzen überempfindlich reagieren (wobei die homöopathische Methode der individuellen Behandlung die Bestimmung dieser Substanz oder dieser Substanzen erleichtert).

In Darwins gesammelten Briefen findet sich ein weiterer interessanter Verweis auf die Homöopathie, der sehr wichtig, wenn auch leider nicht vollkommen klar zu verstehen ist. Am 20. August 1862 schrieb Darwin an Asa Gray, einen Botanikprofessor (wobei der erste Teil, unten in eckigen Klammern dargestellt, vermutlich von seinem Sohn und Assistenten Francis Darwin stammt, der die Briefe seines Vaters sammelte):

> [Der überwiegende Teil der Briefe von 1862 handelt von seiner Arbeit mit Orchideen, doch die Welle der Anerkennung der Evolution breitete sich noch immer aus, und es kamen noch immer zahlreiche Besprechungen und Briefe zu diesem Thema. Als Beispiel für die seltsamen Briefe, die er empfing, sei einer genannt, der ihn im Januar jenes Jahres erreichte. Er stammte] von einem deutschen Homöopathen, einem glühenden Bewunderer des „Ursprungs". Hatte selbst ein ganz ähnliches Buch veröffentlicht, geht jedoch viel tiefer. Erklärt den Ursprung der Pflanzen und Tiere nach dem Prinzip der Homöopathie oder dem Gesetz der Spiralität. Buch ist in Deutschland Totgeburt. Ob ich es wohl übersetzen und in England veröffentlichen könnte. (Darwin 1903: S. 175).

Das Spannende an dieser Aussage Darwins ist seine Erklärung, dass dieses Werk eines homöopathischen Arztes seinem eigenen ganz ähnlich ist, aber „viel tiefer" geht. Darwins Bemerkung, dass der

Homöopath „das Gesetz der Spiralität" als integralem Bestandteil der Evolution betont, fasziniert insofern, als diese Einsichten der epochalen Entdeckung der spiralenförmig aufgebauten DNA durch Watson und Crick fast hundert Jahre vorausgehen.

Robert Jütte, der leitende Historiker am Robert-Bosch-Institut in Stuttgart, der vielleicht größten homöopathischen Bibliothek der Welt, wo auch Hahnemanns Fallbücher lagern, ist der Ansicht, dass es sich bei dem deutschen Homöopathen wahrscheinlich um **Augustus Wilhelm Koch** (1805–1886) handelte. Koch war ein konventionell ausgebildeter Arzt, der 1831 an der Universität Tübingen einen Doktor erlangte. Einige Jahre später öffnete er sich der Homöopathie, zog auf Einladung einiger einflussreicher Familien aus Stuttgart dorthin und betrieb bald eine erfolgreiche homöopathische Praxis. 1846 schrieb er ein 613 Seiten starkes Werk mit dem Titel *Die Homöopathie, physiologisch, pathologisch und therapeutisch begründet: oder das Gesetz des Lebens im Gesunden und Kranken.*

In der Einleitung zu diesem Buch (S. xv) erklärt Koch die Homöopathie aus wissenschaftlicher Sicht als Teil eines umfassenderen „Grundgesetzes des organischen Lebens", das man als „Gesetz der Spiralität" übersetzen könnte. Ein ganzes Kapitel widmet sich der Evolution der Kristalle, Pflanzen und Tiere.

Ein Jahr nach der Veröffentlichung zog Dr. Koch nach Philadelphia, wobei er vor dem Verlassen Europas noch zum Ehrenmitglied des Homöopathischen Instituts Paris ernannt wurde. In den USA war er aktives Mitglied des Amerikanischen Instituts für Homöopathie und der medizinischen homöopathischen Gesellschaften des Staates Pennsylvania und des County Philadelphia. Außerdem war er Kuratoriumsmitglied am Hahnemann Medical College von Philadelphia (Rogers 1998: S. 41). Er wurde ein enger Freund und Kollege des „Vaters der amerikanischen Homöopathie", Dr. Constantine Hering (1800–1880), den er später mit zu Grabe trug.

Obwohl Koch in Amerika lebte und Englisch lesen und schreiben konnte, wünschte er sich offenbar eine wirklich gute Übersetzung durch Darwin (oder jemand anderen), dessen Muttersprache Englisch war. Leider ist seine meisterhafte Arbeit nie auf Englisch erschienen.

Trotz Darwins persönlicher Erfahrungen und erheblicher Erfolge als Patienten eines Homöopathen, bekannte er sich nie öffentlich dazu, wie sehr er davon profitiert hatte. Und trotz seiner eigenen Experimente an Pflanzen, bei denen er homöopathische Dosen verwendete, bediente er sich in seinen veröffentlichten Werken nie des Wortes „homöopathisch". Das mag überraschend wirken, doch Darwins Entscheidung, die Homöopathie nicht zu erwähnen, war ein wichtiger Bestandteil seiner eigenen Überlebensstrategie. Die nachfolgende Geschichte von Sir John Forbes, wie auch andere Berichte über schulmedizinische Ärzte und Wissenschaftler, zeigen, welche schlimmen Folgen es haben konnte, wenn man sich auch nur ansatzweise positiv über diese umstrittene, aber ungeheuer wirksame Kunst der Medizin äußerte.

Dr. John Forbes

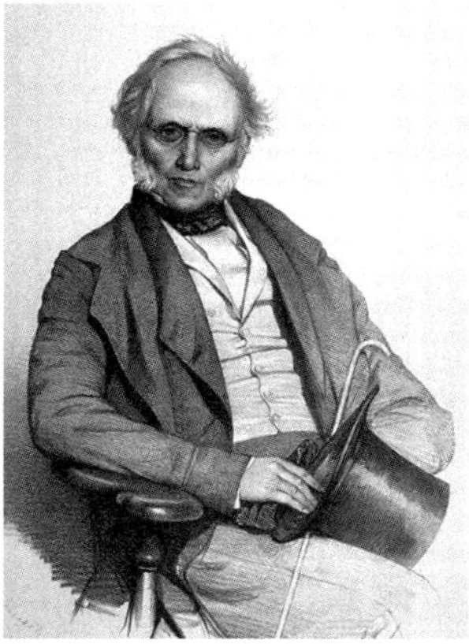

Sir John Forbes

Sir John Forbes zählte Mitte des 19. Jahrhunderts zu den führenden orthodoxen Ärzten Englands. Er war Leibarzt von Königin Victoria (1819–1901), die zu den Wenigen im britischen Königshaus zählte, die nicht zuerst auf einen Homöopathen zurückgriffen. Neben dem von ihm herausgegebenen einflussreichen Lehrbuch *The Cyclopaedia of Practical Medicine* (1833–1835) verfasste er auch eine kritische Schrift zur Homöopathie mit ihren extrem geringen Dosen:

Homeopathy, Allopathy and Young Physic (1846). Über den Begründer der Homöopathie, Dr. Samuel Hahnemann, äußerte sich Forbes jedoch zutreffend und auch freundlich:

> Wer sein Handeln sorgfältig beobachtet oder seine Schriften gründlich liest, wird ohne Zögern eingestehen, dass er ein ganz besonderer Mann war, dessen Name der Nachwelt als Vordenker und Begründer eines speziellen medizinischen Systems in Erinnerung bleiben wird, welches so genial war wie viele, die ihm vorhergingen, und wahrscheinlich dazu bestimmt ist, auf die Dauer – wenn auch nicht gleich – Ursache für wichtigere grundlegende Änderungen in der praktischen Heilkunst zu werden, wie es sie wohl seit Galens Tagen nicht mehr gegeben hat. Zweifellos war Hahnemann ein genialer Gelehrter und unermüdlicher, unerschrockener Forscher. In der Geschichte der Medizin wird sein Name in einem Atemzug mit denen der größten Systematiker und Theoretiker genannt werden, an Originalität und Einfallsreichtum seiner Ansichten kaum zu übertreffen und den meisten darin überlegen, dass er seine Lehren überaus gründlich in die Tat umgesetzt und belegt hat. Die meisten Mediziner hielten es für selbstverständlich, dass das System nicht nur in sich visionär ist, sondern einer Gedankenspielerei entspringt, ohne Bezug zu jeglichen Fakten und durch keinerlei Vernunft oder logische Bedenken gestützt; wobei sein Autor und seine Anhänger und Nachfolger entweder als Visionäre oder als Quacksalber oder beides zugleich eingestuft wurden. Dabei läge nichts ferner von der Wahrheit. Wer die homöopathischen Lehren so untersucht, wie sie in den Schriften Hahnemanns und vieler seiner Nachfolger

> geschildert sind, muss zugeben, dass dieses System nicht nur genial ist, sondern auch nachweislich auf einem höchst eindrucksvollen Arsenal von Fakten und Experimenten beruht, die mit einzigartigem Geschick und viel offenkundiger Fairness zu einem vollständigen Lehrwerk verwoben wurden. Viele seiner Nachfolger sind ernsthafte, aufrechte und gebildete Männer. (Forbes 1846: S. 3-4; Clarke 1905: S. 43-45)

Trotz Forbes' Renommee in der Schulmedizin und beim britischen Königshaus und obwohl sein Buch sich sehr kritisch über die Homöopathie mit ihren sehr kleinen Dosen ausließ (die er als „Verhöhnung der menschlichen Vernunft" bezeichnete), wurde er wegen solcher geradezu positiven Bemerkungen zur Homöopathie heftig angegriffen, und 1.400 Ärzte kündigten ihr Abonnement des anerkannten Journals, das Forbes herausgab (Nichols 1988: S. 126). Damit wurden seine Worte zum Todesstoß für seine bis dato erfolgreiche medizinische Zeitschrift.

1846 führte Forbes sogar eine Studie an Patienten mit Diarrhoe durch, mit der er die Wirksamkeit homöopathischer Arzneien überprüfen wollte. Der einen Gruppe verschrieb er eine herkömmliche medizinische Behandlung, der anderen „Brotpillen". Er ging nämlich irrigerweise davon aus, dass homöopathische Mittel dasselbe wären wie diese Brotpillen und dass er damit die homöopathische Behandlung prüfen könnte (Dean 2006). Leider haben viele schulmedizinisch ausgebildete Ärzte die Wirksamkeit der Homöopathie mit ähnlich absurden Ideen zu testen versucht (Dean 2004: S. 143).

Dr. William Osler

Der Arzt Sir William Osler (1849–1919) gilt im englischsprachigen Raum als Vater der modernen Medizin. Der gebürtige Kanadier absolvierte sein Studium an der Universität McGill, um seine Kennt-

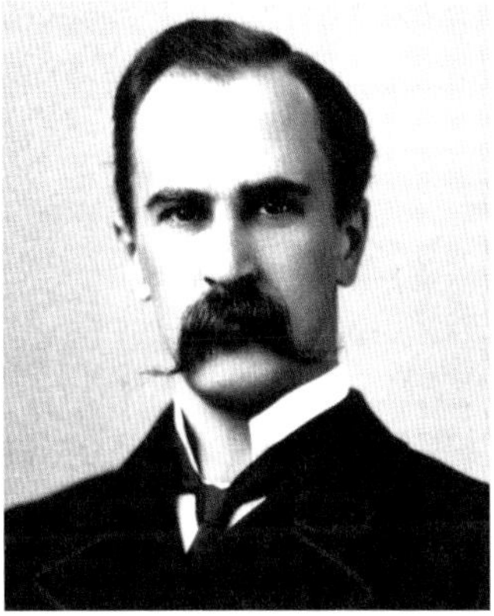

Sir William Osler

nisse später in London, Berlin und Wien auszubauen. 1874 kehrte er nach Kanada zurück, wo er sich der medizinischen Fakultät der Universität McGill anschloss. 1884 wurde er Professor an der Universität Pennsylvania, 1889 Chefarzt am neuen Johns Hopkins Hospital und 1893 Professor an der Johns Hopkins School of Medicine. Oslers Buch *The Principles and Practice of Medicine* (1892), das 1909 als bearbeitete Version unter dem Titel *Lehrbuch der internen Medizin* auf Deutsch erschien, blieb für die nächsten 40 Jahre ein Standardlehrbuch der klinischen Medizin. 1905 folgte er dem Ruf nach Oxford, wo er die Regius Professorship of Medicine annahm, seinerzeit der prestigeträchtigste Titel im englischsprachigen Teil der Welt.

In Oslers Abschiedsrede an die amerikanische Ärzteschaft sagte er:

> Es ist nicht so, dass unsere homöopathischen Brüder schlafen: Weit gefehlt, sie sind hellwach für die Bedeutung der wissenschaftlichen Erforschung von Krankheiten, viele von ihnen um jeden Preis. Es ist eine verstörende Vorstellung, dass so viele gute Männer gewissermaßen vom großen Körper ihres Standes isoliert leben. Der ursprüngliche, tragische Fehler ging von uns aus – der Zwist mit unseren Brüdern über Dezimalstellen war äußerst unklug und dumm. (Osler 1905)

Laut *Time*-Magazine äußerte sich Osler vor seinem Tod 1919 noch deutlicher zugunsten der Homöopathie und ihres Gründers, indem er erklärte, dass „kein Einzelner mehr für den medizinischen Beruf getan hat als Samuel Hahnemann" (Homeopathy 1940).[63]

Dr. Emil Adolf von Behring

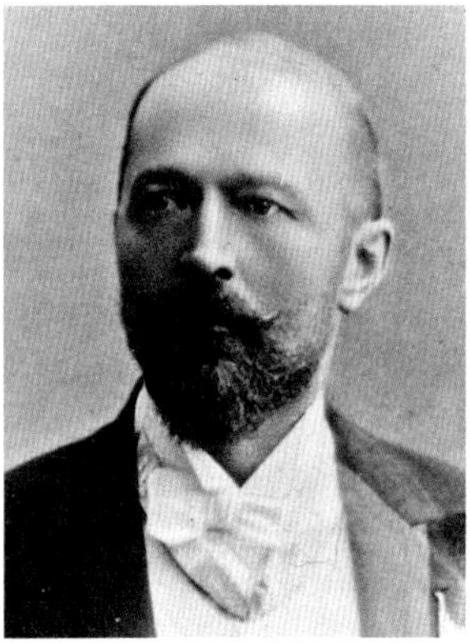

Emil Adolf von Behring

Emil Adolf von Behring (1854–1917) erhielt den ersten Nobelpreis für Medizin für seine Entdeckung des Gegengifts für Diphtherie. Später entdeckte er auch das Gegengift für Tetanus. Er diente einige Jahre als Hauptmann im medizinischen Corps des pharmakologischen Instituts der Universität Bonn. 1888 wurde er am Hygiene-Institut in Berlin Assistent des Pioniers der Bakterienforschung Robert Koch (1843–1910). Später berief man ihn als Professor für Hygiene an die medizinische Fakultät der renommierten Universität Marburg. Wegen seiner wichtigen Entdeckungen zur Immunologie, die damals noch in den Kinderschuhen steckte, gebührt Behring große Anerkennung.

1892 experimentierte Behring mit seriellen (homöopathischen) Verdünnungen, wobei er paradoxerweise eine Erhöhung der Immunaktivität feststellte. Ihm wurde jedoch geraten, dieses Experiment nicht

[63] Der Arzt Harvey Williams Cushing (1869–1939) galt in der ersten Hälfte des 20. Jahrhunderts vielfach als bester Neurochirurg seiner Zeit. In seiner Osler-Biographie sagte er: „Seine [Oslers] Überzeugung, dass übertriebene Medikamentierung zu den damaligen Behandlungsfehlern zählte, wurde gern zitiert, und er betonte gern, dass kein Mensch mehr für den ärztlichen Stand getan habe als Hahnemann, dessen therapeutischer Ansatz gezeigt hätte, dass eine Krankheit immer auf Heilung aus ist, sofern der Patient eine angemessene Fürsorge und Pflege erhält und keine Überdosis" (Cushing 1940: S. 171).

publik zu machen, weil es die Homöopathen unterstützen würde. Erst nachdem er den Nobelpreis gewonnen hatte, wagte er es, seine Experimente zu veröffentlichen (Behring 1905; Coulter 1994: S. 97).

Behring löste sich von der herkömmlichen Medizintradition, indem er den Wert des homöopathischen Ähnlichkeitsgesetzes anerkannte:

> Trotz aller wissenschaftlicher Spekulationen und Experimente über Jenners Schutzpocken-Impfung blieb Jenners Entdeckung für die Heilkunst wie ein erratischer Block stehen, bis von einem ganz anderen Ende her der biochemisch denkende Pasteur, ohne alle Kenntniss von der medizinischen Schulwissenschaft, die Herkunft dieses therapeutischen Blocks von einem Prinzip ableitete, welches nicht besser charakterisiert werden kann als mit dem Hahnemann'schen Wort: „Homöopathisch". In der Tat, was ist es denn anderes, was die epidemiologische Immunität Milzbrand geimpfter Schafe vermittelt, als wie der Eindruck, welchen dem Vorbehandlung mit einem Virus von ähnlicher Art, wie der des schaftödtenden Milzbrandvirus zurücklässt; und wie kann man prägnanter diesen durch ein ähnliches Virus zurückgelassenen Eindruck in die medicinische Kunstsprache übersetzen, als durch das Hahnemann'sche Wort „Homöopathie"? Ich berühre hier ein Gebiet, welches von der medizinischen Schulwissenschaft bis vor nicht langer Zeit mit einem Anathema behaftet ist. Aber wenn ich in historischer Beleuchtung die in diesem Buche zu behandelnden Probleme vorführen will, dann darf ich vor dogmatischen Fluchsprüchen nicht zurückschrecken. (Behring, 1905: S. XXVI und XXVII)

Behring setzte sich sogar dafür ein, der Homöopathie ein „medizinisches Bürgerrecht" zuzuerkennen und sie nicht länger für tabu zu erklären, und erklärte, dass er auch selbst zu einem Homöopathen gehen würde: „Wenn ich, vor die Aufgabe gestellt, eine bisher noch nicht heilbare Krankheit künstlich heilbar zu machen, keinen anderen Weg dazu sehen sollte, als den der Homöopathie: Ich gebe Ihnen die Versicherung, dass ich aus dogmatischen Rücksichten vor dem Beschreiten dieses Weges nicht zurückschrecken werde" (Behring 1905: S. XXVII.)

Zudem zeigte Behring ein hoch entwickeltes Verständnis für Hahnemanns Beitrag zu Medizin und Pharmakologie: „Dass der Kranke anders auf Medikamente reagiert als der Gesunde, was durch Therapieversuche empirisch belegt werden musste, spielte in Hahnemanns Denkweise ebenso eine Rolle" (aus einem Artikel von Behring von 1915; zitiert nach Coulter 1994: S. 96).

Hier geht es darum, dass Behring verstand, dass Homöopathen die Wirksamkeit eines Mittels über toxikologische Experimente ermittelten, bei denen relativ gesunde Menschen wiederholt etwas von einer Substanz einnahmen, bis sich Symptome einer Überdosis zeigten. Jede einfache oder komplexe Substanz erzeugt ihr eigenes toxikologisches Syndrom, und homöopathische Dosen dieser Substanz können und werden Menschen heilen, die vergleichbare Symptome aufweisen. Wenn Krankheitssymptome – welcher Art auch immer – die Bemühungen des Körpers zeigen, mit einer Infektion oder Belastung fertigzuwerden, erscheint es logisch, das Immunsystem des Kranken zu stärken, indem man eine Arznei verabreicht, welche die Verteidigungsmaßnahmen des Körpers imitiert.

1898 erklärte Behring, dass Kochs Entdeckung des Tuberkulosebazillus und dessen Nutzung zur Tuberkulosebehandlung ebenso dem homöopathischen Prinzip entspräche wie Pasteurs Tollwutbehandlung (Coulter 1994: S. 96). Koch und Pasteur konnten und wollten der Homöopathie gewiss keinerlei Anteil an ihrer Entdeckung zuschreiben, und wenn sie dies doch getan hätten, wären sie und ihre neuen Mittel heftig angegriffen worden.

Kurz vor der Jahrhundertwende behandelte der Londoner Homöopath Dr. James Compton-Burnett (1840–1901)[64] auf Kochs Behauptungen hin 54 Patienten mit homöopathischen Dosen aus tuberkulösem Sputum. Er nannte diese Medizin *Bacillinum.* Compton-Burnett machte dabei eine klare Unterscheidung zwischen seiner Medizin und der von Koch:

> Der Unterschied zwischen unserem alten Freund, dem [homöopathischen] *Tuberculinum* oder *Bacillinum,* und dem von Koch liegt in der Art und Weise seiner Gewinnung. Wir verwenden das Virus der natürlichen Erkrankung, während Kochs Virus in einem Inkubator aus Bazillenkolonien gewonnen wird, die auf Rindergelatine wachsen. Damit ist unseres das Küken, das unter der Henne geschlüpft ist. Kochs ist das Küken aus dem Brutkasten. (Compton-Burnett 1890: S. xiii-xiv)

Mary Everest Boole

Der überwiegenden Mehrheit meiner Leser dürfte Mary Boole (1832–1916) wohl kein Begriff sein. Dabei haben sie und ihre Familie ihre Zeit und die Zukunft nachhaltig beeinflusst, und sie waren ernsthafte Fürsprecher der Homöopathie. Marys Vater war Reverend Thomas Everest, ein Geistlicher, der mit seiner Familie nach Frankreich zog, um sich von Dr. Samuel Hahnemann homöopathisch behandeln zu lassen.[65] Marys Onkel, Colonel Sir George Everest, war Leiter der Landvermessung in Indien. Wegen seiner Verdienste um die Geographie

[64] Mehr zu James Compton-Burnett in Kapitel 4, *Schriftsteller,* bei seiner berühmten Tochter, Dame Ivy Compton-Burnett.

[65] Eine interessante Geschichte zu Reverend Thomas Everest findet sicht in Kapitel 13, *Geistliche und spirituelle Führer.*

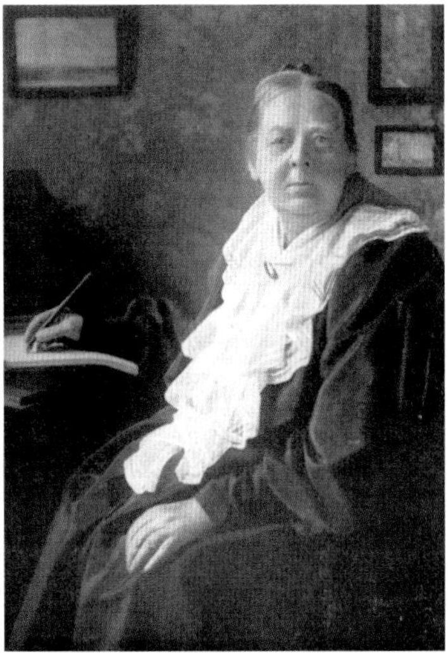

Mary Everest Boole

wurde der höchste Berg der Welt nach ihm benannt.

Mary heiratete George Boole (1815–1864), einen Mathematiker und Philosophen, den Entwickler der Boole'schen Algebra, welche die Basis für die gesamte moderne Computermathematik darstellt.

Wegen dieses epochalen Beitrags gilt Boole heute als einer der Väter der Computertechnik, obwohl es zu seiner Zeit noch gar keine Computer gab.

Mary Boole war eine der wenigen großen Mathematikerinnen des 19. Jahrhunderts. Sich selbst sah sie als Mathematikpsychologin, und sie hatte sich zum Ziel gesetzt, „zu verstehen, wie Menschen und besonders Kinder Mathematik und Wissenschaft lernen, indem sie sich ihrer Vernunft, ihres Körpers und ihres Unterbewusstseins bedienen". Ihr Lehrbuch *Philosophie and Fun of Algebra* (1909) wurde viele Jahrzehnte in den Klassenzimmern verwendet (Perl 1993: S. 56). Viele Elemente von Mary Boole sind dauerhaft in die Pädagogik eingeflossen.

Im *Oxford Dictionary of National Biography* steht zu Mary Boole: „Obwohl sie homöopathische Theorien auf die Spitze trieb, gab sie häufig klugen Rat." (2004)

Dr. August Bier

Ohne Dr. August Bier (1861–1949) und seine Entdeckungen wären viele Operationen des letzten Jahrhunderts unmöglich gewesen, und es würden viel mehr Frauen unter der Geburt sterben. Nach Professuren

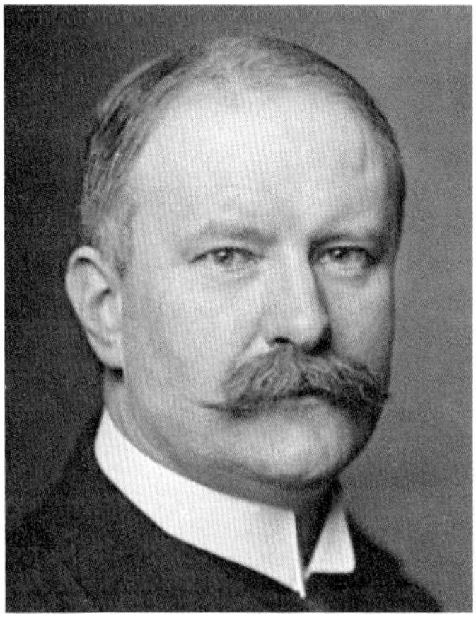

August Bier

in Greifswald und Bonn übernahm Bier die chirurgische Abteilung der Universität Berlin. Sein großer Beitrag zur Medizin und Chirurgie war die Entwicklung der Rückenmarksanästhesie. 1908 veränderte er diese ursprüngliche Entdeckung, indem er erstmals intravenös das Schmerzmittel Procain verabreichte. Im Englischen sprechen Narkoseärzte noch heute vom „Bier-Block“, wenn intravenös ein Lokalanästhetikum, meist Lidocain, in Gliedmaßen gespritzt wird, die zuvor mit einer Manschette so abgebunden wurden, dass das Blut nicht abfließen kann.

August Bier führte auch ein eigenes Experiment durch, bei dem er eine Hauterkrankung homöopathisch behandelte. Hautkrankheiten waren neben der Chirurgie ein weiteres Fachgebiet von ihm. Natürlich kannte er die giftigen Eigenschaften von Schwefel, besonders dessen Neigung, verschiedene Hautsymptome wie Abszesse, Ausschlag und wiederkehrende Furunkel hervorzurufen. Ein angesehener deutscher Homöopath riet ihm, Patienten mit chronischer Furunkulose mit *Sulphur iodatum* D3 zu behandeln. Bier probierte es bei 34 Fällen nacheinander, von denen viele verschiedene erfolglose konventionelle Behandlungen hinter sich hatten, mit *Sulphur iodatum* D6. Bei diesem Experiment wurde jeder Patient geheilt. Die drei Patienten, die zunächst von der Dosierung D6 profitiert, aber dann einen Rückfall erlitten hatten, sprachen gut auf D3 an.

Bier prüfte dasselbe Mittel auch bei der Behandlung von 28 Patienten mit akuter Furunkulose und beobachtete erneut eine konstante Wirkung. Danach testete er das Medikament für die Behandlung verschiedener Akneformen, wobei er gute Erfolge verzeichnete, aber keine so sichere Wirkung wie bei der Behandlung von Furunkeln und Eiterbeulen.

Bier folgerte, dass homöopathische Arzneien „besser, einfacher und billiger" seien als das Beste, was die konventionelle Medizin zu bieten hatte (Dean 2004).[66]

August Bier hielt eine bemerkenswerte Vorlesung: „Wie sollen wir uns zur Homöopathie stellen?", die 1925 in einem homöopathischen Journal und als Buch erschien. Da er schulmedizinischer Arzt und ein renommierter Chirurg an einer führenden Universitätsklinik war, brachte seine positive Stellungnahme der Homöopathie starken, aber kurzlebigen Aufwind. Neben seiner deutlichen Unterstützung für die Homöopathie lobte er auch den Gründer der Homöopathie:

> Hahnemann aber war ein sehr bedeutender und merkwürdigerweise trotz seines einseitigen homöopathischen Standpunktes recht vielseitiger Arzt. Er war ein seine Zeit weit überragender Diätetiker und Hygieniker. Er gab in dieser Beziehung ausgezeichnete, heute noch mustergültige Vorschriften, so über Vorbeugungsmaßregeln und Desinfektion bei Infektionskrankheiten, über Wohnung, Lüftung, Krankenpflege, Kindererziehung, Wochen- und Säuglingspflege (er predigte das Selbststillen der Mütter), Hygiene der Städte und der Gefängnisse.

[66] Hier sei anzumerken, dass die von Bier getesteten Dosen nicht so extrem hoch verdünnt waren, wie Homöopathen sie gern verwenden, wobei auch Homöopathen in bestimmten Fällen (und wenn eine individuelle Behandlung nicht möglich oder nicht erwünscht ist) häufig auf sogenannte Niedrigpotenzen zurückgreifen.

Dr. Emil Grubbe

Emil Grubbe (1875–1960) war der erste Arzt, der eine Krebserkrankung mit Bestrahlung behandelte (Dearborn 2005). Im Januar 1896 bestrahlte Grubbe eine Brustkrebspatientin, Mrs. Rose Lee, die ihm Dr. Reuben Ludlam, Leiter der Pathologie, Physilogie und klinischen Medizin am Hahnemann Medical College in Chicago überwiesen hatte.

Dr. Grubbe war damals am Hahnemann Medical College als Student eingeschrieben. Im Laufe seiner Experimente mit der neuen Röntgentechnik bildeten sich bei Grubbe infolge der Strahlenbelastung Blasen und Tumore an Hand und Hals. Nachdem man die Strahlen als eindeutige Ursache der Tumoren identifiziert hatte, schlug einer der Professoren des homöopathischen Colleges vor, sie gegen Krebs einzusetzen. Diese Meldung ist nur ein weiteres historisches Beispiel dafür, wie eine Erkenntnis aus homöopathischer Perspektive einen wichtigen Durchbruch in der Medizin eingeleitet hat, auch wenn die hohen Bestrahlungsdosen für eine optimale Sicherheit und Wirksamkeit nach wie vor der Verfeinerung bedürfen.

Obwohl man Grubbe einen Arm amputieren musste, wurde er 85 Jahre alt, was auch homöopathischer Behandlung zu verdanken ist. Von etwa 1904 bis 1919 war er Professor für Elektrotherapie und Radiologie am Hahnemann-College und bezeichnete sich schließlich als den ersten Professor für Röntgenologie auf der Welt (Hodges 1964). Da er seine Entdeckungen an alle Ärzte weitergeben wollte, lehrte Grubbe an vier verschiedenen medizinischen Hochschulen in Chicago, ob homöopathisch, eklektisch oder allopathisch. Am Hahnemann Medical College war er wohl der Erste, der mit seinen zweiwöchigen Kursen zur Strahlenphysik und dem Einsatz der Bestrahlung zu Behandlungszwecken Vorläufer heutiger Fortbildungsreihen organisierte.

Dr. Harold Randall Griffith

Der Name von Dr. Harold Griffith (1894–1985) ist vielen vielleicht unbekannt, doch er hatte ungeheuren Einfluss auf das Fach der Anästhesie. Einer seiner Biographen fasste seinen Beitrag zur Medizin mit den Worten zusammen: „Angeblich gibt es in der Anästhesie nur zwei Zeitalter – die Ära vor Harold Griffith und die nach ihm" (Gesellschaft der kanadischen Anästhesisten).

Harold Griffith war der Sohn von Dr. Alexander Randall Griffith, der 1891 am New York Homeopathic Medical College und 1892 als Facharzt an der New Yorker Augenklinik promovierte. Von 1898 bis zu seinem Tod im Jahr 1936 war Dr. Alexander Griffith Chefarzt am homöopathischen Krankenhaus in Montreal. Sein Sohn Harold wurde sein Nachfolger. Harolds Bruder James war 1937 bis 1966 Chefarzt der Chirurgie.

Harold und sein älterer Bruder Hugh waren als Kinder an Diphtherie erkrankt. Eine kombinierte schulmedizinische und homöopathische Behandlung ließ sie zu den wenigen gehören, die diese lebensgefährliche Krankheit überlebten.

Harold Griffith studierte an der McGill-Universität, promovierte jedoch wegen seines besonderen Interesses an der Homöopathie am Hahnemann Medical College in Philadelphia. Danach zog er nach Montreal zurück, um dort mit seinem Vater und seinem Bruder zusammenzuarbeiten, die beide als homöopathische Ärzte am homöopathischen Krankenhaus tätig waren (das heute den Namen Queen Elizabeth Hospital trägt). Er übernahm die Leitung der Anästhesie und blieb 43 Jahre Chefarzt der Anästhesie. 39 Jahre lang war er zudem Leiter des Pflegedienstes. Unter seiner Führung wurde das homöopathische Krankenhaus von Montreal das erste im Land, das nach Operationen über einen Aufwachraum verfügte (Shephard 2004).

1942 schrieb Griffith Medizingeschichte, weil er als erster Arzt der Welt zur Muskelentspannung während einer Blinddarmoperation Curare einsetzte. Nach der Gründung der kanadischen Anästhesistengesellschaft 1943 wurde er ihr erster Präsident und 1955 wurde er Gründungspräsident der *World Federation of Societies of Anaesthesiologists* (WFSA). Ab 1951 war er zudem Vorsitzender der Abteilung für Anästhesiologie an der Universität McGill.

Ein Studienkollege von Griffith am Hahnemann Medical College war Dr. Henry Ruth, der in Philadelphia blieb und dort eine Praxis eröffnete. Dieser Homöopath wurde später der erste Herausgeber des führenden Medizinjournals seines Faches, *Anesthesiology,* das von der amerikanischen Gesellschaft der Anästhesisten herausgegeben wurde.[67]

Griffith blieb der Homöopathie, die chirurgische Eingriffe unter Umständen überflüssig macht, lebenslang verbunden, war jedoch immer bereit und natürlich auch fähig, notfalls seine chirurgischen Fähigkeiten einzusetzen. Vielen Patienten verordnete er vor und nach chirurgischen Eingriffen homöopathische Mittel zur Förderung der Genesung. Während seiner Jahre am homöopathischen Krankenhaus ging es in der Regel um Lungenentzündung, Typhus, Tuberkulose, Kindbettfieber, Syphilis, Eisenmangelanämie und Diabetes. Auch bei diesen schweren Erkrankungen hielt Griffith homöopathische Arzneien für sinnvoll, da 60 bis 70 Prozent der Patienten positiv darauf ansprachen (Bodman und Gillies 1996: S. 38).

---

67 Homöopathen und ihre Ausbildungsstätten haben erhebliche Beiträge zur Anästhesie geleistet. Dr. Thomas Drysdale Buchanan (1876–1940) schloss 1897 seine Ausbildung am New York Homeopathic Medical College ab und wurde dort 1904 Professor für Anästhesie. Später wurde er der erste Präsident der Amerikanischen Gesellschaft für Anästhesie und als erster Anästhesist der Geschichte von dieser Institution zertifiziert.

Trotz seiner klaren Parteilichkeit für die Homöopathie bestand Griffith darauf, im Krankenhaus sowohl Homöopathen als auch allopathisch ausgebildete Ärzte zu beschäftigen und Letzteren alle Türen offen zu halten.

Dr. Charles Frederick Menninger

Der Arzt Charles Frederick Menninger (1862–1953) gründete zusammen mit seinem Sohn, Dr. Karl Menninger, die berühmte Menninger Clinic, eine international anerkannte Klinik für Psychiatrie, die sich anfangs in Topeka, Kansas, befand. Er war ein homöopathischer Arzt und Vorsitzender der örtlichen Gesellschaft homöopathischer Ärzte. Daneben veröffentlichte er zahlreiche Artikel in homöopathischen Zeitschriften. In einem dieser Artikel erklärte er mit Nachdruck: „Die Homöopathie ist vollauf in der Lage, die therapeutischen Anforderungen der Gegenwart besser zu erfüllen als jede andere medizinische Lehrmeinung." Er fuhr fort: „Um den größtmöglichen Erfolg zu erzielen, ist es zwingend erforderlich, die homöopathische Heilkunst voll auszuschöpfen, ehe wir uns anderen Behandlungsmethoden zuwenden" (Menninger 1897: S. 430).

In einem anderen Artikel erklärte er:

> Es ist nicht leicht, all den mathematischen Anforderungen nachzukommen, die das homöopathische Heilungsgesetz darstellen. Da ist es leichter, sich mit „allgemeinen Prinzipien" zu behelfen. Doch wie sich das Ergebnis unterscheidet! Das eine beweist das große Gesetz der Therapie – *similia similibus currentur* (Latein: „Ähnliches soll durch Ähnliches geheilt werden", das Grundprinzip der Homöopathie) –, die größte Gnade, die Gott der krankheitsanfälligen Menschheit geschenkt hat, das andere ist so

unfruchtbar wie die Wüste Sahara." (Menninger 1896: S. 320)

Später erklärt er im selben Artikel: „Weiterhin habe ich festgestellt, dass der Erfolg bei der homöopathischen Verschreibung auf der exakten Beachtung der Einzelheiten beruht, auf dem getreuen Notieren aller Symptome des Falles und der Berücksichtigung der Wirkung der Minimaldosis des Einzelmittels“ (Menninger 1896: S. 320).

Damit war Menninger nicht nur Homöopath, sondern eindeutig ein klassischer Homöopath nach Hahnemann.

In den Menninger-Biographien wird seine homöopathische Ausbildung und Arbeit (wie in so vielen anderen Biographien über Homöopathen und ihre Patienten) voreingenommen und schlecht informiert dargestellt. So berichtet beispielsweise Walker Winslow in *The Menninger Story* (1956), Charles F. Menninger hätte 1898 „endgültig mit dieser Sekte gebrochen und wäre als Vollmitglied in die County Medical Society aufgenommen worden (Seite 104). Gegner der Homöopathie bezeichnen diese gern als „Sekte“, als würde es sich um eine religiöse Gemeinschaft handeln. Doch es ist durchaus möglich, dass Menninger sich den anderen Ärzten anschloss – was viele homöopathische Ärzte ebenfalls versuchten – um sich über Fortschritte in der Medizin und alte, bewährte Verfahren auszutauschen.

Andererseits war er nämlich 1902 Vorsitzender des Bereichs Materia Medica bei der Jahreskonferenz des American Institute of Homeopathy (TAIH 1902) und blieb bis mindestens 1908 zahlendes Mitglied dieser Organisation (TAIH 1908). Winslow räumt ein, dass Menninger sein Leben lang „nicht zögerte, homöopathische Arzneien einzusetzen, wenn er sie für notwendig hielt“ (1956: S. 105), ignoriert jedoch ansonsten die Homöopathie – wie viele andere Historiker, die dieser Disziplin feindselig gegenüberstehen – und bringt kaum Details über Menningers Liebe zu ihr und seinen Einsatz homöopathischer Mittel.

Dr. Grant L. Selfridge

Dr. Grant L. Selfridge (1863 - ?) war ein Hals-, Nasen-, Ohrenarzt in San Francisco, der am Hahnemann Medical College ausgebildet wurde und zu den drei Ärzten zählte, die 1923 die Westliche Gesellschaft zur Erforschung von Heuschnupfen, Asthma und Allergien gründeten. Diese Organisation benannte sich später um in die Amerikanische Vereinigung zur Allergieforschung und noch später in die noch heute bestehende American Academy of Allergy (Amerikanische Allergie-Akademie). Selfridge war der erste Präsident der Gesellschaft. Er war auch der erste Arzt, der sich im Westen einen Überblick über die Pflanzen- und Pollenverbreitung verschaffte, und der erste Arzt aus San Francisco, der einem Patienten die Rachenmandeln entfernte.

1931 trat er aus der Forschungsgesellschaft aus, um sich stärker dem Thema Vitamine zuzuwenden. Er komponierte einen speziellen Vitamin-B-Komplex, das „Selfridge-Rezept", das in seinen Augen die Behandlung von Allergien, Alkoholsucht und Bluthochdruck unterstützte. Außerdem bemühte er sich intensiv um die Einrichtung eines von der Regierung getragenen Instituts für Ernährung, was schließlich zur Gründung der National Institutes of Health führte (Cohen 1979).

Dr. Royal S. Copeland

Dr. Royal Samuel Copeland (1868–1938) erlangte seinen Titel 1889 am Homeopathic Medical College der Universität Michigan in Ann Arbor. Später lehrte er dort als Professor für Augen- und Ohrenheilkunde. 1901 wurde er zum Bürgermeister von Ann Arbor gewählt. Nach seiner Ernennung zum Rektor des New York Homeopathic Medical College zog er nach New York um, wo er diese Position von 1908 bis 1923 innehatte. 1908 wählte man ihn zum Präsidenten des American Institute of Homeopathy. 1918 bis 1923 war er Präsident des

New York Board of Health, so dass die berüchtigte Grippeepidemie von 1918 in seinen Kompetenzbereich fiel.

Das Metropolitan Hospital war mit über 1.800 Betten ein sehr großes homöopathisches Krankenhaus auf Ward's Island in New York. Es hatte während der Grippewelle von 1918 die niedrigste Sterblichkeitsrate aller städtischen Krankenhäuser der USA zu verzeichnen (Winston 1999: S. 234). Da es in New York damals mehrere andere homöopathische Kliniken gab,[68] die alle ebenfalls eine sehr niedrige Sterblichkeit aufzuweisen hatten, brüstete sich Copeland damit, dass sie in New York prozentual weniger Tote hätten als jede andere Stadt der Welt (Robins 2005: S. 154).

Der Erfolg der Homöopathie bei der Behandlung der berüchtigten Spanischen Grippe von 1918 ist wenig überraschend. Der Hauptgrund für die Popularität der Homöopathie im 19. Jahrhundert waren ihre auffälligen Erfolge bei der Behandlung der vielen Epidemien jener Zeit, darunter Scharlach, Typhus, Gelbfieber und Cholera (Bradford 1900: S. 112-146; Coulter 1973). Aktuell haben drei große Studien ein beliebtes homöopathisches Grippemittel aus Frankreich getestet und dessen klinische Wirksamkeit nachgewiesen (Casanova und Gerard 1992; Ferley et al. 1989; Papp et al. 1998). Selbst die international anerkannte Cochran-Kommission hat darüber berichtet und erklärt, dass die Wirksamkeit dieses Mittels den drei Studien zufolge „vielversprechend" erscheint (Vickers 2005).

Interessant ist dabei auch, dass dieses spezielle Medikament *Oscillococcinum* ein beliebtes homöopathisches Mittel aus Entenleber und –herz ist. Angesichts der Aufregung um die Vogelgrippe (2006) ist es beeindruckend, wenn man sieht, dass Homöopathen schon 1928, beim

---

[68] Flower Homeopathic Hospital (200 Betten), Hahnemann Hospital (132 Betten), New York Homeopathic Medical College and Hospital (55 Betten), New York Ophthalmic Hospital (Augenklinik mit 80 Betten) und das Laura Franklin Free Hospital for Children (Kinderklinik mit 75 Betten).

ersten Einsatz dieser Arznei, wussten, dass Enten (und andere Vögel) zahlreiche Grippeerreger in sich tragen, und dieses Wissen in ein wirksames Grippemittel verwandelten. Ihre persönlichen und klinischen Erfahrungen wurden nun in klinischen Tests wiederholt bestätigt.

Nach Copelands erfolgreicher Präsidentschaft im New York Board of Health kandidierte er 1923 auf Anraten seines Freundes, des einflussreichen Millionärs und Verlegers William Randolph Hearst, als Demokrat für den US-Senat. Bei seiner ersten Wahl wirkte Franklin D. Roosevelt als ehrenamtlicher Kampagnenmanager mit (Robins 2005: S. 166). Copeland wurde dreimal in den Senat gewählt.

Am berühmten Federal Food, Drug, and Cosmetics Act von 1938 war Copeland federführend beteiligt. Dieses wichtige Gesetz ermächtigte die amerikanische Gesundheitsbehörde FDA zur Regulierung in Bezug auf Nahrungsmittel, Medikamente und Kosmetik und gilt in manchen Augen als das wichtigste Verbraucherschutzgesetz aller Zeiten. Dieses Gesetz erkannte auch hochoffiziell die *U.S. Homeopathic Pharmacopeia* als legales Arzneibuch an. Zwei Tage nach der Verabschiedung starb Dr. Copeland.

Copeland äußerte sich wiederholt besorgt wegen der Vorurteile gegenüber der Homöopathie und ihren Ärzten und erklärte, die konservativen Ärzte würden die Fakten und Ergebnisse der Homöopathie nicht unvoreingenommen betrachten. Als Ursache dafür sah er jedoch nicht Böswilligkeit, sondern eher geistige Trägheit an. Außerdem war er der Ansicht, konservative Ärzte zeigten eine „implantiert, gut genährte Skepsis ... weil ihre Hochschulen uns in ihren frühen Jahren verspottet und verteufelt haben und ihnen seitdem voreingenommene, ungerechte Literatur vorgesetzt haben, die sie blind macht" (Robins 2005: S. 54).

Dr. William J. Mayo und Charles H. Mayo

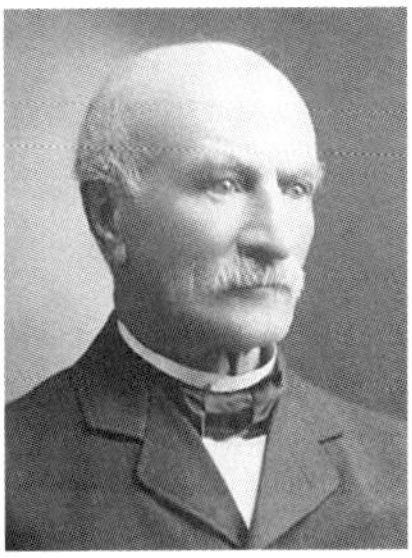
William W. Mayo

Gemeinsam mit seinen beiden Söhnen Dr. William J. Mayo (1861–1939) und Charles H. Mayo (1865–1939) gründete William W. Mayo (1819–1911) in den 1890er Jahren die berühmte Mayo Clinic in Rochester, Minnesota, die schon bald in die Liga der angesehensten medizinischen Forschungs- und Behandlungszentren aufstieg.

Obwohl die Mayo Clinic lange eine Bastion der konventionellen Medizin war, fanden ihre Gründer immer wieder freundliche, unterstützende Worte für die Homöopathie. Dr. Virginia Johnson, die 1913 am Chicago Hering Medical College ihren Doktor machte, erinnerte sich an ein interessantes Erlebnis auf einer Chirurgenkonferenz in der Mayo Clinic im Jahr 1917 (Enstram 1953). Damals fragte William J. Mayo die Teilnehmer, ob ein Homöopath im Publikum wäre, und Dr. Johnson hob die Hand. Er sagte, er hätte großen Respekt vor den Homöopathen, denn viele Operationen wären nicht notwendig, und er äußerte sich zuversichtlich, dass die Öffentlichkeit der „wunderbaren Ergebnisse homöopathischer Verordnungen zur Vermeidung unnötiger Operationen" noch gewahr werden würde, wahrscheinlich nicht zu seiner Zeit, sondern zwei oder drei Generationen später. Er drückte insbesondere seine erste Sorge wegen der seinerzeit erschütternden Anzahl unnötiger Operationen an Frauen aus. Zugunsten der Homöopathie und der Homöopathen war auch diese Aussage von William J. Mayo zu verstehen: „Es hat in der Schulmedizin immer Platz für die Stimmen von Minderheiten gegeben. Möge nie der Tag kommen, an dem diese

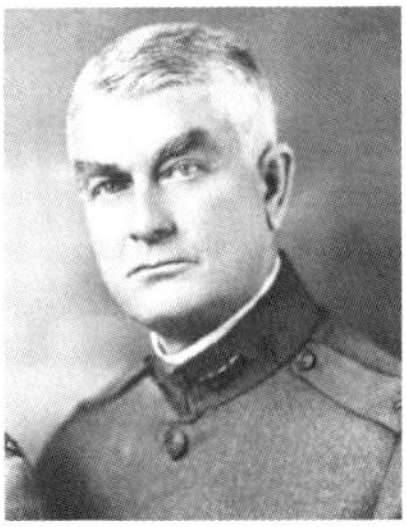
William J. Mayo

nicht mehr regieren“ (Hertzog 1949). Diese etwas überraschende Bemerkung ist nur im Zusammenhang zu verstehen. Damals saßen in vielen Staaten Schulmediziner, Homöopathen und nach allen Seiten offene (eklektische) Ärzte in den Prüfungsausschüssen, die alle an den verschiedensten medizinischen Hochschulen ausgebildet worden waren. Mayo befürchtete, wenn keine Homöopathen und eklektischen Ärzte mehr in den Prüfungsausschüssen säßen, einen Ansturm nichtärztlicher Heiler auf die Öffentlichkeit, darunter Kräuterkundler, Naturheilkundler, Hypnotiseure, Hebammen und andere „Kultisten“ (wie er und andere Schulmediziner diese damals bezeichneten) (Hertzog 1949: S. 1 193).

1922 wurde Dr. Charles Mayo zur Behandlung der Gattin von Präsident Warren Harding ins Weiße Haus gerufen, als sich Mrs. Hardings einzige verbliebene Niere entzündet hatte. Dr. Mayo empfahl eine sofortige Operation, doch Mrs. Harding verließ sich lieber auf zwei homöopathische Ärzte, worauf sie schnell genas. Obwohl Dr. Mayo öffentlich von einer „Spontanheilung“ sprach, haben er und sein Bruder viele ähnlich eindrucksvolle klinische Ergebnisse homöopathischer Behandlungen erlebt.

Ein Medizinhistoriker bemerkte, dass einer der Mayo-Brüder so viel Respekt vor dem Vater der Homöopathie, Dr. Samuel Hahnemann, hegte, dass er einst versicherte: „Er war seiner Zeit hundert Jahre voraus“ (Hertzog 1940: S. 334).

Brian Josephson

1973 erhielt der britische Physiker Brian Josephson, PhD, (*1940) den Physik-Nobelpreis für Erkenntnisse, die er mit nur 22 Jahren gemacht hatte. Heute lehrt er als Professor der Universität Cambridge, wo er das Mind-Matter Unification Project (Vereinigung von Geist und Materie) der Forschungsgruppe für Festkörperphysik leitet.

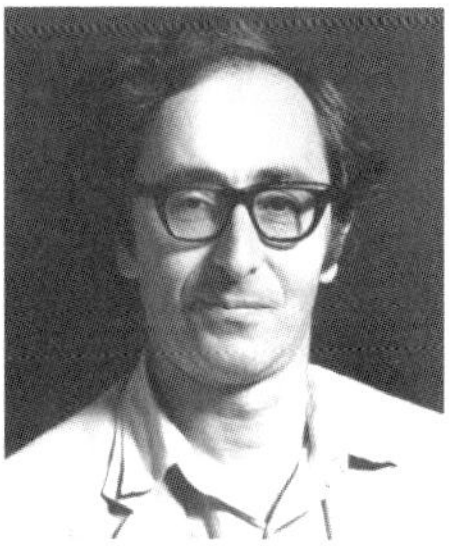

Brian Josephson

Auf einen Artikel im *New Scientist* vom 18. Oktober 1997 reagierte Josephson mit folgenden Worten:

> Bezüglich Ihrer Kommentare zu Behauptungen über die Homöopathie: Die Kritik an der verschwindend kleinen Anzahl gelöster Moleküle in einer Lösung nach deren wiederholter Verdünnung geht ins Leere, denn die Anhänger homöopathischer Arzneimittel schreiben deren Wirkung nicht den Molekülen im Wasser zu, sondern den Veränderungen der Wasserstruktur.
>
> Eine simple Analyse lässt vielleicht vermuten, dass Wasser als Flüssigkeit keine einem Bild vergleichbare Struktur annehmen kann. Doch flüssige Kristalle, die, in einer gewöhnlichen Flüssigkeit treibend, über makroskopische Entfernungen hinweg eine geordnete Struktur beibehalten, zeigen die Grenzen einer solchen Denkweise. Wenn man diesen speziellen Punkt einbezieht, bleibt meines Wissens kein stichhaltiges Argument mehr gegen die Homöopathie.
>
> Ein verwandtes Thema ist das – laut Jacques Benvenistes Kollegin Yolène Thomas und anderen – experimentell klar belegte Phänomen des „Wassergedächtnisses". Wenn es dies gibt, wäre seine Bedeutung noch größer als die der Homöopathie selbst, und es zeigt nur die begrenzte Sichtweise der modernen Wissenschaft, wenn diese keineswegs darauf brennt, solche Behauptungen zu überprüfen, sondern sie stattdessen einfach von der Hand weist. (Josephson 1997)

Aktuelle Arbeiten zur Struktur des Wassers haben Josephsons Bemerkungen inzwischen bestätigt (Roy et al. 2005). Verschiedene Professoren haben die grundlegenden Arbeiten zum wichtigen, aber sehr technischen Thema der Struktur des Wassers zusammengefasst.

Diese führenden Wissenschaftler beschreiben, wie sich das Wasser während des Herstellungsprozesses homöopathischer Arzneien verändert, zum Medikament wird und von einfachem Wasser zu unterscheiden ist. Inzwischen weiß man, dass die Verschüttelung – ein integraler Bestandteil des Herstellungsprozesses – Bläschen und Nanobläschen erzeugt, welche Druck- und Strukturverhältnisse im Wasser verändern.

Am 9. Dezember 2006 wurde Josephson in einem Interview für den *New Scientist* gefragt, wie es dazu kam, dass er sich für unkonventionelle Ideen einsetzt. Er antwortete:

> Ich habe die Konferenz besucht, auf der der französische Immunologe **Jacques Benveniste** erstmals von seiner Entdeckung berichtete, dass Wasser ein „Gedächtnis" für Bestandteile besitzt, die einmal darin gelöst waren – was eine Erklärung für die Wirkweise der Homöopathie sein könnte. Seine Ergebnisse riefen bei den Wissenschaftlern irrational starke Reaktionen hervor, und ich war schockiert, wie schlecht man ihn behandelte.

Im Folgenden beschreibt Josephson, dass viele Wissenschaftler heute an „pathologischer Ungläubigkeit" leiden. Sie nähmen eine unwissenschaftliche Haltung ein, die in der Aussage gipfelt: „Selbst wenn das wahr wäre, würde ich es nicht glauben."

Solche Geschichten von vielen hoch angesehenen Wissenschaftlern und Ärzten der letzten 200 Jahre sind schon für sich ein echter Beleg für die Wirksamkeit homöopathischer Arzneimittel. Ergänzt man diese wichtigen persönlichen Erfahrungen um die große und weiterhin wachsende Zahl an Beweisen aus der Grundlagenforschung wie aus klinischen Studien, kann und muss man davon ausgehen, dass nur engstirnige, nicht wissenschaftlich denkende Zeitgenossen annehmen können, dass homöopathische Mittel nur oder in erster Linie Placeboeffekte hervorrufen.

Dr. Luc Montagnier

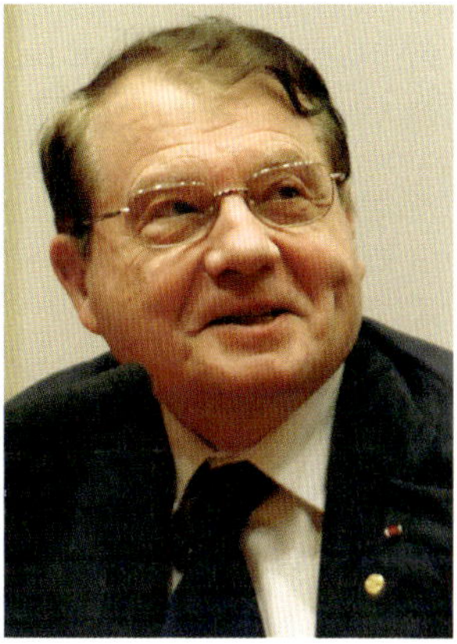

Luc Montagnier

Der französische Virologe **Dr. Luc Montagnier** (*1932) war Chef der Arbeitsgruppe, die 1983 erstmals den heute als HI-Virus bekannten Erreger der Immunschwächekrankheit AIDS isolierte. 2008 erhielt er für diese Entdeckung den Nobelpreis. Montagnier legte nun eine neue Methode zum Nachweis von Virusinfektionen vor. Sein Versuch legt gleichzeitig die Wirksamkeit der potenzierten Mittel der Homöopathie nahe.

Montagnier stellte fest, dass Lösungen aus der DNA pathogener Bakterien und Viren einschließlich HIV ein charakteristisches Signal niederfrequenter Radiowellen aussenden. Das Signal der Viren-DNA überträgt sich auf die umgebenden Wassermoleküle, die sich in entsprechenden „Nanostrukturen" anordnen und so ebenfalls das Signal auszusenden beginnen. Montagnier konnte zeigen, dass derart imprägniertes Wasser das charakteristische Signal der Ausgangssubstanz sogar dann beibehält, wenn durch immer höhere Verdünnungen von der urprünglichen Viren-DNA nichts mehr vorhanden ist.

Wasser hat also offenbar die Fähigkeit, bei geeigneter Behandlung die Information einer Ausgangssubstanz aufzunehmen und diesen Eindruck in virtueller Form zu speichern, denn das ursprüngliche elektromagnetische Signal war selbst dann noch nachweisbar, wenn von der viralen DNA der Ausgangslösung nichts mehr vorhanden war.

Offenbar kann also Wasser die „Erinnerung" an Substanzen, mit denen es in Kontakt war, beibehalten. Man könnte diese Eigenschaft z.B. nutzen, um durch Nachweis dieser Emissionen bestimmte Infektionskrankheiten zu erkennen (Interdisc. Sciences: Comp. Life Sciences, 2009).

Montagnier in einem Interview dazu: „Ich will damit nicht sagen, dass die Homöopathie bei allem Recht hätte. Was ich aber auf jeden Fall sagen kann, ist, dass sie mit ihren hohen Verdünnungen im Recht ist. Hohe Verdünnungen sind nicht ‚nichts'. Es sind Wasserstrukturen, die die Originalmoleküle imitieren."

Dr. Margarete Steinbach

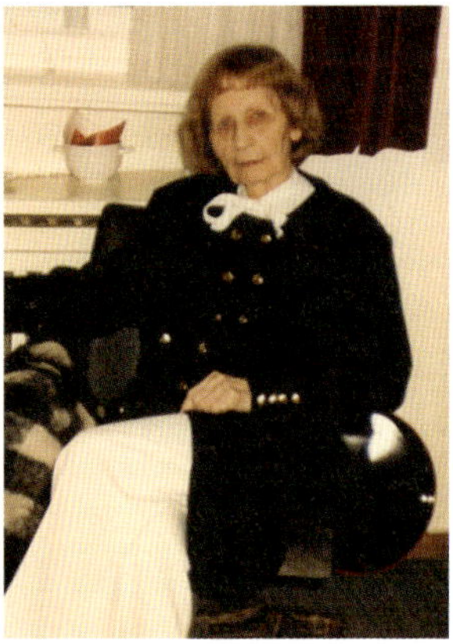

Margarete Steinbach

Älteste praktizierende Ärztin der Welt und zugleich eine der bekanntesten Homöopathinnen Deutschlands war die Sanitätsrätin Dr. med. Margarete Steinbach (1897–1994) aus Chemnitz in Sachsen. Sie praktizierte nahezu sieben Jahrzehnte lang bis zu ihrem Tod im Alter von 96 Jahren.

Sie studierte von 1918 bis 1924 Medizin in Hamburg, Berlin und Leipzig. Neben den medizinischen besuchte sie auch philosophische und andere geisteswissenschaftliche Vorlesungen.

Mit der Homöopathie kam Margarete Steinbach erstmals als Studentin in Leipzig in Berührung. Dort begegnete sie auch dem Medizinstudenten Kurt Steinbach (1895–1969). Die beiden heirateten 1924, beendeten im selben Jahr ihre Studien mit dem Staatsexamen und zogen nach Chemnitz.

Die junge Ärztin setzte von Beginn an auf Homöopathie und Naturheilkunde. Dies minderte zwar teilweise bei den Kollegen ihr Ansehen, half aber vielen Patienten. Für jeden Kranken nahm sie sich viel Zeit, um bis zu den Ursachen seines Leidens vorzustoßen. Bald sprachen sich ihre Erfolge in Chemnitz und Umgebung herum. Schon

1926 kamen täglich bis zu 200 Patienten zu Frau Dr. Steinbach, die oft bis spät in die Nacht arbeitete.

Nach dem Zweiten Weltkrieg führte Frau Dr. Steinbach zunächst in einer zur Praxis ausgebauten Garage ihre Sprechstunden durch. 1945 gehörte sie dem Ärzteausschuss beim Gesundheitsamt der Stadt Chemnitz an.

Als Margarete Steinbach 1957 mit 60 Jahren ihre Praxis auflösen und in Rente gehen wollte, hielten Patienten sie von diesem Schritt ab. So richtete sie 1969 in ihrem Wohnhaus erneut eine Praxis ein, betreute aber nur noch Privatpatienten. Wenn sie zur Zeit der ehemaligen „Deutschen Demokratischen Republik" (DDR) als Rentnerin zweimal im Jahr nach München fuhr, kamen Patienten aus Westdeutschland, Paris und Rom dorthin. Seit der Grenzöffnung 1989 wurde sie von Kranken aus aller Welt in Chemnitz aufgesucht.

Anfang Oktober 1993 erklärte Margarete Steinbach beim Gespräch mit einer Journalistin der Chemnitzer Zeitung *Freie Presse*, ein Leben in Langeweile sei das Schrecklichste, was sie sich vorstellen könne. Witzig und schlagfertig beantwortete sie alle Fragen und brillierte mit einem erstaunlichen Universalwissen.

Selbst als 96-Jährige zog Margarete Steinbach noch täglich den Arztkittel an. Im Flur ihres kleinen Hauses lag stets das Stethoskop griffbereit. Sogar in den letzten zwei Wochen ihres Lebens, als sie bereits bettlägerig war, praktizierte sie per Telefon vom Bett aus. Am 28. Februar 1994 starb Margarete Steinbach im Alter von 96 Jahren in Chemnitz. Um sie trauerten 44 Patenkinder und zahlreiche ehemalige Patienten.

Anlässlich des 100. Geburtstages von Margarete Steinbach eröffnete das Schlossbergmuseum in Chemnitz am 13. September 1997 zu Ehren der berühmten homöopathischen Ärztin eine Ausstellung. Dabei wurden Medikamente, Instrumente und Fotos aus ihrem Leben gezeigt. Die Schau kam mit Unterstützung ihrer Schwester Lieselotte

Pollock, ihrer ehemaligen Haushälterin und mit Exponaten des „Historischen Museums Schloss Köthen/Anhalt“ zustande.[69]

Veronica Carstens

Veronica Carstens, geborene Prior (*1923) ist deutsche Medizinerin und Witwe des ehemaligen Bundespräsidenten Karl Carstens.

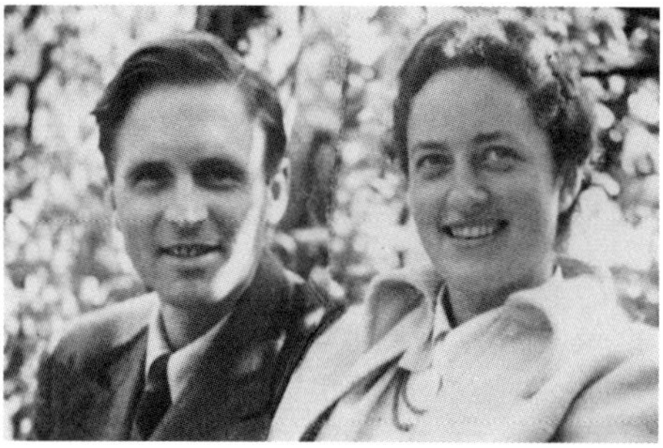

Karl und Veronica Carstens 1949

Sie begann 1942 ein Medizinstudium an der Universität Freiburg, absolvierte ihr Physikum und arbeitete von 1944 bis 1945 als Lazarettschwester für das Deutsche Rote Kreuz. 1944 heiratete sie den späteren Bundespräsidenten Karl Carstens. 1956 setzte sie ihr Medizinstudium an der Universität Bonn fort. 1960 schloss sie das Studium mit Staatsexamen und Promotion ab. Es folgte eine internistische Fachausbildung in Bonn. Anfang der 1960er Jahre war sie Mitbegründerin des Frauen- und Familiendienstes im Auswärtigen Amt. 1960 bis 1968 arbeitet sie als Assistenzärztin, 1968 gründete sie in Meckenheim eine internistische Fachpraxis, vornehmlich auf Homöopathie und Naturheilkunde ausgerichtet.

In ihrer Rolle als Gattin des Bundespräsidenten wurde sie Schirmherrin der Deutschen-Multiple-Sklerose-Gesellschaft und der UNICEF Deutschland, des Müttergenesungswerks und Vorsitzende der Deutschen Altershilfe. 1982 gründeten das Ehepaar Carstens die Karl und

[69] Quelle: Leseprobe aus der CD-ROM „Superfrauen: 14 Bücher auf einer CD-ROM“ von Ernst Probst.

Veronica Carstens-Stiftung, 1983 die Fördergemeinschaft der Stiftung „Natur und Medizin". Seit 1992 ist Veronica Carstens verwitwet.[70]

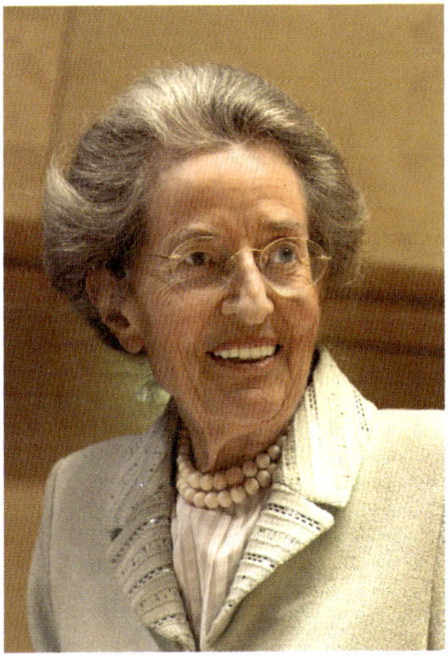

Veronica Carstens 2005

Die Karl und Veronica Carstens-Stiftung fördert Wissenschaft und Forschung zu Naturheilkunde und Homöopathie, insbesondere den wissenschaftlichen und ärztlichen Nachwuchs. Langfristiges Ziel ist die Integration der Komplementärmedizin in Forschung und Lehre der Hochschulmedizin.

Die Förderung von Forschungsvorhaben zur Homöopathie gehört zu den ganz zentralen Aufgaben der Karl und Veronica Carstens-Stiftung. Daher wurden die meisten Projekte in diesem Bereich gefördert.

Der Entschluss, eine Stiftung zu gründen, fiel in Karl Carstens' Präsidialzeit. „Da wir keine Kinder hatten, dachten wir immer wieder nach, wie unser Testament einmal aussehen sollte. Denn es bestand ja durchaus die Möglichkeit, dass wir auf den vielen erdumkreisenden Dienstreisen zusammen ums Leben kommen könnten. Es musste also eine Regelung getroffen werden." Es war Karl Carstens, der auf den Gedanken kam, den Grundstein für eine Stiftung zur wissenschaftlichen Durchdringung der Naturheilkunde zu legen.

Das erste von der Carstens-Stiftung geförderte Forschungsprojekt befasste sich mit den „Phagozytose steigernden Wirkungen von Homöopathika" und war bei Prof. Dr. H. Wagner am Institut für Pharmazeutische Biologie der LMU München angesiedelt.

---

[70] Quelle: http://de.wikipedia.org/wiki/Veronica_Carstens

Die weitaus meisten Fördermittel der Carstens-Stiftung flossen in Projekte der klinischen und der experimentellen Homöopathie-Forschung. Insgesamt flossen mittlerweile etwa sieben Millionen Euro in Projekte zur Homöopathie und in die Förderung des wissenschaftlichen und ärztlichen Nachwuchses. Seit 1994 sind es jährlich zwischen 500.000 und 700.000 Euro und damit ein Drittel bis die Hälfte des jeweiligen Fördervolumens.

Seit ihrer Gründung hat die Carstens-Stiftung mehr als 25 Millionen Euro für die Forschungsförderung von mehr als 550 Einzelprojekten zur Verfügung gestellt (Stand 2009). Hieraus gingen über 700 wissenschaftliche Veröffentlichungen hervor, insgesamt 73 Bücher wurden von der Stiftung veröffentlicht.[71]

Prof. Dr. Thomas Wessinghage

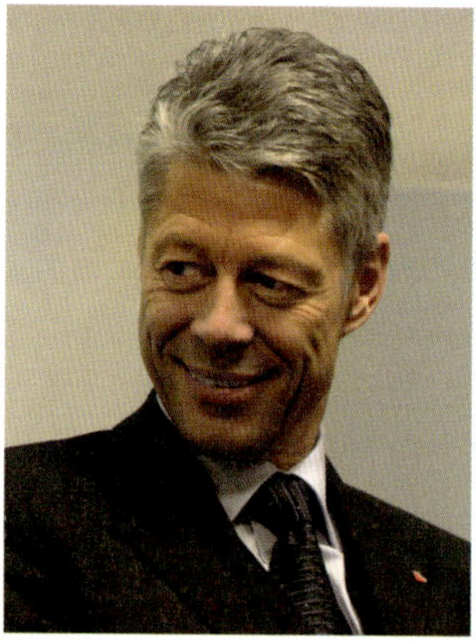

Thomas Wessinghage

Prof. Dr. Thomas Wessinghage (*1952) ist Facharzt für Orthopädie und Facharzt für Physikalische und Rehabilitative Medizin und Sportmedizin. Derzeit ist er ärztlicher Direktor und Geschäftsführer der Rehakliniken der Medical Park AG in Bad Wiessee und Dozent für Trainingswissenschaften an der Deutschen Hochschule für Prävention und Gesundheitsmanagement in Saarbrücken.

Einer großen Öffentlichkeit wurde Prof. Dr. Thomas Wessinghage durch zahlreiche Veröffentlichungen, Seminare und Vorträge bekannt. Im Mittelpunkt stehen dabei seine

71 Quelle: http://www.carstens-stiftung.de/

Erkenntnisse zu den Themenbereichen Gesundheit, Bewegung, Laufen, Motivation und Ernährung, die er als Arzt und Sportler gewonnen hat. Zu seinen wissenschaftlichen Arbeiten zählen unter anderem Untersuchungen über die Entwicklung präventivmedizinischer Produkte sowie zur Bewegung als Voraussetzung zur Prävention von Übergewicht bei Kindern.

Seine sportlichen Erfolge umfassen:

Vierfache Nominierung Deutsche Olympiamannschaft (1972–1984), Teilnahme 1972 und 1976, 1982 Europameister über 5.000 m in Athen, 1979 Weltcupsieger über 1.500 m in Montreal, 1975 Europacupsieger 1.500 m Nizza, 1983 Europacupsieger über 5.000 m in London, in den Jahren 1975, 1980,1981 und 1983 Hallen-Europameister über 1.500 m, insegsamt 22-mal Deutscher Meister, mehrere Deutsche und Europa-Rekorde.

Zur Homöopathie äußert sich Prof. Wessinghage folgendermaßen:

„Homöopathie und Laufen sind ein gutes Team für unsere Gesundheit." Der Rekordläufer und renommierte Orthopäde berichtet, dass er homöopathische Arzneimittel in seiner Klinik in Bad Wiessee erfolgreich mit der Schulmedizin kombiniert. Der Europameister über 5.000 m ist seit vielen Jahren ein großer Befürworter der Homöopathie. Homöopathie setzt er regelmäßig bei sich und seinen Patienten in Bad Wiessee gegen Müdigkeit, Unwohlsein, Muskelverspannungen und viele weitere Beschwerden ein. Ein Fläschchen *Arnica-Globuli* gehört für ihn zur Grundausstattung eines jeden Sportlers.[72]

Dr. Hans-Wilhelm Müller-Wohlfahrt

Hans-Wilhelm Müller-Wohlfahrt (*1942) fand früh seine Begeisterung für den Sport. Bei den Deutschen Meisterschaften 1961 wurde

---

[72] Quelle: Redaktions- und Pressebüro Stefanie Körner, Staufen.

Müller-Wohlfahrt Dritter im Fünfkampf. Er studierte ab 1963 Medizin in Kiel, Innsbruck und Berlin. Im Anschluss konzentrierte sich der Leichtathlet auf den Bereich der Sportmedizin. Von 1975 bis 1977 wurde er verantwortlicher Mannschaftsarzt des Bundesligisten Hertha BSC in Berlin, ehe er sich als praktizierender Arzt in München niederließ. Kurz darauf wurde er für den Verein FC Bayern München als Mannschaftsarzt tätig.

In dieser Position avancierte Dr. med. Hans-Wilhelm Müller-Wohlfahrt zu einem der populärsten Sportmediziner der Bundesrepublik. Darüber hinaus wurde er Leibarzt zahlreicher prominenter Persönlichkeiten des internationalen Sports. 1996 wurde Müller-Wohlfahrt vom Deutschen Fußballbund zum Mannschaftsarzt der deutschen Fußballnationalmannschaft berufen.

Auf die Frage eines Journalisten, ob seine Methoden anders als die „normaler" Orthopäden/Sportmediziner sind und worin sie sich unterscheiden, antwortet Dr. Müller-Wohlfahrt:

> Nicht immer findet sich die Ursache des Schmerzes auch am Ort des Schmerzes. Hieraus hat sich einer der Schwerpunkte unseres Zentrums – die Behandlung der Wirbelsäule und ihrer Störungen – entwickelt. Während meiner langjährigen Tätigkeit habe ich stets versucht, neben der klassischen Schulmedizin fast ausschließlich homöopathische und biologische Medikamente einzusetzen und herkömmliche Präparate wie z. B. Kortison zu vermeiden. Ich hoffe, dass ich durch mein Engagement dazu beitragen konnte, dass auch andere Sportmediziner die von mir angewandten Behandlungsmethoden in ähnlicher Art und Weise anwenden.[73]

[73] Quelle http://www.mw-oc.de/de/home.htm

Quellen

Behring, A. E. von: *Moderne phthisiogenetische und phthisotherapeutische Probleme in historischer Beleuchtung.* Marburg: Selbstverlag des Verfassers, 1905.

Best, H. B. M.: *Margaret and Charley: The Personal Story of Dr. Charles Best, the Co-Discoverer of Insulin.* Toronto: Dundurn Press, 2003.

Bier, A.: What Shall Be Our Attitude Toward Homeopathy? *Homeopathic Recorder,* December 15, 1925, XL(12):529–567.

Bodman, R., und Gillies, D.: *Harold Griffith.* Toronto: Dundurn Press, 1996.

Bradford, T. L.: *The Life and Letters of Samuel Hahnemann.* Philadelphia: Boericke and Tafel, 1895.

Bradford, T. L.: *The Logic of Figures or Comparative Results of Homoeopathic and Other Treatments.* Philadelphia: Boericke and Tafel, 1900, Seiten 112–146.

Bradley, J., und Depree, M.: A Shadow of Orthodoxy? An Epistemology of British Hydropathy, 1840–1858, *Medical History,* 2003, 47:173–194.

Burkhardt, F., und Smith, S. (Hrsg.): *The Correspondence of Charles Darwin.* Cambridge: Cambridge University Press, 1985.

Burkhardt, F., (Hrsg.): *Charles Darwin's Letters: A Selection (1825–1859).* Cambridge: Cambridge University Press, 1996.

Campbell, A. K., und Matthews, S. B.: Darwin's Illness Revealed, *Postgraduate Medicine Journal,* 2005, 81:248–251.

Canadian Anesthesiologists' Society: Anesthesia Greats. Harold Randall Griffith. www.cas.ca/about/history/greats/griffith.asp

Casanova, P., und Gerard, R. *Bilan de 3 annees d'etudes randomisees multicentriques oscillococcinum/placebo, oscillococcinum rassegna della letterature internationale.* Milan: Laboratoires Boiron, 1992, Seiten 11–16.

Clarke, J. C.: *Homoeopathy Explained.* London: Homoeopathic Publishing Company, 1905.

Cohen, S. G.: The American Academy of Allergy: An Historical Review, *Journal of Allergy and Clinical Immunology,* November 1979, 64(5):332–346.

Compton-Burnett, J.: *Consumption and Its Cure.* London: Homoeopathic Publishing, 1890. (Derzeit erhältlich in dem undatierten Kompendium *The Best of Burnett,* New Delhi: B. Jain)

carstens-stiftung.de

Coulter, H. L.: *Homeopathic Influences in Nineteenth Century Allopathic Therapeutics.* St. Louis: Formur, 1973.

Coulter, H. L.: *Divided Legacy: A History of the Schism in Medical Thought.*. Berkeley: North Atlantic Books, 1973, Band III, S. 39.

Coulter, H. L.: *Divided Legacy: A History of the Schism in Medical Thought.* Volume IV: Twentieth-Century Medicine: The Bacteriological Era. Berkeley: North Atlantic Books, 1994.

Cushing, H. W.: *Life of Sir William Osler.* London: Oxford University Press, 1940, S. 171.

Darwin, C.: *Insectivorous Plants.* New York: D. Appleton & Co., 1875.

http://pages.britishlibrary.net/charles.darwin3/insectivorous/insect_fm.htm

Darwin, F., (Hrsg.): *The Life and Letters of Charles Darwin.* New York: D. Appleton & Co., 1903. (Interessant ist der Umgang verschiedener Darwinbiographen mit seiner schweren, chronischen Erkrankung und deren Behandlung. Viele haben sie einfach ignoriert. Einer bringt das Zitat von Darwin zu seiner Skepsis gegenüber der Homöopathie, als hätte er dies Jahre nach der Behandlung geäußert, während es in Wirklichkeit aus dem ersten Monat der Behandlung stammt. Siehe Keynes, 2002: S. 169).

Darwin, F. (Hrsg.): *The Letters of Charles Darwin.* Ein Großteil von Darwins Briefen ist einzusehen auf: www.darwinproject.ac.uk

Dean, M. E.: *The Trials of Homeopathy.* Essen, Germany: KVC, 2004.

Dean, M. E.: An Innocent Deception: Placebo Controls in the St. Petersburg Homeopathy Trial, 1829–1830, *Journal of the Royal Society of Medicine,* July 2006, 99:375–376.

Dearborn, F.: *Encyclopedia of 20th-Century Technology* (2 vols.). New York: Routledge, 2005.

Desmond, A., und Moore, J.: *Darwin.* New York: Warner, 1992.

Enstram, C. H.: Non-surgically yours, *Homeopathic Recorder,* Dezember 1953, 69(6). (Diese Aussage wurde im Juli 1953 vor dem Bureau of Surgery, Gynecology and Obstetrics der Internationalen Hahnemannvereinigung (IHA) verlesen.)

Everest, Rev. T. R.: *A Popular View of Homeopathy.* New York: William Radde, 1842.

Ferley, J. P., Zmirou, D., D'Admehar, D., et. al. : A Controlled Evaluation of a Homeopathic Preparation in the Treatment of Influenza-like Syndrome, *British Journal of Clinical Pharmacology,* März 1989, 27:329–335.

Fishbein, M.: *Medical Follies.* New York: Boni & Liveright, 1925.

Forbes, Sir J.: *Homeopathy, Allopathy and Young Physic.* Boston: Otis Clapp, 1846.

Grosvenor, P. C.: Darwin and the Barnacle: The Story of One Tiny Creature and History's Most Spectacular Scientific Breakthrough (review), *Perspectives in Biology and Medicine,* Autumn 2004, 47(4):624–626.

Hahnemann, S.: Heilung der asiatischen Cholera. Gesammelte kleine Schriften. Hrsg. von Josef M. Schmidt und Daniel Kaiser. Heidelberg: Haug 2001.

Hahnemann, S.: *Organon of the Medical Art* (herausgegeben und kommentiert von W. B. O'Reilly). Palo Alto: Birdcage, 1996. (Dieses Buch ist für Ullman die beste verfügbare Übersetzung.)

Hahnemann, S.: *Organon der Heilkunst.* Erstauflage 1810, 6. und letzte Auflage 1842. Einzusehen zum Beispiel auf: http://www.homeoint.org/books4/organon/

Hertzog, L. S.: The Rise of Homeopathy in Ohio, *Ohio State Archaeological and Historical Quarterly,* 1940, 49: 332–346.

Hertzog, L. S.: High Spots of Ohio Homeopathic History 1890–1949, *Ohio State Medical Journal,* Dezember 1949, 45:1189–1195.

Homeopathy, *Time,* 27. Mai 1940.

Hodges, P. C.: *The Life and Times of Emil H. Grubbe.* Chicago: University, 1964.

Hufelands Journal (S. 150)

Josephson, B. D.: Leserbrief an den *New Scientist,* 1. November 1997.

Jurj, G.: Quiet At Koethen, *Simillimum,* Winter/Frühjahr 2007, 20:27–42.

Jütte, R.: Persönlicher Kontakt, 29. und 30. März 2006.

Keynes, R.: *Darwin: His Daughter and Human Evolution.* New York: Riverhead, 2002.

Koch, August Wilhelm (1805–1886): Die Homöopathie, physiologisch, pathologisch und therapeutisch begründet: oder das Gesetz des Lebens im Gesunden und Kranken. S. 163

Koop, C. E.: *Koop: The Memoirs of America's Family Doctor.* New York: Harper, 1992.

www.mw-oc.de

Menninger, C. F.: The Application as Well as the Similar, *Transactions of the American Institute of Homeopathy,* 1896, pp. 317–324.

Menninger, C. F.: Some Reflections Relative to the Symptomatology and Materia Medica of Typhoid Fever, *Transactions of the American Institute of Homeopathy,* 1897: 427–431.

Montagnier, Luc: Electromagnetic Signals Are Produced by Aqueous NanostructuresDerived from Bacterial DNA Sequence. Luc Montagnier, Jamal Aissa, Stéphane Ferris, Jean-Luc Montagnier, Claude Lavallee, *Interdisciplinary Sciences: Computational Life Sciences* (2009) 1: 81-90.

Neng, H.: Homoeopathy in Germany during the Last Ten Years, *Homoeopathic Recorder,* Januar 1930, 45, 1.

Nichols 1988 (S. 166)

Osler, Sir W.: *Unity, Peace and Concord – A Farewell Address to the Medical Profession of the United States.* Oxford University Press, 1905: S. 12–13. (Von Osler existiert auch das Zitat: „Niemand wird bestreiten, dass unter homöopathischer Behandlung ebenso viele Patienten genesen wie unter jeder anderen Behandlungsform." Siehe auch die Ausführungen von Robins, weiter unten, Seite 59.)

Oxford Dictionary of National Biography. Oxford: Oxford University Press, 2004.

Papp, R., Schuback, G., Beck, E., et al.: Oscillococcinum in Patients with Influenza-like Syndromes: A Placebo Controlled Double-blind Evaluation, *British Homeopathic Journal*, April 1998, 87:69–76.

Perl, T.: *Women and Numbers*. San Carlos, Calif.: Wide World Publishing, 1993, S. 45–56.

Probst: Superfrauen ... CD-Rom (S. 187)

Quammen, D.: *The Reluctant Mr. Darwin: An Intimate Portrait of Charles Darwin and the Making of His Theory of Evolution*. New York: W. W. Norton, 2006.

Robins, N. : *Copeland's Cure*. New York: Knopf, 2005.

Rogers, N.: *An Alternative Path: The Making and Remaking of Hahnemann Medical College and Hospital of Philadelphia*. Piscataway: Rutgers University Press, 1998.

Rothstein, W.: *American Physicians in the Nineteenth Century*. Baltimore: Johns Hopkins University Press, 1985.

Rothstein 1972 (S. 146/148)

Roy, R., Tiller, W. A., Bell, I., und Hoover, M. R.: The Structure of Liquid Water: Novel Insights from Materials Research; Potential Relevance to Homeopathy, *Materials Research Innovations*, December 2005, 9(4):577–608.

Ruddick, J.: *Death at the Priory: Sex, Love and Murder in Victorian England*. New York: Atlantic Monthly Press, 2001.

Shephard, D. E.: *Preserving the Heritage of Canadian Anesthesiology: A Panorama of People, Ideas, Techniques and Events*. Saint-Laurent, Quebec, Canada: Abbott Laboratories, 2004.

TAIH, *Transactions of the American Institute of Homoeopathy*. Chicago: Publication Committee, 1902.

TAIH, *Transactions of the American Institute of Homoeopathy*. Chicago: Publication Committee, 1908.

Vickers, A. J., und Smith, C.: Homoeopathic Oscillococcinum for preventing and treating influenza and influenza-like syndromes, *Cochrane Review*, The Cochrane Library, 2005, Issue 4.

Von Hoffman, N.: The Father of Homeopathy, *Washington Post*, 21. Juli 1971.

Wikipedia

Wershub, L. P.: *One Hundred Years of Medical Progress: A History of the New York Medical College, Flower and Fifth Avenue Hospitals*. Springfield: Charles C. Thomas, 1967.

Winslow, W.: *The Menninger Story*. New York: Doubleday, 1956.

Winston, J.: *The Faces of Homoeopathy*. Tawa, New Zealand: Great Auk, 1999.

KAPITEL 6

Bühne, Film und Fernsehen: Stars und die Homöopathie

Film- und Fernsehstars schätzen und nutzen die Homöopathie schon so lange, dass es schon überrascht, dass noch kein größerer Film über ihre Erfahrungen gedreht wurde. Aber vielleicht ist das nur eine Frage der Zeit.

Die französische Schauspielerin **Sarah Bernhardt** (1844–1923) trat erst auf der Bühne, später dann im Film auf. Sie dürfte die berühmteste Schauspielerin des 19. Jahrhunderts gewesen sein. Ihre Bühnenkarriere begann mit Komödien und Burlesken, doch später machte sie sich auch in ernsteren Stücken einen Namen. Nach großen Erfolgen in Europa wurde sie bald auch in Amerika bekannt.

Bernhardt zählt zu den Pionierinnen des Stummfilms. Ihr Debüt gab sie 1900 als Hamlet in *Le Duel d'Hamlet*. Insgesamt erhielt sie in acht Kinofilmen und zwei biographischen Filmen eine Hauptrolle. 1914 wurde sie zum Mitglied der französischen Ehrenlegion ernannt. Sarah Bernhardt ist auf dem bekannten Pariser Friedhof Cimitière du Père-Lachaise beigesetzt, wo auch Dr. Samuel Hahnemann begraben liegt. Ihr Stern auf dem Walk of Fame von Hollywood liegt an der berühmten Ecke von Hollywood Boulevard und Vine Street.

Madame Bernhardt bestand nicht nur für sich selbst, sondern auch für ihre Truppe auf homöopathische Behandlung (Enstam 1943: S. 489).

Diese Berichte bestätigte Dr. James Ward[74] (1861–1939) in einer Vorlesung über Homöopathie, bei der er Sarah Bernhardts homöopathische Taschenapotheke hochhielt. Interessanterweise enthielt die Sammlung ausschließlich starke Hochpotenzen von M1 bis CM (Ward 1937). Diese Mittel wurden nur von den erfahrensten Homöopathen verordnet, was darauf schließen lässt, dass Madame Bernhardt entweder ausgesprochen beschlagen in der Homöopathie war oder regelmäßigen Kontakt zu einem Homöopathen hatte, der sie bei der Auswahl für sich und ihre Truppe beriet.

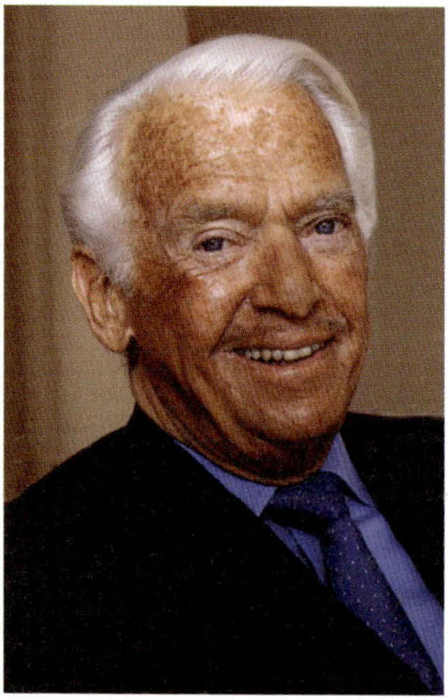

Douglas Fairbanks, Jr.

Douglas Fairbanks, Jr., (1909–2000) war amerikanischer Schauspieler und hoch dekorierter Marineoffizier aus dem Zweiten Weltkrieg. Er wurde besonders durch Filme wie *Der Gefangene von Zenda* (1937), *Aufstand in Sidi Hakim* (1938) und *Sindbad der Seefahrer* (1947) bekannt. 1945 bis 1950 war er Präsident der Hilfsorganisation CARE International und erhielt 1982 für seinen Beitrag zu den CARE-Paketen für Deutschland in der Nachkriegszeit das Bundesverdienstkreuz. Sein Vater, Douglas Fairbanks, Sr., (1883–1939) spielte vor allem in Mantel- und Degen-Stummfilmen mit, darunter *Das Zeichen des Zorro* (1920), *Die drei Musketiere* (1921) und *Robin Hood* (1922).

---

[74] Dr. James Ward war ein sehr anerkannter homöopathischer Arzt und Professor am Hahnemann Hospital College in San Francisco. 1902 bis 1907 war er auch Präsident des San Francisco Board of Health. In dieser Zeit erschütterte das berüchtigte Erdbeben von 1906 die Stadt.

Douglas Fairbanks, Jr., war ein kerngesunder Mann, der 90 Jahre alt wurde. Seine zweite Frau ließ die drei Töchter in England von homöopathischen Ärzten behandeln. Eine seiner Töchter wusste diese Erfahrungen so zu schätzen, dass sie selbst Homöopathin wurde und sich zum Beispiel durch die Organisation von Konferenzen mit führenden internationalen Kapazitäten zum Thema Homöopathie im Raum San Francisco für diese Kunst einsetzte.

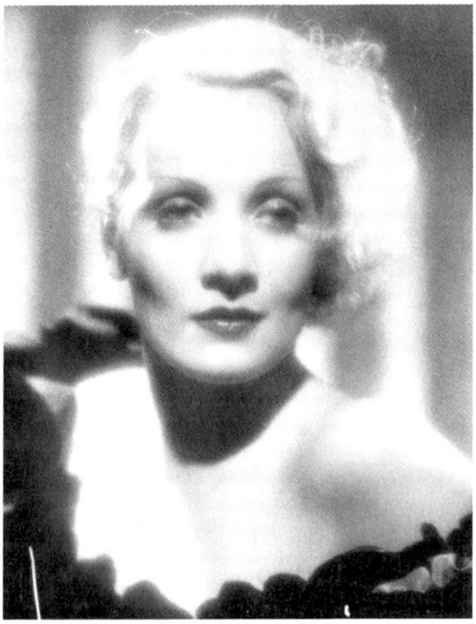

Marlene Dietrich

Die große deutsche Schauspielerin und Sängerin **Marlene Dietrich** (1901–1992) hatte ihren ersten Auftritt im ersten europäischen Tonfilm, *Der blaue Engel,* wodurch sie mit dem Lied „Ich bin von Kopf bis Fuß auf Liebe eingestellt" berühmt wurde. Später glänzte sie in zahlreichen Filmen wie *Zeugin der Anklage* (1958), *Im Zeichen des Bösen* (1958) und *Das Urteil von Nürnberg* (1961).

1999 wurde auf dem Broadway das Musical *Marlene* aufgeführt. Darin gibt es eine Szene, in der die *New York Times* Marlene Dietrich als „die gute Freundin, die Georges Pompidou homöopathische Medizin schickte", beschreibt. (Pompidou war in der Zeit, zu der das Stück spielt, französischer Präsident.)

Dietrichs Hausärztin war **Dr. Elizabeth Wright Hubbard** (1896–1967), eine anerkannte New Yorker Medizinerin. Dr. Hubbard war die erste Frau an der Spitze des American Institute of Homeopathy und viele Jahre Herausgeberin des *Homeopathic Recorder* beziehungsweise später des *Journal of the American Institute of Homeopathy.*

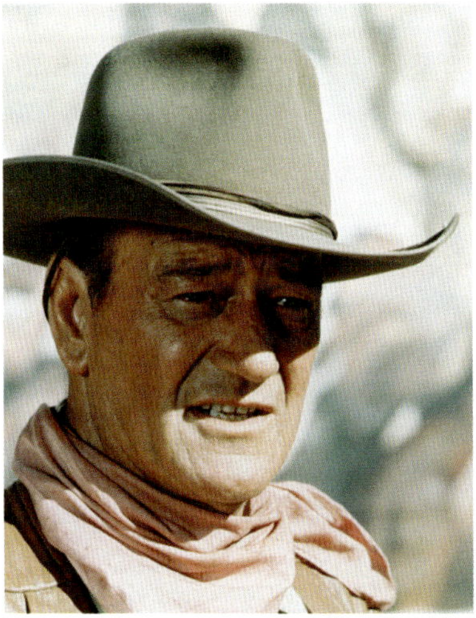
John Wayne

John Wayne (1907–1979) ist der bekannteste Leinwandcowboy. Beginnend mit Stummfilmen in den 1920er Jahren spielte John Wayne in über 150 Filmen mit, in denen er in der Regel den etwas zerlumpten, eigenbrötlerischen „wahren“ Amerikaner gab. In dem Western *Die Freibeuterin* (1942) spielte er an der Seite von Marlene Dietrich den Minenbesitzer Roy Glennister, der bei Verletzungen und Schmerzen gern *Arnica* empfahl.[75] Es ist jedoch unklar, ob Marlene Dietrichs persönliches Interesse an der Homöopathie den Ausschlag dafür gab, dass Wayne in diesem Film bei einer Verletzung *Arnica* verwendet. 1963 sagt er in dem Film *McLintock!*, als jemand verletzt wird: „Besorgt dem Cowboy lieber *Arnica*.“

Die Waliserin **Catherine Zeta-Jones** (*1969) wurde mit der Hauptrolle in *Die Maske des Zorro* (1998) mit Antonio Banderas berühmt, wo sie als eine der schönsten Frauen auftritt, die je die Leinwand geziert haben. Seitdem hatte sie Hauptrollen in etlichen großen Filmen, darunter *Verlockende Falle* (1999), *America's Sweethearts* (2001) und *Chicago* (2002). Für *Chicago* erhielt sie 2003 einen Academy Award (Oscar) für die beste weibliche Nebenrolle.

---

75 *Arnica* wird normalerweise gegen Zerrungen und Prellungen infolge von Unfall oder Überlastung verordnet. Die Pflanze wird in der Regel innerlich als potenziertes Mittel in Form von Globuli gegeben oder aber äußerlich in Salben und Gels eingesetzt. In den Western mit John Wayne bleibt unklar, welche Art der Anwendung er empfiehlt.

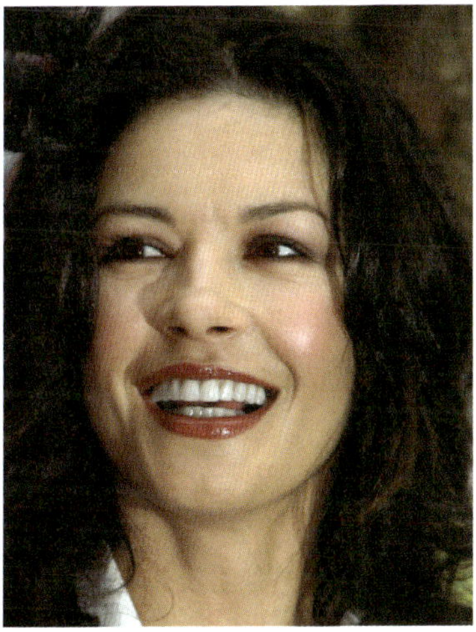

Catherine Zeta-Jones

Am 21. Februar 2003 brachte das beliebte amerikanische Magazin *Entertainment Weekly* ein Interview mit Zeta-Jones, in dem es um die Dreharbeiten für *Chicago* ging. Dort steht:

> Im Set für das Musical Chicago war *Arnica* Catherine Zeta-Jones' beste Freundin. Doch diese Dame ist kein Mensch, sondern ein homöopathisches, pflanzliches Heilmittel. Die intime Freundschaft der beiden begann während der sehnenbelastenden Aufnahmen: „Wenn ich das tat (*Arnica* auftragen), war der Schmerz verschwunden. Monatelang hatte ich das klebrige Zeug auf der Haut. Hilft gut gegen Blutergüsse."

Wie viele Profitänzer und Spitzensportler wusste Zeta-Jones *Arnica* sehr zu schätzen.

Lesley Ann Warren (*1946) war für einen Oscar und einen Emmy nominiert und wurde für ihre zahlreichen Rollen in Film und Fernsehen mit einem Golden Globe ausgezeichnet. Mit 17 Jahren wurde sie als angeblich jüngste Schauspielerin aller Zeiten ins Actors Studio aufgenommen. Ihre erste große Fernsehrolle war die Cinderella in dem Klassiker von Rodgers und Hammerstein. Sie spielte unter anderem in Mel Brooks' *Das Leben stinkt* (1991), in *Victor/Victoria* von Edwards, die berühmte Miss Scarlet in *Alle Mörder sind schon da* (1985) und in *The Lymey* (1999) von Steven Soderbergh. Außerdem wirkte sie an etlichen Fernsehshows mit, zum Beispiel wiederholt in *Will & Grace* und

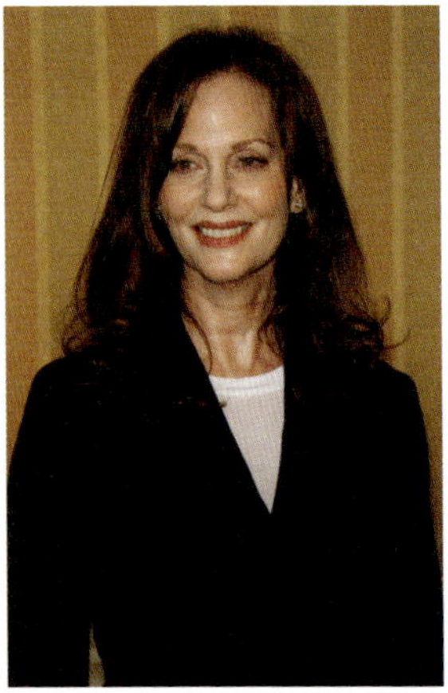

Lesley Ann Warren

in *Desperate Housewives*. Daneben spielte sie in der preisgekrönten Miniserie *79 Park Avenue*, in *Evergreen* und in *Joseph* mit.

Lesley Ann Warren schrieb mir den nachfolgenden persönlichen Brief, der vom Wert, der Kraft und der Bandbreite der Homöopathie zeugt:

Über die enormen transformativen und heilenden Wirkungen der homöopathischen Medizin kann ich gar nicht genug sagen. Ich empfinde echte Ehrfurcht vor ihren fast wundersamen Fähigkeiten, medizinische, emotionale und psychische Probleme schnell und nachdrücklich zu beeinflussen.

Ich lasse mich seit über 20 Jahren homöopathisch behandeln, insbesondere von Dr. Janet Zand und Dr. Laura Paris. Ich bin sowohl mit akuten, als auch mit chronischen Problemen erfolgreich fertiggeworden, habe ein vitales Leben voller Energie geführt und war dabei widerstandsfähig genug, stressige Terminpläne mit Haushalt, Ehe, einem Kind und all den vielfältigen Herausforderungen zu verbinden, die das Leben mit sich bringt.

Mein Kind habe ich bewusst mit Hilfe der Homöopathie großgezogen. Meine 89-jährige Mutter hat sich ebenso zur Homöopathie bekehren lassen wie mein Mann, und letztlich jeder, der längere Zeit um mich ist. Ich arbeite auch bei allen meinen Tieren ausschließlich mit Dr. John Limehouse und Dr. Priscilla Taylor, zwei bekannten Tierärzten, die neben Homöopathie auch auf chinesische Kräuter und Akupunktur zurückgreifen.

Der erfolgreiche Einsatz der Homöopathie bei so vielen Erkrankungen aller Art, vom Schnupfen bis zu den verschiedensten Infektionen mit Viren oder Bakterien, war für uns alle ein Segen. Antibiotika oder andere Medikamente verwenden wir nur selten, weil sie meistens nicht nötig sind. Bei einem Schock oder plötzlichen Verlust ist die tiefgreifende, sanfte Heilung durch Homöopathie phantastisch.

Als Schauspielerin bekomme ich von Zeit zu Zeit Gelegenheit, mich öffentlich zu etwas zu äußern, woran ich wirklich glaube. Dies ist eine solche Chance. Wenn ich könnte, würde ich es von allen Dächern rufen: Homöopathie ist eine geniale Form der Medizin, und dass ich diese Botschaft weitergeben darf, macht mich zutiefst dankbar.

Hut ab, Lesley, wir haben dich vernommen!

Pamela Anderson (*1967) ist Schauspielerin, Model, Produzentin und Autorin. Ihre Karriere begann mit der Sitcom *Home Improvement* (1991–1993), doch wirklich berühmt wurde sie für ihre Rolle als Casey Jean „C. J." Parker in *Baywatch* (1992–1997). Anderson ist strenge Vegetarierin und aktive Tierschützerin. Ihr Einsatz für den Tierschutz brachte ihr 1999 den ersten Linda McCartney Memorial Award ein.

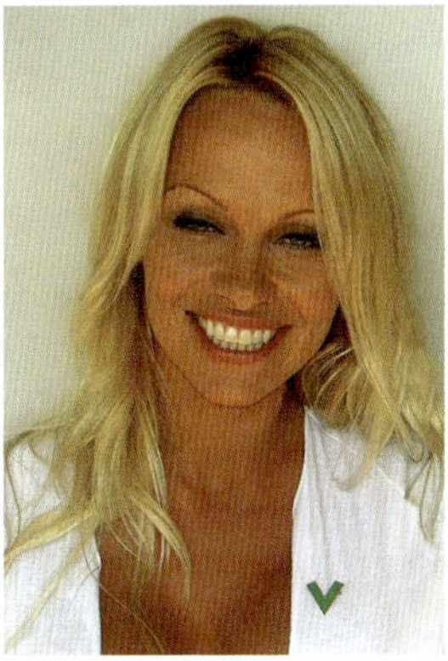

Pamela Anderson

2002 bekannte sich Anderson öffentlich zu ihrer Hepatitis C-Erkrankung. Damals hieß es, sie hätte deshalb nur noch zehn Jahre zu leben – doch später griff sie zur Homöopathie. Nach einer Konsultation bei **Wendy Hewland**, einer Homöopathin aus Los Angeles, deren Familie in London die Apotheke *Ainsworth's Homeopathic Pharmacy* gründete (welche auch die englische Königin beliefert), ist Pamela wieder sehr optimistisch. 2004 sagte sie bei einem Interview: „Anfangs war es sehr, sehr beängstigend und zehrte an meinen Kräften, (aber jetzt) bin ich ganz gesund. … Meine Leber wurde gerade getestet, und die Werte sind in den letzten Jahren genau gleich geblieben oder haben sich sogar etwas verbessert. Ich fühle mich bestens. Ich bin davon überzeugt, dass mein homöopathisches Mittel mich so stark macht." (Copley 2004)

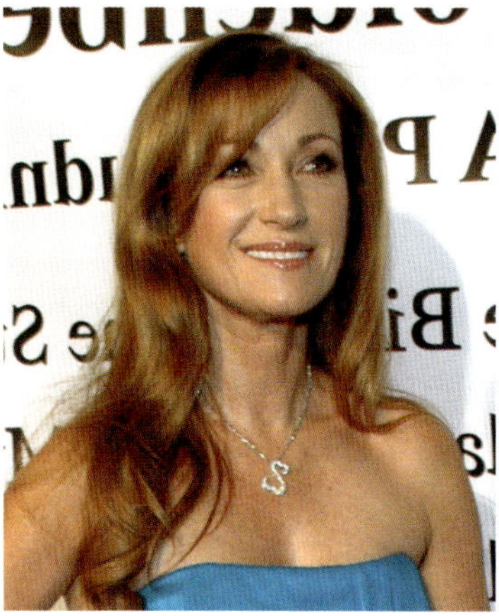

Jane Seymour

Jane Seymour (*1951) ist eine amerikanische Schauspielerin englischer Herkunft, die besonders mit dem Film und der Fernsehserie *Dr. Quinn – Ärztin aus Leidenschaft* (1993–2001) bekannt wurde. Ihren ersten großen, internationalen Auftritt hatte sie jedoch bereits in dem James-Bond-Film *Leben und sterben lassen* (1973). Seitdem hat sie in zahlreichen Filmen mitgespielt, unter anderem 2005 in der Komödie *Die Hochzeits-Crasher.* Silvester 1999 verlieh Königin Elizabeth II. ihr den Orden des Britischen Empire.

Jane Seymour lebt zwar im Zeitalter der Hightech-Medizin, doch für ihre Gesundheit verlässt sie sich lieber auf Pioniermethoden wie die ihrer Heldin Dr. Michaela Quinn. Seymours Schwester ist Homöopathin in England, und sie und ihre ganze Familie (sie hat sechs Kinder) wissen zu schätzen, was die Homöopathie zu bieten hat. In einem Interview sagte sie: „Bei den Dreharbeiten zu *Doctor Quinn* habe ich mich mit einer homöopathischen Grundausstattung von meiner Schwester selbst behandelt und musste die ganze Zeit keinen einzigen Tag aussetzen." (Ich hoffe, Filmproduzenten lesen diesen Satz, denn sie könnten viel Geld sparen, indem sie ihre Crew zur Verwendung homöopathischer Mittel anhalten und damit deren Einsatzfähigkeit erhalten.)

Die Fernsehserie beginnt 1867, als die Heldin Dr. Michaela Quinn ihr Studium an einer medizinischen Hochschule in Boston abschließt und dann in Colorado Springs eine Praxis eröffnet. Die einzige Hochschule in Boston, die damals Frauen aufnahm, war das New England Female Medical College, eine homöopathische Hochschule. Diese Schule ging 1873 in einem anderen homöopathischen College, der Boston University, auf. Leider waren die Autoren und Produzenten der Serie nicht ausreichend mit der Homöopathie vertraut, um zu zeigen, wie Dr. Quinn homöopathische Mittel verschreibt. Stattdessen verwendet sie in der Regel Kräuter.

Im wahren Leben verwendet Jane sowohl Kräuter als auch homöopathische Arzneien. Auf ihrer Internetseite erklärt sie: „Mein Lieblingsmittel ist zur Zeit *Arnica*, ein homöopathisches Heilmittel gegen Prellungen und Schwellungen." Bekannt ist auch ihre Liebe zu dem Grippemittel *Oscillococcinum*. Ihr Mann, James Keach (*1947), ein anerkannter Schauspieler und Produzent (zum Beispiel von *Walk the Line* über Johnny Cash), ist ebenso überzeugt von Homöopathie und Naturheilkunde.

Die amerikanische Schauspielerin **Suzanne Somers** (*1946) wurde durch ihre Rolle als Chrissy Snow in der Sitcom *Herzbube mit zwei Damen* (ab 1981) bekannt, spielte aber auch in George Lucas' Überraschungserfolg *American Graffiti* mit. Sie hat zwei Autobiographien, zwei Selbsthilfebücher, vier Diätbücher und zwei Bücher zur Hormonersatztherapie verfasst. 2001 gab sie ihre Brustkrebserkrankung bekannt, die sie neben Operation und Bestrahlung auch mit

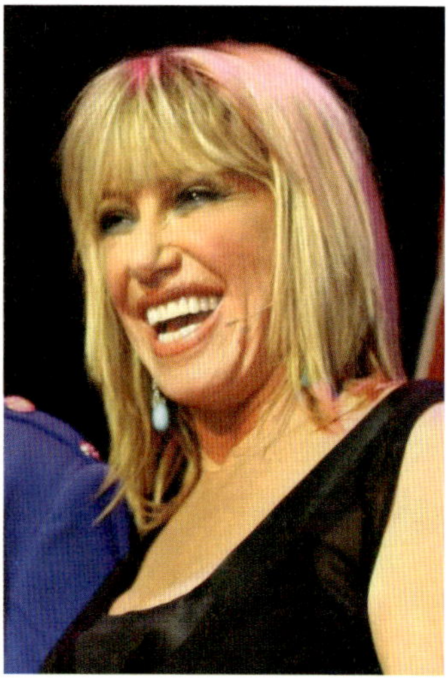

Suzanne Somers

alternativen Heilmethoden behandeln ließ. Sie entschied sich bewusst gegen eine Chemotherapie und für das Präparat *Iscador®*, das aus Mistelextrakt besteht und dem teilweise homöopathisch dosierte Salze zugesetzt sind. Neben den Studien zur Wirkung auf bestimmte Krebsarten (Augustin et al. 2005) belegen manche Untersuchungen auch, dass das Mittel die Nebenwirkungen der konventionellen Krebstherapie mindern kann (Bock 2003; Bock et al. 2004).

Michael York (*1942) ist ein sehr aktiver britischer Schauspieler, der am Theater und im Film viele Shakespeare-Rollen gespielt hat. Besonders bekannt wurde er als Basil Exposition in den *Austin Powers*-Filmen. Zu Beginn seiner Karriere arbeitete York am Nationaltheater mit Franco Zeffirelli in der Aufführung *Viel Lärm um Nichts*. Sein Filmdebüt kam dann mit Zeffirellis *Der Widerspenstigen Zähmung* (1967) als Lucentio, 1968 spielte er in der Zeffirelli-Version von *Romeo und Julia* den Tybalt. Auf die Frage, ob er sich für Naturmedizin interessiere, antwortete Michael York:

> Wissen Sie, meine Frau und ich schwören schon seit 30 Jahren auf Alternativmedizin, womit wir damals noch als Außenseiter galten. Heute ist das alles doch verbreiteter. Ich glaube, man nennt es nicht einmal mehr Alternativmedizin, sondern Ganzheitliche Medizin. Meine Frau ist davon überzeugt, dass die sogenannte Schulmedizin und die sogenannte alternative Medizin einander nicht aus-

schließen, sondern sich ergänzen sollten. Denn schließlich vollbringen beide Seiten wunderbare, gewaltige und edle Dinge. Ich liebe die Homöopathie und die Akupunktur. Ich glaube, dass alles, was den Körper in optimalem Zustand hält, anstatt zu warten, bis er zusammenbricht, und dann Hilfe zu suchen … wissen Sie, schon vorher hilft. (*Strand Magazine*, online)

In einem anderen Interview äußert er sich konkreter:

Ich habe mich immer für alternative Therapien wie die Homöopathie interessiert. Der Pharmamarkt schreckt mich ab. Ständig werden auf den Shoppingkanälen neue Allheilmittel beworben. Deshalb versuchen meine Frau und ich es mit möglichst natürlichen Mitteln. Aufgrund der vielen Mantel- und Degenrollen in meiner Jugend brauchte ich vor fünf Jahren eine neue Hüfte. Im Krankenhaus wollte man mir ständig mehr Morphium geben, aber ich fand homöopathisches *Arnica* während des Heilungsverlaufs viel hilfreicher. (Nikkhah 2005)

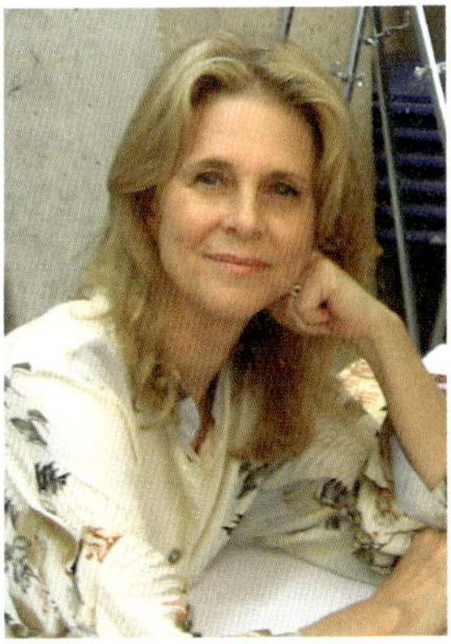
Lindsay Wagner

Die Schauspielerin **Lindsay Wagner** (*1949) ist besonders durch ihre Rolle in *Die Sieben-Millionen-Dollar-Frau* bekannt geworden, für die sie einen Emmy gewann, aber auch durch ihre sozial engagierten Fernsehfilme. Daneben hat sie Bücher über vegetarische Ernährung und Akupressur geschrieben und zeigt großen Respekt vor der Homöopathie. Sie ist Mitglied des beratenden Gremiums des National Center for Homeopathy (*www.homeopathic.org*)

und hat schon auf etlichen Konferenzen dieser Organisation gesprochen.

In einem persönlichen Brief an mich erklärte sie, wie sehr sie die Homöopathie zu schätzen weiß: „Seit 1980 behandele ich meine Söhne und mich in erster Linie homöopathisch. Es ist eine ausgefeilte und tiefgreifende Methode, Körper und Gefühle wieder in ein gesundes Gleichgewicht zu bringen. Denen, die mich auf diese besondere Heilmethode aufmerksam machten, werde ich ewig dankbar sein."

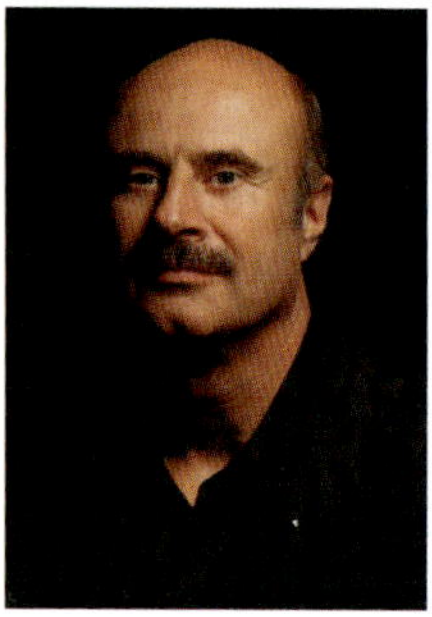

Phillip McGraw

Phillip McGraw, PhD, (*1950) wurde durch seine Auftritte in der *Oprah Winfrey Show* bekannt und moderiert inzwischen seine eigene beliebte Psychologie Show *Dr. Phil.* Seine Frau Robin ist dort regelmäßig zu sehen und hat zahlreiche Fernsehabende mit ihm gestaltet.

Einmal moderierte **Robin McGraw** die Sendung „Hormone aus der Hölle" und erzählte dabei von persönlichen Erfahrungen mit Hitzewallungen und den Wechseljahren allgemein.

> Sie sind nicht die Einzige, deren Hormone aus dem Gleichgewicht geraten – mit allen entsprechenden Begleiterscheinungen. Bei mir ging es besonders um die Hitzewallungen, die mir sehr unangenehm zu schaffen machten. Deshalb suchte ich umgehend eine Homöopathin auf, die mir *Sepia* empfahl. Dieses homöopathische Heilmittel wird geschüttelt und dann unter die Zunge getropft. Innerhalb von 24 Stunden waren meine Hitzewallungen verschwunden. (Dr. Phil-Show, Nr. 213).

Die Grammy- und Golden Globe-gekrönte Sängerin und Schauspielerin **Vanessa L. Williams** (*1963) ist die erste Frau afrikanischer Abstammung, die zur Miss America gewählt wurde. Zwei ihrer Alben

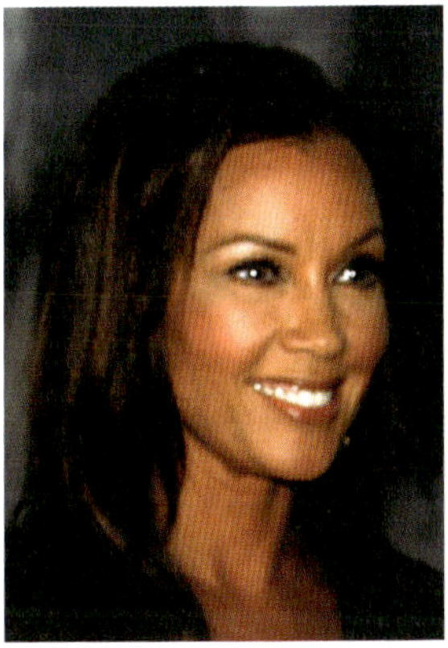

Vanessa L. Williams

haben Goldstatus erreicht. 1989, 1998 und 2007 erhielt sie einen NAACP Image Award für besondere Leistungen afroamerikanischer Künstler. Sie hat in zahlreichen Filmen und Broadway-Musicals mitgewirkt und wurde als Hauptdarstellerin des Musicals *Into the Woods* für einen Tony nominiert.

Vanessa Williams hat vier Kinder und ist passionierte Leserin. Während ihrer Schwangerschaften hat die Vegetarierin sich gründlich über das Leben vor der Geburt, Mutterschaft und Kindererziehung informiert. Sie hat ihre Kinder bei Ohrenentzündungen und wundem Po ganzheitlich behandelt. Nachdem sie 2005 von *Iparenting Media* mit dem Mutter-des-Monats-Preis bedacht worden war, erklärte sie: „Der Arzt stellt seine Diagnose, und dann sehe ich in meine Bücher über Homöopathie und Kräuter." Williams behandelt sich und ihre Kinder sehr flexibel, wobei sie Schulmedizin, Homöopathie, Kräuterkunde und Ernährung kombiniert.

Michael Caine (*1933), britischer Schauspieler, hat zwei Oscars erhalten, außerdem drei Golden Globes und den Preis der New York Film Critics.

2002 meldete die *Times*: „In jedem Fall ist er besser in Form als die meisten Männer in seinem Alter. Seine Scherze kommen schneller denn je, und er ist deutlich fitter als früher. Sein Bauch misst nur noch vernünftige 85 Zentimeter, und mit Brille, gebräunter Haut und silberfarbenem Haar gleicht er jenen feinen Herren, die man immer in *The New Yorker* sah. ‚Ich möchte einfach noch so lange wie möglich bleiben. Ich passe auf mich auf. Ich rauche nicht mehr, und tagsüber trinke ich nicht mehr. Ich nehme viele homöopathische Mittel

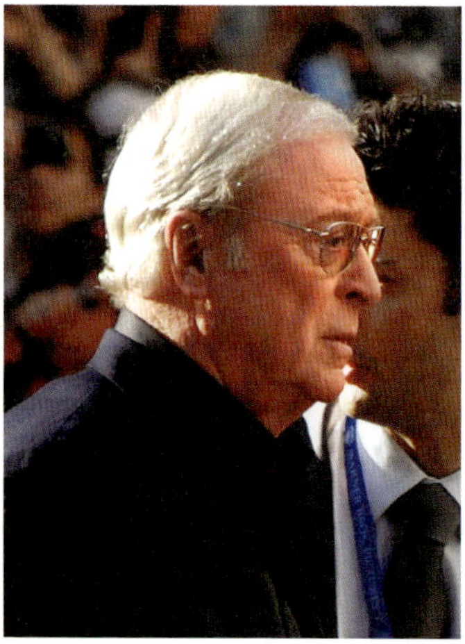

Michael Caine

und Vitamine. Außerdem laufe ich jeden Tag vier Meilen.' Wo? ,Im Garten.' Wird das denn nicht langweilig? ,Nein, auf dem eigenen Land zu laufen, ist niemals langweilig.'" (Perry 2002)

Nadia Sawalha (*1964) ist eine Schauspielerin und Fernsehmoderatorin aus England, aber auch leidenschaftliche Anhängerin der Homöopathie. Besonders bekannt wurde sie als Annie Palmer in der Seifenoper *EastEnders*, hatte aber auch viele andere Fernsehauftritte.[76]

Wie Millionen anderer neigt Nadia Sawalha zu Schuppenflechte. Seit sie vor 15 Jahren die Homöopathie entdeckt hat, braucht sie keinen normalen Arzt mehr. Sie sagt: „Ich bekam stressbedingte Schuppenflechte auf Armen und Gesicht, die trotz kortisonhaltiger Creme nicht besser wurde. Deshalb probierte ich es mit Homöopathie. Das hat schnell geholfen" (Celebrity Sick 2002). Kortisonsalben zählen zur Standardtherapie gegen die schuppenden, roten Flecken. Da Steroide jedoch das körpereigene Immunsystem unterdrücken und die Haut davon mit der Zeit dünner wird, sollte man sie nicht langfristig einsetzen.

Nadia hat sich öffentlich lobend über ihre Homöopathin Rachel Packer geäußert, die „mich durch jede Phase meines Lebens begleitet hat", und erklärt weiterhin: „Ich kam zu ihr, als ein schweres Ekzem mir die schlimmste gesundheitliche Krise meines Lebens bescherte und ich nicht mehr arbeiten konnte. Während meiner Schwangerschaft und

[76] Die Serie *EastEnders* spielt im Londoner EastEnd und ist an Beliebtheit mit der deutschen *Lindenstraße* zu vergleichen.

sogar bei der Niederkunft habe ich mir regelmäßig bei ihr Rat geholt. Und jetzt hat sie mir geholfen, mit der schrecklichen Trauer nach meinen Fehlgeburten fertigzuwerden." Packer hat Nadia aber auch bei einer erfolgreichen Schwangerschaft unterstützt und ihr sogar homöopathische Arzneien zur Beschleunigung der Wehen verordnet, wofür Nadia ihr unendlich dankbar ist (Petty 2006).

In einem Interview erwähnte Nadia nebenbei auch ein besonderes homöopathisches Mittel, das sie beeindruckt hat: „Bei einem Kater geht nichts über *Nux vomica*. Das ist homöopathisch, und es hilft."

Alan Bates (1934–2003), der als Sir Alan Arthur Bates zum Ritter geschlagen wurde, war ein britischer Schauspieler, der zwei Tony Awards als bester Hauptdarsteller gewann. Zu seinen großen Filmen zählen *Alexis Sorbas* (1964), *Georgy Girl* (1966) *Die Herrin von Thornhill* (1967), *Liebende Frauen* (1969), *Der Mittler* (1970) und *Eine entheiratete Frau* (1978).

1972 meldete das *Time*-Magazine, dass Bates auf zweifache Weise „exzentrisch" sei – als Vegetarier und Befürworter der Homöopathie (Colors of Bates 1972). (Da fragt man sich, wann es als „exzentrisch" gilt, wenn jemand immer wieder neue allopathische Medikamente verwendet.)

Indrani Haldar ist eine zeitgenössische indische Schauspielerin, die besonders mit Bengalen-Filmen berühmt wurde. 1997 wurde sie in Indien für ihre Leistung in *Dahan* als beste Schauspielerin ausgezeichnet. Sie ist eine ernsthafte Anhängerin der Homöopathie und erklärte: „Bei meinem Vater hat die Homöopathie Wunder gewirkt. Er war starker Diabetiker und hatte bereits ein schweres Nierenproblem im Spätstadium. Da haben wir es mit der Homöopathie versucht, was sehr gut geholfen hat. Ich selbst behandele mich auch meistens auf diese Weise" (Ghosh 2006).

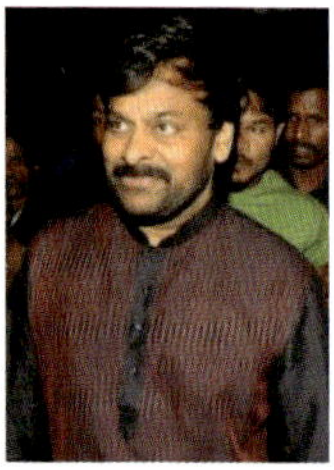

Chiranjeevi

Chiranjeevi (*1955) ist ein beliebter Telugu-Schauspieler. Telugu ist in Indien nach Hindi die zweitwichtigste Sprache. Seine Millionen Fans feiern ihn als *Mega Star*. Im Januar 2006 wurde Chiranjeevi mit dem Padma Bhushan geehrt, der dritthöchsten zivilen Auszeichnung in Indien. Siebenmal hat er als bester Schauspieler den Southern Filmfare Award erhalten. Als er kürzlich nach dem Geheimnis seiner schier unerschöpflichen Energie gefragt wurde, berief er sich auf die Homöopathie (Andhra Café 2007), an die ihn sein Schwiegervater herangeführt hatte, ein homöopathischer Arzt.

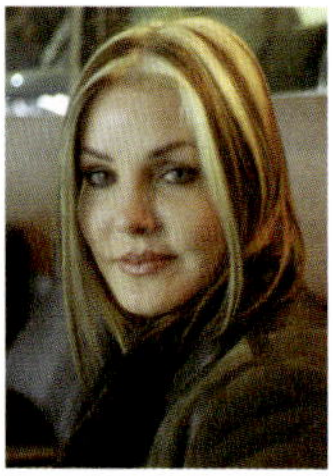

Priscilla Presley

Priscilla Presley (*1945), die Witwe von Elvis Presley, sagte mir 1989 persönlich, dass sie sich wegen chronischer Müdigkeit an einen Homöopathen gewandt hätte. Die Ergebnisse waren sehr erfreulich. Diese positive Erfahrung mag dazu beigetragen haben, dass auch ihre Tochter **Lisa Marie Presley** (*1968) ihre Wochenbettdepression homöopathisch behandeln ließ (Berry 2005).

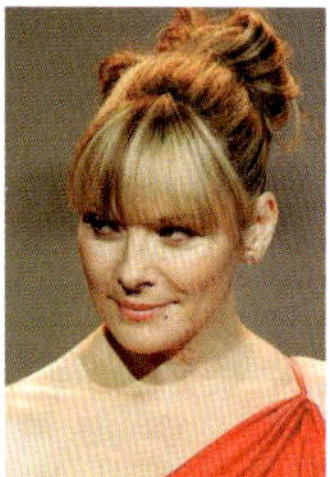

Kim Cattrall

Kim Cattrall (*1956) ist besonders als Schauspielerin der Serie *Sex and the City* bekannt geworden, für die sie einen Golden Globe erhielt und für einen Emmy nominiert wurde. 2003 zitierte die *Los Angeles Daily News* ihre Wertschätzung für ein bekanntes homöopathisches Mittel mit den Worten: „*Arnica*! Ich liebe es. Das verwende ich dauernd, weil ich zu Blutergüssen neige.“

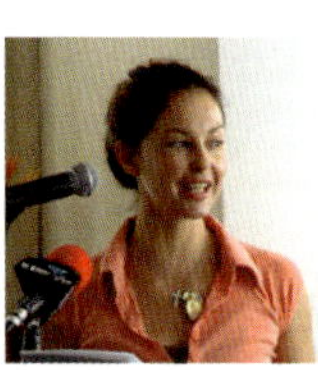

Ashley Judd

Ashley Judd (*1968) wusste genug über Homöopathie, um während des *Sundance Film Festivals* 2006

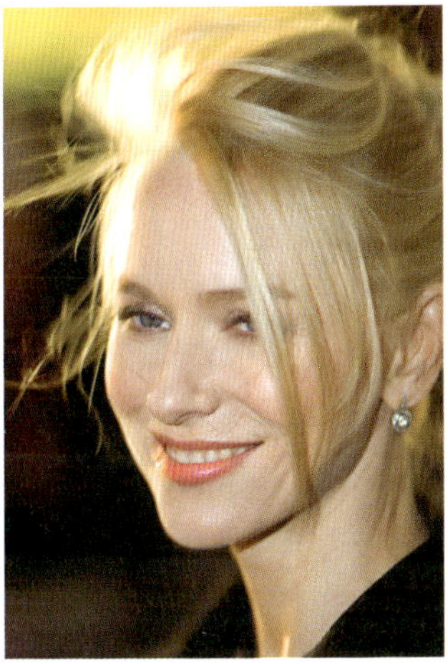

Naomi Watts

zu einem der Aussteller homöopathischer Arzneimittel zu gehen und gezielt nach *Arnica* zu fragen, weil ihr Sohn sich am Hals verletzt hatte (*www.lindzi.com*). Ashley ist auch dafür bekannt, auf Reisen homöopathische Mittel mitzuführen, zum Beispiel Arzneien gegen Jetlag oder Grippe (Spencer 2000).

Naomi Watts (*1968) wurde besonders als Hauptdarstellerin in Peter Jacksons Remake des berühmten *King Kong*-Films von 1933 berühmt. Für ihre Leistung in *21 Gramm* (2003) wurde sie für einen Oscar nominiert. Laut der *Los Angeles Times* nimmt Nicole Kidman eine Einladung an, wenn man ihre Freundin Naomi Watts einlädt, und um an Naomi heranzukommen, muss man ihre Stylistin, ihren Trainer und ihren Homöopathen einladen (Davidow 2005).

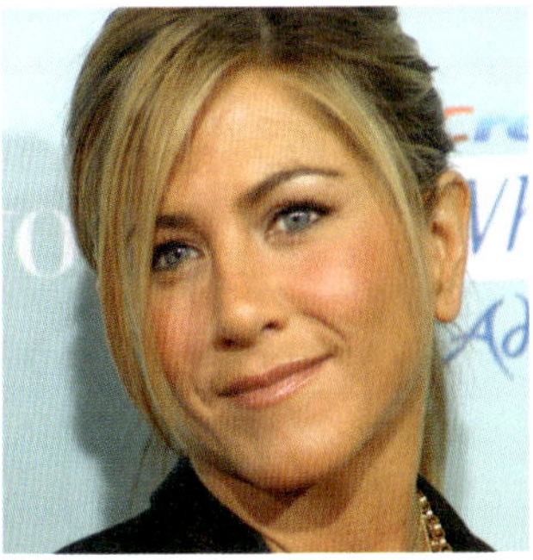

Jennifer Aniston

Die Schauspielerin **Jennifer Aniston** (*1969), die für ihre Darstellungen bereits einen Golden Globe und einen Emmy erhielt, wurde schon von ihren Eltern mit Homöopathie und Naturmedizin vertraut gemacht. Sie besuchte eine Waldorfschule (mehr über die Grundlagen der Waldorfschulen bei Rudolf Steiner, siehe Kapitel 13, *Klerus und spirituelle Führer*) und ist noch heute an homöopathischen Behandlungen interessiert. In Europa wurde sie vor allem durch ihre Ehe mit und spätere Trennung von Brad Pitt bekannt.

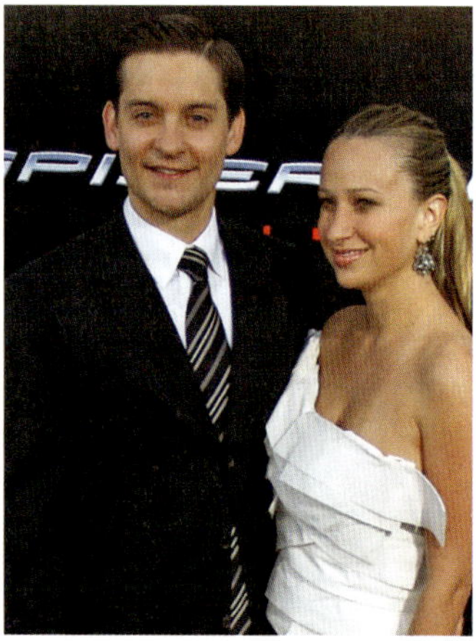

Tobey Maguire

Tobey Maguire (*1975) wurde als Superheld *Spider-Man* weltberühmt, aber auch mit anderen Filmen wie *Gottes Werk und Teufels Beitrag* (1999), *Die WonderBoys* (2000) und *Seabiscuit* (2003). Die Rolle in *Spider-Man 2* hätte er wegen Rückenschmerzen, die durch die vielen Schwingeinsätze beim Drehen weiter verschlimmert wurden, beinahe absagen müssen, doch dann kam ihm die Homöopathie zu Hilfe. Ein Freund sagte dazu: „Früher war Tobey sehr skeptisch, was die Alternativmedizin angeht, aber jetzt ist er ihr treu ergeben – ein echter Spider-Man" (*www.AbsoluteNow.com*, 7. August 2006).

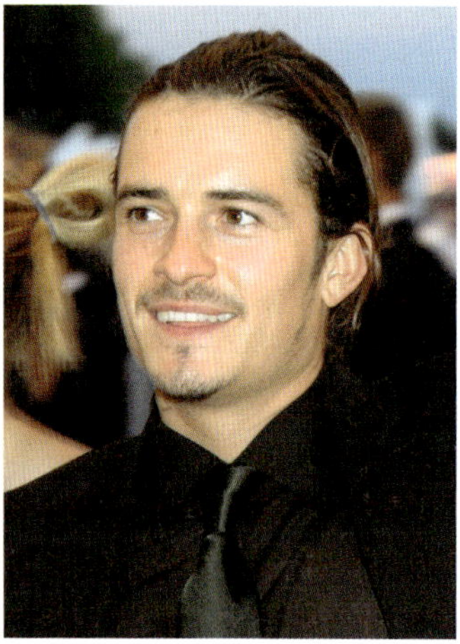

Orlando Bloom

Der Engländer **Orlando Bloom** (*1977) wurde als Elf Legolas in der Trilogie *Herr der Ringe* (2001–2003) berühmt und etablierte sich anschließend als Hauptdarsteller verschiedener Filme wie *Fluch der Karibik* (2003–2007), *Troja* (2004), *Elizabethtown* (2005) und *Königreich der Himmel* (2005). Seine Kollegin Naomi Harris (*1976) sagte zur Vogue: „Beim Flug nach L.A. habe ich mich erkältet und drohte meine Stimme zu verlieren. Ich konnte zwischen den Szenen kaum noch sprechen und musste mich mit Zeichensprache verständlich machen. Da brachte mir Orlando immer wieder homöopathische

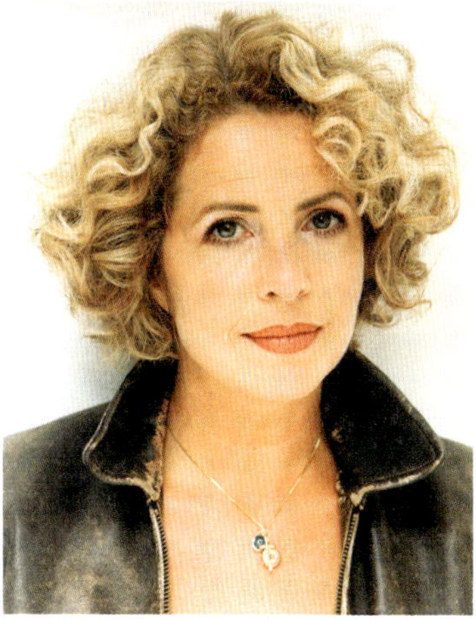

Michaela May

Mittel, was ich wirklich reizend fand." (August 2006)

Die deutsche Schauspielerin **Michaela May** (*1952) wurde 2005 mit dem Deutschen Fernsehpreis und 2006 mit dem Adolf-Grimme-Preis ausgezeichnet. Für ihr soziales Engagement erhielt sie die Staatsmedaille für Soziale Verdienste und 2009 die Medaille in Gold für ihre Arbeit als Schirmherrin der Mukoviszidose-Stiftung.

Michaele May ist über befreundete Mediziner zur Homöopathie gekommen. Mediziner, die sowohl Allopathie wie auch Homöopathie betrieben. Ihrer Tochter wurde besonders durch die Homöopathie geholfen. Sie hatte Auffälligkeiten im Blutbild und ständige Bauschmerzen ohne greifbaren medizinischen Befund. Mit entsprechender homöopathischer Behandlung dieser Ärzte und Energiearbeit bekam sie diese Probleme wieder in den Griff.

„Ich bin ein Verfechter der pflanzlichen Medizin, mehr als der chemischen. Wobei ich den Wert und Nutzen der Schulmedizin selbstverständlich anerkenne. Aber ich habe immer Bachblüten „Rescue" und *Arnica-Kügelchen* bei mir. Am Set habe ich schon oft Kollegen z. B. bei Prellungen mit homöopathischen Salben oder bei Kopfschmerzen durch Energiearbeit behandelt."[77]

Die deutsche Schauspielerin **Gesine Cukrowski** (*1968) ist ein großer Fan der Homöopathie. Vor allem durch die ZDF-Serie *Der letzte Zeuge* mit Ulrich Mühe wurde sie einem breiten Publikum bekannt.

[77] Quelle: Redaktions- und Pressebüro Stefanie Körner, Staufen.

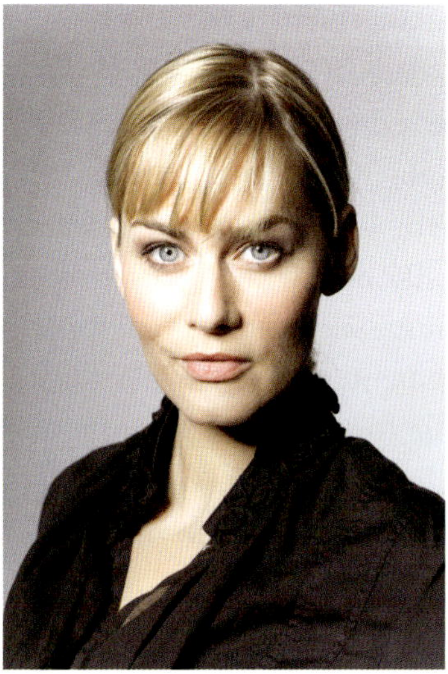

Gesine Cukrowski

Der anspruchsvolle Beruf führt manchmal auch zu körperlichen Herausforderungen.

Vor zehn Jahren tauchte das Problem auf, dass ihre empfindlichen Zähne bei großer Kälte starke Schmerzen auslösten und Außendreharbeiten im Winter erschwerten, ein Riesenhandicap für eine Schauspielerin. Deshalb versuchte sie, das Problem mit allen möglichen Schmerzmitteln in den Griff zu bekommen. „Aber nichts half." Heute ist das kein Problem mehr für Gesine Cukrowski. Ein Homöopath empfahl ihr „sechs Tropfen *Sepia D6*". Und seitdem sind die Schmerzen auf einen Schlag weg. „Ich habe keine Probleme mehr damit, was eine enorme Erleichterung für mich ist."

„Auch die Kügelchen haben mich begeistert, weil ich ihre Wirkung immer wieder bei kleinen Kindern und Babys beobachten konnte und bei diesen kleinen Patienten kein Placeboeffekt unterstellt werden kann."

Gesine Cukrowski bildete sich durch entsprechende Literatur selbst weiter und hat mittlerweile eine gutbestückte homöopathische Hausapotheke. Auch ihr Umfeld aus engster Familie, Freunden, aber auch Schauspielkollegen an den unterschiedlichen Sets wird bei Bedarf von ihr versorgt und profitiert von diesen Erfahrungen.

Einen weiteren Behandlungserfolg erzielte sie bei ihrer Schwiegermutter, die hochallergisch auf Insektenstiche reagierte. „Alle fünf Minuten fünf Kügelchen *Apis*, und das fünfmal hintereinander, ließen die massive Schwellung schnell wieder abklingen", so Gesine Cukrowski.

Seither ist auch die Schwiegermutter von der Wirksamkeit der Homöopathie überzeugt. „Jeder muss selbst für sich ausprobieren, ob die Homöopathie ihm hilft. Aber ich kann es nur empfehlen. Es ist sehr schade, wenn die Menschen es erst gar nicht ausprobieren, weil sie zu viele Vorurteile haben. Und dazu kommt, Homöopathie ist wider dem gängigen Vorurteil wirklich für jeden bezahlbar!“[78]

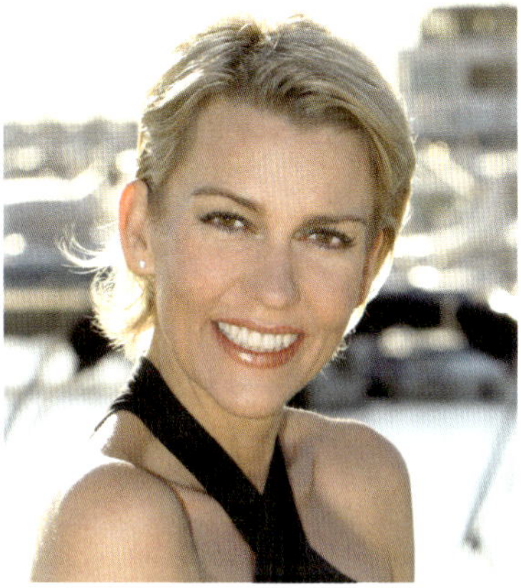

Alexandra Rietz

TV-Kommissarin **Alexandra Rietz** ist dem Publikum aus der SAT1-Serie *K11 – Kommissare im Einsatz* bekannt. Eher zufällig zum Fernsehen gekommen, war sie früher als echte Polizistin die Personenschützerin des amtierenden deutschen Bundespräsidenten Christian Wulff, als dieser noch Ministerpräsident von Niedersachsen war. Alexandra Rietz entwickelte über die Jahre ein großes Vertrauen in die Homöopathie: „Ich schätze Hahnemanns Methode sehr, weil sie den Menschen als Ganzes betrachtet. Mir hat die Homöopathie jedenfalls immer sehr geholfen – bzw. mich im Vorfeld vor Erkältungen und anderen Infekten bewahrt. Bei unserem hohen Drehpensum kann ich es mir nicht erlauben, wegen Krankheit auszufallen. Ich bin sehr Herpes-gefährdet. Keine noch so gute Maskenbildnerin kann das perfekt wegschminken. Wenn ich also merke, dass die Lippenbläschen wieder mal im Anflug sind, nehme ich ein homöopathisches Mittel und der Herpes hat keine Chance.“ Ihr steht eine erfahrene Therapeutin zur Seite.[79]

---

[78] Quelle: Redaktions– und Pressebüro Stefanie Körner, Staufen.

[79] Quelle: Gesund durch Homöopathie, Ausgabe 2/2010 und Redaktions- und Pressebüro Stefanie Körner, Staufen.

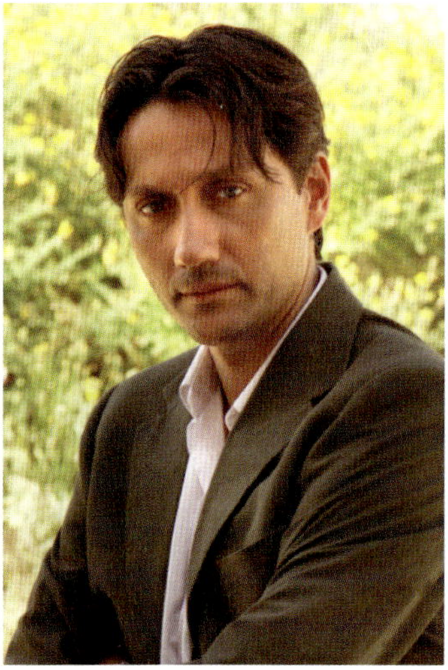

Ulrich Reinthaller

Der österreichische Theater-, Film- und Fernsehschauspieler **Ulrich Reinthaller** (*1964) war als Kind Mitglied der Mozart-Sängerknaben, mit denen er zahlreiche Opern- und Konzertauftritte absolvierte. Seine Schauspielausbildung absolvierte er im Max-Reinhardt-Seminar in Wien. Danach war Reinthaller acht Jahre festes Ensemblemitglied des Wiener Burgtheaters. Der Durchbruch im Fernsehen kam mit der Rolle des Dr. Markus Kampmann (1993–1998) in der TV-Serie *Hallo, Onkel Doc,* die ihm 1995 den BAMBI-Fernsehpreis für die beste Hauptrolle einbrachte. Zwischen 2005 und 2007 wurden vier Folgen der TV-Reihe *Der Arzt vom Wörthersee* mit Ulrich Reinthaller in der Titelrolle für ARD und ORF produziert. Im Jahr 2007 hat er seine erste TV-Dokumentation *Bis ans Ende der Welt – Auf dem Jakobsweg mit Ulrich Reinthaller* gedreht, und erfuhr damit eine große Publikumsresonanz. Es ist davon auszugehen, dass er auch hier seine homöopathische Reiseapotheke im Rucksack hatte.

Speziell für dieses Buch äußerte sich Ulrich Reinthaller über die Homöopathie folgendermaßen:

> Ich begreife die Wirkweise der Homöopathie als klares geistiges Prinzip, nach dem die pure gedankliche Information unsere materielle Welt gestaltet. Als Künstler steht mir folgendes Gleichnis nahe:
>
> Der Gedanke wird durch die Kunst der Lyrik zum Ge-Dicht, zum durch Sprache verdichteten Gedanken.

In der Kompression der dichterischen Sprache wirkt daher in besonderer Art das geistige gedankliche Ursprungsprinzip. Deshalb kann hochrangige Lyrik – ebenso wie ein potenziertes Mittel – Balsam oder gar Heilung für die Seele sein.[80]

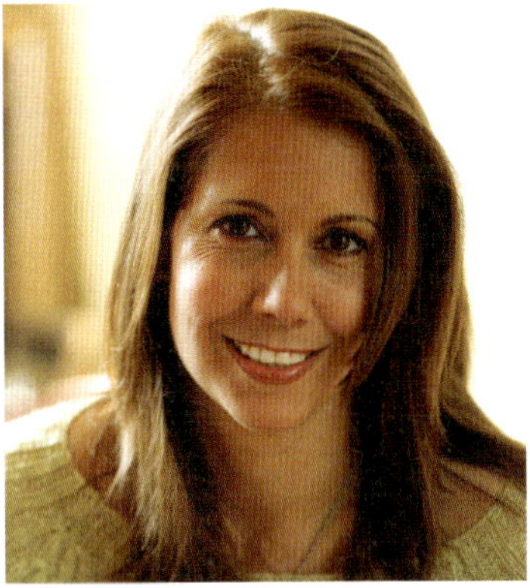

Kristiane Backer

Die Fernsehmoderatorin und Autorin **Kristiane Backer** moderierte über sieben Jahre als erste deutsche Moderatorin bei dem damals ausschließlich englischsprachigen TV-Sender MTV Europe. Parallel dazu kreierte und moderierte sie die Jugendsendung *Bravo TV*. Später folgte eine Kultursendung für NBC Europe. Für ihre Fernseharbeit wurde Backer mit der Goldenen Kamera und zwei Goldenen Ottos ausgezeichnet.

Nach einem bewegten Jahrzehnt im internationalen Showgeschäft zog sich Kristiane Backer 1998 ein wenig zurück und ließ sich in den darauffolgenden Jahren in London zur Homöopathin ausbilden. 2002 kreierte sie die „online clinic“ *www.energy-for-health. net.* Zwei Jahre später recherchierte und moderierte sie für das *Mittagsmagazin Punkt 12* auf RTL die Rubrik „Besser Fühlen“, in der sie natürliche Gesundheitstipps gab. Heute moderiert Backer Galas und Konferenzen in ganz Europa und die Reisesendung *Reise 2010* auf Travel Channel.

Wie Kristiane die Homöopathie entdeckte:

---

80 Quelle: Redaktions- und Pressebüro Stefanie Körner, Staufen.

Schon seit ihrer Kindheit interessierte Kristiane sich für Medizin, Ernährungswissenschaft und natürliche Gesundheitspflege. Nach ihrem Abitur wollte sie zunächst Medizin studieren, entschied sich dann aber für den Journalismus. Während ihrer Zeit als TV-Moderatorin besuchte sie Seminare für Ernährungswissenschaft und makrobiotisches Kochen. 1998 begann sie das Studium der Naturmedizin an der University of Westminster, wo sie Homöopathie, Traditionelle Chinesischen Medizin, Qi Gong, Aromatherapie etc. lernte.

Die Ausbildung schloss auch Wochenendexkursionen auf dem Land ein, bei denen sie Blütenessenzen herstellte und Heilkräuter studierte. Jedoch verdarb ihr Heuschnupfen – wie so häufig – die Freude. Kristiane litt 26 Jahre lang unter Heuschnupfen und einer chronischen Allergie gegen Tierhaare, Hausstaub und Pollen jeglicher Art. Jedes Jahr musste sie von März bis September täglich zwei oder drei *Antihistamin-Tabletten* nehmen, wenn sie nicht ständig niesen und ihre Nase putzen wollte. Keine orthodoxe oder komplementäre Therapie, die sie ausprobierte, hat geholfen. Schließlich schlug ihr jemand vor, eine homöopathische Behandlung zu probieren.

Zunächst war sie skeptisch, aber zu Kristianes großer Überraschung heilte die Homöopathie ihren Heuschnupfen. Inzwischen kann sie den Sommer auf dem Land genießen, wenn alles in voller Blüte steht, ohne Beschwerden, und sie hat seither niemals mehr Antihistamine gebraucht. Dieser persönliche Heilerfolg überzeugte Kristiane von der enormen Heilkraft der Homöopathie.

Inspiriert entschied sie sich dafür, ihr Studium nicht nur als Hobby, sondern intensiv weiter zu betreiben und führte ihre Ausbildung am Lakeland College of Homeopathy für drei Jahre lang weiter, wobei sie sich auf Homöopathie und Blütenessenzen spezialisierte.

Auch wenn sie jetzt nur noch sehr selten praktiziert, ist sie froh über das Wissen und behandelt weiterhin Freunde und Familie. In London schätzen viele Celebrities Naturheilverfahren. Jerry Hall benutzt homöopathische Mittel, Duran Duran nehmen Kräuter gegen Erkältungen, Sting macht Yoga-Sessions bis der Arzt kommt. Auch Nina Hagen geht angeblich ohne Bachblüten nicht auf die Bühne. Gerade die Leute im Rampenlicht, die so viel reisen und durch extreme Höhen und Tiefen gehen, suchen sich natürliche Methoden, um ihre innere Ausgeglichenheit zu wahren. Einige von denen, die Kristiane Backer früher interviewt hatte, behandelte sie später sogar mit homöopathischen Rezepturen und Blütenessenzen.

Kristiane Backer über die Homöopathie:

> Die ganzheitliche Naturheilkunde hält so viel Gutes für die Menschen bereit und verdient einfach größere Aufmerksamkeit. Emotionale und mentale Probleme wie Angstzustände, Trauer, Depressionen, Schlaflosigkeit und viele körperliche Beschwerden lassen sich sehr gut mit natürlichen Heilverfahren behandeln. Die Heilung findet ganzheitlich statt auf der physikalischen, aber auch der emotionalen und mentalen Ebene. Jeder Patient wird individuell behandelt. Jemand, der unter Kopfschmerzen leidet und in einer schlechten Ehe lebt, in der viel Ärger unterdrückt wird, benötigt ein anderes Mittel als jemand, der Kopfschmerzen hat und Workaholic ist. Um wirklich gesund zu werden und es dann auch zu bleiben, müssen die Menschen selbst aktiv an ihrer Gesundheit arbeiten, manchmal heißt das auch, dass sie ihre Lebensweise ändern müssen.

Auch zur aktuellen Entwicklung im Gesundheitswesen nimmt Kristiane Backer Stellung: „Wir müssen Eigenverantwortung für unsere Gesundheit übernehmen. Es gehört mehr dazu, als den Mund zu öffnen und eine Pille einzuwerfen. Auch wird nicht mehr alles kommentar- und kostenlos verschrieben. Das Gute ist, man kann sehr viel unabhängig von der klassischen Schulmedizin machen. Stress, Allergien, hormonelle Störungen – homöopathische Mittel heilen sanft und sind nicht teuer. Viele Freundinnen von mir behandeln ihre Kinder seit Jahren zum großen Teil mit Homöopathie und Kräutern. Das befähigt die Menschen und macht sie stark."[81]

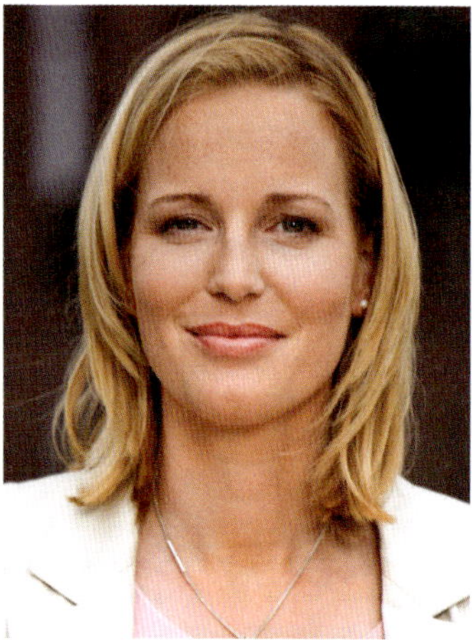

Julia Scherf

Julia Scherf (38) ist Richterin am Amtsgericht in Schleswig-Holstein und Moderatorin der Sendung *Um Gottes willen* beim TV-Sender N24. Als Moderatorin nimmt sie sich als einfühlsame Zuhörerin in ihren Interviews zurück und stellt den Gesprächspartner mit seiner Geschichte in den Mittelpunkt: „Ich spreche mit Menschen, die sich besonders engagieren, die im öffentlichen Leben für etwas stehen oder sich einsetzen. Mich interessiert: Was trägt im Leben? Welche Werte haben die Gäste, welches Bild von Religiosität? Mein Talk ist so bunt wie das Leben selbst: Es geht um Hilfe, Engagement und Weltanschauungen." Die Mutter von vier Kindern ist eine überzeugte Homöopathie-Befürworterin: „In der Natur liegen die heilenden Kräfte, deshalb bin ich auch ein Fan der Homöopathie. Ich bin mit Homöopathie groß geworden. Sie ist eine wunderbare Entdeckung, die die Vorteile der Natur für die Menschheit nutzbar gemacht hat. Es ist schlichtweg grandios, dass ein Homöopath nach all den Informationen, die mit der aktuellen Erkrankung scheinbar nichts zu tun haben, das richtige Mittel herausfischt." Die Juristin erklärt weiter: „Als ich gerade

81 Quelle: Redaktions– und Pressebüro Stefanie Körner, Staufen.

wieder ein Kind bekommen hatte, saß ich im zweiten Staatsexamen und war vollkommen erschöpft. Mein Homöopath gab mir ein paar Kügelchen. Damit bekam ich schnell wieder Kraft ..." Die Kinder der vierfachen Mutter brachten immer wieder Scharlach aus dem Kindergarten mit nach Hause und bekamen Antibiotika, bis der Kinderarzt entschied, den homöopathischen Weg einzuschlagen. „Danach war ihr Immunsystem so sehr gestärkt, dass sie kaum noch Infekte bekamen." Selbst der Unfall ihres Sohnes während einer Ferienreise, als er auf einer abschüssigen Straße stürzte, wurde von der befreundeten mitreisenden Ärztin mit Globuli behandelt und „die Schmerzen waren ganz schnell weg. Vorher hatte er kein Auge zugetan und nur geweint." Sie selbst verbrühte sich den Oberschenkel mit kochend heißem Tee und erlitt Verbrennungen zweiten Grades. Mit Homöopathie behandelt sind heute „alle Folgen auf der Haut abgeheilt. Man sieht keine einzige Narbe mehr."[82]

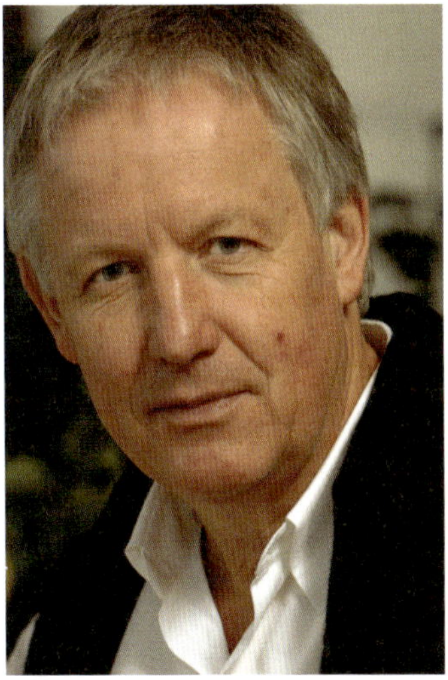

Jürgen Fliege

Fernseh-Pfarrer **Jürgen Fliege** (*1947) war viele Jahre mit einer Homöopathin verheiratet und glaubt bis heute an die Wirkkraft der Homöopathie. Dem breiten Publikum wurde er 1994 bekannt, als er für die ARD die tägliche Sendung *Fliege – Die Talkshow* bis 2005 moderierte. 1999 gründete er ein Institut für Seelsorge. Heute betreibt der Vater von zwei erwachsenen Töchtern unter anderem eine Internet-Kirche, ist Herausgeber einer Zeitschrift und widmet sich der Seelsorge in unterschiedlichster Weise.

[82] Quelle: Gesund durch Homöopathie 1/2010 und www.N24.de

Er wurde für seine Verdienste im Jahr 2009 mit dem Bundesverdienstkreuz am Bande ausgezeichnet. In seiner TV-Sendung empfing er viele Ärzte, Naturheilkundige und Lebensberater, die sich zu den Problemen und Schicksalen anderer Gäste äußerten und Ratschläge erteilten. Auch Themen wie Geistheilungen, Astrologie oder alternative Heilmethoden wie Homöopathie wurden regelmäßig besprochen. Große Namen wie Vithoulkas waren keine Ausnahmen in seiner Sendung. Außerdem unterhielt sich Fliege mit Hunderten Prominenten über deren Lebenslauf oder besprach mit seinen Gästen heitere Alltagserlebnisse. Häufig wurden finanziell oder körperlich Geschädigte in seine Sendungen geladen und erhielten von Experten Rechtsbeistand. Die von ihm gegründete „Fliege-Stiftung" half Kranken und Mittellosen in schwierigen Situationen und existiert heute noch. Zudem ließ Fliege im Rahmen seiner Sendung nach Vermissten suchen und ermöglichte so lang Verschollenen ein Wiedersehen mit ihren Angehörigen.

Von seiner Frau wurde er jahrelang homöopathisch behandelt. Aus Überzeugung wurden die gemeinsamen Kinder nie geimpft. Auch er selbst erhielt keinerlei Impfungen. Er hat das Leben und Werk Samuel Hahnemanns gründlich studiert und fügt im Interview schmunzelnd hinzu, dass es durchaus auch noch ein Traum wäre, im hohen Alter von 79 Jahren von einer klugen Französin entführt zu werden. Er gibt zu, nicht auf seine Gesundheit zu achten, denn er fühlt sich ganz in Gottes Hand und vertraut sich dieser Weisheit und somit der seines Körpers vollumfänglich an. Jedoch betont er, dass er immer wieder über die „verblüffende Wirkung" der Homöopathie gerade auch bei seinen Kindern erstaunt war.

Zuwendung ist die wichtigste Medizin seines Erachtens – und Homöopathie ist Zuwendungs- und Trostmedizin. Darin liegt ein ganz großer Teil ihres Erfolgs – weil sie annimmt, auffängt, versteht, tröstet – und auch dadurch heilt. Trost ist mit die wichtigste Medizin überhaupt, eine Erfahrung aus vielen Jahren seelsorgerischer Arbeit und Kenntnis Tausender von Schicksalen. Beim sich Aufeinandereinlassen und beim ganz und gar bei und mit seinem Gegenüber sein entsteht Resonanz.

Zu den Anfeindungen, denen die Homöopathie immer wieder ausgesetzt ist, sagt er: „Ihr Homöopathen, seht es gelassen, kommt aus der Aufregung heraus. Übt euch in Gelassenheit und vertraut auf euch und euer Tun! Und die Ökonomie der Homöopathie spricht ebenfalls für sich.“[83]

---

[83] Quelle: Redaktions- und Pressebüro Stefanie Körner, Staufen.

Quellen

www.AbsoluteNow.com (S. 211)

Andhra Café, 26. Februar 2007. *www.andhracafe.com/index.php?m= show&id=19430*

Augustin, M., et al.: Sicherheit und Wirksamkeit der komplementären Langzeitbehandlung von primären malignen Melanomen mit mittlerem bis hohem Risiko (UICC/AJCC-Stadium II und III) mittels standardisiertem fermentierten Mistelextrakt (Viscum album L.). *Arzneimittelforschung/DrugResearch,* 1. Januar 2005. (Eine Langzeitbehandlung mit Iscador bei Patienten mit mittel- bis hochriskantem primär malignem Melanom erscheint sicher. Es wurde keine Tumorvergrößerung beobachtet. Im Vergleich zur unbehandelten Kontrollgruppe derselben Kohorte zeigt sich bei den Stadien II und III unter Mistelbehandlung eine signifikant höhere Überlebensrate.)

Berry, S.: Hey, Jude, Why'd You Have to be So Lewd? *Columbus Dispatch,* 21. Juli 2005, 8B.

Bock, Paul R.: Mistletoe improves tolerability of breast cancer treatment. Artikel von Nancy Walsh, Family Practice News, 1. Februar 2003. (Eine multizentrische Studie ergab, dass eine Begleitbehandlung mit Mistelextrakt Nebenwirkungen bei der Krebstherapie lindern, die Lebensqualität der Patienten verbessern und die tumorfreie Überlebenszeit verlängern kann.)

Bock, P. R, et al. Mistletoe Complementary Treatment in Patients with Primary Nonmetastatic Breast Cancer, *Arzneim.-Forsch./Drug Research,* 1. Oktober 2004. (Die Ergebnisse der Studie bestätigten die Sicherheit der ergänzenden Iscador®-Therapie für Patientinnen mit primärem, nicht-metastasierendem Mammakarzinom bei verbesserter Verträglichkeit normaler Medikamente sowie geringere Krankheits- und Behandlungssymtome und lässt auf eine verlängerte Gesamtüberlebenszeit der Iscador -Gruppe im Vergleich zur Kontrollgruppe schließen.)

Bock, P. R., et al.: Retrolektive kontrollierte Kohortenstudien mit Parallelgruppendesign für die Untersuchung der Wirksamkeit und Unbedenklichkeit eingeführter Arzneimittel („drugs of established use"): Erfahrungen aus einer Studie mit Mistel-Langzeittherapie zusätzlich zur adjuvanten onkologischen Therapie bei Patientinnen mit primärem, nicht-metastasierten Mama-

karzinom. Kurzreferat beim 3. Mistelsymposium in Nonnweiler-Otzenhausen, 20.–22. November 2003.
http://www.mistelsymposium.de/images/Abstractband040204.pdf
Brantley, B.: All That Dazzles Is Not Dietrich, However Real She Looks (Theaterkritik), *New York Times,* 12. April 1999.
Celebrity Sick Note Psoriasis. *Sunday Mirror,* 1. Dezember 2002.
Copley News Service, Pamela Anderson, 11. April 2004.
Davidow, A.: Dull Guest List? *Los Angeles Times,* 2. April 2005, S. E1.
Enstam, C. H.: What Homeopathy Can Do for You, *Homoeopathic Recorder,* April 1943, 58,10:487–492.
Gesund durch Homöopathie, Interview Alexandra Rietz, Ausgabe 2/2010
Ghosh, T.: Indrani's Chill Pills, Times News Network, 18. Juni 2006.
Hagan, A.: Actress Julia's Mission as a Greenpeace Warrior, *The Mirror,* 3. August 1999.
Iparenting Media: Vanessa Williams: Mom of the Month, 18. Oktober 2005. http://iparenting.com/mom/1101.htm
www.lindzi.com/loves/sundance.htm
Los Angeles Daily News, 28. September 2003.
Metz, N.: Getting Spiritual in Brooklyn, *Chicago Tribune,* 29. Mai 2005.
Nikkhah, R.: My Regime: A Bounce in the Garden Peps Me Up, *The Daily Telegraph,* 1. November 2005.
Perry, G. Praising Caine, *Times* (of London), 24. November 2002. Zitiert nach: www.timesonline.co.uk/tol/life_and_style/education/student/article1181065.ece
Petty, M.: TV's Nadia: Homeopathy helped me deal with my miscarriage, *Daily Mail,* 23. Juli 2006.
Spencer, L.: Of Mothers, Victims and Psychos, *The Independent* (London), 27. Januar 2000.
Strand Magazine, www.strandmag.com/york.htm. (Mehr Einzelheiten in Michael Yorks Buch: *Dispatches from Armageddon,* Lyme, N.H.: Smith and Kraus, 2001.)
The Colors of Bates, *Time,* 6. November 1972.
Ward, J. W.: Taking the history of the case, *Pacific Coast Journal of Homeopathy,* 1937. (Aus einem Vortrag vom 3. März 1937)

KAPITEL 7

Musiker: Homöopathie ist Klang und Resonanz

Der griechische Philosoph **Pythagoras** (582-507 vor Christus) war ein großer Mathematiker und Wissenschaftler. Durch seine Messungen der Tonlängen war er der Erste, der eine Eigenschaft (den Klang) als Menge (Länge und prozentuales Verhältnis) darstellen konnte. Außerdem fand er heraus, dass jeder Ton in der Musik zahlreiche zusätzliche, unhörbare Schwingungen erzeugt, die zu seiner Klangfülle beitragen. Diese sogenannten Obertöne drückte er mathematisch aus. Bis heute ist der Versuch, die Natur mathematisch darzustellen, ein Grundansatz und ein Dauerziel der Wissenschaft.

Pythagoras gilt als Erfinder des Konzepts der „Harmonie der Sphären", einer philosophischen Vorstellung, welche die Verhältnisse der Bewegungen der Himmelskörper – Sonne, Mond und Planeten – als eine Form der Musik begreift. Diese Musik ist vielleicht nicht akustisch wahrnehmbar, aber die alten Gelehrten stimmten darin überein, dass jeder Planet und auch der Mond eine eigene Bewegung samt Klang und Harmonie erzeugt, welche man in mathematische Begriffe fasste.

Die Pythagoreer nutzten die Musik auch zur Heilung des Körpers und Erhebung der Seele. Plato, Plinius, Cicero und Ptolemäus waren nur einige der Philosophen der Antike, die über die Harmonie der Sphären nachdachten und schrieben. Im Mittelalter wurde ihre Lehre in prachtvollen Abteien und Kathedralen architektonisch umgesetzt, die bewusst entsprechend der Proportionen der musikalischen und geometrischen Harmonie gestaltet waren (Plant 2006).

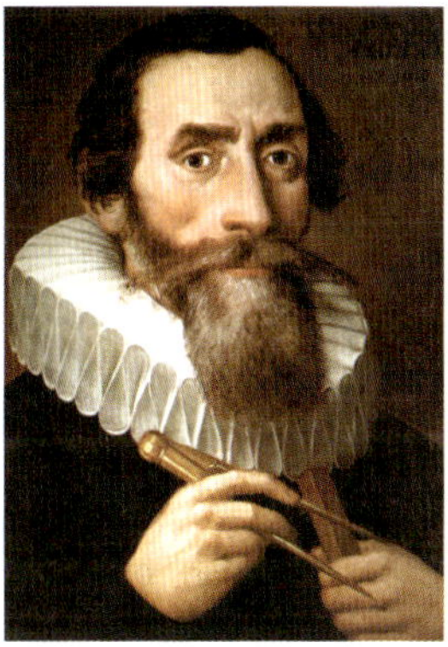

Johannes Kepler

Zu Beginn der Neuzeit beschäftigte sich der Astronom und Mathematiker **Johannes Kepler** (1571–1630) intensiver mit diesen Phänomenen und entwickelte daraus Gesetze zur Bewegung der Planeten, in denen er die Beziehungen zwischen den Planeten und ihren Umlaufbahnen in Zahlen darstellte, um damit zu erklären, wie diese die Ereignisse auf der Erde beeinflussen. Er war der Erste, der den Einfluss des Mondes auf die Gezeiten nachwies. Keplers Schriften, insbesondere die *Fünf Bücher zur Harmonik in der Welt,* sind voller Bezüge zur Musik. Am liebsten hätte er eine kosmische Synphonie geschrieben, denn er sagte, die Bewegungen des Himmels sind nichts als eine gewisse, immerwährende Polyphonie.

Musik, Wissenschaft, Natur und Heilung sind auf höchster Ebene miteinander verwirkt. Deshalb überrascht es kaum, dass einige der angesehensten Musiker der letzten 200 Jahre mit mächtigen Nanodosen homöopathischer Medikamente experimentiert haben.

Ludwig van Beethoven (1770–1827) gilt allgemein als der größte Komponist aller Zeiten. Er kam in Bonn zur Welt, zog aber mit Anfang 20 nach Wien, um bei Joseph Haydn Musik zu studieren. Um 1800 begann er an Tinnitus (Ohrgeräuschen) und Gehörverlust zu leiden. Die Ursache von Beethovens Taubheit ist nach wie vor unklar. Manche Experten vermuten Syphilis (Hayden 2003), andere führen die Schläge des Vaters, Bleivergiftung, Typhus oder auch Otosklerose an (Mai 2007).

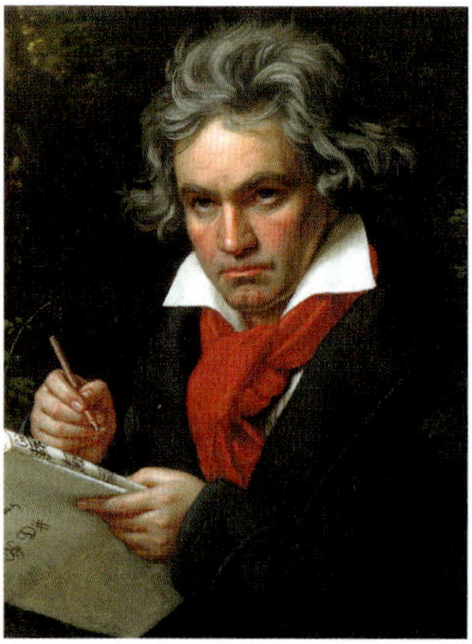

Ludwig van Beethoven

Beethoven litt auch immer wieder an schweren Magen-Darm-Problemen, starken Kopfschmerzen (er ließ sich mehrere Zähne ziehen, um die Schmerzen endlich loszuwerden), Kieferabszessen, wiederkehrenden Rheumaschüben und häufigen Herzrhythmusstörungen (die er in der Klaviersonate, Opus 81a, *Les Adieux*, in Musik umsetzte).

Zur Freude der Historiker sind sowohl Beethovens reger Schriftverkehr als auch seine *Konversationshefte* erhalten, mit denen er kommunizierte, als er nicht mehr hören konnte. In diesen Schriftstücken finden sich Zitate Beethovens zur Homöopathie, und man weiß auch, dass er sich zwischen 1820 und 1826 von **Dr. Anton Braunhofer** behandeln ließ, einem Biologieprofessor an der Universität Wien. Beethovens Neffe Karl schrieb, Dr. Braunhofer würde homöopathische Mittel verwenden, weil auch er in der Medizin der Mode folgt (Beethoven 1981: S. 20-21). Braunhofer empfahl auch eine Ernährungsumstellung einschließlich eines Verzichts auf Wein, Kaffee und Gewürze. Der Arzt sagte: „Wenn Sie ganz gesund werden und noch lange leben wollen, müssen Sie der Natur gemäß leben" (Beethoven 1978: S. 229).

Ende April 1825 litt Beethoven an einer „Gedärmentzündung", und im Mai spie er Blut. Anfangs wirkten die Medikamente nicht, und sein Neffe klagte, er müsse ihm bestimmte Dinge zubereiten, unter anderem nur gebratenes Fleisch zum Mittag. Verschiedene Quellen erkennen jedoch an, dass Beethoven dank dieser Behandlung wieder arbeiten konnte und im Juli 1825 sein Streichquartett in a-Moll, Opus 132, fertig stellte (Hellenbroich 1995; Takacs 2007). Im August 1825 schrieb Beethoven an seinen Freund und frühen Biographen Anton Schindler:

„Mein Arzt half mir, denn ich konnte keine Noten mehr schreiben, nun aber schreibe ich Noten, welche mir aus den Nöthen helfen" (Beethoven 1978: S. 256).

Letztendlich zeigte Beethoven sich von Dr. Braunhofers Behandlung so angetan, dass er ihm zu Ehren zwei Kanons komponierte (von insgesamt 43 Kanons): Einen vierstimmigen Kanon in C-Dur (WoO 189: *„Doktor sperrt das Tor dem Tod"*) und einen zweistimmigen Kanon in C-Dur (WoO 190: *„Ich war hier, Doktor"*).[84]

Im Laufe seines Lebens suchte Beethoven bei vielen Ärzten Hilfe und war dafür bekannt, dass er sie gern als Esel titulierte (Hayden 2003: S. 78). Komponisten wie Beethoven oder Schriftsteller wie Goethe und viele andere Künstler ließen sich wie die politische und wirtschaftliche Elite der Deutschen[85] gern von homöopathischen Ärzten, in Kurbädern und von Naturheilkundlern behandeln, besonders in Teplitz, Marienbad und Driburg (Maretzki und Seidler 1985: S. 395-396).

Anfang Februar 1826 versicherte der Geiger, Freund und Lehrer von Beethoven, Ignaz Schuppanzigh (1776–1830)[86], diesem, dass Braunhofer sehr kundig sei und berichtete weiter, dass ihr gemeinsamer Freund und Vertrauter Nikolaus Zmeskall, der an Gicht gelitten hätte, besonders von der Homöopathie begeistert sei: „Er [Braunhofer] hat den Zmeskall kurieren wollen, allein der Zmeskall hat die Homiopatik selbst studiert und sich dieser ganz hingegeben" (Albrecht 1996: S. 132; Beethoven, 1981: S. 308).

---

84 Mit der Aussage, Noten gegen die Not, bewies Beethoven Sinn für Humor, denn sowohl die Noten als auch die Not sind doppeldeutig zu verstehen.

85 Fürst Otto von Bismarck (1815–1998) war von 1862 bis 1890 preußischer Ministerpräsident und von 1871 bis 1890 erster deutscher Reichskanzler, aber zugleich auch ein weiterer Fürsprecher der Naturmedizin.

86 Ignaz Schuppanzigh (1776–1830) leitete das private Streichquartett des Fürsten Rasumofsky, welches als das erste professionelle Streichquartett galt. Schuppanzigh und seine Kollegen brachten viele Streichquartette von Beethoven zur Uraufführung, besonders die späteren Werke.

Ende Februar behandelte Braunhofer Beethoven wegen Magenproblemen und Gicht und riet diesem vom Kaffee ab, weil dieser langfristig Magen und Nerven schade, auch wenn die Stimulierung kurzfristig Erleichterung zu verschaffen scheine. Braunhofer verordnete eine homöopathische Dosis *Cinchona officinalis* (Chinarinde mit dem Hauptbestandteil Chinin). Später äußerte sich Beethoven dankbar über die Linderung durch die Behandlung des Arztes.

Trotz Beethovens sommerlicher Umzüge nach Baden ließ er sich auf seinen Wien-Reisen gern weiter von Braunhofer behandeln. Als Beethoven seinen Arzt allerdings aufforderte, ihn in Baden zu behandeln, lehnte dieser ab, weil ihm die Reise von ca. 20 km zu weit war. Die Historiker bemerken, dass Beethoven sich 1826 über den Rat des Arztes, auf Wein zu verzichten, hinwegsetzte, was eine gewisse Spannung zwischen Arzt und Patient erzeugte. Braunhofers Anweisung war zweifellos richtig, wenn man bedenkt, dass Beethoven 1827 an Leberzirrhose starb (Schweisheimer 1945). Er soll zwar kein „Trinker" gewesen sein, war aber dem Tafelwein sehr zugetan, den er in Maßen sehr regelmäßig zu sich nahm.

An dieser Stelle sei bemerkt, dass der österreichische Kaiser die homöopathische Medizin zwar 1819 für illegal erklärte, was bis zu seinem Tod 1835 galt, dass sie jedoch von einem kleinen, auserwählten Kreis hoch angesehener Ärzte und Priester weiter praktiziert wurde. **Dr. Matthias Marenzeller**, Sanitätsoffizier in Wien, war ein führender Verfechter der Homöopathie, genau wie der Arzt und **Domprediger Veith** (1787–1877) von St. Stephan in Wien. 1820 wurde die Homöopathie so hoch geschätzt, dass sogar Prinz Schwarzenberg, Oberkommandierender der österreichischen Armeen gegen Napoleon, extra nach Leipzig fuhr, um sich dort von Dr. Samuel Hahnemann behandeln zu lassen.[87]

[87] Mehr dazu in Kapitel 12, *Medizin der Königshäuser*. Mehr über Pater Veith und die Homöopathie in Kapitel 13, *Klerus und spirituelle Führer*.

Eine weitere interessante Verbindung zwischen Beethoven und der Homöopathie ist der Umstand, dass Dr. Franz Hartmann zwei Tage nach dessen Tod das Haus Beethovens besuchte und eine Locke des berühmten Komponisten an sich nahm.[88] Dr. Hartmann war ein enger Freund von Schubert und der Homöopath von Robert Schumann und dessen Frau Clara (siehe unten).

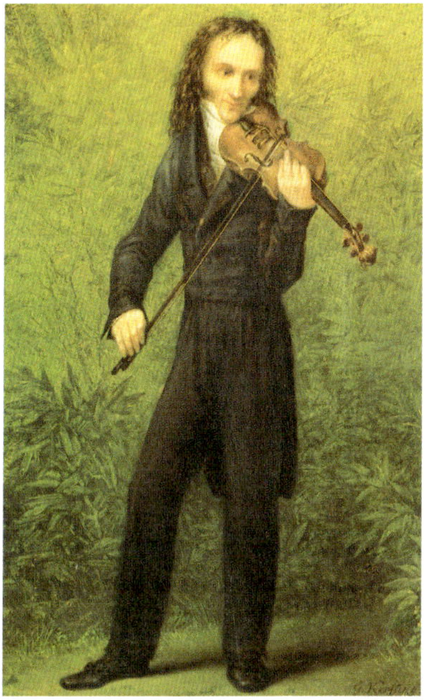

Nicolo Paganini

Nicolo Paganini (1782–1840), der berühmte italienische Komponist, der noch heute als der größte Geiger aller Zeiten gilt, war ein Patient des Arztes Dr. Samuel Hahnemann. Wie viele Menschen der damaligen Zeit litt Paganini schwer unter den damals gebräuchlichen konventionellen Behandlungsmethoden. Hahnemann stellte fest, dass Paganini alle Zähne ausgefallen waren. Sein Mund war voller Geschwüre

---

88 Zu diesem Thema gibt es von Russell Martin ein ganzes Buch: *Beethovens Locke. Eine wahre Geschichte* (auf Deutsch erschienen bei Piper, 2000). Auch wenn neuere Analysen in Beethovens Haaren eine hohe Bleikonzentration nachweisen konnten, nimmt die damit einhergehende Taubheit selten die Form an, die bei Beethoven vorlag. Es ist jedoch möglich, dass seine homöopathische Behandlung gewisse, wenn auch nicht alle Symptome einer typischen Bleivergiftung zurückgehen ließ. Eine Untersuchung an 105 Studien zur Nutzung der Homöopathie gegen die toxischen Effekte von Schwermetallvergiftungen kam zu einem positiven Ergebnis, insbesondere bei den hochwertigsten Studien auf diesem Gebiet (Linde et al. 1994). Neuere Studien konnten diese Resultate bestätigen (Ullmann 2007; Khuda-Bukhsh et al. 2005; Belon et al. 2006).

und sein Kieferknochen voller Abszesse infolge einer Quecksilberbehandlung (wahrscheinlich wegen einer früheren Syphilis-Diagnose).

Bei der Wahl des Heilmittels berücksichtigte Hahnemann Paganinis persönliche Gewohnheiten und sein Erscheinungsbild. Über Paganinis Leben gibt es viele Geschichten, die ihn als sehr sparsamen Menschen schildern. Er war dafür bekannt, hartnäckige Preisverhandlungen zu führen und gebrauchte Kleider anzukaufen. Nach dem Kauf ließ er sie immer wieder flicken, denn er beharrte darauf, dass „ein alter Anzug wie ein alter Freund" sei. Für Homöopathen sind solche Aussagen bedeutsam, denn sie weisen darauf hin, weshalb Hahnemann Paganini *Sulphur* verschrieb.[89]

Auf Frauen übte Paganini wegen seines guten Aussehens und seines Ruhmes eine große Anziehungskraft aus. Hahnemann brach die Behandlung des Geigers bald ab, weil er der Ansicht war, dieser gehe zu vertraulich mit seiner jungen Frau Melanie um (Handley 1990: S. 114). Nach Paganinis Tod wurde in seiner Hinterlassenschaft ein Liebesbrief an Melanie Hahnemann entdeckt.

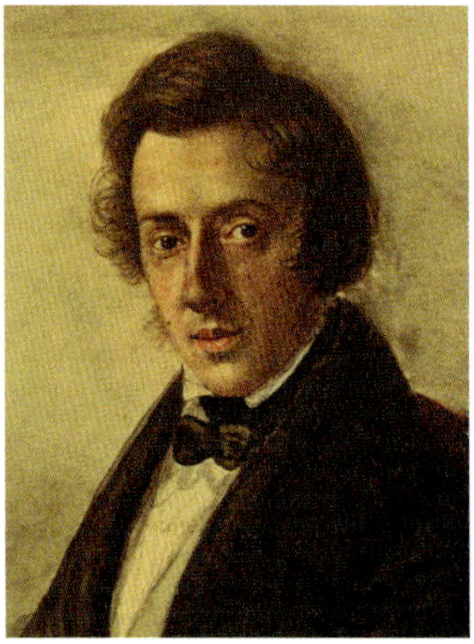

Frédéric Chopin

Der Pole **Frédéric Chopin** (1810–1849) zählt zu den berühmtesten und einflussreichsten Komponisten für Klavier. In den vierziger Jahren des 19. Jahrhunderts war in Frankreich und England die Hälfte der Bevölkerung mit Tuberkulose infiziert.

89 Jedes homöopathische Mittel behandelt ein bestimmtes Syndrom von Körper und Geist. Menschen, die von *Sulphur* profitieren, sind für gewöhnlich Künstler oder Philosophen, die in zerrissenen Kleidern herumlaufen, sehr persönliche Beziehungen zu ihrem Besitz entwickeln und einen schmalen Körper mit hagerem Gesicht aufweisen. Mehr zu den konstitutionellen Typen bei verschiedenen homöopathischen Mitteln in Büchern zur homöopathischen *Materia Medica*.

Zwei Drittel der Erkrankten starben daran. Als auch Chopin eine Tuberkulose entwickelte, begaben sich er und seine damalige Geliebte, die französische Autorin und Feministin **George Sand** (eigentlich Amandine-Aurore-Lucile Dupin, 1804–1876) in Behandlung bei **Dr. Jean Jacques Molin** (1797–1849), einem homöopathischen Arzt, dem Chopin bald sehr vertraute. Dr. Molin war in Frankreich zweimal zum Präsidenten der Gesellschaft für homöopathische Medizin gewählt worden. Chopin erklärte, Molin kenne „das Geheimnis, mich wieder auf die Beine zu bringen" (Atwood 1999: S. 349). Den harten Winter von 1847 hatte Chopin seiner Meinung nach nur mit Molins Hilfe überlebt.

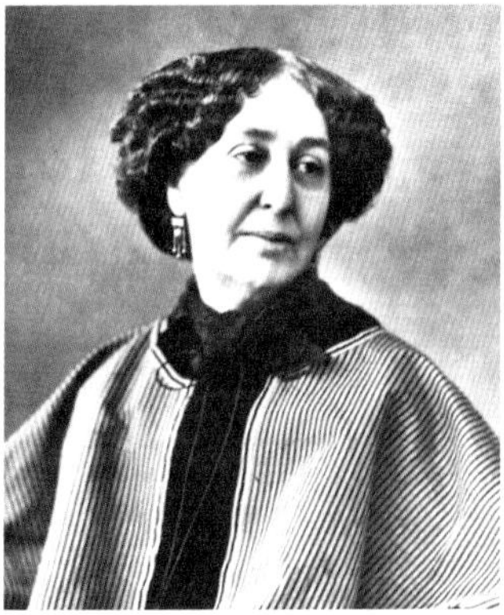

George Sand

Seine Schülerin und Gönnerin **Jane Stirling**, nach der Chopin zwei Kompositionen benannte, war eine entschiedene Anhängerin der Homöopathie. Sie achtete darauf, dass Chopin auch auf seinen Reisen homöopathische Behandlung erhielt. Stirling wollte den Komponisten zu Konzerten nach Schottland und England bringen, wo er neue Schüler hätte finden können, doch Chopin scheute wegen der feuchten Witterung, die seiner Gesundheit schaden würde, vor der Reise zurück. Wider besseres Wissen brach er schließlich doch nach Edinburgh auf, wo bei seiner Ankunft dichter Nebel herrschte. Am Bahnhof erwartete ihn

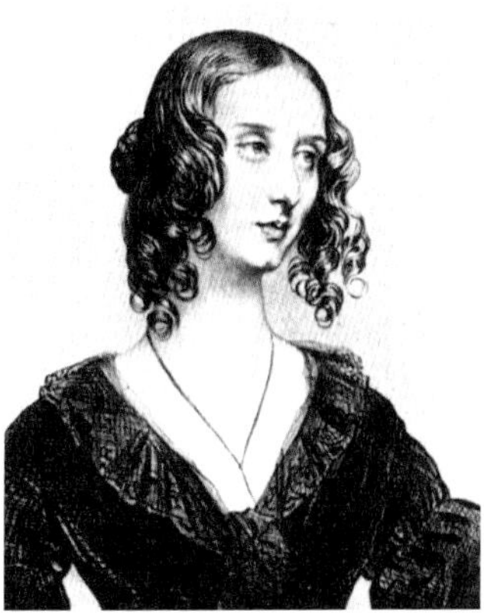

Jane Stirling

Dr. A. Lyszcynski, ein polnischer Homöopath, den Jane vorsorglich engagiert hatte, um Chopin während dessen Besuch behandeln lassen zu können. Wegen des Wetters und der Feuchtigkeit seiner Unterkunft verschlimmerte sich Chopins Zustand dennoch.

Bei seiner Rückkehr nach Paris stellte er betrübt fest, dass sein Homöopath Dr. Molin gestorben war. Daraufhin wählte er neue homöopathische Ärzte, Dr. Roth und Dr. Leon Simon, war jedoch mit ihren Behandlungen nicht zufrieden. Schließlich suchte er Zuflucht bei der konventionellen Medizin, die ihm jedoch auch nicht helfen konnte. Er starb im Alter von 39 Jahren. Chopin liegt auf dem Friedhof Père Lachaise, wo auch Samuel Hahnemann begraben ist.

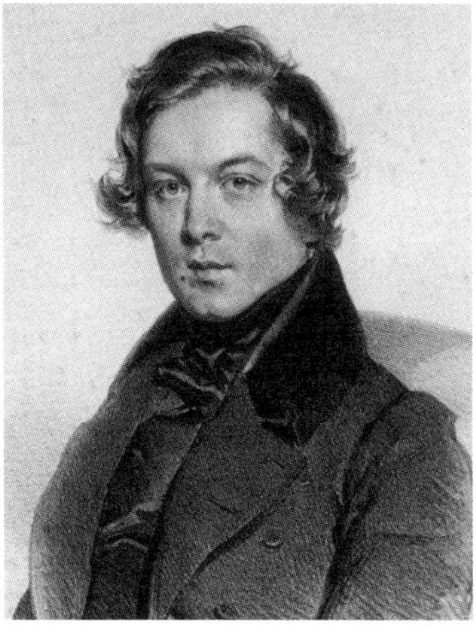

Robert Schumann

Der deutsche Pianist **Robert Schumann** (1810–1856) zählt zu den berühmtesten romantischen Komponisten seiner Zeit. Moderne Historiker mutmaßen mitunter, er hätte an Syphilis gelitten, doch diese Diagnose ist umstritten. Selbst die Skeptiker erkennen jedoch an, dass sein chronisches Leiden und sein Tod mit nur 46 Jahren von einer Quecksilbervergiftung herrühren könnten (Quecksilber wurde im 19. Jahrhundert als Mittel gegen Syphilis angesehen). Schumann ließ sich von einem Kollegen Hahnemanns, Dr. Franz Hartmann, behandeln. Die ausbleibende Heilung hielt ihn nicht davon ab, andere Homöopathen aufzusuchen (Hayden 2003). Der Homöopath Wolfgang Müller, der Schumann später behandelte, war der Ansicht, dass dieser an einer Medikamentenvergiftung litt.

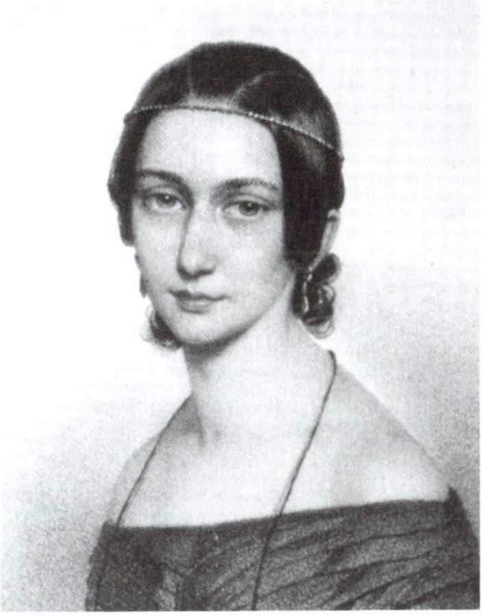

Clara Wieck Schumann

Auch Schumanns Frau, **Clara Wieck Schumann** (1819–1896) war eine berühmte Komponistin und Pianistin, die oft als wichtigste Musikerin des 19. Jahrhunderts genannt wird. Clara war in Paris mit Dr. Hahnemann und dessen Frau privat befreundet und spielte 1839 anlässlich von Hahnemanns 60. Doktorjubiläum (Haehl 1922, II: S. 370-371). Ihr Vater, Friedrich Wieck (1785–1873), ein angesehener deutscher Klavier- und Gesangslehrer, war ein alter Patient und Freund Hahnemanns aus dessen Zeit in Leipzig gewesen.

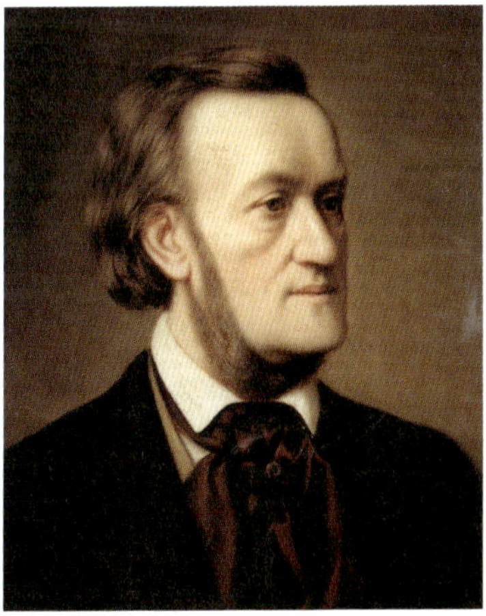

Richard Wagner

Der Komponist und Dirigent **Richard Wagner** (1813–1883) ist in erster Linie wegen seiner Opern bekannt. Zu seinen bekanntesten Werken zählen *Tristan und Isolde, Parsifal* und *Der Ring des Nibelungen,* der als *Der Ring* nicht nur in Bayreuth, sondern auf der ganzen Welt gespielt wird.

Wagners Gebrauch des Leitmotivs hatte starken Einfluss auf die Filmmusik des 20. Jahrhunderts, besonders auf John Williams Musik zu *Star Wars.* Selbst die Klangfülle („wall of sound") des amerikanischen Produzenten Phil Spector weist starke Einflüsse von Wagners Musik auf.

Im März 1839 – mit erst 26 Jahren – erkrankte Wagner schwer an Typhus. In seiner Autobiographie beschreibt er, was geschah, nachdem Karl von Holtei, der Besitzer des Theaters in Riga, in dem er arbeitete, darauf bestand, dass er in dem eiskalten Theater dirigierte, obwohl er bereits ziemlich krank war.

> Die Folge hiervon war ein typhöses Fieber, welches mich so schnell abzehrte, dass Holtei, der meinen Zustand kennenlernte, im Theater sich davon unterhielt, dass ich nun wohl auch nie mehr dirigieren würde und vermutlich „zur Abfahrt bestimmt sei". Einem trefflichen homöopathischen Arzt, Dr. Prutzer, verdankte ich meine Rettung und Wiedergenesung. (Wagner 1911: S. 188)

Trotz dieser wichtigen Erfahrung erwähnt nur eine von zwölf Biographien Richard Wagners dieses Erlebnis (Watson 1979). Wenn man bedenkt, dass Wagners Vater sechs Monate nach der Geburt des künftigen Komponisten an Typhus starb, ist es wohl keine Übertreibung zu sagen, dass Richard Wagners Beitrag zur Musik ohne seine homöopathische Behandlung wohl nie entstanden wäre.

Während die große Mehrheit sich damals konventionell behandeln ließ, achtete Wagner wie viele der gebildeten und führenden Mitglieder der Gesellschaft auf homöopathische und natürliche Behandlung. Wagner wurde gelegentlich wegen seiner „Quacksalberkuren" gerügt, doch mit seiner Vorliebe für die Naturheilkunde wurde er trotz etlicher gesundheitlicher Krisen immerhin 69 Jahre alt. Wiederholt kurte er in Heilbädern, unter anderem bei **Dr. Ernst Schweninger**[90], der damals mit seinem Buch *Der Arzt* scharfe Kritik an der Schulmedizin seiner Zeit übte.

---

90 Dr. Schweninger war auch Leibarzt von Fürst Otto von Bismarck, der maßgeblichen Anteil an der Gründung des Deutschen Reiches hatte und sich lange für die Naturmedizin einsetzte.

Gegen Ende seines Lebens komponierte Wagner 1882 seinen *Parsifal,* worin der Held für eine Heilung auf ein Grundprinzip der Homöopathie zurückgreift: Amfortas ist der Anführer der Ritter, die neben dem Gral auch das Schwert bewachen, mit dem Jesus am Kreuz verwundet wurde. Doch das Schwert wird geraubt und Amfortas selbst von ihm verwundet. Amfortas muss lange leiden, bis Parsifal schließlich das Schwert zurückholt und Amfortas damit heilt. Dieses Thema, dass das, was die Wunde schlug, sie heilen wird, ist die klassische Metapher für das homöopathische Gesetz der Heilung durch Ähnliches.

Das bekannteste Werk des amerikanischen Komponisten **Samuel Barber** (1910–1981) ist sein überwältigend schönes Streichquartett *Adagio for Strings.* Seine Sonate für Klavier (1949) war ein Auftragswerk für Richard Rodgers und Irving Berlin und wurde von Vladimir Horowitz uraufgeführt. Es war das erste große amerikanische Werk, dessen Premiere ein so international anerkannter Pianist übernahm. Barber erhielt zwei Pulitzer-Preise, einen für seine Oper *Vanessa* (1958) und einen für ein Klavierkonzert, Opus 38 (1963).

Barbers Vater, Samuel LeRoy Barber, hatte 1901 am Hahnemann Medical College in Philadelphia seinen Doktor gemacht und danach 40 Jahre als Homöopath praktiziert. 1913 gründete er das homöopathische Krankenhaus von Chester County, das heute als normales Krankenhaus den Namen Paoli Hospital trägt.

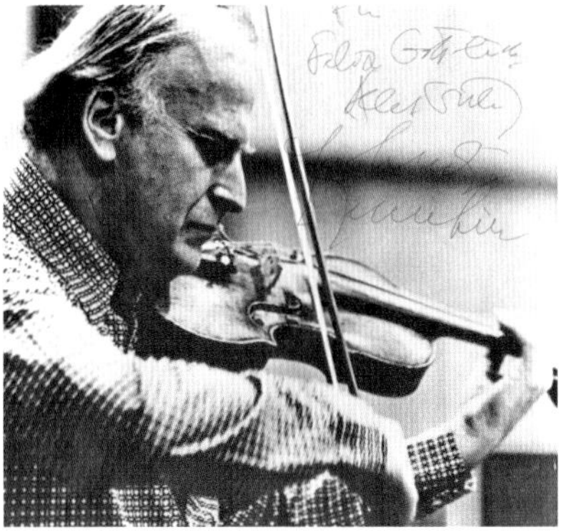

Sir Yehudi Menuhin

Der in Amerika geborene jüdische Geiger und Dirigent **Sir Yehudi Menuhin** (1916–1999) verbrachte einen Großteil seines Lebens in Großbritannien. Schon mit drei Jahren begann er, Geige zu spielen, und hatte mit sieben seinen ersten Auftritt mit dem San Francisco Symphony Orchester. Während des Zweiten Weltkriegs gab er über 500 Konzerte für die Streitkräfte, wofür er mit dem Orden der französischen Ehrenlegion, dem Croix de Lorraine, dem belgischen Orden de la Couronne und dem Leopoldorden, dem Bundesverdienstkreuz und dem griechischen Orden des Phönix ausgezeichnet wurde. Zu seinen über 50 sonstigen Auszeichnungen zählen die Goldmedaille der *Royal Philharmonic Society*, die Cobbett-Medaille, der Sonningpreis (Kopenhagen) und die Ernennung zum Ehrenritter durch Königin Elizabeth II., Englands höchste Ehrung für nicht-britische Bürger.

Wegen Erkrankungen infolge der Belastungen durch Auftritte und Reisen wandte er sich dem Yoga, der Meditation und der Homöopathie zu und wurde Ehrenpräsident der Hahnemann Society, einer führenden britischen Homöopathie-Organisation.

1988 schickte ich ihm ein Exemplar eines meiner Bücher über Homöopathie. Hierauf antwortete er mir:

> Die Homöopathie hat mich angezogen, weil sie so subtil, so diskret und so wirkungsvoll das ganze menschliche Wesen anspricht, und ich habe gewiss einige bemerkenswerte Menschen kennengelernt, die sie praktizieren. Ich persönlich gebe ihr den Vorzug, weil ich versuche, mich von allen Ärzten fernzuhalten, da nur wenige sich ihr verschrieben haben. Ich glaube, das liegt daran, dass die Welt dieser Tage so viel Wert auf Größe und Masse und Volumen legt und nach immer größerer Masse und größerem Volumen strebt. Es scheint die Mentalität vorzuherrschen, einer Masse mit einer größeren zu begegnen, um erstere zu überwinden. Das ist natürlich Unsinn, wie jeder denkende Mensch weiß, weil es auf das menschliche Leben

nicht zutrifft. Viele Leute, die mir nahestehen, haben von der Homöopathie profitiert. (5. Juli 1988)

Öffentlich erklärte Menuhin kurz und knapp: „Die Homöopathie ist einer der seltenen Ansätze in der Medizin, der keine Nebenwirkungen zeigt – nur positive." Weiterhin räumte er ein, dass die Homöopathie es sehr schwer hatte, weil sie „über hundert Jahre lang den Angriffen der etablierten Medizin widerstehen" musste (Kindred Spirits 1989).

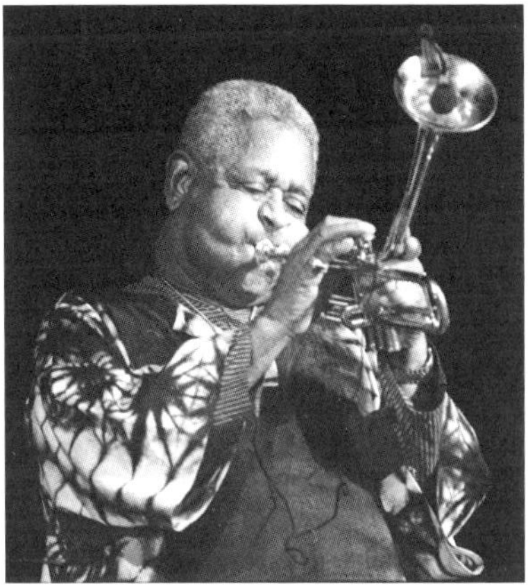

Dizzy Gillespie

Dizzy Gillespie (1917–1993) war ein amerikanischer Jazztrompeter, Bandleader, Sänger und Komponist, der zusammen mit Charlie Parker eine tragende Rolle bei der Entwicklung von Bebop und modernem Jazz hatte und maßgeblich an der Definition des afrokubanischen Jazz beteiligt war. Insgesamt war Gillespie ein begnadeter Trompetenspieler mit großem Improvisationstalent, der dem Jazz eine bis dato ungehörte harmonische Komplexität hinzufügte. Sein einzigartiger Stil war durch seine Auftritte mit Baskenmütze, Hornbrille, gebogener Trompete und aufgeblasenen Backen geprägt, umrahmt von einer einzigartig umgänglichen Persönlichkeit, die dazu beitrug, dass viele Menschen ihn und seine Musik ins Herz schlossen.

Nachdem sein Schüler und Freund Jon Faddis ihn mit der Homöopathie vertraut gemacht hatte, sagte Dizzy einst zu Faddis: „Ich hatte zwei Offenbarungen im Leben. Die erste war Bebop, die zweite die Homöopathie."

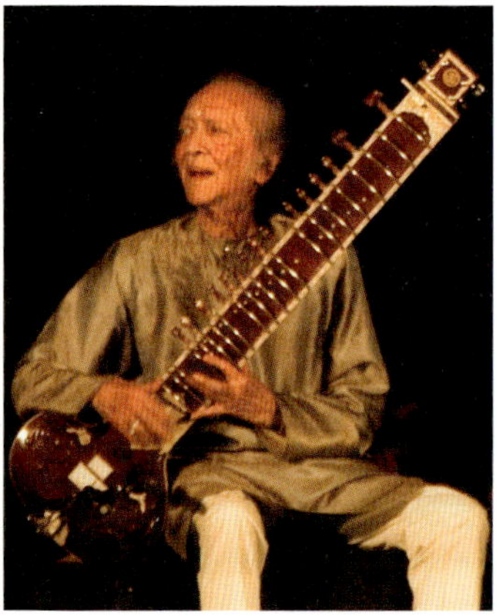

Ravi Shankar

Der indische Musiker **Ravi Shankar** (*1920) ist ein Meister der Sitar, der dem Westen die klassische indische Musik nahebrachte. Sein Ruhm begann damit, dass er den Beatle George Harrison ins Sitarspiel einwies.

Ravi Shankar ließ sich nicht nur an seinen Wohnorten, sondern auch auf Konzertreisen homöopathisch behandeln. Bei einer homöopathischen Behandlung nach einem Konzert teilte er seiner Umgebung einmal erstaunlich offen mit, dass er die Homöopathie allen anderen Formen der Medizin vorzog.

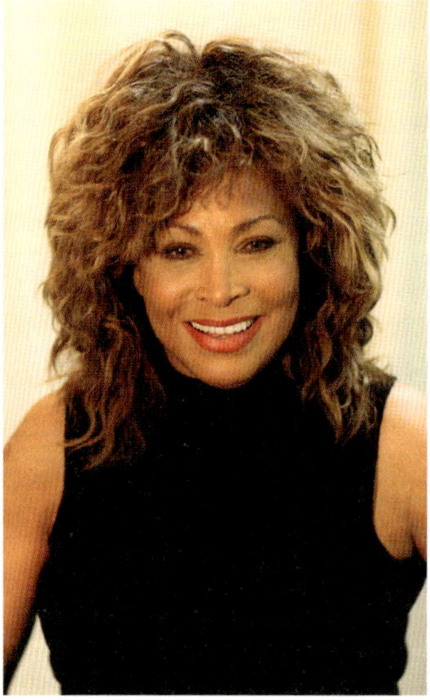

Tina Turner

Die amerikanische Rocksängerin **Tina Turner** (*1939) hat bereits sieben Grammys erhalten, dazu einen Stern auf dem Walk of Fame in Hollywood und einen Eintrag in der Hall of Fame des Rock & Roll.

Es ist kaum vorstellbar, dass dieses Energiebündel Anfang der 1970er Jahre von einer Tuberkulose-Diagnose in die Knie gezwungen wurde. Anfangs ließ sie sich herkömmlich behandeln, was jedoch wenig half, bis sie bei dem homöopathischen Arzt **Dr. Chandra Sharma** in London Hilfe suchte, der für Tina mit der

Zeit ein „wunderbarer Freund" wurde. Sharma starb 1986, und in ihrer Autobiographie schreibt Tina Turner: „Ich kann nicht ausdrücken, wie sehr ich ihn vermisse", und bemerkt weiter: „Glücklicherweise war sein Sohn Rajandra schon frühzeitig auch sein Assistent, so dass er heute die Arbeit seines Vaters fortsetzen kann" (Turner 1986: S. 215).

1985 berichtete die *Vogue* über Tinas langjähriges Interesse an Homöopathie und Buddhismus: „Tina Turner sieht aus wie 36. Ihre Haut ist makellos, doch sie versagt sich nichts. Sie trinkt abends ihren Wein, hält keine Diät und nimmt keine Vitamine. Wenn sie besonders belastet ist, spricht sie mit einem homöopathischen Arzt" (Orth 1985).

In ihrer Autobiographie schrieb Turner: „Das Leben auf der Überholspur hat mir zugesetzt, doch Ernährungsumstellungen und Homöopathie haben mich gerettet. Mein Dank gilt meinem Homöopathen, der meine Gesundheit wiederhergestellt hat und immer für mich da war" (Turner 1986).

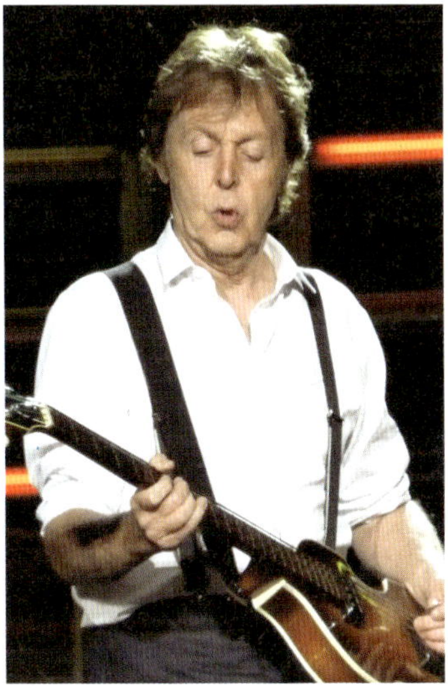

Paul McCartney

Paul McCartney (*1942) war zunächst Mitglied der *Beatles*, später Bandleader der *Wings*. Im *Guinessbuch der Rekorde* ist er als einer der erfolgreichsten Komponisten in der Geschichte der Popmusik aufgeführt. Über 50 Hits aus seiner Feder haben es unter die Top Ten geschafft, und unzählige andere Musiker und Orchester haben seine Songs eingespielt.

Pauls erste Frau, **Linda Eastman** (1941–1998), führte ihren Mann 1975 in die vegetarische Ernährung ein und schrieb etliche vegetarische

Kochbücher, die zu Bestsellern wurden. In einem Interview erklärte Linda McCartney 1992: „Ohne unsere homöopathischen Mittel fahren wir nirgends hin. Wir benutzen sie sehr oft – und das gilt auch für Paul" (Glew 1992).

Lindas Interesse an der Homöopathie begann, als eine ihrer Freundinnen sich den Arm brach. Linda war davon beeindruckt, wie rasch die Verletzung unter homöopathischer Behandlung heilte. Ihre erste eigene Erfahrung machte sie bei einer Mandelentzündung, als die verordneten Antibiotika nur vorübergehend halfen. Daraufhin ließ sie sich von einem homöopathischen Arzt behandeln. Die Symptome verschwanden zügig und kehrten nie wieder. Sie sagte: „Ohne Homöopathie kämen wir niemals zurecht."

Linda McCartney verstarb leider 1998 an Brustkrebs.

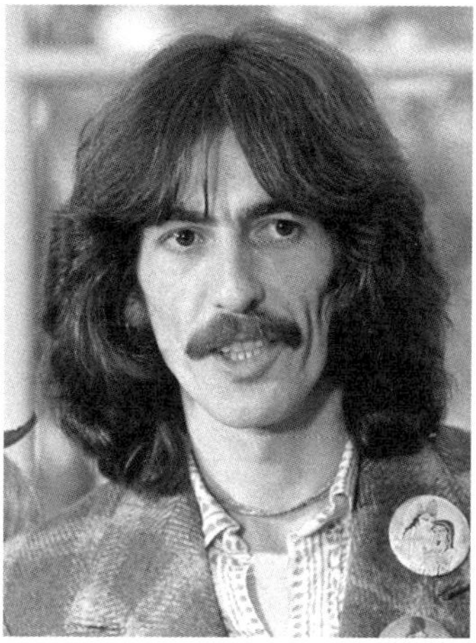

George Harrison

Ein anderes Mitglied der Beatles war **George Harrison** (1943–2001), der sich als Leadgitarrist, Sänger, Songwriter sowie Musik- und Filmproduzent einen Namen machte. Von ihm stammen unter anderem: *If I Needed Someone, Taxman, While My Guitar Gently Weeps, Here Comes the Sun* und *Something*. Nach der Auflösung der Beatles brachte er noch volle elf Alben heraus, darunter das viel gerühmte *All Things Must Pass*. 2004 wurde Harrison als Solokünstler in die Hall of Fame des Rock & Roll aufgenommen.

Unter seinen Filmproduktionen waren wichtige Filme wie Monty Pythons *Das Leben des Brian*, aber auch *Time Bandits, Withnail & I* und *Mona Lisa*.

Harrisons Interesse an indischer Musik und am Hinduismus rückte östliche Musik und Überzeugungen mehr ins Rampenlicht. Am 1. August 1971 organisierte Harrison das erste große Wohltätigkeitskonzert, damals für Bangladesch.

1992 ließ sich George Harrison in der Londoner Praxis von **Dr. Chandra Sharma** behandeln, einem Arzt für Homöopathie und Ayurvedische Medizin. Dr. Sharma behandelte auch Mitglieder von Pink Floyd, The Police und viele andere bedeutende Rockstars (Beatles Ireland 1992).

Harrisons erste Frau **Patti Boyd** war eine von vielen Prominenten, welche die britische Organisation Frontline Homeopathy unterstützte, die in Entwicklungsländern medizinische Hilfe leistete. Patti machte George mit Maharishi Mahesh Yogi bekannt, dem Begründer der Transzendentalen Meditation, der nicht nur Yoga und Meditation lehrte, sondern auch Homöopathie praktizierte. Später ermunterte Patti ihren zweiten Mann, Eric Clapton, sich bei einer Entgiftung von Akupunktur unterstützen zu lassen (Greene 2006: S. 207).

Auch Harrisons zweite Frau Olivia Harrison hielt viel von Naturmedizin und riet George dazu (Greene 2006: S. 221).

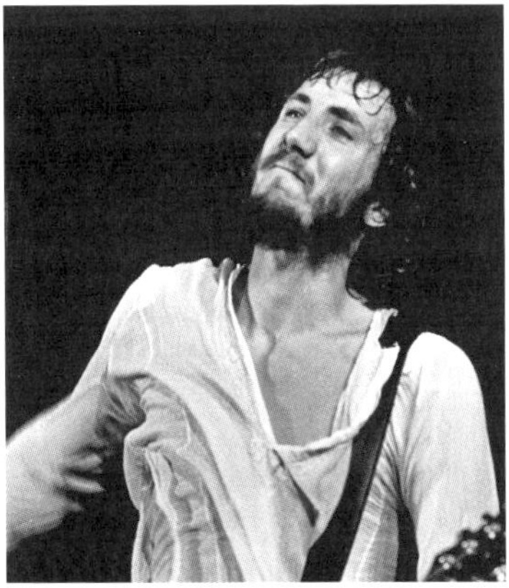

Pete Townshend

Pete Townshend (*1945) ist ein einflussreicher englischer Rockmusiker, der besonders als Gitarrist von *The Who* bekannt wurde. Er hat über 100 Stücke geschrieben, dazu die Rockoper *Tommy*. Infolge der lauten Musik bei Konzerten und durch Kopfhörer leidet Townshend an partieller Taubheit und Tinnitus. Sein Zustand soll teilweise auf einen berüchtigten Fernsehauftritt von 1967 zurückgehen, bei dem ein anderes Mitglied von The Who, Keith Moon, in seinen Trommeln größere Mengen Feuerwerkskörper zündete, während Townshend davor stand.

Im Jahr 2000 erzählte Pete einem Reporter: „Ich lasse mich behandeln. Ich habe einen Homöopathen gefunden, der mir wirklich enorm geholfen hat" (Wilkerson 2006, Kapitel 18, Anmerkung 6).

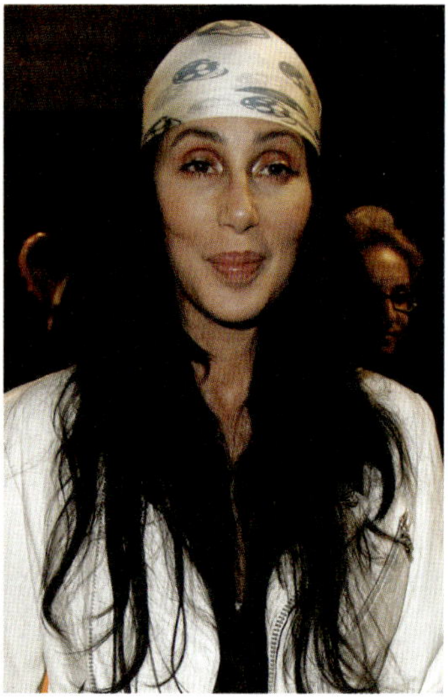

Cher

Cher (*1946) ist Vollblutentertainerin. Die Sängerin und Schauspielerin hat echten Diva-Status erworben. Sie gewann einen Grammy (1999), einen Oscar (1989), drei Golden Globes (1974, 1984 und 1989) und einen Emmy (2003). Als eine der erfolgreichsten Sängerinnen aller Zeiten hat sie 34 Alben aufgenommen, davon sieben mit ihrem Ex-Mann Sonny Bono und 27 Soloalben sowie acht Best-of-Alben früherer Werke. Bekannte Filme mit Cher sind *Die Hexen von Eastwick (1987), Mondsüchtig (1987), Tee mit Mussolini (1999), Silkwood (1983)* und *Die Maske (1985)*. 1992 ehrte Madame Tussauds Wachsfigurenkabinett sie mit einer lebensgroßen Statue als eine der fünf schönsten Frauen der Geschichte.

1987 zog sich Cher eine schwere Virusinfektion mit chronischer Müdigkeit und wiederholter Lungenentzündungen zu. Zwei Jahre konnte sie nicht arbeiten. „Ich habe es mit normaler Medizin versucht, aber das half einfach nicht. Die Ärzte sagten, die Krankheit säße nur in meinem Kopf. Man hielt mich für verrückt."

Dann entschied sie sich für einen neuen Ansatz: „In meiner Verzweiflung wandte ich mich an einen homöopathischen Arzt, einen Sikh. Er kombinierte homöopathisches Zeug mit Kräutern und Vitaminen. Damals glaubten viele Ärzte nicht an so etwas. Mit seiner Hilfe war ich innerhalb von vier Monaten wieder auf den Beinen."

Neben diesem nicht namentlich benannten Arzt ließ sich Cher auch von einem französischen Homöopathen, **Dr. Marcel Dinnet,** behandeln. Laut Aussage der Klatschkolumnistin Liz Smith hatte Dr. Dinnet in Los Angeles 10.000 treue Patienten, unter anderem Sarah Ferguson, Herzogin von York, und Elizabeth Taylor (Smith 1988).

Nachdem Cher in den Nachrichten gesehen hatte, dass die Regierung das Budget des Glasgow Homeopathic Hospital um 58 Millionen Pfund (etwa 100 Millionen US-Dollar) kürzen wollte, spendete sie kurzerhand 24.000 Dollar, um auch andere zum Spenden zu ermuntern. Belegschaft und Patienten haben die Kürzung sowohl aus medizinischer als auch aus wirtschaftlicher Sicht scharf kritisiert, denn die Schließung dieses wichtigen Zentrums für Naturmedizin könnte dem Bezirk Glasgow höhere Gesundheitskosten aufbürden. Cher versicherte weiter: „Ich bin nicht ganz sicher, was das bedeutet, aber ich bin bereit, alles in meiner Macht Stehende zu tun, um zu helfen" (Sloan 2004).

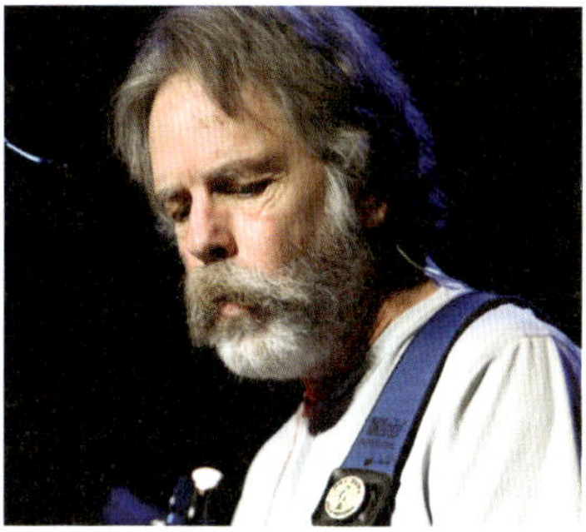

Bob Weir

Der Sänger, Songschreiber und Gitarrist **Bob Weir** (*1947) war ein Mitbegründer der *Grateful Dead,* einer der beliebtesten Bands aus San Francisco. Seine erste Erfahrung mit der Homöopathie machte er 1972 während einer England-Tournee, als die ganze Band sich eine heftige Grippe zuzog. Der Tournee-Manager Sam Cutler, der zuvor für die *Rolling Stones* gearbeitet hatte, arrangierte eine homöopathische Behandlung, mit der sie bald wieder auf den Beinen standen, spielten und die Tournee fortsetzen konnten.

Vor nicht allzu langer Zeit erzählten mir Bob und seine Frau **Natascha** beim Essen, dass sie kurz nach der Geburt ihrer ersten Tochter, Monet, einen homöopathischen Kinderarzt aufgesucht hätten, **Dr. Ifeoma Ikense**. Natascha berichtete, sie hätte Dr. Ikense auf verschiedenen Tourneen Dutzende Male angerufen, um jemanden aus der Familie zu behandeln, und „die Homöopathie hilft jedes Mal". Bob und Natascha schwören auf die Homöopathie. Beide fragen sich, wie andere Eltern ohne sie auskommen. Selbst für Bobs Vater (ehemals Colonel und B-52-Pilot der Air Force) und seine Stiefmutter, beide über Achtzig, ist die Homöopathie ein fester Bestandteil ihres Lebens.

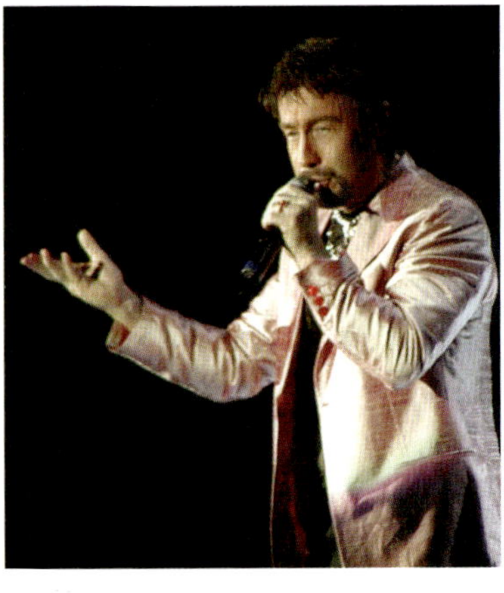

Paul Rodgers

Paul Rodgers (*1949) ist ein britischer Sänger, der vor allem als Mitglied der Bands *Free* und *Bad Company* bekannt wurde. Er wirkte an zwei Alben mit Jimmy Page und in *The Firm* mit und hat mit David Gilmour (*Pink Floyd*), Kenny Jones (*The Who*), Brian Adams, *Muddy Waters* und *Journey* Tourneen gemacht und Alben eingespielt, war aber auch als Solokünstler erfolgreich.

2001 sagte er in einem Interview:

> Ich mag herausfordernde Stücke. Damit bleibt es interessant. Eine Stimme ist nicht bloß eine Stimme, sie ist dein ganzes Selbst. Man muss körperlich, geistig und seelisch

auf sich achten, um als Sänger sein Niveau zu halten. Zu meinen Meditationen gehört viel Tiefenatmung, denn es ist sehr wohltuend, viel reine Luft einzuatmen. Außerdem nehme ich ein homöopathisches Arzneimittel. Der Typ, zu dem ich gehe, gibt mir *Argentum nitricum* [Silbernitrat]. Aber ich empfehle nicht, das einfach so zu nehmen. Man muss den Typ selbst aufsuchen. Damit bleibt meine Stimme schön klar. (Wright 2001)

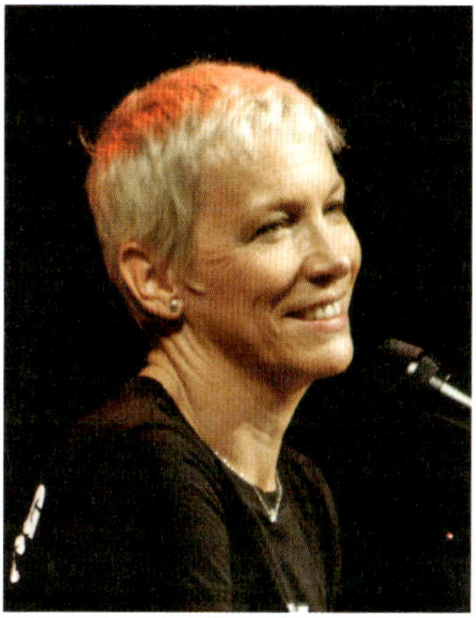

Annie Lennox

Die schottische Rocksängerin **Annie Lennox** (*1954) hat einen Oscar, einen Grammy und einen BRIT Award erhalten. 1980 war sie mit David A. Stewart Leadsängerin bei den *Eurythmics*. Sie hat auch den Song Cut für *Bram Stoker's Dracula* (1992) von Francis Ford Coppola geschrieben und eingespielt. Außerdem hatte sie mit David Bowie und den überlebenden Mitgliedern von *Queen* einen unvergesslichen Auftritt beim Konzert zu Ehren von Freddie Mercury im Londoner Wembley Stadion. Wenn Musiker auf Reisen gehen, sind bestimmte Dinge unverzichtbar. Für Annie Lennox gehören ihre homöopathischen Mittel zur Basisausstattung. Sie gibt zu, dass sie sich mit ihren Bemühungen, Krankheiten fernzuhalten, mitunter wie eine Medizinfrau vorkommt (Smith 2004).

Der Amerikaner **Axl Rose** (*1962) singt Hard Rock und schreibt eigene Songs. Er wurde als Leadsänger von *Guns N'Roses* berühmt, die Ende der 1980er mit *Welcome to the Jungle, Paradise City* und *Sweet Child O'Mine* die Charts erstürmten. 1992 gab es nach dem Konzert für

Freddy Mercury in London ein Sicherheitsproblem am Flughafen, als Axl Rose darum bat, seinen schwarzen Beutel mit homöopathischen Mitteln nicht zu durchleuchten. Angeblich bekam Rose einen Wutanfall, weil er befürchtete, die Röntgenstrahlen würden seinen homöopathischen Medikamenten schaden. (Es ist zwar denkbar, dass Röntgen ungünstig sein könnte, doch es gibt keinen schlüssigen Beweis für eine solche Wirkung.)

Laut *Rolling Stone* glaubte Rose rund zehn Jahre lang mit fast religiöser Inbrunst an die homöopathische Medizin. Der Schulmedizin und ihren Ärzten steht der Sänger sehr kritisch gegenüber. In seinen Augen tummeln sich im amerikanischen Ärzteverband AMA lauter gierige Ärzte. Wenn Rose mit *Guns N'Roses* tourte, standen immer homöopathische Elixiere für seinen Hals bereit (Rolling Stone 2000).

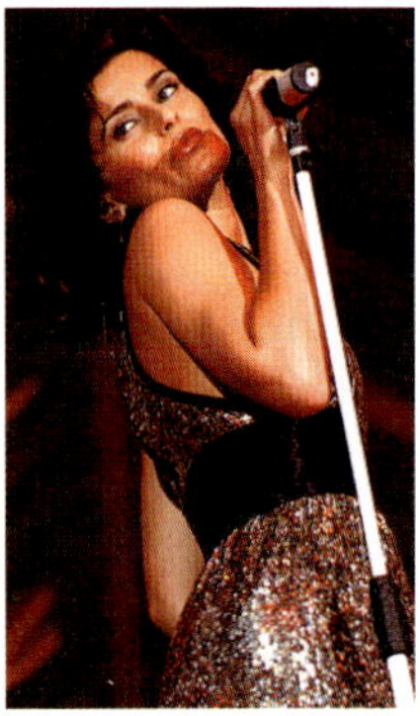

Nelly Furtado

Nelly Furtado (*1978) ist eine sehr erfolgreiche Sängerin, Musikerin und Produzentin aus Kanada. 2000 wurde sie mit ihrem Album *Whoa, Nelly!* berühmt, das auch den Grammy-gekrönten Song *I'm like a Bird* enthält.

Wie viele Berufsmusiker muss Nelly zu ihren Auftritten große Entfernungen zurücklegen. 2007 verriet sie der Londoner *Times,* dass sie auf NoJetLag schwört, ein beliebtes homöopathisches Mittel gegen die unangenehmen Symptome des Jetlag (Times 2007).

Jon Faddis (*1953) ist ein Ziehkind von Dizzy Gillespie und ein bedeutender amerikanischer Jazztrompeter. Im Dezember 1991 wurde Faddis musikalischer Direktor der *Carnegie Hall Jazz Band,* eines 18-köpfigen Starorchesters, das nur die größten Jazzmusiker aufnimmt. 1995 leitete er „The Majesty of Louis Armstrong Tour" und die „Newport Jazz Festival 40th Anniversary Tour" des *Lincoln Center Jazz Orchestra.* Jons unverwechselbare Trompetenstimme erklingt auf

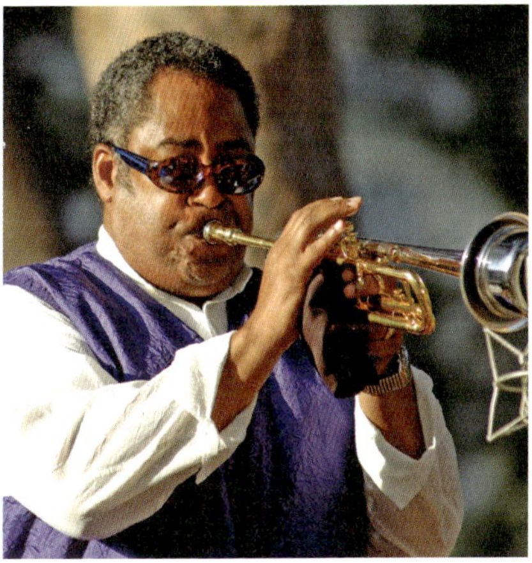

Jon Faddis

den Alben so unterschiedlicher Stars wie Duke Ellington, den *Rolling Stones*, Frank Sinatra, Luther Vandross, Quincy Jones, Billy Joel und Stanley Clarke. Sein Horn hörte man im Thema von der *Bill Cosby Show* und im Soundtrack zu Clint Eastwoods Filmen *Der Mann, der niemals aufgibt* und *Bird*.

Auf Jon Faddis angesprochen sagte Dizzy Gillespie einst: „Er ist der Beste aller Zeiten – auch meiner!" Faddis' Markenzeichen ist die große Tonhöhe – er trifft diese hohen Töne nicht nur, sondern spielt und hält sie in diesem Bereich.

Wenn Jon Faddis Meisterklasse-Trompeter unterrichtet, betont er stets die Notwendigkeit, sich auch als Jazzmusiker solide Grundkenntnisse über sein Instrument anzueignen. Er ist jedoch dafür bekannt, das Gespräch rasch auf die Homöopathie zu lenken und darauf, wie man „den ganzen Trompetenspieler behandelt" (Donaldson 1999).

Shirley Verrett (*1931) ist eine amerikanische Mezzosopranistin, die seit Ende der 1960er Jahre berühmt ist. Sie hat in der New York City Opera gesungen, aber auch am Bolschoi-Theater, in der Metropolitan Opera, im Royal Opera House und mit dem Philadelphia Philharmonic Orchestra. Ab Ende der 1970er Jahre übernahm sie Sopranrollen für *Tosca, Norma, Lady Macbeth* und *Aida*. 1990 sang Verrett bei der Einweihung der neuen *Bastille Opéra* in Paris die Dido aus *Les Troyens*.

Opera News zufolge ist es äußerst selten, dass sich die Stimme einer Opernsängerin nach deren 50. Geburtstag noch steigert, doch bei Verrett träfe dies zu. Sie selbst führt die Verbesserung auf die homöopathische Medizin zurück. 30 Jahre lang hatte sie allergisch auf Schimmelsporen reagiert, die ihre Atemwege zuschwellen ließen. Die Reaktion war oft so stark, dass sie mehrfach vorhatte, ihre Karriere an den Nagel zu hängen. Doch die Homöopathie erwies sich als so hilfreich, dass sie wieder gesund wurde, ihre großartige Stimme wiedererlangte und diese sogar noch ausbauen konnte (Dyer 1990).

Carl Davis (*1936) ist Dirigent der Londoner Philharmoniker und dirigiert auch regelmäßig das Royal Liverpool Philharmonic Orchestra. Er schrieb die Musik für über 100 Fernsehproduktionen und Dutzende Filme. Am bekanntesten wurde er jedoch durch die musikalische Untermalung ursprünglicher Stummfilme. Außerdem hatte er Anteil an der Orchestrierung der sinfonischen Werke von Paul McCartney.

Der moderne Komponist greift seit rund 50 Jahren auf die Homöopathie zurück. Einem Londoner Reporter sagte er, dass ihn die Erinnerung an eine Aufführung an der Themse noch Jahre später zum Lachen brachte: „Ich steckte in diesem homöopathischen Mückenabwehrmittel wie in einem Kokon, während alle anderen von Moskitos belagert wurden" (Kindred Spirits 1989).

Musiker schätzen die Homöopathie so sehr, dass selbst Tonstudios mitunter homöopathische Mittel bereithalten. Das Studio **Grouse Lodge** im irischen County Westmeath wirbt damit, dass es das einzige Tonstudio Irlands ist, wo die Musiker neben einer guten Unterbringung auch Zugang zu einem Wellnessbereich mit Homöopathie und Kräuteranwendungen erhalten. Zu den Gästen zählten *Snow Patrol, Republic of Loose, Bloc Party, Doves, Skinsize Kings* und *Muse (Absolution)*, doch wirklich bekannt wurde das Studio Ende 2006, als Michael Jackson dort aufnahm.

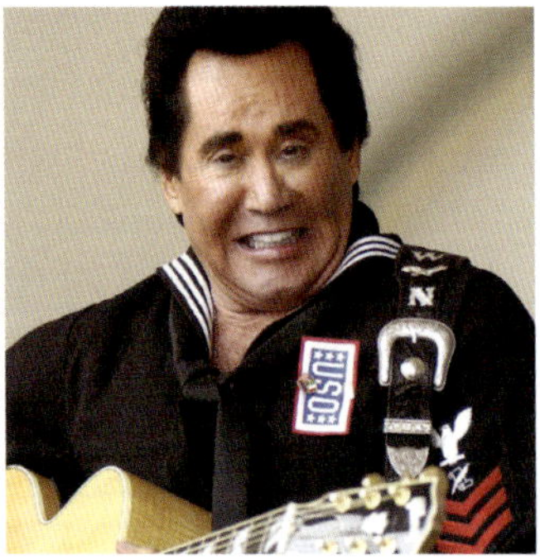

Wayne Newton

„Mr. Las Vegas“ **Wayne Newton** (*1942) kaufte angeblich regelmäßig in einer bestimmten Apotheke in Las Vegas ein. Auf die Frage, was er dort besorgte, antwortete der Apotheker: „Alles homöopathisch“ (In Style 2004).

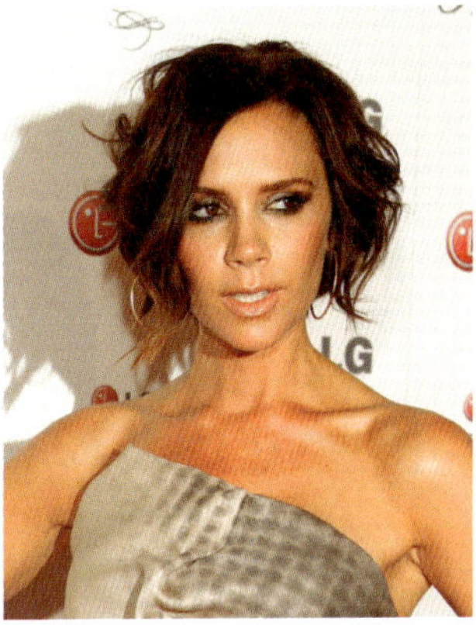

Victoria Beckham

Victoria Beckham (*1974), ehemals *Spice Girl* „Posh“, ist mit dem Spitzenfußballer David Beckham verheiratet. Sie erklärte öffentlich, dass sie sich für Yoga und Homöopathie interessiere. Auch in diesem Promihaushalt mit gegenwärtig drei Söhnen helfen homöopathische Arzneimittel.

Viele bekannte klassische Musiker ließen sich von **Dr. Elizabeth Wright Hubbard** (1896–1967) behandeln, einer angesehenen Homöopathin aus New York. Zu ihren Patienten zählten **Darius Milhaud** (1892–1974), ein französischer Komponist und Lehrer, Mitglied von *Les Six* und einer der produktivsten Komponisten des 20. Jahrhunderts, Georges Auric (1899–1983), ein französischer Komponist, der viele Filmhits landete, unter anderem mit Jean Cocteaus *La belle et la bête* (1946), *Moulin Rouge* (1952) und *Ein Herz und eine Krone* (1953), sowie die amerikanische Koloratursopranistin Lily Pons (1898–1976), eine gebürtige Französin (Naifeh und Smith 1989: S. 482).

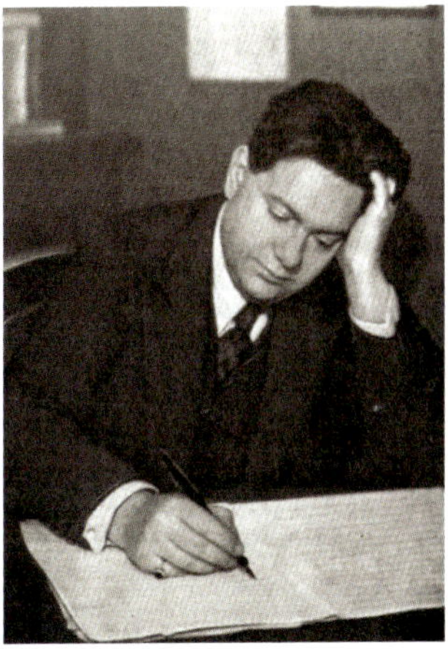

Darius Milhaud

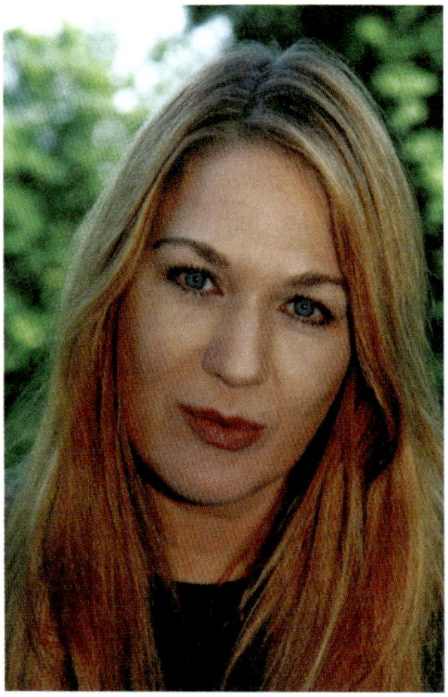

Juliane Werding

Sängerin, Liedermacherin, Schauspielerin, PR-Frau, Autorin, Heilpraktikerin und Homöopathin, Mutter und Lebenspartnerin: all das verkörpert und ist **Juliane Werding** (*1956), die ursprünglich eigentlich Tierärztin werden wollte.

Zum Thema Homöopathie erzählt sie Folgendes:

1985. Zum ersten Mal besuchte ich einen neuen Freund in seiner Wohngemeinschaft. Auf dem alten Schreibtisch in seinem Zimmer standen, aufgereiht wie Zinnsoldaten, viele kleine braune Fläschchen, die mit den seltsamsten Namen etikettiert waren: *Arsenicum album, Lachesis muta, Arnica montana, Tarentula hispanica, Antimonium sulfuratum auratum* und viele mehr. Auf meine Frage, was das denn sei, antwortete mir der junge Medizinstudent: „Das sind homöopathische Mittel. Sag bloß, du hast noch nie was von Homöopathie gehört?" Ich schämte mich ein wenig zugeben zu müssen, dass dies der Fall sei. ... Und dann passierte es: Ich tauchte ein in eine völlig neue und geheimnisvolle Welt. Nach einigen Stunden aufmerksamen Zuhörens und Nachfragens war ich gewiss, hier hatte ich etwas gefunden, das mich nie mehr loslassen würde. Ich war elektrisiert, ja geradezu entflammt für die klassische Homöopathie.

Ich wollte alles darüber wissen und verschlang, was ich an Fachliteratur ergattern konnte. Ich konnte einfach nicht genug davon bekommen, ich wollte mehr. Ich wollte als klassische Homöopathin praktizieren. Es gab zwei Möglichkeiten, eine Behandlungserlaubnis zu erwerben, entweder ein Medizinstudium oder eine Ausbildung zur Heilpraktikerin. Ich entschied mich für Letzteres und bewarb mich an der ältesten und seriösesten Heilpraktikerschule Münchens. ... 1989 legte ich erfolgreich die amtsärztliche Überprüfung ab und eröffnete kurze Zeit später meine erste Praxis für klassische Homöopathie in München.

Im Laufe der Zeit durfte ich viele wunderbare Heilungen erleben und das auf allen Ebenen des menschlichen Seins. Wie tiefgreifend ein gut gewähltes Mittel auf Geist, Körper und Seele einwirken kann, bleibt immer wieder erstaunlich. Ich habe einen Riesenrespekt vor den kleinen Geistern aus der Flasche und empfehle jedem Laien, dringend die Finger von Hochpotenzen zu lassen und sich in die Hände eines qualifizierten Behandlers zu begeben. Niemand sollte der Illusion erliegen, „man könne doch sowieso nichts falsch machen" und schlechtestenfalls wirke das Mittel einfach gar nicht. Ein Trugschluss, der viel Schaden anrichten kann. Auch sollten Patienten niemals ein Mittel, das ihnen verschrieben wurde, an andere weitergeben oder empfehlen. Was dem einen bei seiner Migräne geholfen hat, kann bei einem anderen genau das oder gar Schlimmeres auslösen. Homöopathie gehört in die Hände eines erfahrenen Praktikers, ansonsten ist sie wie ein scharfes Schwert in den Händen eines Kindes!

Die Homöopathie ist für mich die Medizin des dritten Jahrtausends. Wir werden es uns bald nicht mehr leisten können, die Menschen mit Allopathie zu vergiften, welche ein in sich geschlossenes und äußerst hochpreisiges System darstellt. Die geschätzte Zahl der Menschen, die jährlich allein an den Nebenwirkungen sterben, gehen in die Hunderttausende. Es wird Zeit umzudenken und die Hersteller, die sich an der Not der Menschen bereichern, zur Rechenschaft zu ziehen. Früher galt der Aderlass als probates Mittel, „schlechte Säfte" aus dem Körper zu leiten. Wir wissen mittlerweile, dass die ohnehin durch Krankheit geschwächten Menschen diese Torturen häufig mit dem Leben bezahlen mussten. Augrund dieser für jeden Arzt unbefriedigenden Situation „fand" Samuel Hahnemann die Homöopathie. Seither ist kein vergleichbar umfassendes, sanft und zur Gänze heilendes Konzept mehr gefunden worden. Richtig angewandt ist die Homöopathie die Rettung für die Menschheit und vielleicht sogar für unseren Planeten.[91]

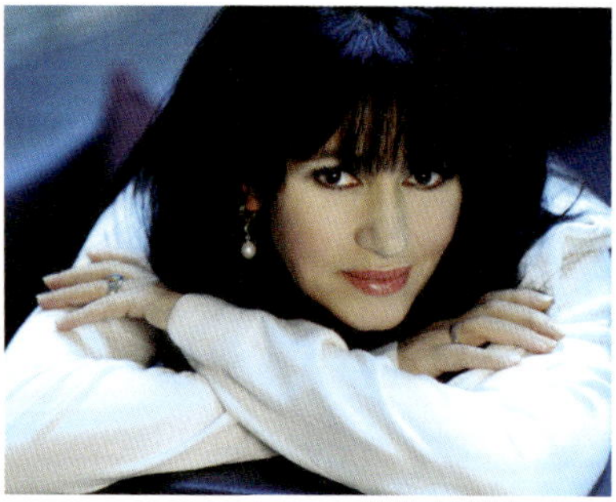

Mara Kayser

Die deutsche Schlagersängerin **Mara Kayser** (*1966) litt vor 17 Jahren an Magengeschwüren. Gegen den ärztlichen Rat ließ sie sich nicht schulmedizinisch behandeln, sondern vertraute auf eine Behandlung mit Heilerde. Durch dieses Erlebnis kam sie auch zur Homöopathie. Die Homöopathin ihres Vertrauens, die gleichzeitig Apothekerin und Ausbilderin für Homöopathen ist, betreute Mara Kayser seither. Allerdings behandelt sie sich mittlerweile auch selbst, denn über die Jahre hat sich Mara Kayser viel Wissen

[91] Quelle: Redaktions- und Pressebüro Stefanie Körner, Staufen.

durch Erfahrung und entsprechende Lektüre angeeignet. So behandelt sie auch erfolgreich ihre Mutter und selbst den Nachbarshund, der nach tagelanger Apathie und vollgepumpt mit Chemie keinen Fuß mehr vor den anderen setzen konnte. Nach dreitägiger Behandlung durch Mara Kayser war er wieder auf den Beinen und ganz der Alte.

Arnica hat sie immer bei sich, wie auch Bachblüten. Ohne ihre kleine Taschenapotheke mit den wichtigsten Mitteln geht sie nie auf Reisen und mit über 100.000 Kilometern, die sie jährlich durch Deutschland zurücklegt, ist sie viel unterwegs. Ihre Lebensqualität hat sich durch die Homöopathie um ein Vielfaches zum Besseren verändert.[92]

---

92 Quelle: Redaktions- und Pressebüro Stefanie Körner, Staufen.

Quellen

Albrecht, T.: *Letters to Beethoven and Other Correspondence.* Vol. 3: 1824–1828. Lincoln: University of Nebraska, 1996.

Atwood, W. G.: *The Parisian Worlds of Frederic Chopin.* New Haven: Yale University, 1999. (See also www.chopin-society.org.uk/article.htm.)

Beatles Ireland. *www.iol.ie/~beatlesireland/harrison/interviews/george interview1.htm*

Beethoven, L. van.: *Briefwechsel Gesamtausgabe,* Band 6, 1825–1827. München: G. Henle, 1996.

Beethoven, L. van.: *Ludwig van Beethovens Konversationshefte,* Band 7, Heft 77-90. Leipzig: VEB Deutscher Verlag für Musik, 1978.

Beethoven, L. van.: *Ludwig van Beethovens Konversationshefte,* Band 8, Heft 91–03. Leipzig: VEB Deutscher Verlag für Musik, 1981.

Beethoven, L. van.: *Ludwig van Beethovens Konversationshefte,* Band 9, Heft 104-113. Leipzig: VEB Deutscher Verlag für Musik, 1988.

Belon, P., Banerjee, P. und Choudhury, S. C.: Can Administration of Potentized Homeopathic Remedy, Arsenicum album, Alter Antinuclear Antibody (ANA) Titer in People Living in High-Risk Arsenic Contaminated Areas?: I. A Correlation with Certain Hematological Parameters, *Evidence-Based Complementary and Alternative Medicine,* März 2006, 3(1):99–107.

Collins, S.: The man who wants to make Tina Turner live until she's 120, *Sunday Mirror,* 7. November 1999.

Donaldson, J.: The International Trumpet Guild, 1999 Conference. *www.trumpetguild.org/conferences/conference99/friday/f14a.htm*

Dyer, R.: Characteristically Verrett, *Opera News,* February 17, 1990, S. 9–12 ff.

Glew, J.: „We couldn't cope without homeopathy", *Health and Homoeopathy,* Sommer 1992, 6–7.

Greene, J. M.: *Here Comes the Sun: The Spiritual and Musical Journey of George Harrison.* Hoboken, N. J.: John Wiley and Sons, 2006.

Haehl, R.: *Samuel Hahnemann: His Life and Work* (2 Bde.). London: Homeopathic Publishing Co., 1922 (Nachdruck New Delhi: B. Jain).

Handley, R.: *A Homeopathic Love Story.* Berkeley: North Atlantic Books, 1990.

Hayden, D. Pox: *Genius, Madness, and the Mysteries of Syphilis.* New York: Basic Books, 2003.

Hellenbroich, A.: In Celebration of Ludwig van Beethoven's 225th Birthday, *Fidelio,* Winter 1995.

In Style, November 2004.

Khuda-Bukhsh, A. R., Pathak, S. und Guha, B.: Can Homeopathic Arsenic Remedy Combat Arsenic Poisoning in Humans Exposed to Groundwater Arsenic Contamination? A Preliminary Report on First Human Trial, *Evidence-Based Complementary and Alternative Medicine,* Dezember 2005, 2(4):537–548.

Kindred Spirits, *Daily Telegraph,* August 12, 1989.

Linde, K., Jonas, W. B., Melchart, D. et al.: Critical Review and Meta-Analysis of Serial Agitated Dilutions in Experimental Toxicology, *Human and Experimental Toxicology,* 1994, 13:481–492.

Mai, F.: *Diagnosing Genius: The Life and Death of Beethoven.* Montreal: McGill-Queen's University, 2007.

Maretzki, T. W. und Seidler, E.: Biomedicine and naturopathic healing in West Germany: a historical and ethnomedical view of a stormy relationship. *Culture, Medicine and Psychiatry,* Dezember 1985, 9,4:383–421.

Naifeh, S. und Smith, G. W.: *Jackson Pollock: An American Saga.* New York: Charles N. Potter, 1989.

Orth, M.: Tina, *Vogue,* Mai 1985, S. 318.

Plant, D.: *Kepler and the Music of the Spheres.* www.skyscript.co.uk/kepler.html

Rolling Stone, What Happened to Axl Rose – The inside story of rock's most famous recluse, 11. Mai 2000.

Schweisheimer, W.: Beethoven's Physicians, *Musical Quarter,* 1945, 31:289–298.

Sloan, B.: Cher's Ward Rage: Exclusive Star's Fury Over Bid to Close Scots Homeopathic Hospital, *Sunday Mail,* 16. Mai 2004.

Smith, K.: British Pop Greats Go On Tour Together for the First Time, *Associated Press,* 1. Juni 2004.

Smith, L.: Fergie Told She'll Lose a Fast 50 Pounds, *San Francisco Chronicle,* 17. November 1988.

Smith, L.: Axl's Left Holding Bag, *New York Daily News,* 24. April 1992.

Takacs. 2007. http://ums.org/assets/programbooks/Takacs_Programbook.pdf

Thayer, Alexander Wheelock: Ludwig van Beethovens Leben. Nach dem Original Manuskript deutsch bearbeitet von Hermann Deiters, 5 Bände, Leipzig: Breitkopf & Härtel 1907 (Bd. 4), 1908 (Bd. 5). Zitiert nach: http://www.zeno.org/Musik/M/Thayer,+Alexander+Wheelock/Ludwig+van+Beethovens+Leben

Times (of London): Miracle Jet-Lag Cure, 11. Februar 2007.

Turner, T.: *Ich, Tina – Mein Leben.* Übersetzt von Kurz Loder. München: Goldmann 1986.

Ullman, D.: *Homeopathic Family Medicine.* Berkeley: Homeopathic Educational Services, 2007. (Auf www.homeopathic.com ist eine umfassende, regelmäßig aktualisierte Übersicht mit Beschreibungen klinischer Forschungen zur Homöopathie als einmaligen Download oder Abonnement erhältlich.)

Wagner, R.: Mein Leben. München 1963. Erste öffentliche Ausgabe: München (Bruckmann) 1911. Zitiert nach: http://www.zeno.org/Literatur/M/Wagner,+Richard/Autobiographisches/Mein+Leben/Erster+Teil%3A+1813-1842 (Lizenz: Gemeinfrei).

Watson, D.: *Richard Wagner: A Biography.* New York: McGraw Hill, 1979.

Wilkerson, M.: *Amazing Journey: The Life of Pete Townshend.* Lulu Press, 2006. (Diese Geschichte wurde im Januar 2000 David Cavanaugh vom Q Magazine erzählt.)

Wright, J.: Interview mit Paul Rodgers. *Classic Rock Revisited,* 12. Januar 2001. Einsehbar auf: *www.classicrockrevisited.com/interviews01/PaulEncore.htm*

KAPITEL 8

Künstler und Modeschöpfer: Homöopathie hat Stil

Wahre Kunst ist zeitlos und kann sogar über die eigene Kultur hinauswachsen. Im Gegensatz dazu ist die Mode ein flüchtiges Geschehen und direkt in einer bestimmten Kultur angesiedelt. Trotz der Verschiedenheit dieser beiden Kunstformen wussten zahlreiche große Künstler und Modeschöpfer der letzten 200 Jahre das Verschmelzen von Kunst und Wissenschaft in der Homöopathie zu schätzen – oder zumindest die Ergebnisse daraus.

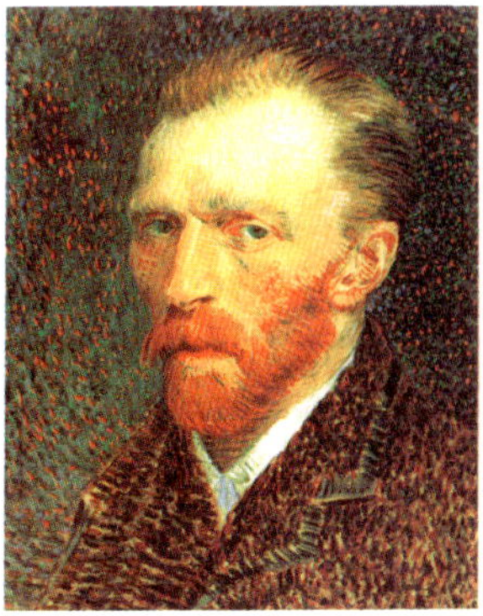

Vincent Willem van Gogh

Der gebürtige Niederländer **Vincent Willem van Gogh** (1853–1890) gilt als einer der bekanntesten und beliebtesten Maler der Moderne. Sein Bruder Theodorus oder Theo (1857–1891) arbeitete als Kunsthändler und spielte während der gemeinsamen Zeit in Paris 1886 eine wichtige Rolle, als er Vincent mit verschiedenen Impressionisten bekannt machte, unter ihnen Claude Monet, Pierre-August Renoir, Edgar Degas und Camille Pissarro.

Vincent litt immer wieder an schweren Depressionen und verschiedenen körperlichen Beschwerden. Von Mai 1889 bis Mai 1890 lebte er in einer Nervenheilanstalt. Nach seiner Entlassung zog er nach Auvers-sur-Oise bei Paris, wo er in der Nähe seines Bruders wohnte. Sein Freund Camille Pissarro empfahl Vincent dringend, **Dr. Paul Gachet** (1828–1909) aufzusuchen, einen homöopathischen, ganzheitlich eingestellten Arzt, der auch andere Künstler behandelte und selbst künstlerische Ambitionen hegte (Distel und Stein 1999).[93]

Während der kurzen Zeit, in der van Gogh mit Dr. Gachet verkehrte, entwickelte er eine starke Zuneigung zu dem Arzt. Er schrieb: „In Dr. Gachet habe ich einen Freund gefunden ... und eine Art neuen Bruder, weil wir uns geistig und körperlich so ähnlich sind" (Burgess und Phruksachart 2006).

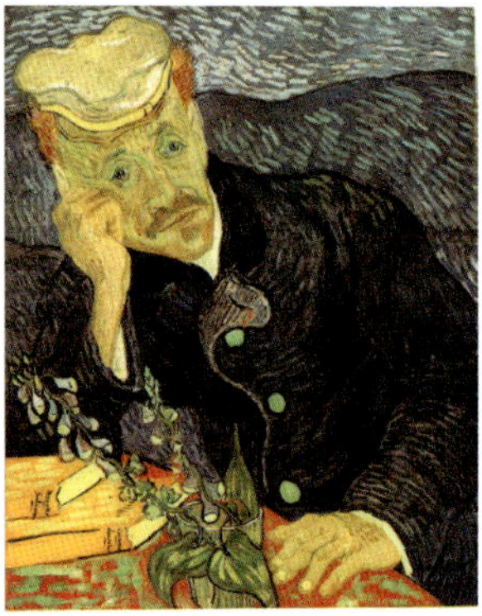

Paul Gachet

Im Juni 1890 malte Vincent ein Porträt von Dr. Gachet. Einen Monat später schoss Vincent von Gogh sich eine Kugel in die Brust, woran er zwei Tage darauf verstarb. Zahllose Ärzte und Kunsthistoriker haben versucht, van Goghs Krankheit zu diagnostizieren, zu der es Dutzende von Theorien wie Schizophrenie, bipolare Störung, Syphilis, Vergiftung an verschluckten Farben oder Temporallappenepilepsie gibt. All diese Diagnosen wären von anderen Faktoren seines Lebens einschließlich seiner Liebe zum Absinth, falscher Ernährung, einer Neigung, sich zu überarbeiten, und Schlaflosigkeit verschlimmert worden. In der November-Ausgabe 2005 präsentierte Dr. Paul L. Wolf in den *Archives of Pathology*

[93] Dr. Gachet sah sich selbst zwar in erster Linie als Homöopath und verglich sich auch selbst mit dem Begründer der Homöopathie, Samuel Hahnemann (Negro 2005), interessierte sich aber auch für andere Naturheilverfahren, insbesondere Wasseranwendungen, Bewegung, Ernährung, Metalltherapie (die Nutzung von Mineralien) und den Einfluss des Klimas auf die Gesundheit.

and Laboratory Medicine eine provozierende neue Theorie, wie ein Wechselspiel aus Krankheit, Medikamenten und Chemikalien eine Gelbfärbung seines Sehvermögens bewirkt haben könnte, die durch Absinthgenuss noch verstärkt wurde. Absinth, der aus Wermut und anderen Kräutern gewonnen wird, enthält relativ hohe Dosen des Nervengifts Thujon. Diese Theorie bietet einen interessanten Erklärungsansatz, wie van Goghs Erkrankung die Farben seiner Bilder beeinflusst haben mag. Woran auch immer van Gogh gelitten hat, sein Besuch bei Dr. Gachet kam schlicht zu spät, um diesen großartigen Künstler zu retten.

Weil Dr. Gachet seinerzeit so viele Künstler unterstützte, bezeichnete ihn die Londoner *Times* als den „unbesungenen Paten und Freund der Impressionisten und Post-Impressionisten" (Macintyre 1999). Zu seinen Patienten zählten Künstler wie Claude Monet, Pierre-Auguste Renoir, Paul Cézanne und Théophile Gautier, von denen viele mit eigenen Bildern zahlten, was Dr. Gachet als großer Kunstliebhaber gern annahm (Sparenborg-Nolte und Nolte 2005). Der Arzt war auch dafür bekannt, viele Musiker zu behandeln (Distel und Stein 1999: S. 5).

Während über die Ergebnisse der Behandlungen von Monet oder Gautier nichts bekannt ist, weiß man, dass Dr. Gachet 1882 Renoirs Genesung von einer Lungenentzündung begleitete. Renoir lebte noch bis 1919. Paul Cézanne war von Dr. Gachet so begeistert, dass er auch seine Frau und seine Kinder zu ihm brachte (Negro 2005).[94]

Ausgebildet wurde Dr. Gachet übrigens unter anderem von Dr. Jean Jacques Molin, dem homöopathischen Arzt von Chopin (Wayne E. Oates Institute, online).[95]

---

94 Dr. Gachet hat Victor Hugos Schuldirektorin, Juliette Dranet, behandelt, doch es gibt keine Belege, dass Hugo sich von ihm behandeln ließ (Negro 2005).

95 Mehr zu Chopin und dessen Erfahrungen mit der Homöopathie in Kapitel 7, Musiker. Gachet studierte auch bei Dr. Léon Simon (1798–1867), einem der ersten und angesehensten französischen Homöopathen.

1990, also 100 Jahre nach der Entstehung, kaufte ein japanischer Industrieller van Goghs Porträt von Dr. Gachet für sagenhafte 82,5 Millionen Dollar, dem damals höchsten Preis aller Zeiten für ein Gemälde (später brachte der Verkauf von Picassos *Junge mit Pfeife* sogar 104,1 Millionen Dollar ein).

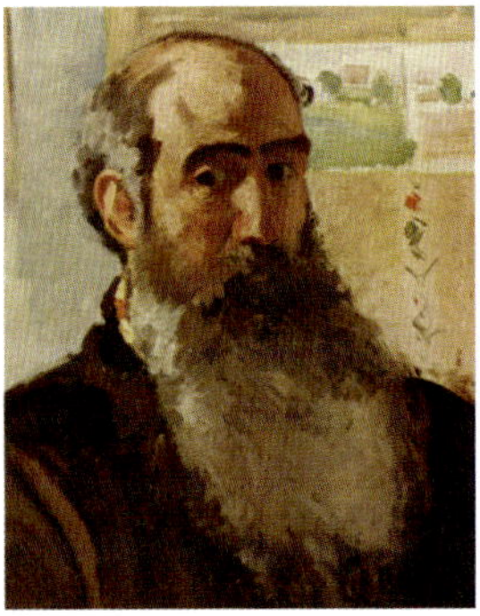

Camille Pissaro

Camille Pissaro (1830–1903) wird gern Vater des Impressionismus bezeichnet. Er malte das französische Landleben, besonders Landschaften und die Arbeiter auf den Feldern, aber auch Szenen aus dem Pariser Bezirk Montmartre, damals ein frisch eingemeindetes Dorf auf dem gleichnamigen Hügel. Zu seinen Schülern zählten unter anderem Paul Cézanne und Paul Gauguin. Auch wenn Pissarro in der Regel nicht als bester Maler der französischen Impressionisten gilt, hält man ihn doch für den wichtigsten Vordenker der impressionistischen Theorie.

Pissarros Liebe zur Homöopathie entwickelte sich schon bald nach dem Tod seines Vaters im Jahr 1865. Damals war seine Mutter Rachel monatelang krank, so dass Pissarro Dr. Gachet um eine homöopathische Behandlung ersuchte. Die Besserung trat so schnell und umfassend ein, dass er und seine Mutter der Homöopathie und Dr. Gachet ihr Leben lang vertrauten. Pissarro betätigte sich sogar selbst als Laienhomöopath.

Dr. Gachet wusste er so zu schätzen, dass er seinetwegen in das Städtchen Auvers-sur-Oise etwas außerhalb von Paris umzog, wo der Arzt lebte und seine Praxis führte.[96] Van Gogh und viele andere Künstler der damaligen Zeit folgten ihm an diesen malerischen Ort.

[96] Dr. Gachets Haus steht noch heute in Auvers und ist ein bemerkenswerter historischer Ort (Roe 2006).

Gachet selbst war ein begeisterter Graveur und als Künstler durchaus anerkannt, auch wenn seine Werke nicht von derselben Klasse waren wie die seiner Freunde. Andererseits begannen auch etliche Impressionisten mit Gravuren, nutzten Gachets Studio und druckten ihre Werke mit seiner Druckmaschine (Roe 2006). Cézanne produzierte dort einen Stich von Guillaumin sowie eine Anzahl Blumenbilder in Delfter Porzellan, welche die Frau des Arztes für ihn arrangiert hatte. Gachet war der Erste, der Cézanne ein Bild abkaufte.

Es war Pissarro, der van Gogh zu Dr. Gachet schickte, doch für van Gogh kam die Behandlung zu spät. Dennoch ermunterte Pissarro viele andere, sich homöopathisch behandeln zu lassen. An seinen Freund, den Journalisten und Autoren Octave Mirbeau, der damals an Depressionen litt, schrieb Pissarro: „Wie schade, dass Du der Homöopathie nicht vertraust. Ernsthaft, mein Lieber, ich glaube, Du könntest gegen diese Entkräftung, diese Mutlosigkeit und diese Gleichgültigkeit gegenüber allen Dingen ankämpfen ... wie schade, sage ich, denn ich habe so großes Vertrauen dazu“ (Pissarro 1892).

Pissarro starb 1903 und wurde auf dem Pariser Friedhof Père Lachaise begraben, wo auch Dr. Samuel Hahnemann ruht. Zu seinen Lebzeiten konnte er nur wenige Bilder verkaufen, doch mittlerweile bringen manche bis zu vier Millionen Dollar.

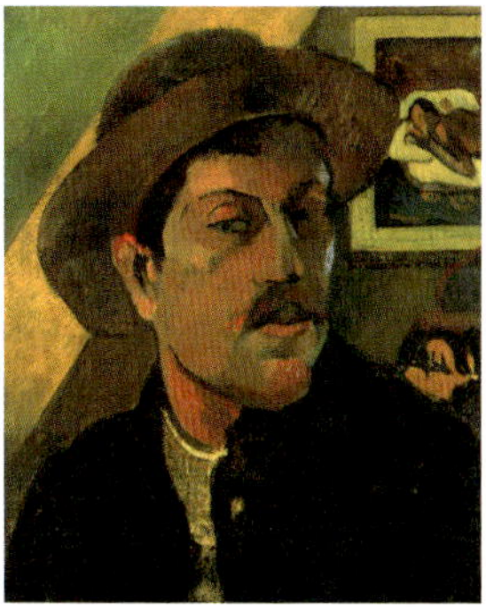

Eugène Henri Paul Gauguin

Eugène Henri Paul Gauguin (1848–1903) war ein führender Post-Impressionist. Wie sein Freund van Gogh litt er wiederholt an Depressionen und beging auch einen Selbstmordversuch. Gauguins Bilder werden nur selten auf dem Markt angeboten, konnten dann aber bis zu 39,2 Millionen Dollar erzielen.

Einige Biographen sind sich einig, dass Gauguin mit Syphilis infiziert war. 1892 wurde bei ihm in einem Militärkrankenhaus in Papeete, Tahiti, eine Syphiliserkrankung des Herzens diagnostiziert. Er erhielt homöopathische Dosen *Digitalis* (Hayden 2003: S. 166).

1872 zog er in das Dorf Auvers-sur-Oise, wo ihn sein Nachbar Pissarro mit Cézanne und Armand Guillamin bekannt machte. Er begegnete auch Monet, Renoir und vielen anderen, die inzwischen berühmt geworden sind.

Als junger Mann umgab Gachet sich gern mit Künstlern und Dichtern in den Pariser Cafés. Zu diesem Kreis gehörten Jean Désiré Gustave Courbet (führender Realist Frankreichs), Édouard Manet (der die Brücke zwischen Impressionismus und Realismus schlug) und Charles Pierre Baudelaire (einer der einflussreichsten Dichter des 19. Jahrhunderts). Gachet wurde Zeuge, wie Cézanne angesichts Manets Meisterwerk *Olympia* die Nase rümpfte und es als „Kinderspiel" bezeichnete. Der Arzt kaufte das Bild und verlieh es später für die Impressionisten-Ausstellung von 1874, womit er wieder einmal seinen Kunstverstand bewies (Robinson 1999). Zwischen 40 und 50 zog sich Manet eine Syphilis zu. Als die Schulmediziner sein gangränöses Bein amputieren wollten, riet Gachet dringend von dem Eingriff ab. Elf Tage später starb Manet.

Gachets Lebensregel soll gelautet haben: „Menschen heilen, malen und die Kunst bewundern" (Negro 2005). Damit führte er offenbar ein sehr erfülltes Leben.

Der amerikanische Künstler **Jackson Pollock** (1912–1956) war eine treibende Kraft des abstrakten Expressionismus. Er wurde insbesondere von der Erbin Peggy Guggenheim unterstützt und heiratete 1945 die abstrakte Malerin Lee Krasner. Krasner ermunterte ihn, wegen seiner schlimmen Depressionen und seines Alkoholmissbrauchs ihre Homöopathin aufzusuchen.

Tatsächlich wurde Pollock bei **Dr. Elizabeth Wright Hubbard** (1896–1967) vorstellig, einer angesehenen New Yorker Homöopathin.

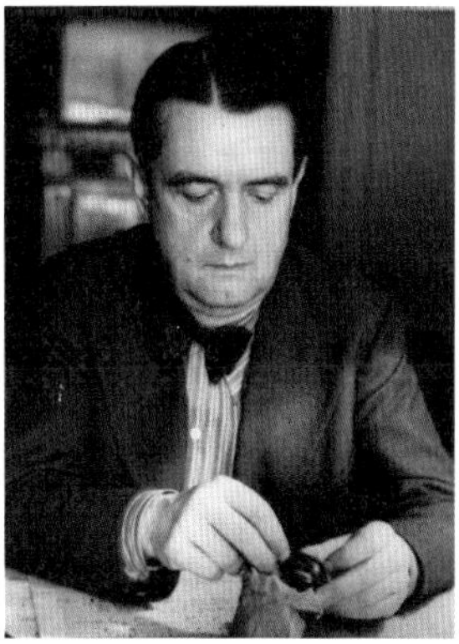

George Auric

Dr. Hubbard hatte 1921 im ersten für Frauen geöffneten Studiengang des Columbia College für Ärzte und Chirurgen promoviert. Danach verließ sie New York, um in Genf bei **Dr. Pierre Schmidt** Homöopathie zu studieren, der wiederum ein Schüler von **Dr. A. E. Austin** und **Dr. F. E. Gladwin** war, zwei der besten Studenten von **Dr. James Tyler Kent**. Hubbard war die erste Frau, die zur Präsidentin des American Institute of Homeopathy gewählt wurde. Viele Jahre gab sie zunächst den *Homeopathic Recorder* und später das *Journal of the American Institute of Homeopathy* heraus.

Zu ihren bekannten Patienten zählten auch die Schauspielerin und Sängerin **Marlene Dietrich** (1901–1992), die als Femme Fatale berühmt wurde, der französische Komponist und Lehrer **Darius Milhaud** (1892–1974), ein Mitglied von Les Six, der französische Komponist **George Auric** (1899–1983), der unter anderem die Filmmusik zu Jean Cocteaus *La Belle et la Bête, Moulin Rouge* und *Ein Herz und eine Krone* schrieb, aber auch **Alexander Calder** (1898–1976), ein Avantgarde-Bildhauer und Künstler, der für seine bewegten Skulpturen (Kinetische Plastik) berühmt wurde, und die Koloratursopranistin **Lily Pons** (1898–1976), eine gebürtige Französin (Naifeh und Smith 1989: S. 482).

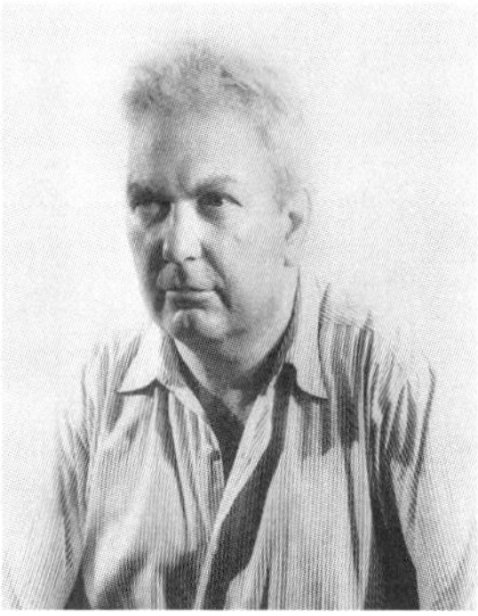

Alexander Calder

Pollock kam 1945 gerade noch rechtzeitig zu Dr. Hubbard. Seine Mäzenin, Peggy Guggenheim, hatte für ihn zwei große Ausstellungen arrangiert, eine in New York und eine in Chicago, doch er hatte Monate lang kein einziges Kunstwerk zustande gebracht. Kurz nach Beginn der homöopathischen Behandlung begann für Pollock eine der kreativsten und produktivsten Schaffensphasen seines Lebens (Naifeh und Smith 1989: S. 492-493; Gliatto, Burleigh und Goulding 1998).

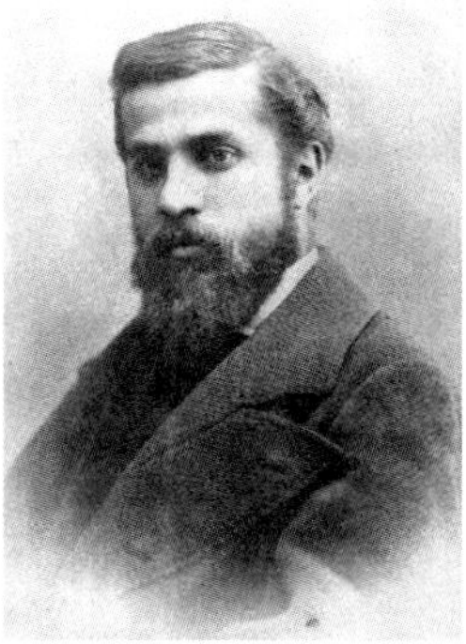

Antoni Gaudí

Antoni Gaudí (1852–1926) war ein einzigartiger spanischer Architekt. Er arbeitete vornehmlich in Barcelona, wo er verblüffende neue Formen schuf, die stilistisch dem Jugendstil in seiner spanischen Spielart, dem *Modernisme,* entsprachen. Viele seiner Gebäude erinnern eher an Skulpturen oder wirken gotisch und futuristisch zugleich. Wegen seines chronischen Rheumas ernährte sich Gaudí streng vegetarisch und verwendete regelmäßig homöopathische Arzneimittel.

Hardy Amies, mit vollem Namen Sir Edwin Hardy Amies (1909–2003), war ein englischer Modeschöpfer, den Königin Elizabeth II. von 1955 bis 1990 zu ihrem *Official Dressmaker* erklärte. Er gründete ein eigenes Modehaus mit Haute Couture für Prominente und Wohlhabende, kreierte aber auch Bühnen- und Filmkostüme, zum Beispiel für Stanley Kubricks *2001: Odyssee im Weltraum.* 1989 erhielt er den Ritterschlag.

Wie seine Königin war auch er ein großer Anhänger der Homöopathie. Mit 80 Jahren erklärte er: „In meinem Alter wünscht man sich schnelle Ergebnisse ... aber Homöopathie bringt langfristig die besten Ergebnisse. Ich finde nicht, dass man die gewöhnliche Medizin kategorisch ablehnen sollte. Beides sollte Hand in Hand gehen“ (Kindred Spirits 1989).

Karl Otto Lagerfeld (*1938) ist einer der einflussreichsten Modedesigner des ausgehenden 20. und beginnenden 21. Jahrhunderts. Berühmt wurde er durch seine Zusammenarbeit mit exklusiven Marken wie Chloé, Fendi und Chanel. Anfang der 1980er Jahre begann

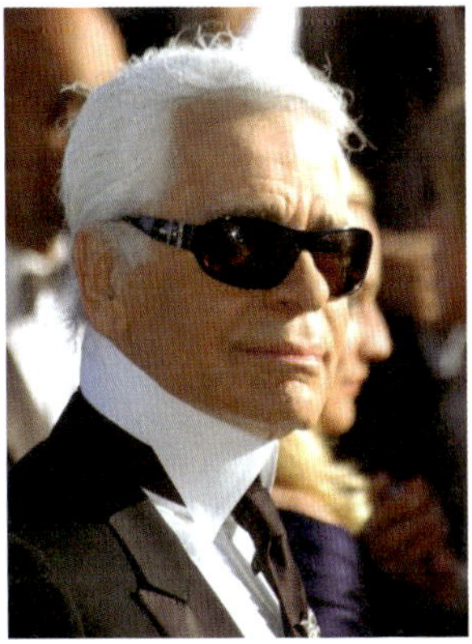

Karl Otto Lagerfeld

er, Parfum und Kleider unter eigenem Namen anzubieten. Er entwarf viele Kreationen für führende Künstler.

Lagerfeld ist auch für eine dramatische Veränderung seines Körpers bekannt, bei der er in einem Jahr 36 Kilo abnahm. Zusammen mit dem homöopathischen Pariser Arzt **Dr. Jean-Claude Houdret**, der an der Universität Paris Medizin lehrt, schrieb er *Die 3D-Diät*, das in Europa, Asien und Amerika hunderttausendfach verkauft wurde. Auch wenn der Designer der Diät seinen berühmten Namen leiht, entspringt sie doch der Feder von Dr. Houdret. Mit ihrer Konzentration auf wenig Kohlenhydrate, wenig Fett und wenig Kalorien ist sie unverwechselbar französisch angehaucht.

Auch ein anderer französischer Homöopath, **Dr. Pierre Richand**, hat Lagerfeld viele Jahre lang behandelt. Er promovierte an der medizinischen und an der naturwissenschaftlichen Fakultät von Paris (Petkanas 1992).

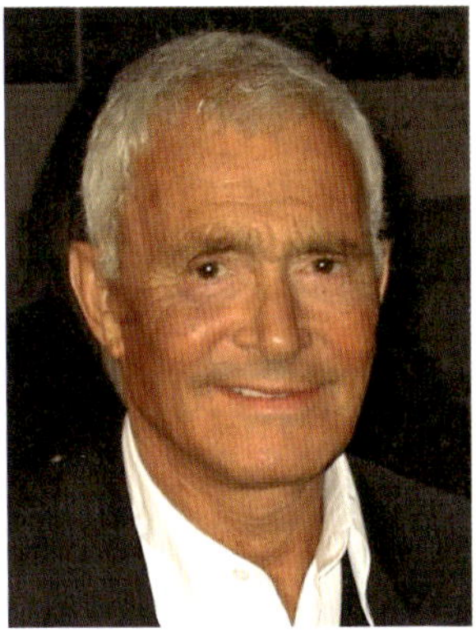

Vidal Sassoon

Vidal Sassoon (*1928) prägte Mitte der 1960er Jahre die Frisurenmode. Sein Einfluss ist bis heute spürbar. Sassoon wird als Schöpfer des modernen Stils angesehen und vermarktet insbesondere Stylingprodukte unter seinem Namen. Einem Reporter verriet er einst, dass er seine jugendliche Ausstrahlung und Energie auf homöopathische Mittel und natürliche Ernährung zurückführt (Ghent 1983).

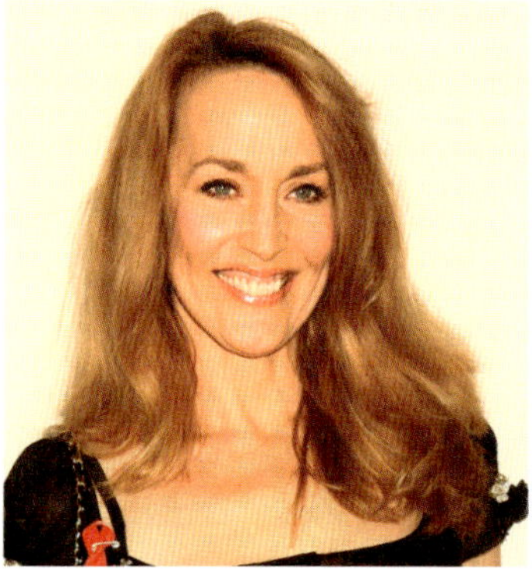

Jerry Hall

Jerry Hall (*1956) ist ein bekanntes Model und war mit Mick Jagger von den Rolling Stones verheiratet. Sie ließ ihre Rückenprobleme von **Jack Temple** (1918–2004) behandeln, einem „Homöopathen mit Wünschelrute". In ihren Augen war Temple geradezu ein Wunderheiler, der ihr besonders während der belastenden Zeit bei der Scheidung von Mick Jagger helfen konnte. Während und nach dieser Zeit profitierte sie so sehr von ihm, dass sie später von sich sagte, sie „bedauere, keine homöopathische Ärztin geworden zu sein" (Hall 1999). Wie viele andere Prominente unterstützt auch Jerry die britische Organisation *Frontline Homeopathy,* die AIDS-Kranke in Afrika homöopathisch behandeln lässt.

Die einzige Tochter von Mick und Bianca Jagger, **Jade Jagger** (*1971), wurde Creative Director und Schmuckdesignerin bei Garrard, dem exklusiven britischen Schmuckhersteller, der auch die englische Königin beliefert. Jade hatte ihr Leben lang mit Ekzemen zu kämpfen, wobei sich Homöopathie und Akupunktur als hilfreichste Behandlungsansätze erwiesen. Als Mutter zweier Töchter fürchtete Jade, auch ihre Kinder könnten daran erkranken, und sagte: „Als ich 1992 meine erste Tochter, Assisi, bekam, dachte ich noch, ich könnte sie davor bewahren. Die ersten zwei Jahre gab ich ihr nur Muttermilch und biologisch angebaute, vegetarische Kost, aber trotzdem bekam sie irgendwann ein Ekzem. Zum Glück hatte mein Homöopath das passende Mittel für sie." (Raymond 1997)

Jade hält so viel von der Homöopathie, dass sie mir einmal anvertraute, dass sie selbst mit dem Gedanken gespielt hätte, Homöopathin zu werden. Außerdem liest sie eifrig in einer homöopathischen *Materia medica* (lateinisch für „Arzneimittellehre", das Buch enthält detaillierte Informationen zu verschiedenen homöopathischen Medikamenten und den körperlichen und seelischen Symptomen, die diese jeweils erzeugen und heilen). Sie lässt nicht nur ihre ganze Familie homöopathisch behandeln, sondern findet die Homöopathie auch bei der Behandlung von Tieren außerordentlich hilfreich.

Lindka Cierach zählt zu den führenden britischen Modeschöpferinnen der Gegenwart. Ihre Kundschaft umfasst drei Generationen des britischen Königshauses sowie internationale Prominenz. 1986 wurde sie dem breiten Publikum mit dem Auftrag für das Hochzeitskleid von Sarah Ferguson bekannt, die den Herzog von York heiratete. Am Hochzeitstag nahm sie morgens gegen den Stress ein homöopathisches Mittel mit *Kalium phosphoricum* (Kaliumphosphat), *Lycopodium* (Bärlapp), *Gelsemium* (gelber Jasmin) und *Argentum nitricum* (Silbernitrat). Damit sei sie königlich „durchgesegelt" (Kindred Spirits 1989).

Models tun in der Regel alles in ihrer Macht Stehende, um ihre Haut und ihr Aussehen zu pflegen. Das gilt natürlich auch für Supermodels. Deshalb überrascht es kaum, dass Cindy Crawford (*1966) sich mit homöopathischen und natürlichen Produkten bestens auskennt (Finn 2004).

Quellen

Burgess, C. und Phruksachart M.: Auvers-sur-Oise: Revisiting Vincent van Gogh, *Paris Voice,* 24. Mai 2006.

Distel, A. und Stein, S. A.: *Cézanne to Van Gogh: The Collection of Doctor Gachet.* New York: Metropolitan Museum of Art, 1999.

Finn, K.: Crawford Struts into Skin Care, Gale Group, 12. November 2004.

Ghent, J.: Sassoon Steps Back, Switches Gears, *Oakland Tribune,* 10. März 1983.

Gliatto, T., Burleigh, N. und Christian Goulding, S. C.: Stroke of Genius: Jackson Pollock changed the world of painting with his drips and drabs, *People,* 23. November 1998.

Jerry Hall, *The Times* (London), 8. Dezember 1999.

Hayden, D.: *Pox: Genius, Madness, and the Mysteries of Syphilis.* New York: Basic Books, 2003.

Kindred Spirits, *Daily Telegraph,* 12. August 1989.

Macintyre, B.: Physician, Paint Thyself, *The Times* (London), 16. Januar 1999.

Naifeh, S. und Smith, G.W.: *Jackson Pollock: An American Saga.* New York: Charles N. Potter, 1989.

Negro, F. E.: *Grandi a Piccole Dosi: La Parentesi Omeopatica di Vite Famose.* Milano: Franco Angeli, 2005.

Petkanas, C.: Karl Lagerfeld's Weird Weight-Loss Diet, *San Francisco Chronicle,* 29. Mai 1992.

Pissarros Brief an Mirbeau. 10. Januar 1892, nach: Volkmar, K. F.: A Natural Order: Observation and the Four Seasons, *Art Criticism,* 1998, XIII(1):22–40.

Raymond, C.: Jade Jagger, *The Mirror* (London), 17. September 1997.

Robinson, W.: The Curious Case of Dr. Gachet, *Artnet,* 17. Mai 1999.

Roe, S.: *The Private Lives of the Impressionists.* New York: Harper Collins, 2006.

Sparenborg-Nolte, A. und Nolte, H.: Dr. Paul Ferdinand Gachet: Kenner des Impressionismus – Kenner der Homöopathie. *Allgemeine Homöopathische Zeitung,* 2006, 250(2):200.

Temple, Jack (Nachruf). *The Telegraph* (London), 2. Februar 2004. Verfügbar auf: *www.telegraph.co.uk/news/main.jhtml?xml=/news/2004/02/20/db2001.xml&sSheet=/portal/2004/02/20/ixportal.html*

Wayne E. Oates Institute Online. *www.oates.org/olc/mbr/a0300/meckler/meckler-27.html*

KAPITEL 9

Politiker und Friedensstifter: Abstimmung mit Leben und Gesundheit

Mindestens elf amerikanische Präsidenten ließen sich homöopathisch behandeln oder setzten sich politisch für die Homöopathie ein. Dennoch wurde jedem von ihnen aus politischen Gründen intensiv davon abgeraten, sich in dieser Beziehung zu laut zu äußern. Obwohl gebildete Menschen, Schriftsteller und Wohlhabende im 19. Jahrhundert gern auf die Homöopathie zurückgriffen, galt sie doch immer als Alternativmedizin. Wegen der heftigen Anfeindungen durch konservative Ärzte und deren Standesvertretungen gegen die Homöopathie und Homöopathen mussten Politiker sehr vorsichtig damit sein, sie öffentlich zu unterstützen.

Außerhalb der USA und Europas bekundeten viele Staatsoberhäupter aus Asien und Südamerika ihr Interesse. Dort war die Feindseligkeit gegenüber der Homöopathie weniger ausgeprägt.

Abraham Lincoln

Die Geschichte von Abraham Lincolns Außenminister William Seward zeigt relativ typisch, wie die konventionelle Medizin im Laufe ihrer Geschichte auf abweichende Behandlungsansätze und entsprechende Ärzte reagierte.

William Seward (1801–1872) war einer der engsten politischen Berater Lincolns und ein Fürsprecher der homöopathischen Medizin. In der Nacht von Lincolns Ermordung wurde in einer groß angelegten Verschwörung gegen die Union auch eine Messerattacke auf Seward verübt.[97] Dank der Versorgung durch den Militärchirurgen Dr. Joseph K. Barnes überlebte Seward den Angriff. Doch weil Sewards Hausarzt Homöopath war und die amerikanische Ärztevereinigung AMA es als Verletzung ihrer ethischen Grundsätze ansah, homöopathische Ärzte hinzuzuziehen oder auch nur deren Patienten zu behandeln, wurde Dr. Barnes vom Vizepräsidenten der AMA für seine Hilfe gerügt (Haller 2005: S. 192).[98]

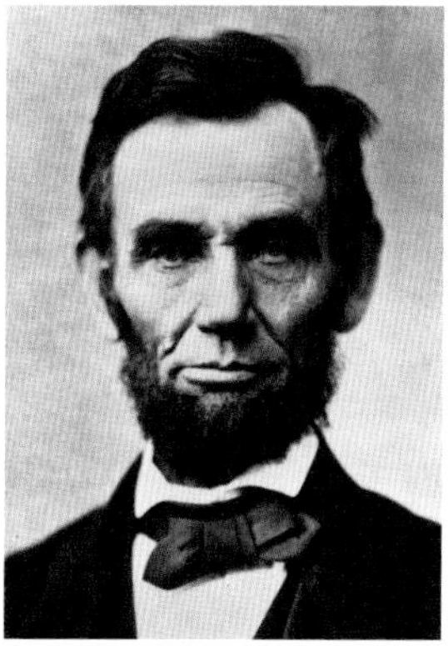

Abraham Lincoln

Abraham Lincoln (1809–1865) hatte großes Interesse an der homöopathischen Medizin. 1854, also noch vor seiner Wahl zum Präsidenten, wurde er als Anwalt damit beauftragt, eine Gesetzesvorlage zur Gründung eines homöopathischen medizinischen Colleges in Chicago zu erarbeiten. Das war keine leichte Aufgabe, denn Chicago war der Sitz der 1847 gegründeten AMA (American Medical Association), die unter anderem dem Siegeszug

[97] Laut einem Korrespondenten des *Courier Journal* (Louisville, Kentucky) war der Mann, der Seward angriff, unter dem Vorwand ins Haus gelassen worden, er brächte ein homöopathisches Mittel von dessen Arzt, Dr. T. Verdi. Der Reporter berichtete auch etwas, was ansonsten nicht belegt ist: „Es ist nicht allgemein bekannt, dass Lincoln und sein gesamtes Kabinett Homöopathieanhänger waren" (Other Days 1887). Dieser Reporter führte auch Jefferson Davis als bekannten Fürsprecher der Homöopathie auf, wofür es bisher noch keine Belege gibt.

[98] William H. Mussey, der Vizepräsident der AMA, wollte den Chirurgen General Barnes offiziell rügen, doch die Delegierten der AMA-Versammlung folgten seinem Rat nicht.

der Homöopathie entgegentreten wollte. Doch viele bekannte Bürger und Politiker aus Chicago setzten sich im Gründungsausschuss für das gewünschte Hahnemann Medical College ein, unter ihnen der Bürgermeister, zwei Kongressabgeordnete, ein Vertreter des Staates Illinois, ein Gemeinderatsmitglied von Chicago, der Mitgründer der Northwestern University, der Gründer der Chicago Union Railroad und etliche Ärzte, die als Homöopathen tätig waren (Spiegel und Kavaler 2002). Gegen alle Widerstände gelang es Lincoln, die Gesetzesgrundlage für das homöopathische College durchzusetzen.

Heute zeigt das Pearson Museum der Universität Southern Illinois Sprechzimmer und Medikamente eines Arztes aus dem 19. Jahrhundert, unter anderem eine Grundausstattung homöopathischer Mittel und Bücher aus dem Diller Drug Store aus Springfield, Illinois (Karst 1988: S. 11).

Neben Lincolns Außenminister Seward waren auch etliche andere seiner Berater Verfechter der Homöopathie. Am ersten November 1861 ernannte Lincoln Generalmajor **George Brinton McClellan** (1826–1885) zum Kommandanten der Nordstaatenarmee während des amerikanischen Bürgerkriegs. Ende Dezember erkrankte McClellan jedoch an Typhus, so dass er seinen Aufgaben nicht mehr nachkommen konnte (Rafuse 1997). In der ersten Woche seiner Krankheit reisten zwei homöopathische Ärzte aus New York an, um den kranken General und dessen ebenfalls erkrankten Schwiegervater und Stabschef, Randolph B. Marcy, zu behandeln. McClellans Entscheidung, homöopathische Ärzte zu rufen, ist besonders aufschlussreich, weil der General aus einer Familie bekannter schulmedizinischer Ärzte stammte.[99]

---

[99] McClellans Vater war ein bekannter Chirurg, Autor und Ausbilder. Sein Onkel und sein älterer Bruder waren hoch angesehene Ärzte der damaligen Schulmedizin. Dass McClellan sich der Homöopathie zuwandte, ist seiner Frau, Ellen Marcy McClellan, zuzuschreiben. Einer der Ärzte, die den General behandelten, war ihr Onkel, Erastus E. Marcy, der Gründer und Herausgeber des prestige-

Trotz seiner schweren Erkrankung erteilte General McClellan seinen Untergebenen weiterhin regelmäßig Befehle, regelte Truppenbewegungen und Nachschub, traf sich wöchentlich mit dem Präsidenten, schrieb militärgerichtliche Anordnungen und ließ sogar Offiziere befördern. Am zweiten Januar ging es ihm bereits deutlich besser, und kurz darauf war ihm körperlich kaum noch etwas anzumerken. McClellan lebte noch 23 Jahre.

Trotz dieses Erfolgs bei der homöopathischen Behandlung des Armeeführers wies die Sanitätskommission der Armee im selben Monat, also im Januar 1862, homöopathische Ärzte ab, die sich für die Militärkrankenhäuser bewarben. Das Argument lautete, eine Berücksichtigung ihrer Bewerbungen ermutige Anträge von Quacksalbern und Scharlatanen aller Art, die sich als Mediziner ausgäben.

Im amerikanischen Bürgerkrieg wie auch später im Spanisch-Amerikanischen Krieg (1898) starben mehr Menschen an Typhus als an Kugeln (Wershub 1967: S. 175). Obwohl die Homöopathie aufgrund ihrer Behandlungserfolge bei verschiedenen Epidemien in der zweiten Hälfte des 19. Jahrhunderts – auch Typhusepidemien – (Bradford 1900; Coulter 1973) in den USA und Europa sehr beliebt war, führten die Vorbehalte gegenüber der Homöopathie zu gesetzlichen Regelungen, die eine Einstellung von Absolventen homöopathischer Colleges in den Militärdienst untersagten.

In Connecticut boten etliche „irreguläre" Ärzte dem Gouverneur ihre Dienste an und wurden von ihm akzeptiert. Der Prüfungsausschuss der Nordstaatenarmee hingegen lehnte sie ab und akzeptierte lieber Rekruten aus einem eilends zum Abschluss gebrachten Jahrgang des Yale College.[100]

---

trächtigen *North American Homeopathic Journal* und zwischen 1840 und 1860 einer der wichtigsten Befürworter der Homöopathie.

100 Einige homöopathische Ärzte und Chirurgen wurden heimlich ernannt. Zu ihnen zählt G. S. Walker (*1820). Walker absolvierte eine allopathische Ausbil-

Im Gegensatz zur Nordstaatenarmee hatten die Konföderierten nichts gegen homöopathische Ärzte einzuwenden. Immerhin ließ auch die Frau von General Robert E. Lee sich homöopathisch behandeln, und zwar von **Dr. Alfred Hughes** (Hughes 1904: S. 39).[101] General Lee selbst nahm mindestens einmal selbst homöopathische Mittel ein (Mainwaring und Riley 2005).

Im Ersten Weltkrieg erfuhr die Homöopathie glücklicherweise weniger Ablehnung. Fast 2.000 homöopathische Ärzte wurden als Sanitätsoffiziere einberufen, und das amerikanische Rote Kreuz genehmigte sogar eine homöopathische Krankenstation (Dearborn 1923).

Lincoln hat auch einige homöopathische Ärzte in politische Ämter berufen. So ernannte er beispielsweise **Dr. J. G. Hunt**, den Co-Autoren eines Buches über Homöopathie und Chirurgie (Hill and Hunt 1855), zum Konsul von Nicaragua (King 1905, I: S. 177). Außerdem unterzeichnete Lincoln eine Eingabe, die dem Präsidenten zugestand, Ärzte für das medizinische Corps der Nordstaatenarmee zu ernennen, auch Homöopathen (Haller 2005: S. 187). Allerdings beharrten Schulmediziner auf ihrer vehementen Weigerung, mit Homöopathen zusammenzuarbeiten, was der medizinischen Versorgung der Armee neue Komplikationen bescherte.

---

dung und promovierte 1852 am Jefferson Medical College. Danach zog er nach St. Louis. 1860 bekannte er sich offiziell zu seinem Interesse an der Homöopathie und wurde infolgedessen als Standesverräter aus der örtlichen Ärztevereinigung ausgeschlossen. Während des Bürgerkriegs arbeitete er zunächst als freiwilliger Chirurg für die Nordstaatenarmee und wurde später unter General Sherman zum Brigadechirurg ernannt (King 1905, II: S. 388-389).

[101] Dr. Alfred Hughes arbeitete als homöopathischer Arzt für die Konföderiertenarmee, doch Dr. Samuel Hunt aus Georgia praktizierte auch offen als Homöopath. Hughes' Geschichte ist jedoch insofern sehr interessant, als er in Richmond, Virginia, viele führende Offiziere der Nordstaaten behandelte, darunter General Peter Michie, den Generalquartiermeister der Nordstaaten, der für die gesamte Versorgung der Armee zuständig war.

Dass Lincoln sich mit Fürsprechern der Homöopathie umgab, schützte die medizinische Wissenschaft nicht vor seinen berüchtigten Witzen. Einmal bezeichnete er die Homöopathie als „Medizin vom Schatten eines Taubenflügels".

An dieser Stelle ist auch zu erwähnen, dass Mary Lincoln (1818–1882) sich in späteren Jahren von einem homöopathischen Arzt aus Chicago, **Dr. Willis Danforth**, behandeln ließ.[102] Nach der Ermordung ihres Mannes litt Mary Lincoln wiederholt an schweren Depressionen. Zwei ihrer Kinder starben in jungen Jahren, eines mit elf (1862), das andere mit 18 (1871).

Mary Lincoln wurde Lincolns Alleinerbin. Ihre Verschwendungssucht und ihr extravagantes Verhalten im späteren Leben stimmten ihren Sohn Robert so besorgt, dass er sie 1874 für geisteskrank erklären und in eine Nervenheilanstalt einweisen lassen wollte. Ihr Homöopath Danforth bestätigte ihre Unzurechnungsfähigkeit und konstatierte bei Mary Lincoln geistige Umnachtung und Wahnvorstellungen. Daraufhin wurde sie in eine Anstalt eingewiesen, wo sie sich immerhin frei auf dem Gelände bewegen durfte. Schon drei Monate später wurde sie wieder entlassen. Neuere Nachforschungen lassen vermuten, dass Mary Lincoln auch an Syphilis erkrankt war, was ein Ansatz zur Erklärung ihres Geisteszustands wäre (Hayden 2003: S. 120-132).

William Lloyd Garrison

Zu den bekanntesten Sklavereigegnern Amerikas zählt William Lloyd Garrison (1805–1879), der sich als Herausgeber der radikalen Abolitionistenzeitung *The Liberator* und Mitbegründer der amerikani-

102 Dr. Willis Danforth (1826–1891) durchlief die konventionelle Medizinerausbildung. Nach einer homöopathischen Ischiasbehandlung befasste er sich näher mit der Homöopathie und übte diese dann auch aus. Später lehrte er am Hahnemann Medical College in Chicago als Professor der Chirurgie.

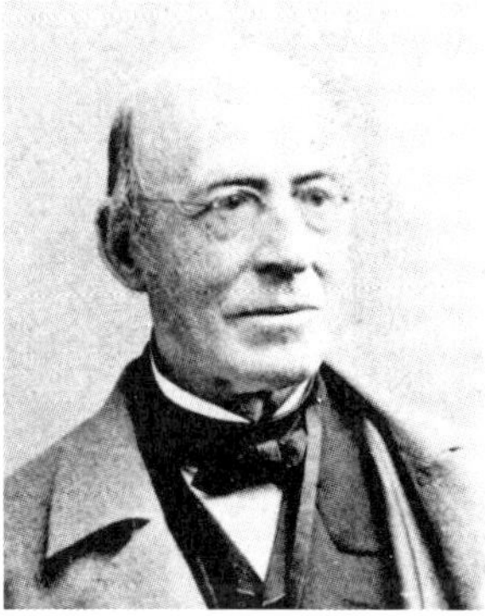

William Lloyd Garrison

schen Anti-Sklaverei-Gesellschaft einen Namen machte. Garrison war vom Gedankengut von Susan B. Anthony, Elizabeth Cady Stanton und Lucretia Mott beeinflusst (die sich auch aktiv für die Homöopathie einsetzten). Auch andere Feministinnen schlossen sich der Gesellschaft gegen die Sklaverei an, doch dass Garrison auch die Feministinnen unterstützte, war unter vielen Mitgliedern umstritten und letztlich Ursache für eine tiefe Spaltung der Organisation. 1839 entstand eine rivalisierende Organisation, die *American and Foreign Anti-Slavery Society,* in der Frauen nicht zugelassen waren.

Nach der Abschaffung der Sklaverei setzte sich Garrison für soziale Reformen und für die Homöopathie ein. Auf einem Homöopathie-Konvent sagte er:

> Auch wenn ich nicht der ärztlichen Zunft angehöre, kann ich mein Interesse an Ihrer Schule doch gründlich belegen; schließlich gehört die Homöopathie in meiner Familie seit einem Vierteljahrhundert zum Alltag dazu. Ich sage, ich fühle mich zu ihr hingezogen. Ich weiß einiges über die anfänglichen Kämpfe der Homöopathie, über das allgemeine Gelächter, das ihr entgegenschallte, über den moralischen Mut, den es erforderte, inmitten einer verdrehten, perversen Generation für sie einzustehen. Und die große Mehrheit von Ihnen sah sich verpflichtet, ihre alte Praxis aufzugeben und um der Wahrheit und des Lichts willen, das sich Ihnen offenbart hatte, sind Sie umgekehrt und haben die neue Lehre akzeptiert. Deshalb halte ich Sie für ganz besondere Menschen und sage dies ohne das Bedürfnis, ihnen zu schmeicheln.

Und selbst wenn es sonst nichts Empfehlenswertes über die Homöopathie zu sagen gäbe, erspart sie Kindern enormes Leid bei der Verabreichung ihrer Medizin. Früher wurden die leidenden Kleinen erst durch gutes Zureden, dann durch Drohungen und schließlich durch Einschüchterungen dazu gebracht, ihre Medizin zu trinken. Heute gibt es nichts, was akzeptabler wäre als die (homöopathische) Medizin. Schon den Kindern müsste man zugestehen, Hahnemann ein noch größeres Denkmal zu errichten als das auf dem Bunker Hill. (Garrison 1869)

John Tyler

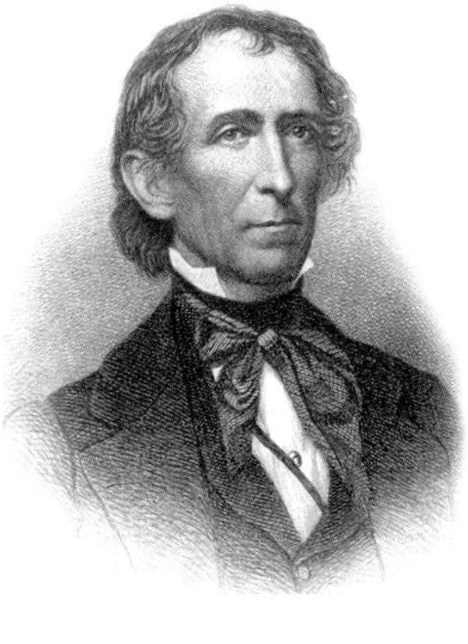

John Tyler

John Tyler (1790–1892) war der zehnte Präsident der Vereinigten Staaten. Unter dem Einfluss seines Außenministers Daniel Webster, der aktiv für die Homöopathie eintrat, ließ der Präsident sich homöopathisch behandeln (Meschia et al. 2001). Tyler hatte während des Großteils seines Lebens mit gesundheitlichen Problemen zu kämpfen und hatte wenig Vertrauen zu den Ärzten seiner Zeit. Deshalb hoffte er auf Linderung durch homöopathische Methoden.

Rutherford B. Hayes

Präsident Hayes (1822–1893) war mutig genug, einen homöopathischen Arzt, **Dr. Tullio S. Verdi**, in eine neu gegründete Gesundheitsbehörde (TAIH 1892: S. 52) zu berufen. 1871 hatte Präsident Ulysses S. Grant Dr. Verdi zum Mitglied der Gesundheitsbehörde des District of Columbia ernannt, die Dr. Verdi zunächst zum Schriftführer und Amtsarzt des Distrikts wählte. 1875 wurde er zum Präsidenten der Gesundheitsbehörde gewählt und 1876 wiedergewählt.

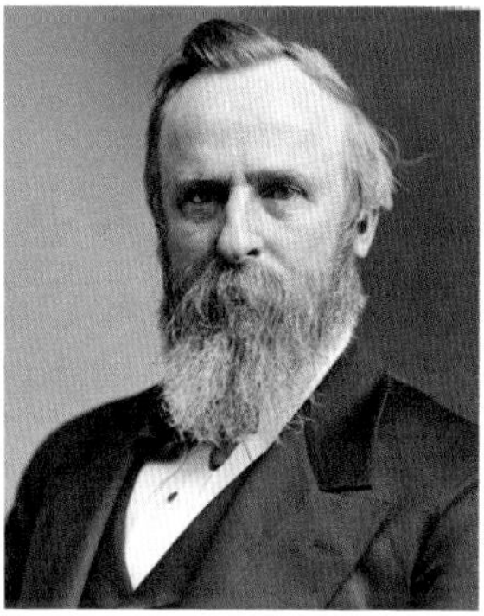

Rutherford B. Hayes

James Garfield

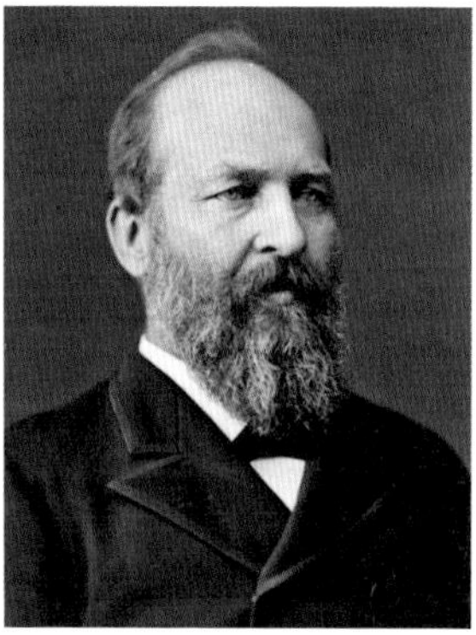

James Garfield

Von Präsident James Garfield (1831–1881) ist bekannt, dass er fast sein Leben lang homöopathische Arzneimittel verwendete. Die erste Verschreibung ist für das Jahr 1851 verbürgt. Damals war er 20 Jahre alt und ließ sich von dem Homöopathen Dr. Alpheus Morrill behandeln, einem schulmedizinisch ausgebildeten Arzt vom Dartmouth College, der später auf die Homöopathie umschwenkte.

Sowohl Garfield als auch seine Frau Lucretia sympathisierten mit der Homöopathie. Beide hatten am Western Reserve Eclectic Institute studiert, das von den Disciples of Christian Church, einer evangelischen Kirche, gegründet worden war.[103] Später kehrte Garfield als Lehrer an diese

[103] „Eklektische" Institutionen und Schulen schlossen keine Richtung kategorisch aus, sondern lehrten sowohl Homöopathie und Naturheilkunde als auch konventionelle medizinische Behandlungen.

Schule zurück und unterrichtete Griechisch und Latein, aber auch Mathematik und Geologie. Nachdem er zum Präsidenten des Colleges aufgestiegen war, erweiterte er den Lehrplan erheblich und trug damit zum Erfolg des Colleges bei. Er änderte den Namen der Schule in Hiram College, der bis heute erhalten blieb.[104]

Garfields Cousin und Kindheitsfreund **Dr. Silas Boynton** arbeitete homöopathisch. Anfangs behandelte er Lucretia und ihre Mutter, später auch Garfield. Boynton war von 1868 bis 1880 Mitglied zweier homöopathischer Fakultäten, wo er Professuren für Physiologie, Pathologie und mikroskopische Anatomie innehatte.

Garfield war College-Präsident, Bürgerkriegsgeneral, Staatsanwalt und Kongressabgeordneter von Ohio. Er hat der Homöopathie lange die Treue gehalten und noch als Kongressabgeordneter ein Gesetz eingebracht, das eine Diskriminierung homöopathischer Ärzte untersagen sollte. Vom Komitee wurde die Vorlage einstimmig angenommen, kam jedoch im Repräsentantenhaus nie zur Abstimmung (Deppisch 1997).

Der Schulmediziner Dr. D. W. Bliss war ein Freund Garfields. Dr. Bliss war aus seiner örtlichen Ärztevereinigung ausgeschlossen worden, weil er sich mit einem anderen Schulmediziner, Dr. C. C. Cox, beraten hatte, der zuvor ausgeschlossen worden war, weil er die Behandlung von Schulyer Colfax, dem amerikanischen Vizepräsidenten, mit einem Homöopathen abgestimmt hatte. Garfield, zu diesem Zeitpunkt Kongressabgeordneter, gratulierte ihm schriftlich zum „Orden“ der medizinischen Zensur und prophezeite: „Ich bezweifle nicht, dass es Ihnen guttun wird“ (Kaufman 1971: S. 90). Leider litt Bliss’ Praxis jedoch sehr unter dem Ausschluss, was häufig vorkam, wenn schulmedizini-

[104] Burke Hinsdale übernahm kurz nach Garfield die Präsidentschaft am Hiram College. Burke war der Sohn des anerkannten Homöopathen Wilbur Hinsdale aus Ohio. Garfield blieb seiner Alma Mater stets verbunden und stattete ihr selbst als Präsident noch regelmäßig Besuche ab.

sche Ärzte einhellig einen einzelnen Kollegen schnitten. Schließlich mussten Bliss und Cox sich förmlich entschuldigen, um wieder in die Ärztegemeinschaft aufgenommen zu werden. Ein Leitartikel der *New York Times* erklärte dazu: „Es gibt keinen wichtigeren Lehrsatz der orthodoxen Überzeugung, als dass es besser ist, wenn ein Patient unter der herkömmlichen Behandlung verstirbt, als wenn er unter homöopathischer Behandlung gesund wird“ (Kaufman 1971: S. 87).

Schon wenige Monate nach seiner Amtsübernahme mit nur 49 Jahren wurde Garfield von zwei Schüssen getroffen, einmal in den Arm und einmal in die Brust. Trotz der Bemühungen von Alexander Graham Bell mit seinem gerade erst erfundenen ersten Metalldetektor konnten die Ärzte des Präsidenten das Geschoss in seiner Brust nicht finden und entfernen. Zum Ende hin wurde Garfield von Dr. Boynton und einer anderen Homöopathin, **Dr. Susan Edson** (der ersten weiblichen Ärztin, die einen amerikanischen Präsidenten behandelte), betreut (Deppisch 1997).

Obwohl offiziell Colonel Jedediah Hyde Baxter der zuständige Arzt des Präsidenten war und obwohl Garfield und seine Frau Dr. Boynton auch um homöopathische Behandlung baten, kämpfte Dr. Bliss vehement um den Zustand des Präsidenten und hinderte Baxter sogar handgreiflich daran, seinen Patienten zu besuchen (Roos 1961: S. 330). Garfield sagte Dr. Boynton ausdrücklich, dass er Bliss nicht als seinen Arzt berufen hätte, was Bliss jedoch ignorierte.

Nach seinem Ausschluss aus der medizinischen Gesellschaft war Bliss erst kurz vor dem Attentat auf Garfield wieder aufgenommen wurden und wollte sich jetzt als alleiniger Arzt des Präsidenten neu etablieren. Um eine Zusammenarbeit von allopathischen und homöopathischen Ärzten zu ermöglichen, bestand Bliss darauf, dass Boynton und Edson Präsident Garfield nur als „Beobachter“ und „Krankenschwester“ dienten, nicht als Ärzte. Offenbar war die „Homöo-Phobie“ des 19. Jahrhunderts sehr lebendig und aktiv.

Dr. Boynton wie Dr. Edson übten Kritik an der konventionellen Behandlung nach den Schüssen, zu der auch hohe Dosen Chinin und Morphium gehörten. Besonders Edson bemerkte, dass Garfields heftige Bauchkrämpfe eine bekannte Wirkung einer Chininvergiftung seien. Außerdem stellte sie fest, dass Garfield das Quecksilberpräparat Kalomel erhielt, ein stark reizendes Abführmittel, das im 19. Jahrhundert zur Standardmedikation gehörte, obwohl es – wie man heute weiß – giftig und unwirksam war. Nach Garfields Tod entdeckte man das Geschoss über 15 Zentimeter von der Stelle entfernt, an der Dr. Bliss danach gesucht hatte.

Benjamin Harrison

Über die Gesundheit und die ärztliche Versorgung von Präsident Benjamin Harrison (1833–1901) ist wenig bekannt, doch seine Frau ließ sich von dem homöopathischen Arzt **Dr. Franklin A. Gardner** behandeln (Roos 1961: S. 341).

Dr. Jacob H. Gallinger

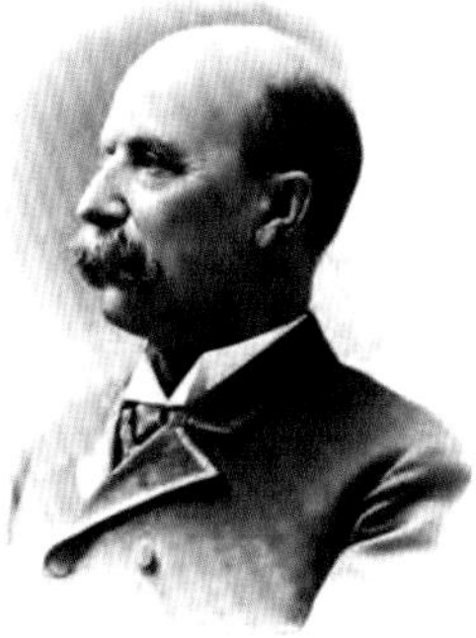

Jacob H. Gallinger

Jacob Gallinger (1837–1918) schloss 1859 seine medizinische Ausbildung am Eclectic Medical Institute in Cincinnati ab, wandte sich später jedoch der Homöopathie zu. Er wurde Präsident der homöopathischen Gesellschaft von New Hampshire und erhielt 1868 einen Ehrendoktor des New York Homeopathic Medical College. Gallinger war Mitherausgeber des homöopathischen Journals *The New England Medical Gazette*.

1885 bis 1889 war er Abgeordneter im Repräsentantenhaus und führte 1888 beim Nationalkonvent der Republikaner bei der Nominierung und Wahl von Benjamin Harrison die Delegation seines Staates an. Danach wurde Gallinger in den Senat gewählt, wo er von 1891 bis 1918 viermal in Folge auf sechs Jahre im Amt war. Außerdem war er von 1913 bis 1918 Vorsitzender des Republikanischen Wahlausschusses und 1912 und 1913 Interimspräsident des amerikanischen Senats.

Damit war Dr. Jacob Gallinger unter den Homöopathen und wohl auch unter den Ärzten insgesamt derjenige in der amerikanischen Geschichte, der in die höchsten Ämter aufstieg. (Der Interimspräsident des US-Senats ist der höchstrangige Senator der Regierung, und kein Präsident, Vizepräsident oder Sprecher eines Hauses war Arzt.)

Während seiner gesamten politischen Karriere war Dr. Gallinger ein aufrechter Fürsprecher der homöopathischen Denkweise und Medizin. Einmal sagte er:

> Die Homöopathie ist zur allgemeinen Anerkennung durch die medizinische Welt bestimmt ... obwohl die Homöopathie wunderbare Fortschritte gemacht hat, werden die „Similia" [das homöopathische Simile-Prinzip] von der sogenannten Schulmedizin unserer Zeit verhöhnt und verlacht ... Es wird nicht lange dauern, bis alle Mediziner ein definitives Gesetz verlangen werden, auf das sie sich bei der Wahl der Medikamente stützen können, und dann wird die Homöopathie oder eine Auffassung, die dieser Schule sehr nah verwandt ist, die anerkannte Grundlage sein, auf der sich alle intelligenten Ärzte versammeln werden. (Woodbury 1930: S. 93)

William McKinley

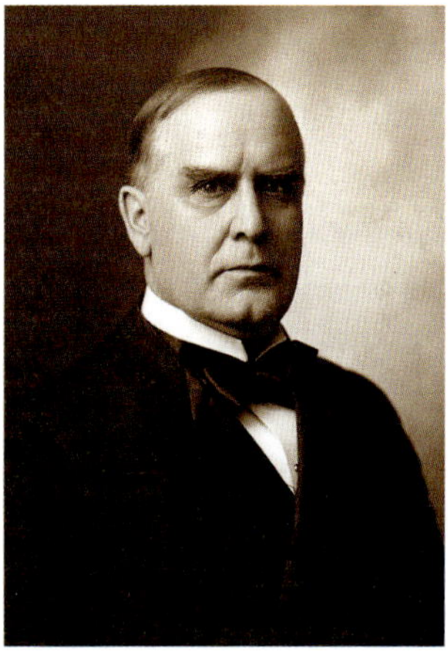

William McKinley

In die Präsidentschaft von William McKinley (1843–1901) fiel der Spanisch-Amerikanische Krieg von 1898. Per Verfügung änderte er die Militärmedizin dergestalt, dass *alle* Ärzte, die sich für den Sanitätsdienst bewarben, zu prüfen waren. Damit konnten in diesem und künftigen Kriegen auch Homöopathen dienen.

Einer der Ärzte, von denen McKinley sich selbst behandeln ließ, war **Dr. Hamilton Fiske Biggar**, ein enger Freund und Arzt von J. D. Rockefeller Senior (siehe Kapitel 11, *Firmenchefs und Philanthropen*) (Chernow 1998: S. 404).

1900 hielt McKinley die Rede bei der Enthüllung des Hahnemann-Denkmals in Washington D.C. Dieses Denkmal steht am Scott Circle, wo sich Massachusetts Avenue, Rhode Island Avenue und 16th Street kreuzen. Es ist das einzige Denkmal zu Ehren eines Arztes in der amerikanischen Hauptstadt und preist Samuel Hahnemann als „Führer der großen Medizinreform des 19. Jahrhunderts".

Von John William Griggs (1849–1927), Justizminister im Kabinett von Präsident McKinley, ist die folgende Bemerkung zur Enthüllung des Hahnemann-Denkmals überliefert:

> Man muss Hahnemann zugutehalten, dass er Täuschungen aufgedeckt und die Wahrheit ans Licht gebracht hat. Er hat die Dinge gezeigt, wie sie waren, nicht wie man es von ihnen glaubte. Sein größter Verdienst liegt nicht im Grund-

> stein für die Lehre der homöopathischen Schule, sondern darin, dass er Fehler entlarvt und der Natur ihre Geheimnisse entlockt hat, die alle Welt als gegeben ansah. Was die Geheimnisse der Natur oder der Wissenschaft betraf, unterwarf er sich weder den dogmatischen Aussagen jeglicher philosophischer Richtungen noch den Edikten der Religionen. Wie Darwin, Pasteur und Koch und alle die Zehntausende, ja, Hunderttausende Wissenschaftler von heute, glaubte er daran, dass die Wahrheit nur durch Experiment und Beobachtung zu entdecken ist. Er wurde angefeindet. Nicht nur in Jerusalem steinigt man seine Propheten, und so erduldete auch dieser Mann seine Verfolgung um der Wahrheit willen. (Bittinger 1900: S. 78-79)

Die Errichtung des Hahnemann-Denkmals wurde von führenden Mitgliedern beider politischer Parteien unterstützt. Sowohl Colonel J. M. Guffrey vom Nationalkommitee der Demokraten, als auch Hon. B. F. Jones, Vorsitzender des Nationalkommitees der Republikaner, setzten sich mit ihrem Einfluss und mit Geld für den Bau des Denkmals ein.

Das Geld für das Monument stammte von: J. D. Rockefeller (Gründer von Standard Oil), H. J. Heinz[105] (Gründer des internationalen Konzerns H. J. Heinz Co.), Mrs. George Westinghouse (die Frau des Gründers der Westinghouse Company), Robert Pitcairn (Stahlmagnat aus Pittsburgh, Generalbevollmächtigter der Pennsylvania Railroad und enger Freund von George Westinghouse), W. H. Schoen (Vizepräsident eines der ersten amerikanischen Autoherstel-

[105] H. J. Heinz bewies seine Verbundenheit mit der Homöopathie auch durch eine Spende von 10.000 Dollar für ein Studentenwohnheim an der Universität Kansas City (der auch ein Hahnemann Medical College angeschlossen war) zum Gedenken an seine Frau.

ler, Pressed Steel Car Company), Henry Oliver (Gründer der Oliver Iron Mining Co., einer Tochterfirma von U.S. Steel) und Dr. Charles Frederick Menninger, dem Gründer der Menninger Clinic (Bittinger 1900).

Zu Ehren von William McKinley und zur Anerkennung seiner Wertschätzung der Homöopathie änderte das Trenton City Hospital von Trenton, New Jersey, 1902 seinen Namen in William McKinley Memorial Hospital. Seit seiner Gründung durch sechs homöopathische Ärzte im Jahr 1887 erhielten die Armen dort kostenlose homöopathische Behandlung. Heute ist die Klinik ein gemeindeeigenes Akut- und Lehrkrankenhaus der Allgemeinversorgung mit 589 Betten, in dem jedoch leider nicht mehr homöopathisch behandelt und auch keine Homöopathie mehr gelehrt wird (*www.capitalhealth.org*).

Mark A. Hanna

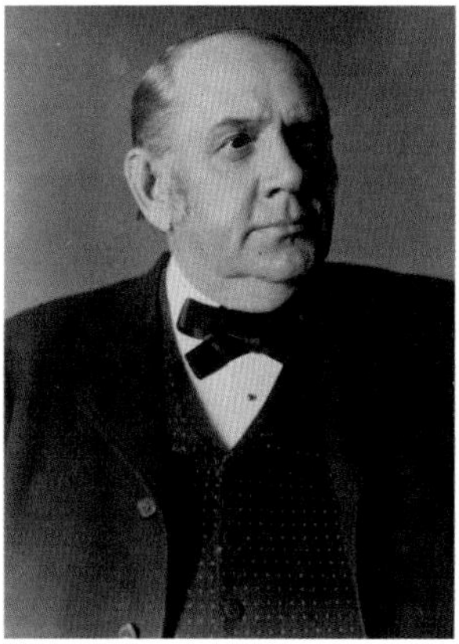

Mark A. Hanna

Mark A. Hanna (1837–1904) zählte zu den Vätern der politischen Kampagne und gilt als einer der „ersten Vorreiter der Madison Avenue des 20. Jahrhunderts" (Murphy 1974: S. 8).

Mark A. Hanna hieß ursprünglich Marcus Alonzo Hanna. Er war ein Industrieller und republikanischer Politiker aus Ohio, der es als Transporteur und Händler im Kohle- und Eisengeschäft schon früh zu Reichtum brachte. Hanna zählt zu den ersten „Königsmachern". 1880 half er James Garfield in den Sattel und 1896 McKinley. Beide Präsidenten – besonders Garfield – setzten sich wie Hanna selbst für die Homöopathie ein. 1887 bis 1904 war Hanna Vorsitzender im Kuratorium des Cleveland Homeopathic Hospital, und seine Familie steuerte erhebliche Summen zur Stiftung der Klinik bei. Inzwischen heißt das Krankenhaus Huron Road Hospital (Murphy 1974), behandelt nicht mehr homöopathisch und gehört zum Cleveland Clinic Health System. Damals jedoch war es eine wichtige und moderne städtische Klinik.[106] Leider hatte dieses Krankenhaus wegen Auseinandersetzungen mit den ortsansässigen Allopathen und internen Querelen eine recht bewegte Geschichte.

Hanna, McKinley und Rockefeller hatten alle denselben Arzt, **Dr. Hamilton Biggar**. Hanna wurde zweimal für Ohio in den Senat gewählt, wo er einer der mächtigsten Senatoren war. Er liebte die ständigen Absprachen und Verhandlungen zu den verschiedensten Produkten und Dienstleistungen. Damit war er einer der wenigen Industriellen, die weniger am Profit als am äußerlichen Spektakel und am internen Gefeilsche in der Politik interessiert waren. Ursprünglich wollte er 1904 um das Amt des Präsidenten kandidieren, starb jedoch auf dem Höhepunkt seiner Macht an Typhus.

---

[106] Das Western College of Homeopathy wurde 1850 gegründet und änderte seinen Namen 1855 in Cleveland Homeopathic Hospital. Das College zählt zu den ersten medizinischen Hochschulen mit angeschlossenem Lehrkrankenhaus. Über diese Fakultät und ihr Krankenhaus gibt es viele Geschichten, zum Beispiel wie ein bekannter Bürger der Stadt entdeckte, dass das Grab seiner Tochter geplündert und ihr Leichnam geraubt worden war. Er verdächtigte das Cleveland Homeopathic Hospital College. Daraufhin brach ein wütender Mob in die Schule ein, wo zwar keine Leiche gefunden wurde, man aber trotzdem College und Krankenhaus niederbrannte. Mit großzügiger Unterstützung durch die reichsten Bürger der Stadt zogen College und Klinik in neue, großzügigere Räumlichkeiten um. Erst zehn Jahre später gestand ein Arzt des rivalisierenden allopathischen Medizinkollegs von Cleveland, dass sie den Leichnam gestohlen hatten. Als die Unruhen begannen, hatten sie ihn schnell aus der Stadt geschafft (Murphy 1974).

Warren G. Harding

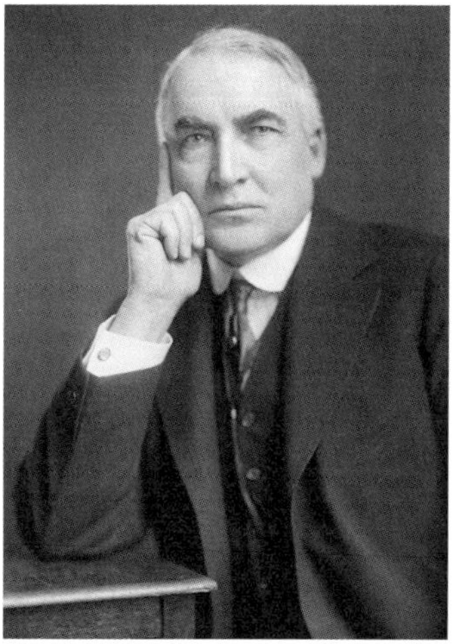

Warren G. Harding

Tyron und Phoebe Harding, die Eltern von Warren G. Harding (1865–1923), studierten und praktizierten Homöopathie (Dean 2004). Weil sie jedoch auf dem Land in der Kleinstadt Caledonia, Ohio, lebten, wo die Homöopathie nicht viel galt, war ihre Praxis nicht besonders lukrativ. Im städtischem Umfeld mit gebildeteren Bürgern war die Homöopathie deutlich beliebter. Phoebe war auch Hebamme, und Tyron behandelte seinen Sohn in dessen Kindheit häufig homöopathisch.

1897 trat der angesehene Homöopath **Dr. Charles Sawyer** (1860–1924) ins Leben der Familie, als Phoebe Harding nach dem Tod eines Kindes eines Kunstfehlers beschuldigt wurde. Sie hatte dem Kind ein Medikament verordnet, ohne zu wissen, dass dieses Mittel ein Opiat enthielt, welches in der Inhaltsangabe der Flasche nicht aufgeführt war. Mit Hilfe von Sawyer wurde sie von jeder Schuld freigesprochen.

Sawyer arbeitete auch als Wundarzt für die Erie and Hocking Valley Eisenbahngesellschaften. Er war Vorsitzender der amerikanischen chirurgischen und gynäkologischen Vereinigung und Präsident des amerikanischen Instituts für Homöopathie.

Die Sawyers freundeten sich mit den jüngeren Hardings an und gingen ab 1904 sogar miteinander auf Reisen. 1905 wurde Hardlings Frau Florence eine Niere entfernt, und 1913 ließ sie sich schließlich von Dr. Sawyer homöopathisch behandeln. Ihre Erfahrungen mit ihm und der Homöopathie waren so überzeugend, dass sie von ihm abhängig wurde und davon überzeugt war, dass nur er sie am Leben erhielt, was sich später bewahrheitete (Deppisch 1997).

Nur wenige Monate vor Hardings Wahl zum Präsidenten hielt er eine Rede für das Hahnemann Medical College in Philadelphia (Rogers 1998: S. 97).

Die Hardings bestanden darauf, Sawyer zum Arzt für das Weiße Haus zu ernennen, wo er auch an der 14-tägigen Pokerrunde teilnahm. 1922 entwickelte Florence eine schwere Harnwegserkrankung, die auf ihre verbliebene Niere übergriff. Zwei berühmte Schulmediziner, Charles Mayo[107] und John Finney, die ins Weiße Haus gerufen wurden, wollten sofort operieren. Sawyer war dagegen, und Joel T. Boone (siehe unten), der die Hardings ebenfalls homöopathisch beriet, stimmte mit ihm überein. Am Ende erholte sich Florence Harding auch ohne Operation. Dennoch behaupteten die Schulmediziner, die Homöopathie wäre wirkungslos gewesen, und es handele sich einfach um eine „Spontanheilung" (Heller 2000: S. 42).

Präsident Harding ließ sich auch von einem anderen ausgezeichneten Homöopathen behandeln, **Dr. Joel T. Boone** (1889–1974). 1913 machte er am Hahnemann Medical College in Philadelphia seinen Doktor, zwei Jahre später promovierte er an der medizinischen Fakultät der U.S. Navy ein weiteres Mal. Im Ersten Weltkrieg wurde er mit einer Ehrenmedaille ausgezeichnet. Einigen Historikern zufolge verdiente er sich während seines Dienstes bei den Marines mehr Auszeichnungen als jeder andere Militärarzt und setzte sich schließlich als Vizeadmiral zur Ruhe (Rogers 1998: S. 294, Anmerkung 60). Unter der Regierung Harding war Boone Lieutenant Commander der Navy, Sanitätsoffizier auf der Präsidentenyacht der USS *Mayflower* und Assistent von Dr. Sawyer bei der Betreuung von Präsident Harding. Über die Jahre

[107] In Kapitel 5, *Ärzte und Wissenschaftler*, finden sich Aussagen von Dr. William J. Mayo, Charles' älterem Bruder und Mitgründer der Mayo Clinic, zur Homöopathie.

betreute Boone die Präsidenten Harding, Coolidge und Hover (Heller 2000). Die Frauen von Harding und Coolidge pochten besonders auf die homöopathische Behandlung durch Boone, der Florence Harding nachweislich mehrfach das Leben rettete (Anthony 1998; Heller 2000).

Präsident Harding schrieb das Vorwort zu dem Buch *American Homeopathy in the World War* (Dearborn 1923). In diesem Buch wird die Arbeit von 1.900 homöopathischen Ärzten geschildert, die sich bei der amerikanischen Armee und Marine einschrieben, um die Soldaten homöopathisch zu versorgen. Das homöopathische Flower Hospital in New York wurde beauftragt, zusammen mit dem amerikanischen Roten Kreuz eine Spezialstation einzurichten.

Harding hatte Übergewicht und eine Abneigung gegen Bewegung (abgesehen von einer gelegentlichen Golfrunde). Er liebte den Tabak und rauchte täglich zwei Zigarren, dazu gelegentlich eine Zigarette, gönnte sich regelmäßig seine Pfeife und genoss sogar Kautabak. Sein Tabakkauen machte ihn dem Erfinder Thomas Edison sympathisch, der einst zu ihm sagte: „Jeder Mann, der Tabak kaut, ist in Ordnung" (Deppisch 1997).

Bei einer ausgedehnten Reise in den Westen im Sommer 1923 kam es zu Hardings letzter Erkrankung. Nach sechs Löchern Golf in Vancouver wurde er so müde, dass er zum 17. Loch weiterging und dann das 18. abschloss, um keinen Gerüchten Nahrung zu geben. Später rief er Dr. Sawyer und klagte über Übelkeit und Schmerzen im Oberbauch. Sawyer stellte einen abnorm hohen Puls von 120 Schlägen pro Minute fest. Außerdem atmete der Präsident 40-mal pro Minute. Er begann sofort mit konventioneller, intensiver Herztherapie einschließlich Digitalisgaben, doch es war zu spät. Harding starb (Sawyer 1923).

Einige Historiker bezeichnen Dr. Sawyer als inkompetent, doch das beweist nur ihr mangelndes Wissen und ihre Feindseligkeit gegenüber der Homöopathie. Es stimmt zwar, dass Sawyer Hardings Herzinsuffizienz nicht diagnostiziert hatte, doch diese Fehldiagnose war typisch für die Ärzte seiner Zeit (Deppisch 1997; Heller 2000). Erst ab 1940 erkannten die Ärzte die charakteristischen Symptome einer Koronarthrombose, die zu einem Herzinfarkt führt.

Herbert A. Hoover

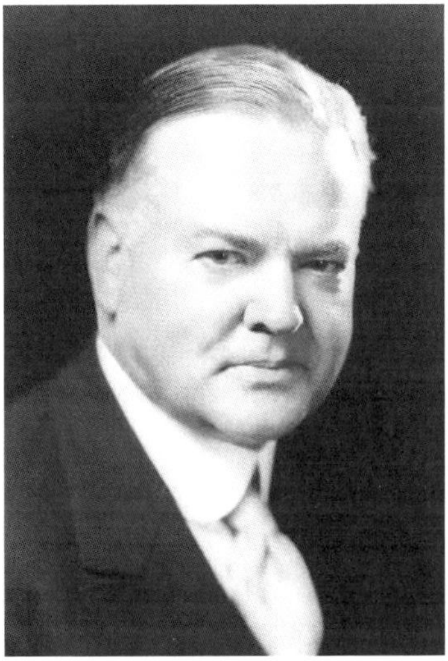
Herbert A. Hoover

Unter der Präsidentschaft von **Herbert Hoover** (1874–1964) war Joel T. Boone offizieller Arzt im Weißen Haus. Zuvor war Boone bei der Marine Lieutenant Commander, doch Hoover erhob ihn zum Captain. Nach sieben Jahren als Assistent des Arztes des Weißen Hauses war jetzt Boone die erste Wahl des Präsidenten. Er war auch der erste Präsidentenarzt, der im Weißen Haus eine Praxis einrichtete. Hoover und Boone pflegten eine so enge Beziehung, dass sie sich jeden Tag frühmorgens trafen.

Hoover liebte sowohl Zigarren als auch seine Pfeife und trieb niemals Sport. Es gibt keine Belege, dass Boone versuchte, auf Hoovers Tabakkonsum einzuwirken, doch er sorgte immerhin für mehr Bewegung, indem er ein Medizinballspiel erfand, „Hoover Ball“, dass der Präsident mit seinem Justizminister, einem Richter des Obersten Gerichtshofs und Kabinettsmitgliedern spielte (Editors 1929).

In seiner langen medizinischen und militärischen Karriere hat Boone eigenen Angaben zufolge nie verschwiegen, dass er von einem homöopathischen College kam, auch wenn die Menschen damals kaum ahnten, was es bedeutete, Homöopath zu sein (Editors 1929).

José Francisco de San Martín

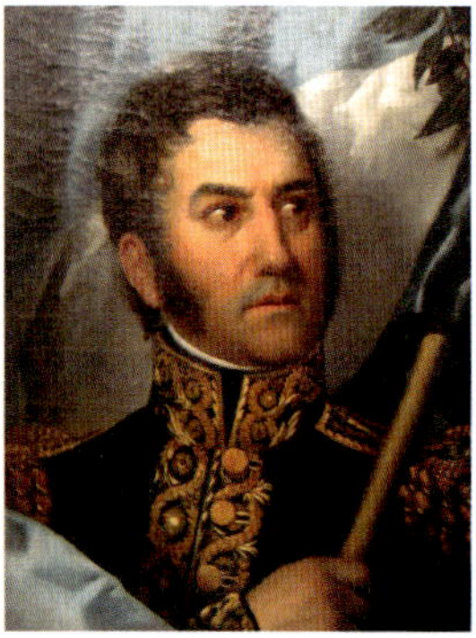

José Francisco de San Martín

José Francisco de San Martín (1778–1850) war als San Martín der Anführer der Unabhängigkeitsbewegung Argentiniens, Chiles und Perus von den Spaniern. Vor dem Kampf gegen die Spanier wurde er 1810 aus einem französisch-napoleonischen Gefängnis in Spanien entlassen. Von dort aus reiste er nach London, wo er der Freimaurerloge Lautaro beitrat, welche die Unabhängigkeit ganz Amerikas (Norden und Süden) befürwortete (Martina 2005). In London erfuhr er von den innovativen homöopathischen Prinzipien, die Hahnemann erforschte, und hielt sehr viel davon. Als er später in den Befreiungskriegen mit seiner Armee durch die Anden zog, führte er eine homöopathische Taschenapotheke mit sich.

Benjamin Disraeli

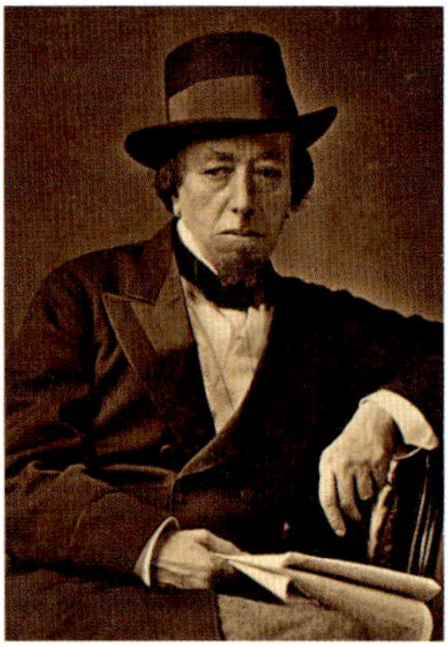

Benjamin Disraeli

Benjamin Disraeli (1804–1881) gehörte dreißig Jahre lang der britischen Regierung an und war zweimal Premierminister. Sein persönlicher Homöopath war ein angesehener irischer Arzt, **Dr. Joseph Kidd** (1824–1918), der bei Dr. Paul François Curie, dem französischen Arzt und Großvater des berühmten Pierre Curie, die Homöopathie erlernte.

Paul Curie wurde 1835 von seinem Gönner, dem reichen Londoner Seidenhändler

William Leaf, von Paris nach London geholt, wo er jedoch nicht die Reichen behandeln sollte. Leaf finanzierte dort vielmehr die erste Armenapotheke mit ärztlicher Beratung. Während der verheerenden Hungersnot in Irland 1845 bis 1849 musste Kidd beweisen, dass die Homöopathie sich auch unter widrigsten Bedingungen bewährt. Er zog aufs Land, wo der schlimmste Hunger herrschte, und führte über alle seine Patienten, ihre Krankheiten und ihren Tod akribisch Buch. Dabei verzeichnete er eine Sterberate von 1,8 Prozent – im Gegensatz zu 36 Prozent im örtlichen Krankenhaus (Treuherz 1995: S. 42 bis 75).

1871 stieg Kidds Ruf mit seiner Berufung zum Homöopathen von Benjamin Disraeli, Lord Beaconsfield, noch weiter. Disraeli litt an Asthma, Bronchitis und der Brightschen Krankheit, einer Nierenerkrankung. Nach seinem ersten Besuch bei Disraeli, am siebten November 1877, schrieb dieser in sein Tagebuch:

> Ich hatte beschlossen, weder Fortschritte noch Rückfälle zu erwähnen, bis ich meinen neuen Mann einer gründlichen, fairen Prüfung unterzogen habe: Ich werde erzählen, dass ich von Dr. Kidd die höchste Meinung habe, und dass alle Mediziner, die ich bisher kannte – und ich habe die besten aufgesucht –, ihm weit unterlegen scheinen an schneller Beobachtungs- und Wahrnehmungsgabe und ebenso vernünftigen wie originellen Methoden (Treuherz 1995: S. 37).

Normalerweise ließ Dr. Kidd alle Patienten in seine Praxis kommen, doch für Disraeli machte er eine Ausnahme. Im Juli 1878 musste Kidd nach Berlin reisen, um Disraelis Asthma und Gicht zu behandeln, damit der Premierminister sich mit dem deutschen Reichskanzler Bismarck treffen konnte.

Es ist sogar überliefert, welche homöopathischen Medikamente Disraeli zu verschiedenen Zeitpunkten erhielt: *Ipecacuanha* (ein Brechmittel, das in homöopathischen Dosen jedoch gegen Übelkeit und Erbrechen hilft), *Arsenicum* (Arsen) und *Kalium bichromicum* (wirksam gegen bestimmte schwere Atemwegsprobleme).[108]

1881, während der letzten Tage von Disraeli, bat Königin Victoria ihren Premierminister, Sir Richard Quain zu konsultieren, einen schulmedizinischen Arzt. Normalerweise gestattete die intolerante Haltung der Standesorganisation konventionellen Ärzten damals nicht die Behandlung von Patienten homöopathischer Ärzten. Disraeli war eine seltene Ausnahme. In seinen letzten Lebenstagen arbeiteten Kidd, Quain und ein dritter Arzt, Mitchell Bruce, eng Hand in Hand, ohne über Grundsatzfragen zu debattieren.

Dr. Kidds Nachruf in *The Lancet* war eine der wenigen Gelegenheiten im 19. Jahrhundert, bei der dieses Journal je etwas Positives über einen Homöopathen verlauten ließ:

> Er hielt stets an der Meinung fest, dass im Grundsatz der Homöopathie ein wahrer Kern steckt, der Hinweise auf die Behandlung schwieriger Fälle liefert ... Er achtete schon sehr früh darauf, immer nur ein Medikament zur Zeit zu verordnen, um die Wirkung der verschiedenen Mittel besser beobachten zu können ... Ein Großteil sei-

[108] Neuere Arbeiten prüften die Verwendung von *Kalium bichromicum* bei chronischer Bronchitis oder Emphysem mit dickem, klebrigem Bronchialsekret. Eine Placebo kontrollierte Doppelblindstudie brachte sehr eindrucksvolle Ergebnisse (Frass et al. 2005). In dieser Studie, die von einem anerkannten Professor der Universität Wien geleitet und in einem Journal für Innere Medizin veröffentlicht wurde, bekamen 50 Patienten entweder *Kalium bichromicum C30* Globuli oder ein Placebo. Bei den Patienten, die das homöopathische Mittel erhalten hatten, ging die Menge des Luftröhrensekrets deutlich zurück, und keiner von ihnen benötigte eine Reintubierung (technischer Eingriff zur Erleichterung der Atmung), während diese Maßnahme bei 16 Prozent der Placeboempfänger notwendig wurde.

nes Erfolgs ist seiner sorgfältigen Wahrnehmung aller Einzelheiten zuzuschreiben (Kidd 1918).

Politiker und spirituelle Führer aus Indien

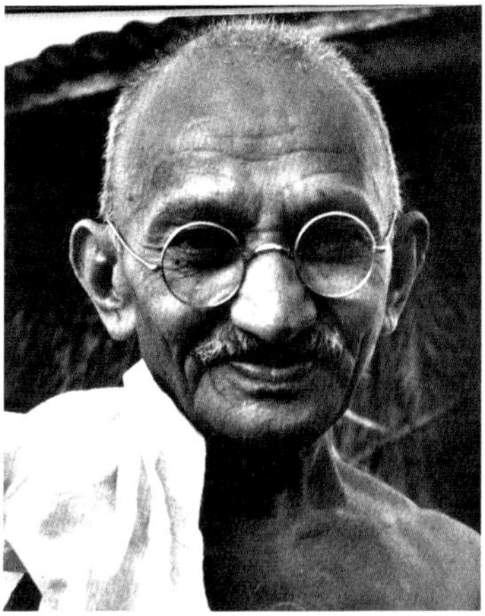

Mahatma Gandhi

Die verbreitete Popularität der Homöopathie in Indien geht teilweise auf die britische Herrschaft bis 1948 zurück, hat seitdem jedoch noch beträchtlich zugenommen. 2005 gab es in Indien 300.000 qualifizierte Homöopathen, 180 Colleges, 7.500 staatliche Kliniken, 307 Krankenhäuser und 24 Aufsichtsbehörden zur Registrierung qualifizierter Homöopathen (Manchanda und Kulashreshtha 2005). Ein Artikel des WHO-Magazins *World Health Forum* erklärte hierzu: „Auf dem indischen Subkontinent wurde die gesetzliche Stellung der Homöopathen auf ein ähnliches professionelles Niveau angehoben wie die eines Mediziners." (Kishore 1983)

Der spirituelle Anführer der Unabhängigkeitsbewegung, **Mahatma Gandhi** (1869–1948), hatte starkes Interesse an der Homöopathie, was dieser medizinischen Richtung natürlich erhöhte Aufmerksamkeit bescherte. In *Reminiscences of Gandhi* (Nayyar 1946) wird er mit den Worten zitiert: „Es war eine Verneigung vor C. R. Das und Pandit Motilal Nehru,[109] die mich homöopathische Hilfe suchen ließ. Sie hatten immer gewollt, dass ich es einmal damit versuche."

---

109 C. R. Das und Pandit Motilal Nehru waren zwei Mitbegründer der Swaraj Partei, die einen wichtigen Schritt auf dem Weg zur indischen Unabhängigkeit darstellte. Motilal

Am 30. August 1936 versichert Gandhi nach vielen positiven Erfahrungen mit der Homöopathie in seinem einzigartigen Stil:

> Die Homöopathie ist die modernste und verfeinertste Methode, Patienten wirtschaftlich und gewaltlos zu behandeln. Die Regierung muss sie in unserem Land födern und unterstützen. Dr. Hahnemann war ein Mann von überlegener, intellektueller Kraft, der mit einzigartigem medizinischem Talent die Mittel fand, Menschenleben zu retten. Ich verneige mich in Ehrfurcht vor seinem Können und dem großen humanitären Werk, welches er schuf. Die Erinnerung an ihn lässt uns erneut erwachen, und man muss ihm folgen, doch die Gegner hassen schon die Existenz der Prinzipien und der Praxis der Homöopathie, die doch in Wahrheit einen höheren Prozentsatz an Fällen heilt als jede andere Behandlungsmethode und ohne Zweifel sicherer, wirtschaftlicher und die vollständigste medizinische Wissenschaft ist (Das, 1950; Gesamtindische Konferenz für homöopathische Medizin, 1968).

Pandit Motilal Nehru (1861–1931) war ein Freund und Kollege Gandhis und führte den indischen Nationalkongress. Außerdem war er der Patriarch der mächtigsten Familie der indischen Politik, die neben anderen politischen Anführern drei Premierminister hervorbrachte: Sein Sohn Jawarhalal, seine Enkelin Indira Gandhi und sein Urenkel Rajiv Gandhi dienten dem Land als Premierminister.

Die Familien Nehru und Gandhi wussten die homöopathische Medizin lange zu schätzen. Heute sind etliche Colleges und Kliniken für homöopathische Medizin nach ihnen benannt.

Nehru war der Vater von Jawaharlal Nehru, dem ersten Premierminister Indiens.

Jawaharlal Nehru, Indira Gandhi und andere führende Mitglieder der indischen Gesellschaft unterstützten die Arbeit der gemeinnützigen Organisation Matru Sewa Sangh, die eine Gesundheitsversorgung für Arme sichern soll. Homöopathische Behandlungen sind seit der Gründung der Gesellschaft 1921 ein wichtiger Bestandteil ihrer Dienste.

In Indien ist die homöopathische Medizin heute fast so verbreitet wie die konventionelle Medizin. Als anerkannte und viel praktizierte medizinische Richtung erfährt sie umfassende Unterstützung durch viele politische und spirituelle Anführer Indiens (siehe auch Kapitel 13, *Klerus und spirituelle Führer*).

Die Reihe der Politiker, die sich für die Homöopathie eingesetzt haben und derzeit einsetzen, würde den Rahmen dieses Buches sprengen. Einer von ihnen war **Dr. Sarvepalli Radhakrishnan** (1888–1975, der zweite Präsident von Indien). Er sagte: „Die Homöopathie will eine Krankheit nicht einfach heilen, sondern behandelt Krankheit als Zeichen für eine Unordnung des ganzen menschlichen Organismus. Das war bereits in den Upanishaden bekannt, welche die menschlichen Organe als Einheit aus Körper, Geist und Seele betrachteten."

Der zehnte Präsident Indiens, der bis 2002 im Amt war, war **Shri K. R. Narayana** (1921–2005). Er erklärte: „Homöopathische Behandlung ist nicht nur für mich, sondern auch für meine Familie die erste Wahl."

Seit 2004 steht **Dr. Manmohan Singh** (*1932) als Premierminister an der Staatsspitze. Er sagte kürzlich: „Die Entdeckung der Homöopathie durch Dr. Samuel Hahnemann aus Deutschland war ein großer Schritt für die Menschheit im Kampf gegen Erkrankungen durch Stärkung des körpereigenen Immunsystems."[110]

---

[110] Neben anderen indischen Politikern, die sich positiv zur Homöopathie äußerten, erklärte auch der gegenwärtige Vizepremierminister und Gesundheitsminister von Nepal, Amik Sherchan, vor kurzem, dass seine Regierung die Homöopathie fördern sollte, weil es die am leichtesten verfügbare, erschwinglichste und

Muhammad Ayub Khan

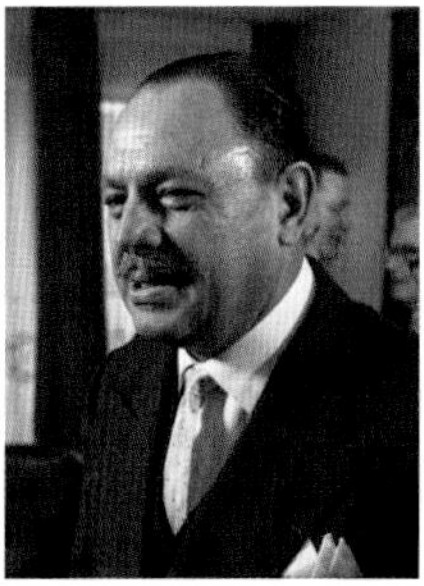

Muhammad Ayub Khan

Nicht nur in Indien, auch in Pakistan ist die Homöopathie so beliebt, dass es dort fast so viele Homöopathen wie schulmedizinische Ärzte gibt.

Muhammad Ayub Khan (1908–1974) war in den 1960er Jahren Feldmarschall von Pakistan und damit der höchste Mann im Militär. 1958 bis 1969 war er zudem Präsident. Er wurde 1951 der erste landeseigene Befehlshaber Pakistans und war der jüngste General der pakistanischen Militärgeschichte. Zudem war er der erste General des pakistanischen Militärs, der in einem (unblutigen) Staatsstreich an die Macht kam.

In einer Rede an seine Landsleute erklärte er einmal: „Gott hat euch eine ausgezeichnete Gelegenheit gegeben, eurer Nation mit homöopathischer Medizin zu dienen. Macht davon gründlich Gebrauch und vollbringt die euch erteilte Aufgabe hingebungsvoll, ehrlich und aufrichtig."

Karl Carstens

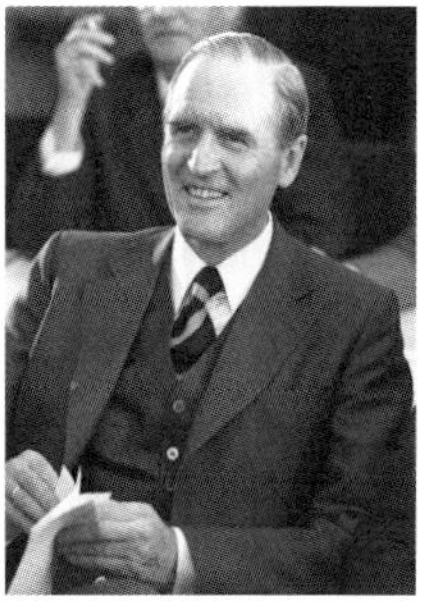

Karl Carstens

Von 1979 bis 1984 war **Karl Carstens** (1914–1992) der fünfte deutsche Bundespräsident. Seine Frau **Dr. Veronica Carstens** war Ärztin und Homöopathin (siehe Kapitel 5). Aufgrund ihrer gemeinsamen Wertschätzung für die Homöopathie gründeten beide die Karl und Veronica Carstens-Stiftung (*www.carstens-stiftung.de*), die sich zum Ziel gesetzt hat, Stellen-

---

geeignetste Behandlung für die breite Masse sei: „Wenn wir die Homöopathie unterstützen, können wir einen Großteil der Bevölkerung im Land versorgen" (Gesundheitsminister 2006).

wert und Akzeptanz von Homöopathie und Komplementärmedizin in der Medizin zu verbessern. Bis 2006 stellte die Stiftung über 13 Millionen Euro Fördermittel bereit.

In ihren Erinnerungen „Dein Ziel wird Dich finden" schreibt Veronica Carstens über die Momente der Stiftungsgründung: „Erstaunlicherweise war er (Karl Carstens) es, der auf den Gedanken kam, dass wir eine Stiftung gründen könnten, die den Grundstein für eine wissenschaftliche Durchdringung der Naturheilkunde bilden sollte. Er sagte zu mir: ‚Du bist doch oft so traurig darüber, dass die Naturheilkunde weder von den Kassen noch von den Universitäten anerkannt wird, nachdem Du gesehen hast, wie nützlich Naturheilkunde und Homöopathie sein können – eben auch in Kombination mit der Schulmedizin.' Ich war sehr angetan von diesem Vorschlag, und so legten wir mit einer Art Anzahlung den Grundstein für diese Stiftung."

William Jefferson Clinton

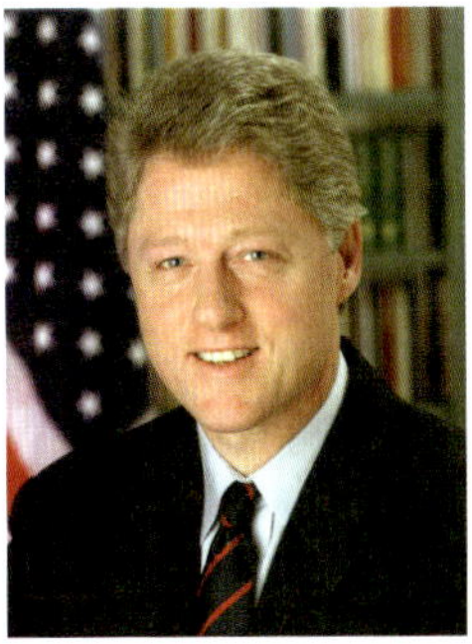

William Jefferson Clinton

Bill Clinton (*1946) war als 42. US-Präsident von 1993 bis 2001 im Amt, außerdem war er fünfmal Gouverneur von Arkansas. Laut einer Meldung der *Business Week* kaufte ein Berater des Präsidenten in einer homöopathischen Apotheke in New York homöopathische Mittel gegen die Nebenhöhlenprobleme des Präsidenten (Toy 1994). Während der Präsident der Presse zufolge vorher wiederholt unter Kehlkopfentzündungen litt, schienen solche Erkrankungen nach der homöopathischen Behandlung seltener aufzutreten.

Dabei ist auch zu bemerken, dass Clinton größeren Wert auf gesunde Ernährung legte als die meisten Präsidenten vor ihm. Der sehr angesehene Arzt, Ernährungswissenschaftler und Forscher Dr. Dean Ornish, der eine fettarme vegetarische oder vegane Diät propagiert, war mehrfach im Weißen Haus Clintons Gast.

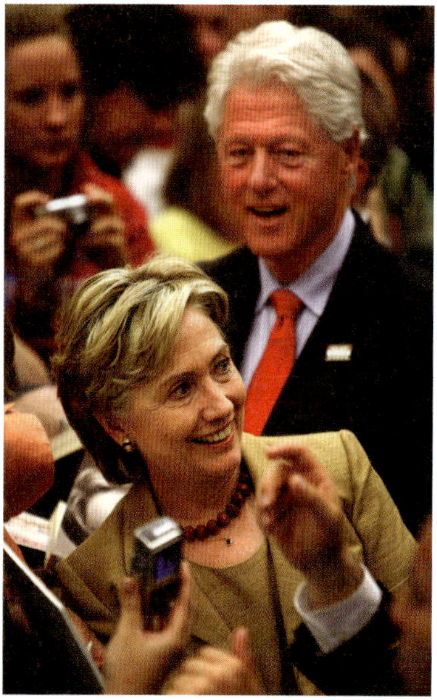

Hillary Rodham Clinton

Hillary Rodham Clinton, die Frau von Bill Clinton, war zunächst Senatorin von New York und ist derzeit US-Außenministerin. Clintons ehemaliger Pressesprecher George Stephanopoulos erwähnte in seinem Buch *All Too Human: A Political Education*, dass Hillary ihm homöopathische Arzneimittel schickte, damit er gesund bliebe: „Der langsame Tod der Gesundheitsreform 1994 war besonders entmutigend. Wir hatten hart gekämpft, waren aber am verlieren. Hillary versuchte, uns Mut zu machen. Als sie sah, dass mir vor Erschöpfung eine Grippe drohte, schickte sie eines Tages einen Karton voller homöopathischer Arzneimittel mit einem Zettel: ‚Für das Gesundheitssystem brauchen wir Sie gesund!'" (Stephanopoulos 1999: S. 297)

Es überrascht wenig, dass Präsident Clinton die Kommission für Komplementär- und Alternativmedizin im Weißen Haus einführte.

Thorbjørn Jagland

Thorbjørn Jagland (*1950) war 1996 bis 1997 norwegischer Premierminister und von 2000 bis 2001 Außenminister. 1992 bis 2002

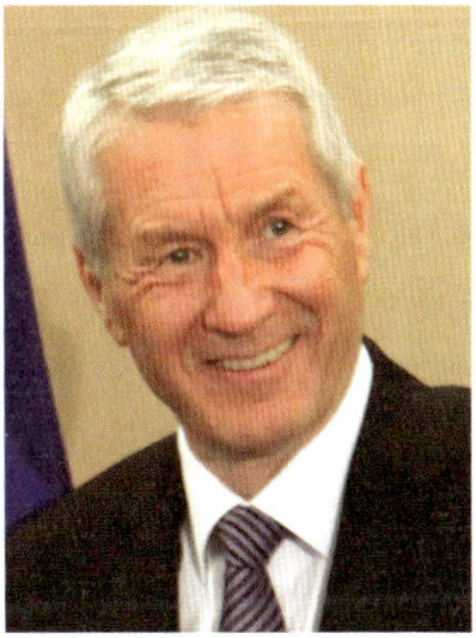

Thorbjørn Jagland

war er Vorsitzender der norwegischen Sozialdemokraten. Seit 2005 amtiert er als Präsident des norwegischen Parlaments.

Jagland hat mehrfach öffentlich sein Interesse an der Homöopathie bekundet. Seine Unterstützung ist jedoch nur einer von vielen Gründen, weshalb die Homöopathie derzeit die beliebteste aller alternativen Therapien in Norwegen darstellt. Die Hälfte der norwegischen Bevölkerung findet, dass die Homöopathie fester Bestandteil des nationalen Gesundheitssystems sein sollte (Royal Ministry of Foreign Affairs 2002).

Tony Blair

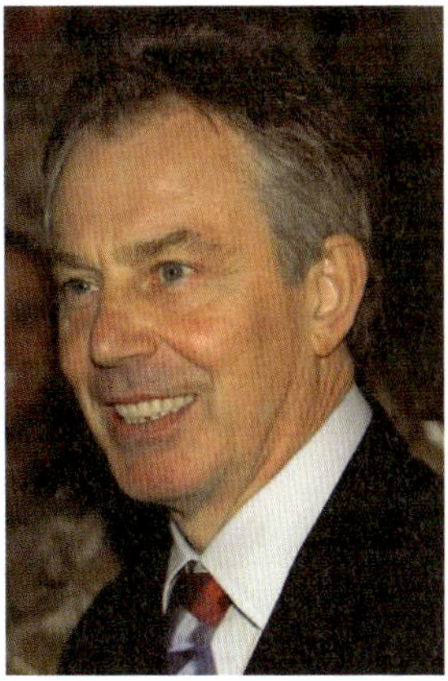

Tony Blair

Der ehemalige britische Premierminister **Tony Blair** (*1953) und seine Familie sind sehr an Homöopathie interessiert. Während er normalerweise sehr verschlossen bleibt, was er und seine Frau für die Gesundheit ihrer Kinder tun, hat er sich immerhin öffentlich dazu geäußert, dass sie Blutergüsse mit homöopathischen *Arnica*-Gaben behandeln (Ananova 2001). In einem Podcast-Interview mit dem Herausgeber des *New Scientist* im November 2006 forderte Blair, dass die Wissenschaft sich der Homöopathie nicht verschließen sollte. Mit direktem Bezug auf Dick Taverne aus dem House of Lords, der kürzlich die Lockerung der Regelungen zu homöopathischen

Arzneimitteln hinterfragt hatte, betonte Blair, Homöopathie sei eine Frage des Lebensstils (Webb 2006).

Seine Frau **Cherie Blair** äußerte sich deutlicher zu Gunsten der Homöopathie. Die für gewöhnlich Blair-kritische Zeitung *The Guardian* schrieb lobend über seine Frau, eine Menschenrechtsanwältin: „Cherie Blair ist einer der schärfsten juristischen Köpfe des Landes. Außerdem ist sie bekennende Katholikin und eine hingebungsvolle Mutter und setzt sich aktiv für eine ganze Reihe lohnender Ziele ein." (Brooks 2002)

Cheries Schwester, Lyndsey Booth, studierte zunächst ebenfalls Jura, hängte diese Laufbahn jedoch an den Nagel, um Homöopathin zu werden. Sie arbeitet im Aufsichtsrat einer führenden homöopathischen Organisation. In England ist bekannt, dass beide Schwestern von ihrer Mutter als Kinder homöopathische Mittel erhielten.

Die britische Presse stellte fest, dass Cherie sich mindestens sechs Jahre von einem homöopathischen Heiler behandeln ließ, der seine Mittel auspendelte.[111] Auch Prinzessin Diana, Sarah Ferguson (die Herzogin von York) und das Model Jerry Hall waren bei dem Weisen in Behandlung, der 2004 verstarb (Temple 2004).

---

[111] Beim Auspendeln versucht man, mit Hilfe eines Pendels das eigene Unterbewusstsein so einzustimmen, dass es Informationen findet, die normalerweise kaum zugänglich sind. Ähnlich wie beim Rutengehen wird das Pendel genutzt, um Diagnosen zu stellen oder das individuell passende Mittel zu finden. Es mag absurd klingen, doch in den richtigen Händen kann ein Pendel erstaunliche Informationen enthüllen. Dr. Albert Abrams, der Chefpathologe der Cooper Medical School (später Stanford Medical School) war dafür bekannt, dass er pendelte. Die Autoren Upton Sinclair und Sir Arthur Conan Doyle (Sherlock Holmes) waren große Bewunderer von Abrams' Werk. Upton Sinclair bezeichnete Abrams Labor als „Haus der Wunder." Selbst Sir James Barr, ein ehemaliger Präsident der britischen Ärztevereinigung BMA, beschrieb Abrams als das „größte medizinische Genie, das der Berufsstand der Mediziner in den letzten 50 Jahren hervorgebracht hat" (Russel 1973: S. 17). Mehr über Abrams beim Eintrag über Upton Sinclair in Kapitel 4, *Schriftsteller*.

Quellen

All India Homeopathic Medical Conference, Hyderabad, 24. bis 26. Dezember 1968. Kalkutta: Hahnemann Publishing.

Ananova.com. 6. Januar 2001.

Anthony, C. S.: *Florence Harding.* New York: William Morrow, 1998.

Bier, A.: Wie sollen wir uns zur Homöopathie stellen? Dezember 1925. Nachdruck: Sonderveröffentlichung der Allgemeinen Homöopathischen Zeitung, Haug Verlag, Saulgau: 1949.

Bittinger, Rev. B. F.: *An Historic Sketch of the Monument Erected in Washington City (The History of the Hahnemann Monument).* Washington, D.C.: Putnam, 1900.

Boone, J. T.: *Prosperity and Thrift: The Coolidge Era and the Consumer Economy, 1921–1929.* Boone Papers. Kapitel über Präsident Coolidge aus den Memoiren seines Arztes. Verfügbar über: http://memory.loc.gov/cgi-bin/query/r?ammem/coolbib:@field(NUMBER+@band(amrlm+mb01))

Bradford, T. L.: *The Logic of Figures or Comparative Results of Homoeopathic and Other Treatments.* Philadelphia: Boericke and Tafel, 1900.

Brooks, L.: The Court of Cherie, *The Guardian,* 6. Dezember 2002.

Capital Health System. www.capitalhealth.org/about/history/history_fuld.html

Chernow, R.: *Titan: The Life of John D. Rockefeller, Sr* New York: Vintage, 1998.

Coulter, H. L.: *Divided Legacy: A History of the Schism in Medical Thought.* Volume I: The Patterns Emerge – Hippocrates to Paracelsus. Berkeley: North Atlantic Books, 1973.

Coulter, H. L.: *Divided Legacy: A History of the Schism in Medical Thought.* Volume IV: Twentieth-Century Medicine: The Bacteriological Era. Berkeley: North Atlantic Books, 1994.

Das, N. C.: What Gandhiji Thought of Homoeopathy, *Homeopathic Herald,* März 1950, Band XIII, 12.

Dean, J. W.: *Warren G. Harding.* New York: Times Books, 2004.

Dearborn, F. M.: *American Homoeopathy in the World War.* Washington, D.C.: American Institute of Homeopathy, 1923.

Deppisch, L. M.: Homeopathic medicine and presidential health: Homeopathic influences upon two Ohio presidents. *Pharos,* Herbst 1997, 60:5–10.

Doctor Zebra: *The Medical History of American Presidents.* www.doctorzebra.com/prez/#zree5 (Diese Webseite ist eine unbezahlbare Quelle zu Informationen über die medizinischen Behandlungen der amerikanischen Präsidenten, und ich habe sie ausführlich benutzt, um zahlreiche Fakten in diesem Kapitel zu bestätigen.)

Editors: *The Homoeopathic Survey.* Juli 1929, S. 8–9.

Frass, M., Dielacher, C., Linkesch, M., Endler, C., Muchitsch, I., Schuster, E. und Kaye, A.: Influence of potassium dichromate on tracheal secretions in critically ill patients, *Chest,* März 2005.

Garrison, W. L.: *New England Medical Gazette,* 1869, S. 285–286.

Haller, J. S.: *The History of American Homeopathy: The Academic Years, 1820–1935.* New York: Pharmaceutical Products, 2005.

Hayden, D.: *Pox: Genius, Madness and the Mysteries of Syphilis.* New York: Basic Books, 2003.

Health Minister for Promotion of Homeopathy, *Himalayan Times,* 31. Dezember 2006.

Heller, M. F.: *The Presidents' Doctor: An Insider's View of Three First Families.* New York: Vantage Press, 2000.

Hill, B. L. und Hunt, J. G.: *Homoeopathic Practice of Surgery and Operative Surgery.* Cleveland: J. B. Cobb, 1855.

Hughes, T.: *A Boy's Experience in the Civil War, 1860–1865.* 1904. *http://docsouth.unc.edu/fpn/hughest/hughes.html*

Karst, F.: Homeopathy in Illinois, *Caduceus* (vierteljährige Museumszeitschrift für Gesundheitswissenschaft), Sommer 1988, S. 1–33.

Kaufman, M.: *Homoeopathy in America,* Baltimore: Johns Hopkins University Press, 1971.

Kenny, M. G.: A Darker Shade of Green: Medical Botany, Homeopathy, and Cultural Politics in Interwar Germany, *Social History of Medicine,* 2002 15(3):481–504.

Kidd, J.: Nachruf, *The Lancet,* 21. September 1918.

King, W. H.: *History of Homoeopathy* (4 Bände). New York: Lewis, 1905.

Kishore, J.: Homoeopathy: The Indian Experience, *World Health Forum,* 1983, 3:107.

Mainwaring, R. D, und Riley, H. D. Jr.: The Lexington Physicians of General Robert E. Lee, *Southern Medical Journal,* August 2005, 98(8):800–804.

Manchanda, R. J. und Kulashreshtha, M.: Cost Effectiveness and Efficacy of Homeopathy in Primary Health Care Units of Government of Delhi: A study. Vorgestellt auf dem 60. Internationalen Homöopathiekongress in Berlin vom 4. bis 7. Mai 2005, organisiert von LIGA. *www.delhihomeo.com/paperberlin.html*

Martina, G.: *Hahnemann and the independence of Argentina.* Verfügbar auf: *www.thieme-connect.com/ejournals/abstract/ahz/doi/ 10.1055/s-2005-868643*

Meschia, J., Safirstein, B. E. und Biller, J.: Stroke and the American Presidency: U.S. presidents who have had strokes, *Saturday Evening Post,* Januar 2001. Verfügbar auf: *www.findarticles.com/p/articles/mi_m1189/is_1_273/ai_68316081*

Murphy, N.: A History of Huron Road Hospital, *Centennial edition of Today Magazine* (Bulletin des Huron Road Hospital), 1974.

Nayyar, S.: *Reminiscences of Gandhi: Light and Shade.* New Delhi, 1946. Verfügbar auf: *www.gandhi-manibhavan.org/eduresources/chap18.htm*

Other Days, *Homeopathic Recorder,* 1887, S. 6.

Rafuse, E. S.: Typhoid and Tumult: Lincoln's Response to General McClellan's Bout with Typhoid Fever during the Winter of 1861–62, *Journal of the Abraham Lincoln Association,* Sommer 1997, 18(2). *www.historycooperative.org/journals/jala/18.2/rafuse.html*

Rogers, N. *An Alternative Path: The Making and Remaking of Hahnemann Medical College and Hospital of Philadelphia.* Piscataway: Rutgers University Press, 1998.

Roos, C. A.: Physicians to the Presidents, and Their Patients: A Biobibliography, *Bulletin of the Medical Library Assoc.,* Juli 1961, 49(3):291–360. Verfügbar auf: *www.pubmedcentral.gov/articlerender.fcgi?artid=200603#reference-sec*

Royal Ministry of Foreign Affairs, Press Division, *Norway Daily,* 18. März 2002, Nr. 54/02.

Russell, E. W.: *Report on Radionics: Science of the Future.* Suffolk: Neville Spearman, 1973.

Sawyer, C. E., Wilbur, R. L., Cooper, C. M., Boone, J. T. und Work, H.: President Harding's Last Illness, *JAMA,* 1923, 81:603.

Spiegel, A. D. und Kavaler, F.: The Role of Abraham Lincoln in Securing a Charter for a Homeopathic Medical College, *Journal of Community Health,* 2002, 27(5):357–380.

Stephanopoulos, G.: *All Too Human: A Political Education.* Boston: Little, Brown and Company, 1999.

TAIH. *Transactions of the American Institute of Homoeopathy.* Philadelphia: Herman and Company, 1892.

Temple, J. (Nachruf), *The Telegraph.* 2. Februar 2004. Verfügbar auf: *www.telegraph.co.uk/news/main.jhtml?xml=/news/2004/02/20/db2001.xml&sSheet=/portal/2004/02/20/ixportal.html*

Toy, S.: Take Two Eyes of Newt and Call Me in the Morning, *Business Week,* 28. März 1994, S. 144–145.

Treuherz, F.: *Homeopathy in the Irish Potato Famine.* London: Samuel Press, 1995. Verfügbar auf: http://homeoint.org/books/treuherz/index.htm

Webb, J.: Tony Blair on Science, *New Scientist,* 4. November 2006, Ausgabe 2576.

Wershub, L. P.: *One Hundred Years of Medical Progress: A History of the New York Medical College, Flower and Fifth Avenue Hospitals.* Springfield: Charles C. Thomas, 1967.

Woodbury, B. C.: Homeopathy in New Hampshire, *The Homoeopathic Survey,* April 1930, S. 90–94.

KAPITEL 10

Frauenrechtlerinnen für die Homöopathie

„Es gehen zu viele Frauen schulmedizinischer Ärzte zu homöopathischen Ärzten", klagte 1883 ein Arzt bei einer Versammlung der amerikanischen Ärzteorganisation AMA. „Und was noch schlimmer ist", fügte er hinzu, „sie bringen auch ihre Kinder zu Homöopathen" (Coulter 1973, III: S. 116).

Seit den Anfängen der Homöopathie im frühen 19. Jahrhundert fühlten sich Frauen als Patientinnen, als Laienhomöopathinnen für ihre Familie und als professionelle Homöopathinnen zu diesem System hingezogen. Man schätzt, dass zwei Drittel aller Patienten von homöopathischen Ärtzen im 19. Jahrhundert Frauen waren (Kirschmann 2004). Historiker und Ärzte bezeichnen die konventionelle Medizin des 19. Jahrhunderts heute einstimmig als barbarisch. Quecksilber, Arsen, Aderlass und Blutegel gehörten damals zum Standardrepertoire und brachten meist beträchtlich mehr Schaden als Nutzen. Darum suchten die Frauen jener Zeit nach gesünderen Alternativen und wandten sich in großer Zahl der Homöopathie zu.

Attraktiv für Frauen war auch, dass in der Homöopathie nicht nur ihre körperlichen Beschwerden behandelt wurden, sondern auch nach dem seelisch-geistigen Befinden gefragt wurde, da schon das Zuhören einen therapeutischen Nutzen hat. Weiterhin stieg die Beliebtheit der Homöopathie Mitte und Ende des 19. Jahrhunderts in Amerika und Europa aufgrund ihrer besonders guten Ergebnisse bei der

Bekämpfung der Epidemien jener Zeit (Cholera, Typhus, Gelbfieber, Scharlach u. a.). Diese Erfolge verdeutlichten den Frauen, dass die neue Art der Medizin wirksamer – und sicherer – war, als die klassische (Bradford 1900; Coulter 1973).

Zwischen 1840 und 1860 hatten „Physiologische Gesellschaften für Damen“ guten Zulauf. In diesen konnten Frauen ihr Wissen und Bewusstsein über den eigenen Körper erweitern und die sichere Verwendung von Naturheilmethoden erlernen, um sich und ihre Familien gut versorgen zu können.

Bald war bekannt, dass die Popularität der Homöopathie den Frauen zu verdanken war. Ein homöopathischer Arzt erklärte bei einer Veranstaltung des American Institute of Homeopathy: „So manche Frau mit ihrem kleinen Arzneimittelvorrat hat schon die ganze Gemeinde zur Homöopathie überlaufen lassen.“ (Winston 1999: S. 141)

Die positiven Erfahrungen jener Frauen mit der Homöopathie betrafen nicht nur die eigene Gesundheit, sondern auch die ihrer Kinder (Coulter 1975: S. 114 bis 118). Was ein Kranker brauchte, hing nicht von der Diagnose der Krankheit, sondern vielmehr von den spezifischen Symptomen der Person ab, so dass die interessierten Frauen und andere Nichtmediziner lernten, wie sie sich und anderen bei geläufigen akuten Beschwerden helfen konnten. Schwerere und chronische Erkrankungen erfordern nach wie vor professionellen homöopathischen Rat, doch den Frauen gestattete das homöopathische System, ihren Familien selbst wertvolle Hilfe zu leisten. Es war einfach laienfreundlicher als die konventionelle Medizin jener Zeit.

Dieses Vorgehen bedrohte das Selbstverständnis, aber auch die wirtschaftliche Lage konventioneller Ärzte. Die Homöopathie galt in der Öffentlichkeit nicht nur als medizinische Reformbewegung, sondern hatte auch enge Verbindungen zur Frauenrechtsbewegung, zur Sklavenbefreiung und zur republikanischen Politik (damals waren die Republikaner „liberal“, und Lincoln und andere Sozialreformer und

Abolitionisten waren Republikaner). Für Frauen war die Verbindung der Homöopathie mit dem Sozialliberalismus nicht unwichtig, weil die sozialen Normen des 19. Jahrhunderts für sie sehr restriktiv waren. Zum Beispiel galt schon die Vorstellung einer berufstätigen Frau in höheren Kreisen als abwegig.

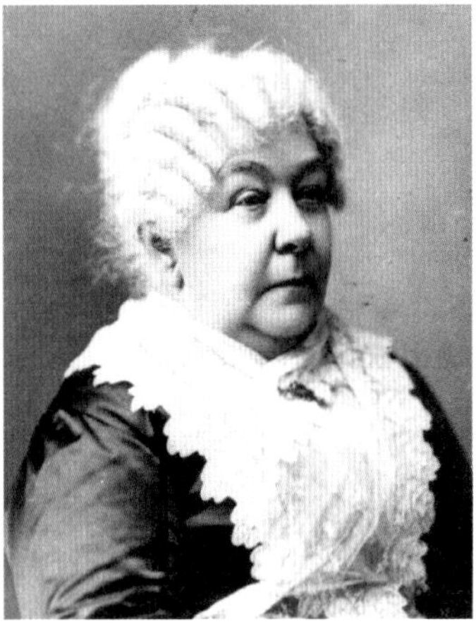

Elizabeth Cady Stanton

Eine der führenden Frauenrechtlerinnen des 19. Jahrhunderts war **Elizabeth Cady Stanton** (1815–1902). Stanton war eine besondere Verfechterin der Homöopathie und sagte: „Ich habe mit der Homöopathie Wunder erlebt", und „Ich möchte mein Leben nach homöopathischen Prinzipien führen." (Wellman 2004: S. 158) Stantons eigene Erfahrungen waren so gut, dass sie sich zur Laienhomöopathin weiterbildete, die – ohne offiziellen Abschluss – anderen homöopathische Mittel verordnete (Winston 2004).

Elizabeth Cady Stanton war mit Henry Stanton (1805–1887) verheiratet, einem erfolgreichen Patentanwalt, Senator und Mitbegründer der Free Soil Party, die später in der Republikanischen Partei aufging.

Während er oft seinen politischen Geschäften nachging, versorgte Elizabeth die sieben Kinder. Auch als drei ihrer Söhne an Malaria erkrankten, behandelte sie diese ernste Krankheit wie alle anderen gesundheitlichen Beschwerden erfolgreich mit homöopathischen Mitteln (Goldsmith 1998: S. 39). In ihrer Autobiographie, die sie ihrer engen Freundin und Mitstreiterin Susan B. Anthony widmete, schrieb Stanton, dass sie verschiedenen Mitgliedern ihrer Gemeinde regelmäßig homöopathische Mittel verschrieb: „Ich war auch ihre Ärztin – mit meinem Homöopathiekasten kümmerte ich mich um kranke Männer, Frauen und Kinder. So kam es zu sehr freundschaftlichen Beziehungen." (Stanton 1897) Außerdem erklärt sie, dass sie in erster Linie homöopathische Hochpotenzen verordnete.

Eine der bekanntesten amerikanischen Feministinnen des 19. Jahrhunderts (deren Name mittlerweile eher in Vergessenheit geraten ist) war **Victoria Claflin Woodhull** (1838–1927). Woodhull kam aus bescheidenen Verhältnissen, gelangte jedoch als erste Frau an der Spitze eines Wallstreet Unternehmens zu Reichtum.[112] Sie war auch die erste weibliche Zeitungsverlegerin und die erste Kandidatin für das amerikanische Präsidentenamt. 1872 kandidierte sie für die neu gegründete Equal Rights Party. Ihr designierter Vizepräsident war der schwarze Politiker, Verleger und Redner Frederick Douglass. Woodhull verlor gegen den beliebten Amtsinhaber Ulysses S. Grant.

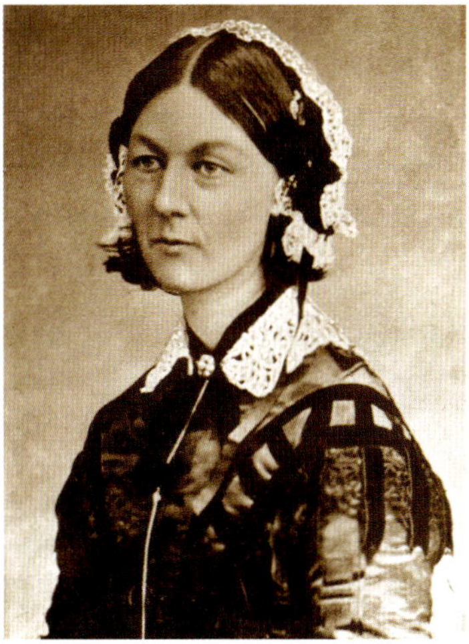

Florence Nightingale

Die Pionierin der Krankenpflege, **Florence Nightingale** (1820–1910), war eine Patientin des homöopathischen Arztes Dr. James Gully, der im englischen Malvern ein Kurbad betrieb. Dr. Gully stand Florence Nightingale nach ihrer Rückkehr nach England aus dem Krimkrieg bei einem Nervenzusammenbruch infolge ihrer traumatischen Erfahrungen bei (Ruddick 2001: S. 19). Sie bezeichnete ihn als „Genie" (Jenkins 1972: S. vii). Florence Nightingale hielt viel von Badekuren,

[112] Woodhull, Claflin & Company eröffneten 1870 mit Unterstützung eines reichen Geldgebers, ihres Bewunderers, Cornelius Vanderbilt.

hat sich jedoch in ihren öffentlichen Schriften nie zur Homöopathie geäußert. Privat schrieb sie jedoch einst an ihre Mutter, dass sie hoffte, ihr Vater würde wegen seines Augenproblems eine homöopathische Behandlung erwägen (Nightingale 1852).

Die ersten Ärztinnen

Die erste Frau, der ein medizinischer Titel zugesprochen wurde, war **Melanie d'Hervilly** (1800–1878), die zweite Frau von Dr. Samuel Hahnemann.[113] Im Alter von 34 Jahren heiratete Melanie den damals 79-jährigen Hahnemann. Sie brachte den Deutschen nach Paris, wo sie bei ihm in die Lehre ging, bis er einst versicherte, sie sei mit der Homöopathie sowohl theoretisch als auch praktisch besser vertraut als jeder andere seiner Schüler (Haehl 1922: S. 446-447; dt. Ausgabe auch Band I, S. 378). Dr. Hahnemann bat Dr. Hering von der Allentown Homeopathic Academy (Amerikas erste Schule für homöopathische Medizin), Melanie einen akademischen Grad zuzuerkennen. 1840 erhielt sie tatsächlich ein Diplom – neun Jahre vor Elizabeth Blackwell.

Einige Historiker behaupten, **Dr. Elizabeth Blackwell** (1821–1910) hätte die erste medizinische Hochschule für Frauen gegründet, doch das ist nicht korrekt. Das erste medizinische College für Frauen war das 1848 gegründete Boston Female Medical College. Vier Jahre später benannte es sich um in New England Female Medical College, bis es 1873 an der Universität Boston in einer größeren homöopathischen Fakultät aufging und zu einem koedukativen Medizincollege wurde.

Eine der ersten Absolventinnen des Boston Female Medical College war 1850 **Dr. Mercy B. Jackson** (1802–1877). Ihre Geschichte

[113] Ein wirklich faszinierendes Buch über Samuel und Melanie Hahnemann stammt von Rima Handley: *Eine homöopathische Liebesgeschichte* (übersetzt von Corinna Fiedler, C. H. Beck, München 1992).

ist recht typisch für die vieler Frauen der damaligen Zeit. 1823 heiratete sie Reverend John Bisbee, Pastor bei der First Universalist Society in Hartford, Connecticut, der jedoch bereits 1829 verstarb. Aus erster Ehe hatte sie drei Kinder, der zweiten Ehe entsprangen acht weitere, doch fünf ihrer Kinder wurden nie erwachsen. Dank ausgiebiger Aderlässe, Blutegel, Brech- und Abführmittel war Mercy mit den Grenzen und Gefahren der konventionellen Medizin bald gründlich vertraut.

1833 zog Mercy Jackson mit ihrem zweiten Mann und ihrer Familie nach Plymouth, Massachusetts. Als die Cousine ihres Mannes, Lydia Jackson, eine enge Freundin von Mercy, Ralph Waldo Emerson heiratete, geriet Mercy Jackson in eine intellektuell sehr anregende Gesellschaft. 1839 begann sie, Homöopathie zu lernen, und ab 1841 führte sie eine kleine homöopathische Praxis für ihre Freunde. Ihrem Hausarzt gegenüber, **Dr. Robert Capen**, der in Harvard studiert hatte, erwähnte sie, dass sie gern Medizin studieren würde. Daraufhin fuhren beide gemeinsam nach Boston, um dort Bücher und Medikamente zu kaufen. Capen überzeugte sich auch selbst vom Wert der Homöopathie. 1842 wurde er Homöopath und blieb bis zu seinem Tod im Jahr 1853 dabei.

Doch Mercy Jackson strebte eine umfassendere medizinische Ausbildung an. Als die Feministin Harriet K. Hunt (1805–1875) in Harvard abgelehnt wurde, schrieb Mercy ihr einen unterstützenden Brief. Zwischen den beiden Frauen, die sich zunehmend für die Frauenrechtsbewegung engagierten, entstand eine lebenslange Freundschaft. 1854 schrieb Mercy einen Brief an die Steuerschätzer der Stadt Plymouth, in dem sie mit der Parole „Taxation without Representation" protestierte („Keine Steuer ohne [politische] Vertretung" war der Leitspruch der amerikanischen Unabhängigkeitsbewegung des 18. Jahrhunderts).

Schließlich graduierte Mercy Jackson 1850 mit 48 Jahren am New England Female College. Im April 1868 wurde sie als erstes weibliches Mitglied der Vereinigung homöopathischer Ärzte von Massachusetts nominiert, doch mit 33 zu 31 Stimmen abgelehnt, obwohl der Vorstand ihre Aufnahme befürwortet hatte.

1867 debattierten die American Medical Association (AMA) und das amerikanische Institut für Homöopathie (AIH) über die medizinische Ausbildung von Frauen. Der Vorschlag, Frauen in das AIH aufzunehmen, wurde mit 68 zu 56 Stimmen zurückgewiesen. 1869 kam jedoch ein ähnlicher Antrag zur erneuten Abstimmung, der mit 80 zu 45 Stimmen abgesegnet wurde. 1871 wurde Dr. Mercy B. Jackson die erste Frau im AIH. 1874 fasste dann auch die Homeopathic Medical Society von Massachusetts den Beschluss, Frauen in ihren Reihen zuzulassen, und Dr. Mercy B. Jackson wurde als erste aufgenommen. Später lehrte sie als Professorin für Kinderkrankheiten an der medizinischen Fakultät der Universität Boston.

Dr. Jackson verdanken die Homöopathen die Erkenntnis, dass *Pulsatilla* Steißgeburten wenden und so eine sicherere, schnellere Geburt ermöglichen kann (Cleaves 1873; King 1905; Pilgram Hall, online).

Als überzeugte Frauenrechtlerin schrieb Dr. Jackson für homöopathische Journale medizinische Artikel über Frauenkrankheiten und setzte sich auch in Beiträgen für Lucy Stones feministische Zeitung *The Women's Journal* für die Sache der Frauen ein. Dabei rügte sie Stimmen für die Koedukation, das sei „der Wunsch, Frauen möglichst den Männern anzugleichen ... Frauen ringen jetzt darum ..., dass sie dieselben Möglichkeiten auf weibliche Weise nutzen dürfen" (Jackson 1874).

Dr. Clemence Sophia Lozier (1813–1888) eröffnete eine Schule für homöopathische Medizin für Frauen, weil sie der festen Überzeugung war, „dass die Frau instinktiv und aus natürlichem Geschick heraus besser für den Medizinerberuf geeignet ist als der Mann" (Lozier 1888). Im Gegensatz zu den Fakultäten der Männer, wo zwischen der herkömmlichen Medizin und der Homöopathie große Feindseligkeit herrschte, tendierten die Studentinnen und die Fakultäten der medizinischen Hochschulen für Frauen zumindest anfangs eher zur Kooperation.

Loziers Schule, das medizinische Frauencollege und Frauenkrankenhaus von New York, eröffnete 1863 und lehrte in erster Linie den Einsatz homöopathischer Arzneimittel. Dem Aufsichtsrat gehörten zahlreiche berühmte Homöopathen an, darunter **Dr. Timothy Field Allen, Dr. William Guernsey, Dr. Edmund Carleton** und Loziers Cousin, **Dr. Carroll Dunham**, außerdem zwei Streiterinnen für die Rechte der Frauen, **Elizabeth Cady Stanton** und **Julia Ward Howe,** sowie **Clara Barton**, die Gründerin des amerikanischen Roten Kreuzes.

Unter dieser Führung überrascht es kaum, dass die Schule die erste im Land war, die das Fach Hygiene und Prävention lehrte (Kirschmann 2004: S. 59). Sie zählte auch zu den ersten, die schon vor 1874 einen dreijährigen Ausbildungsgang anbot, wozu das schulmedizinische Medical College der Universität New York erst 1892 überging. Der Fakultät des Frauencolleges schien ein längeres Ausbildungsprogramm so wichtig zu sein, dass sie für ihr College damit warben, dass „die medizinische Ausbildung von Frauen gründlicher und umfassender sein muss als die Ausbildung von Männern" (Sullivan 1927, Buch 12, Kapitel 13, Teil 6).

1897 errichtete Loziers Schule mit kräftiger Unterstützung seitens der New Yorker Elite ein neues Gebäude nach einem Entwurf von William B. Tuthill, dem Architekten der Carnegie Hall. 1918 verschmolz ihre Schule mit einer größeren medizinischen Hochschule, dem New York Homeopathic Medical College and Flower Hospital. 1936 änderte diese Institution dann ihren Namen in New York Medical College. Kurz danach wurde dort keine Homöopathie mehr gelehrt.

Der Gründung von Loziers Schule folgte die Einrichtung des Women's Medical College von Dr. Elizabeth Blackwell. Im Gegensatz zu Lozier ließ Blackwell in ihrem College keine Frauenrechtlerinnen zu und kritisierte Lozier auch für ihr Engagement in verschiedenen sozialen Reformbewegungen (Kirschmann 2004: S. 61).

Trotz der unterschiedlichen medizinischen und sozialpolitischen Ansichten kooperierten beide Schulen. Eine Zeit lang war Lozier Dekan an Blackwells Schule, und etliche Homöopathen unterrichteten an beiden Lehranstalten. Doch mit zunehmendem Zulauf begannen die beiden Fakultäten, unterschiedliche Schwerpunkte zu setzen, denn Lozier verfolgte einen homöopathischen Ansatz, während Blackwell sich auf die Schulmedizin konzentrierte. Später entwickelten sich die beiden Frauen zu erbitterten Kontrahentinnen. **Susan B. Anthony** (1820–1906), die mit Elizabeth Cady Stanton die nationale Bewegung für das Frauenwahlrecht ins Leben gerufen hatte und heute als eine der führenden Frauenrechtlerinnen Amerikas gerühmt wird, bemühte sich verzweifelt, diese beiden einflussreichen Frauen zu versöhnen, doch ihre medizinischen, politischen und soziologischen Differenzen bildeten eine unüberbrückbare Kluft.

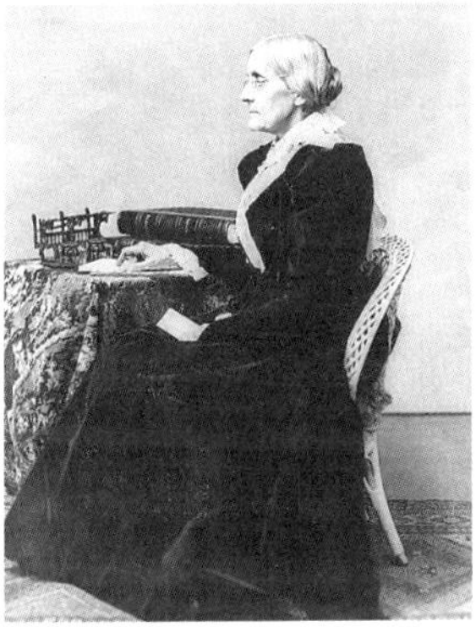

Susan B. Anthony

Anfangs hatten es die medizinischen Ausbildungsstätten für Frauen nicht leicht. Ende der 1860er Jahre kamen 30 angehende Homöopathinnen für die klinische Ausbildung ins Bellevue Hospital. Dort begegneten ihnen die Professoren und Studenten mit so großer Feindseligkeit, dass die Damen Klappmesser mitführten, um sich gegen ihre Verfolger zur Wehr zu setzen (Harth 1999). Einmal versperrten Hunderte Studenten den Eingang und bewarfen sie unter Gelächter und Beschimpfungen mit zerkauten Papierkügelchen. Daraufhin organisierte Dr. Lozier, die Präsidentin des Colleges, eine große Veranstaltung mit Henry Ward Beecher und Horace Greeley, dem Herausgeber des New York Tribune, die das rüpelhafte Benehmen der Medizinstudenten rügten. Nach ausführlicher Berichterstattung in den Medien gab der Bürgermeister von New York seine Zustimmung, die Rechte der Studentinnen durch Polizeischutz sicher zu stellen, damit diese eine vollständige medizinische Ausbildung absolvieren konnten (Kirschmann 2004: S. 59).

Im 19. Jahrhundert war Clemence Sophia Lozier die einflussreichste homöopathische Ärztin Amerikas. 27 Jahre lang war sie Präsidentin und Dekanin ihres Colleges und brachte 219 Frauen zum Abschluss. Für die Homöopathinnen leistete Lozier dasselbe, was Elizabeth Blackwell für die schulmedizinischen Ärztinnen vollbrachte, auch wenn die Geschichte eine starke Tendenz zeigt, für die dominante medizinische Richtung Partei zu ergreifen. Blackwells Name ist heute vielen Menschen ein Begriff; Lozier hingegen kennen nur wenige.

Ende des 19. Jahrhunderts verdienten Homöopathen in der Regel besser als schulmedizinische Ärzte. Das liegt unter anderem daran, dass sie wohlhabendere, gebildetere Patienten anziehen, aber auch daran, dass sie für ihre Dienste meist mehr verlangen und vollere Praxen haben.

1870 gab Lozier das Jahreseinkommen aus ihrer Praxis mit über 25.000 Dollar an, was damals recht ansehnlich war. Laut Elizabeth Cady Stanton, die 1848 zusammen mit Lucretia Mott den ersten Frauenrechtskongress geleitet hatte, zählte Lozier zu den größten finanziellen Unterstützern der Bewegung für das Frauenwahlrecht und von Susan B. Anthonys Schriften. Von 1873 bis 1886 war Lozier Präsidentin der New Yorker Gesellschaft für das Frauenwahlrecht, der New York Woman Suffrage Society, 1877 und 1878 auch Präsidentin des Nationalverbands für das Frauenwahlrecht, der National Woman Suffrage Association.

Loziers Haus in New York wurde zu einer Art Hauptquartier verschiedener Reformbewegungen, wo viele Treffen und Gesellschaften zum Spendensammeln stattfanden. Mal protestierte man gegen das Todesurteil für eine Frau, die des Kindsmordes beschuldigt wurde, mal ging es um erschwingliche Unterkünfte für Arbeiterinnen, oder man wendete sich gegen die Verteilung von Pornographie an Kinder oder begehrte gegen die Verurteilung von Susan B. Anthony auf, die gewählt hatte. Lozier und andere Homöopathen setzten sich auch für die Abstinenzbewegung ein, eine Bewegung, die den Alkoholkonsum senken wollte.[114]

Auch die Homöopathin **Dr. Harriet Clisby** (1830–1931) setzte sich sehr aktiv für Frauenrechte ein. 1877 gründete sie in Boston die Women's Educational and Industrial Union (WEIU), eine Gewerkschaft, die sich für die Verbesserung der Bildung und die Arbeitsbedingungen von Arbeiterinnen einsetzte (Harth 1999). Anlass für die Gründung waren neben der Ausbeutung von Frauen und Kindern Mitte des 19. Jahrhunderts die beengten Unterkünfte mit schlechten sanitären Verhältnissen und die miserablen Arbeitsbedingungen. Die WEIU ist bis heute aktiv, ging jedoch 2006 in der Crittenton Women's Union (CWU) auf. Zu Beginn des 20. Jahrhunderts war die WEIU in Boston eine wichtige Anlaufstelle, insbesondere in rechtlichen Fragen. Viele bekannte Frauen wie Abby Morton Diaz, Louisa May Alcott und Julia Ward Howe waren anfangs intensiv an der Union beteiligt. Dr. Mercy B. Jackson zählte zu den ersten Vorstandsmitgliedern.

Elizabeth Blackwell hatte Clisby zunächst ermuntert, in England Medizin zu studieren, doch stattdessen schrieb sich Clisby in den ersten Studiengang des Medical College and Hospital for Women bei Dr. Clemence Lozier ein. Ihr Interesse an der Homöopathie war nachvollziehbar, denn Dr. Clisby richtete sich nach den religiösen und spi-

---

[114] Clemence Lozier setzte sich aufgrund eigener Erfahrungen für die Mäßigung ein. Von ihrem ersten Ehemann hatte sie sich wegen seiner Trunksucht scheiden lassen.

rituellen Lehren von Emanuel Swedenborg.[115] Mit 90 Jahren wurde sie zur ältesten Ärztin der USA und überschritt diesen Rekord noch, indem sie 101 Jahre alt wurde.

Die erste Ärztin afroamerikanischer Abstammung war **Dr. Rebecca Lee Crumpler** (1833–1895), die im März 1864 am (homöopathischen) New England Female Medical College ihren Doktor machte.

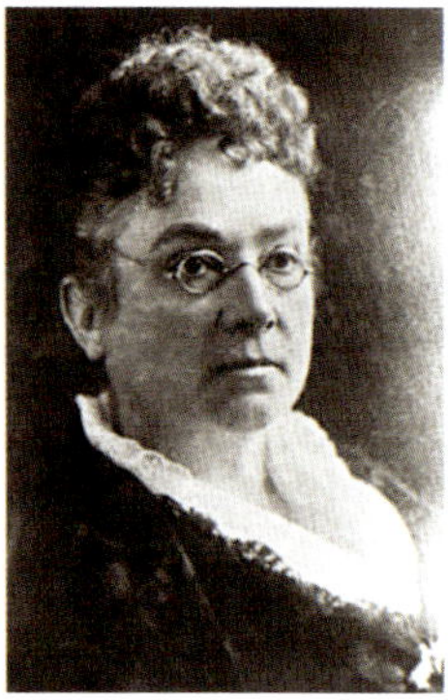

Emily Jennings Stowe

Dr. Emily Jennings Stowe (1831–1903) war eine Vorkämpferin für Frauenrechte in Kanada, wo sie 1852 die erste Schuldirektorin wurde. Sie war auch die erste kanadische Medizinerin. Vor ihrer Ausbildung lernte sie bei **Dr. John Lancaster**, einem homöopathischen Arzt, der ein Freund der Familie war. Nachdem sie an den medizinischen Fakultäten Kanadas immer wieder abgelehnt worden war, bewarb sie sich schließlich am New York Medical College for Women, wo man sie schließlich aufnahm. Dort machte sie 1867 ihren Abschluss und kehrte unmittelbar darauf nach Kanada zurück.

Wie so viele andere Homöopathinnen war Emily Stowe eine aktive Frauenrechtlerin, die oft als die Mutter der Frauenrechtsbewegung von Kanada angesehen wird. 1877 gründete sie den Frauenliteraturclub von Toronto, der sich 1882 in Frauenwahlrechtsclub von Toronto umbenannte. Sie war 1893 die treibende Kraft für die erste nationale, kanadische Organisation für das Frauenwahlrecht, die Dominion Women's Enfranchisement Association, wo sie die erste Präsidentin wurde. 1896 beteiligte sie sich maßgeblich an einem satirischen Parlament, in dem ein Frauenkongress den Männern mit allen Argumenten, die

115 Mehr über Swedenborg und seine Anhänger in Kapitel 13, *Klerus und spirituelle Führer.*

normalerweise gegen die Frauen vorgebracht wurden, das Wahlrecht verweigerte. 1883 unterstützte sie die Gründung des Women's Medical College in Toronto und 1888 die der angeschlossenen Frauenklinik. Sie starb 1903. Erst vierzehn Jahre später wurde den Kanadierinnen das Wahlrecht gewährt.

Dr. Florence Nightingale Ward (1860–1919) war nicht nur Homöopathin, sondern auch Chirurgin.[116] Am Ende war sie die zweite Frau, die in das American College of Surgeons, den amerikanischen Chirurgenverband aufgenommen wurde. Sie war mit dem homöopathischen Arzt **Dr. James Ward** verheiratet, einem Gründungsmitglied des Hahnemann College of the Pacific und Leiter der Gesundheitsbehörde von San Francisco während des berüchtigten Erdbebens von 1906. Dr. Florence Ward leitete in San Francisco eine dreistöckige Klinik.

1884 stellten die Frauen an den homöopathischen Fakultäten 31 Prozent der Studenten und 19 Prozent der Absolventen. Zu Beginn des 20. Jahrhunderts waren 17 Prozent der Homöopathen, aber nur sechs Prozent der Schulmediziner Frauen (Haller 2005: S. 139). Dabei fällt auf, dass die Ärztinnen der konventionellen Medizin sich häufiger als die Homöopathinnen in gesonderten Verbänden für Ärztinnen organisierten. Dieser Unterschied beruht vielleicht darauf, dass homöopathische Organisationen sich den Frauen leichter öffneten als die konventionellen Ärztevereinigungen. Trotz dieses allgemeinen Trends betraten Homöopathen, ob Männer oder Frauen, immer wieder Neuland. Deshalb war absehbar, dass sich die erste nationale Medizinerinnen-Organisation bei einer Tagung des amerikanischen Instituts für

[116] Um mit Missverständnissen aufzuräumen, sei hier erwähnt, dass die Homöopathen sich der Chirurgie keineswegs grundsätzlich widersetzten. Sie erhoben nur Einspruch gegen überflüssige Eingriffe, besonders da homöopathische Mittel diesen häufig vorbeugen können. Wenn doch einmal ein Eingriff notwendig ist, verschreiben Homöopathen Heilmittel, welche die Nachwirkungen der Operation lindern und die Heilung fördern.

Homöopathie im Jahr 1904 in Gestalt der Women's Homeopathic Fraternity zusammenfand (Breckinridge 1933: S. 62).

Homöopathische Hochschulen leisteten auch bei der Integration von Minderheiten Pionierarbeit. 1928 war das New York Homeopathic Medical College[117] die erste medizinische Hochschule in Amerika, die auf Betreiben von Dr. Walter Gray Crump, Sr., ein Stipendienprogramm für Minderheiten einführte. Dr. Crump war Absolvent und ehrenamtliches Fakultätsmitglied des Colleges, als welcher er intensiv am akademischen Leben Anteil nahm. Unter anderem lehrte er Chirurgie, arbeitete an anderen Kliniken als angestellter Chirurg, war Mitbegründer des New York Medical College für Frauen und Treuhänder des Tuskegee Institute und der Howard Universität und spielte eine wichtige Rolle bei der Förderung der Bildung und der Anliegen von Minderheiten (*www.nymc.edu*).

Während zwischen konventionellen und homöopathischen Ärzten beträchtliche Spannungen bis hin zu offener Feindschaft herrschten, waren die Beziehungen zwischen Ärztinnen verschiedener medizinischer Ausbildungsstätten deutlich kooperativer. Zum Beispiel gab es in Chicago etliche Kliniken, an denen Ärztinnen unabhängig von ihrem homöopathischen oder schulmedizinischen Ausbildungsgang Hand in Hand praktizierten (Fine 2005).

Die Frauenforschung hat auch gezeigt, dass Ärztinnen sich lieber der Homöopathie als der konventionellen Medizin zuwandten. Die Aufzeichnungen der Gesundheitsbehörde Illinois von 1878 und 1883 belegen, dass 70 Prozent der Männer schulmedizinische Ärzte wurden, während 60 Prozent der Frauen als Homöopathinnen arbeiteten (Fine 2005).

---

[117] Das New York Homeopathic Medical College trägt heute den Namen New York Medical College und unterrichtet leider keine Homöopathie mehr.

Heute existieren kaum Statistiken zum Frauenanteil unter den Homöopathen, doch auf fast jeder homöopathischen Konferenz wird man feststellen, dass Frauen die Mehrheit der Teilnehmer darstellen. Eine Studie zu professionellen Homöopathen ohne medizinischen Universitätsabschluss in England ergab 1988 unter den registrierten Mitgliedern der homöopathischen Gesellschaft einen Frauenanteil von 48 Prozent. 1996 bis 1999 stellten Frauen 77 Prozent der Mitglieder.

Auch die große Mehrheit der Patienten ist weiblich, was unschwer nachzuvollziehen ist, da die Attraktivität der Homöopathie für Frauen nach wie vor auf denselben Gründen beruht wie im 19. Jahrhundert.

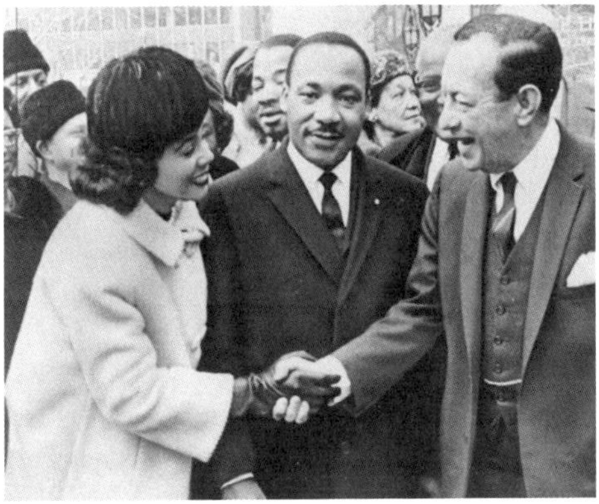

Coretta Scott King

Deshalb überrascht es kaum, dass moderne Frauen wie **Coretta Scott King** (1927–2006), die Witwe von Martin Luther King, Jr., sich besonders für Homöopathie interessieren. Nach ihrem Tod in einem Krankenhaus für alternative Medizin in Mexiko im Januar 2006 gab die Familie bekannt, dass King die Klinik aufgrund ihrer Neigung zur Homöopathie gewählt, aber erst im Endstadium ihrer Krankheit aufgesucht hatte. Auch wenn die Homöopathie niemanden vor Krankheit und Tod bewahren kann, sollte ihre Geschichte als sichere, effiziente Heilmethode doch mehr Beachtung erfahren.

Quellen

Bradford, T. L.: *The Logic of Figures or Comparative Results of Homoeopathic and Other Treatments.* Philadelphia: Boericke and Tafel, 1900.

Breckinridge, S. P.: *Women in the Twentieth Century: A Study of Their Political, Social and Economic Activities.* New York: McGraw-Hill, 1933.

Chen, C.: *The Sex Side of Life: Mary Ware Dennett's Pioneering Battle for Birth Control and Sex Education.* New York: New Press, 1997.

Cleaves Biographical Cyclopedia of Homoeopathic Physicians and Surgeons. Philadelphia: Galaxy, 1873.

Coulter, H. L.: *Divided Legacy.* Vol. III: The Conflict Between Homeopathy and the AMA. Berkeley: North Atlantic Books, 1973.

Coulter 1975 (S. 296)

Fine, E.: Separatism in Medicine? Regular and Sectarian Women Physicians in Nineteenth-Century Chicago. *Symposium for Women Physicians, Women's Politics, Women's Health: Emerging Narratives.* 10.-11. März 2005, National Library of Medicine, National Institutes of Health.

Goldsmith, B.: *Other Powers: The Age of Suffrage, Spiritualism, and the Scandalous Victoria Woodhull.* New York: Knopf, 1998.

Haehl, R.: *Samuel Hahnemann: His Life and Work* (2 Bände). London: Homeopathic Publishing Co., 1922 (Nachdruck New Delhi: B. Jain, undatiert).

Haller, J. S.: *The History of American Homeopathy: The Academic Years, 1820–1935.* New York: Pharmaceutical Products, 2005.

Harth, E.: Founding Mothers of Social Justice: The Women's Educational and Industrial Union of Boston, 1877–1892, *Historical Journal of Massachusetts,* Sommer 1999. Verfügbar auf: www.findarticles.com/p/articles/mi_qa3837/is_199907/ai_n8860523

Jackson, M. B.: *The Women's Journal,* 14. Februar 1874. Verfügbar auf: http://pilgrimhall.org/MedsMercyBJackson.htm

Jenkins, E.: *Dr. Gully's Story.* New York: Coward, McCann & Geoghegan, 1972.

King, W. H.: *History of Homoeopathy* (4 Bände). New York: Lewis, 1905.

Kirschmann, A. T.: *A Vital Force: Women in American Homeopathy.* Piscataway: Rutgers University Press, 2004.

Lozier, A.: *In Memoriam: Clemence Sophia Lozier, MD*. New York: New York Historical Society, 1888, S. 17.

Mitchell, K. M.: Her Preference Was to Heal: Women's Choice of Homeopathic Medicine in Nineteenth-Century United States. Dissertation, History Dept., Yale University, 17. April 1989.

Nightingale, F.: Letter to Mrs. Nightingale, April 1852, Wellcome Medical Library, London, MSS 8993:f82.

www.nymc.edu/today/today.asp (Informationen zu Crump im Ersten Nationalen Stipendienprogramm für Minderheiten)

Pilgram Hall, online (S. 301)

Ruddick, J.: *Death at the Priory: Sex, Love, and Murder in Victorian England*. New York: Atlantic Monthly Press, 2001.

Stanton, E. C.: *Eighty Years and More: Reminiscences 1815–1897*. Verfügbar auf: www.gutenberg.org/files/11982/11982-8.txt

Sullivan, J.: *The History of New York State*. New York: Lewis Historical Publishing Company, 1927. Verfügbar auf: www.usgennet.org/usa/ny/state/his/bk12/ch13/pt6.html

Wellman, J.: *The Road to Seneca Falls: Elizabeth Cady Stanton and the First Woman's Rights Convention*. Chicago: University of Illinois Press, 2004.

Winston, J.: *The Faces of Homeopathy*. Tawa, New Zealand: Great Awk, 1999.

Winston, J.: History of Women in Homeopathy, *The American Homeopath*, 2004, 10:33–36.

Yasgur, J.: Lozier's School, *The American Homeopath*, 1998, S. 42–47.

KAPITEL 11

Firmenchefs und Philanthropen unterstützen die Homöopathie: Eine alte Tradition

Im 19. und im frühen 20. Jahrhundert wurde die Homöopathie in Amerika als die „neue Medizin" gerühmt. Damit zog sie die literarische Elite, viele Politiker und führende Mitglieder der Geistlichkeit an.

Dieses beträchtliche Interesse und die breite Unterstützung der Homöopathie durch so viele einflussreiche Menschen erklärt aber noch nicht ausreichend, wie die Homöopathie allein in den Vereinigten Staaten 22 medizinische Hochschulen und über 100 homöopathische Krankenhäuser gründen konnte. Die Einrichtung und der Betrieb der Ausbildungsstätten und Kliniken kostete viel Geld, und das hatten die Homöopathen – oder sie hatten Zugang dazu, denn in den Hochzeiten der Homöopathie standen ihnen viele reiche Amerikaner zur Seite. Obwohl die Zahl der Homöopathen in Amerika nie mehr als 15 bis 20 Prozent aller praktizierenden Ärzte ausmachte, gingen ausgerechnet die Gebildeten und Reichen bevorzugt zu Homöopathen. Eine Ärztezeitschrift schätzte 1889, dass in Cleveland, Ohio, über 80 Prozent der Steuern von Patienten homöopathischer Ärzte gezahlt wurden (*Medical and Surgical Record 1889*).

Die Unterstützung der Wohlhabenden war nicht nur in Amerika auffallend. Praktisch jedes große Land Europas hatte große homöopathische Krankenhäuser, die von wohlhabenden Bürgern gesponsert wurden.

1916 veröffentlichte das amerikanische Institut für Homöopathie den Bildband *The Hospitals and Sanatoriums of the Homeopathic School of Medicine* mit Fotografien und Begleittexten. Viele der größten homöopathischen Krankenhäuser jener Zeit wurden vollständig oder vornehmlich von homöopathischen Ärzten geleitet. Eine Online-Ausgabe des Buches ist auf *http://homeoint.org/books3/hospital/index.htm* zugänglich.

Ein anderer Hinweis auf den Status der Homöopathie ist der Umstand, dass sich 1900 drei der vier größten medizinischen Bibliotheken in den USA an homöopathischen Fakultäten befanden. Von den fünf medizinischen Fakultäten mit dem größten geschätzten Gebäudewert waren zwei homöopathisch (Rothstein 1972: S. 237).

Viele der größten amerikanischen Konzerne unterhielten Kliniken, an denen die Beschäftigten von homöopathischen Ärzten betreut wurden. Zu diesen Firmen zählten General Motors, die Studebaker Company, die Continental Motor Company, Montgomery Ward,[118] General Electric, National Cash Register[119] und die Chalmers Motor

---

[118] Die homöopathische Klinik von Montgomery Ward and Company in Chicago behandelte allein 1915 49.034 Beschäftigte. Die Firma war stolz, durch den Einsatz homöopathischer Mittel beträchtliche Einsparungen bei den Medikamentenkosten und deutlich weniger Krankentage zu verzeichnen (American Institute of Homeopathy 1916). Während der berüchtigten Grippeepidemie von 1918 gab es in der homöopathischen Klinik von Montgomery Ward nur acht Todesfälle – im Gegensatz zu Hunderten in den Kliniken von Marshall Field und Sears Roebuck, die von konventionellen Ärzten geleitet wurden (Suits 1985: S. 79). Wegen dieser eindrucksvollen Zahlen übertrug die United Cigar Company homöopathischen Ärzten die Leitung aller Werkskliniken in Chicago.

[119] Die National Cash Register Company (NCR) in Dayton, Ohio, war wegen ihres fortschrittlichen Managements bekannt. Der erste offizielle Werksarzt der NCR war 1913 Dr. H. H. Herman. Dr. Herman hatte eine konventionelle Medizinerausbildung hinter sich und schwenkte kurz vor seinem Einstieg in der NCR-Klinik auf die Homöopathie um. Schon vor 1903 war er offiziell Mitglied der Dayton Homeopathic Medical Society und schloss sich 1908 auch der homöopathischen

Company[120] (Robins 2005: S. 148; American Institute of Homeopathy 1916).

Da in diesen Konzernen praktisch gedacht wurde, beruhte die Entscheidung, die verschiedensten akuten und chronischen Beschwerden der Beschäftigten homöopathisch zu behandeln, auf sorgfältiger Analyse und Planung, aber auch auf eindrucksvollen klinischen Ergebnissen.

John D. Rockefeller, Sr.

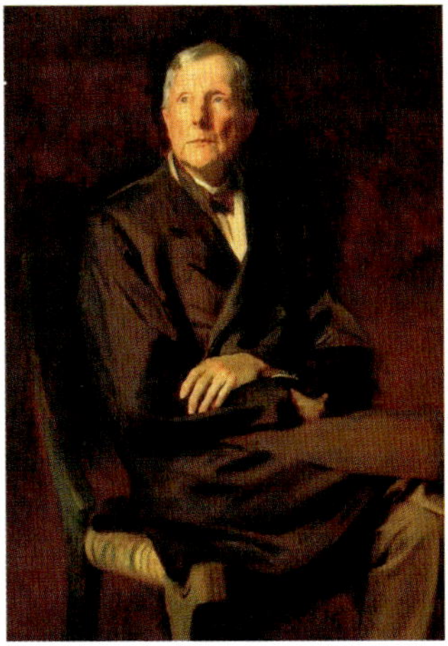

John D. Rockefeller

John D. Rockefeller (1839–1937) hatte wohl mehr Einfluss auf die Medizin als irgendein anderer in diesem Kapitel. Deshalb fällt seine Geschichte auch detaillierter aus – und es ist eine faszinierende Geschichte.

Der reichste Mann Amerikas, der beachtliche 97 Jahre alt wurde, zählte zu den bekanntesten Befürwortern der Homöopathie und zog die homöopathische Behandlung allen anderen medizinischen Methoden vor. Anfangs ließ Rockefeller sich von **Dr. Myra King**

Ärztegesellschaft des Staates Ohio an. 1915 wurde die Klinik ausschließlich von Homöopathen geführt und war für 25.025 Patienten zuständig (American Institute of Homeopahthy 1916: S. 96). Kurz nach Dr. Hermans Einstieg bei der NCR schilderte der Firmenrundbrief für die Beschäftigten verschiedene Naturheilbehandlungen.

120 Die Chalmers Motor Company war zwischen 1910 und 1930 ein besonders beliebter Automobilhersteller. Sie spendete auch den Chalmers Award für Baseballprofis, der später zum Most Valuable Player Award wurde.

Merrick (1825–1899) behandeln, der ersten Ärztin Ohios, die 1867 an der Einrichtung des Cleveland Homeopathic Hospital College for Women beteiligt war. Dr. Merrick hatte sich auf Geburtshilfe spezialisiert und John D. Rockefeller, Jr., auf die Welt geholfen. Zwischen 1890 und 1900 begann **Dr. Hamilton Fiske Biggar** (1839–1926), die Familie Rockefeller homöopathisch zu beraten. Biggar spielte mit Rockefeller Golf, und damals wohnten sie einander direkt gegenüber.

Infolge einer Erkrankung verlor Rockefeller seine gesamte Körperbehaarung. Hierzu konsultierte er zwar verschiedene Spezialisten, entschied sich jedoch letztlich, sich nur von Dr. Biggar behandeln zu lassen. Dieser konnte seine Gesundheit zwar erheblich verbessern, ihm jedoch nicht sein Haar wiedergeben (Murphy 1974).

Historiker haben festgestellt, dass nicht nur J. D. Rockefeller zu Homöopathen ging, sondern dass „alle Standard Oil-Familien" (Kirschmann 2004: S. 46) insbesondere zu Dr. Merrick gingen. Diese genoss in der ärztlichen Welt einen so guten Ruf, dass immer wieder gemunkelt wurde, dass auch konventionell arbeitende Geburtshelfer bei schwierigen Fällen heimlich ihren Rat einholten (Murphy 1974).

1902 gründete Rockefeller das Rockefeller Institut für Medizinforschung (RIMR), zunächst mit einer kleineren Spende von nur 20.000 Dollar, der später eine Schenkung von einer Million Dollar folgte. Bis 1927 stiftete Rockefeller dem RIMR insgesamt 65 Millionen Dollar (Brown 1979: S. 150). Auch wenn das Institut seinen Namen trug, wurden hinter den Kulissen alle Entscheidungen zur Verteilung der Gelder von Frederick T. Gates getroffen, einem Baptisten, der zuvor Geschäftsführer der American Baptist Educational Society gewesen war. Rockefeller war ebenfalls Baptist und wollte deshalb zehn Prozent seines Einkommens an Kirche und Wohltätigkeitsorganisationen abgeben. Gates sagte er, er hätte keine Zeit, seine philanthropischen Unternehmungen selbst zu verwalten; das sollte Gates ihm abnehmen.

Rockefeller war auch dafür bekannt, sich nicht ins Tagesgeschäft der von ihm geförderten Organisationen einzumischen. Er sagte zwar deutlich, dass er mit dem Geld homöopathische Institutionen fördern wollte, doch in den ersten 30 Jahren des 20. Jahrhunderts, in denen Rockefeller und seine Stiftungen volle 550 Millionen Dollar ausgaben, floss praktisch nichts in die homöopathische Ausbildung oder Forschung. 1916 rügte Rockefeller seinen Stab mit den Worten: „Ich bin ein Freund der Homöopathie. Ich wünsche, dass die Homöopathieanhänger von allen medizinischen Instituten, die wir fördern, fair, höflich und liberal behandelt werden." Als er 1919 dann 45 Millionen für die allgemeine Bildung spendete, warnte er seinen Sohn und seine Mitarbeiter: „Die homöopathische Lehre sollte nicht ausgeschlossen sein; sie soll genauso bedacht werden wie die Allopathie." (Brown 1979: S. 109-110)

Frederick Gates und John D. Rockefeller, Jr., jedoch hatten andere Vorstellungen, denn sie hielten nichts von der Homöopathie. Gates bezeichnete Hahnemann sogar als „nahezu irre" (Rockefeller Foundation 1911), obwohl Hahnemann ein intellektueller Riese seiner Zeit gewesen war, der ein zentrales Lehrbuch für Chemie verfasst und zahlreiche Mitglieder der deutschen Aristokratie behandelt hatte. Rockefeller Sr. hatte verschiedene homöopathische Krankenhäuser und Colleges großzügig mit Geld bedacht, bis er Gates für das RIMR anheuerte, doch danach hörten diese Zuwendungen bald auf.

Als J. D. Rockefeller seinen Anwalt Starr J. Murphy bat, zu prüfen, ob die homöopathischen Colleges und Kliniken wirklich seinen Empfehlungen gemäß unterstützt wurden, tischte einer der Geschäftsführer einer großen Wohltätigkeitsorganisation von Rockefeller, Abraham Flexner (1866–1959), diesem schriftlich eine faustdicke Lüge auf. Flexner schrieb an Murphy und Rockefeller: „Wir setzen uns in aller Freundschaft mit den Vertretern der verschiedenen homöopathischen Schulen zusammen und prüfen alle Schulen unabhängig von ihrer

Überzeugung auf genau dieselbe Art." Diese Aussage machte Flexner kurz nach einigen Unterredungen mit Vertretern des New York Homeopathic Medical College and Flower Hospital, in dem er diesen ins Gesicht gesagt hatte, dass Colleges und Kliniken mit dem Namenszusatz „homöopathisch" als „sektiererisch" gälten und deshalb nicht gefördert werden könnten (Coulter 1973, III: S. 464-465).

Als Rockefeller kurz vor der Jahrhundertwende an der Universität Chicago ein medizinisches Institut einrichten wollte, „das weder allopathisch noch homöopathisch, sondern einzig der medizinisch-wissenschaftlichen Forschung" dienen sollte (Benison und Rivers 1967: S. 34), rieten ihm seine medizinischen Berater merkwürdigerweise davon ab (Nevins 1940: S. 263). Offenbar betrachteten sie jegliche Unterstützung für die Homöopathie als unpassend.

Bei der Gründung des Rockefeller-Instituts für Medizinforschung (RIMR) im Jahr 1902 empfahl Gates, dass das Institut nicht an eine Universität angegliedert sein sollte, damit es unabhängig erschien. Gates wusste, dass Rockefeller keine Angliederung an eine allopathische Fakultät wünschte, so dass Gates auf diese Weise vor Rockefeller verschleiern konnte, dass er orthodoxe Fakultäten unterstützte.

1903 war Dr. Frank Billings Präsident der amerikanischen Ärztevereinigung AMA und erklärte in seiner Jahresansprache: „Abgesehen von Chinin bei Malaria und Quecksilber bei Syphilis sind Arzneien so wertlos wie Heilkuren." (Rand, Dewey und Hanchett 1903) Es ist ironisch und traurig zugleich, dass führende Ärzte jener Zeit die ernsten Gefahren herkömmlicher Arzneimittel und deren fragwürdige Wirksamkeit erkannten, diese Erkenntnis jedoch nicht über ihre Standesorganisationen an die Öffentlichkeit weitergaben, sondern Alternativen zu den üblichen Behandlungen hartnäckig und heftig bekämpften.

Als Rockefeller sein Forschungsinstitut ins Leben rief, hoffte er, andere wohlhabende Persönlichkeiten würden vergleichbare (und konkurrierende) Forschungsinstitute ins Leben rufen – was auch geschah. Zum Beispiel schuf Andrew Carnegie (1835–1919), der Gründer der Carnegie Steel Company, die später zur U.S. Steel wurde, eine Stiftung für Fortschritte in der Lehre, die Carnegie Foundation for the Advancement of Teaching, deren Leitung Henry S. Pritchett übertragen wurde. Pritchett traf sich mit Arthur Bevan, dem Vorsitzenden des AMA-Ausschusses für die medizinische Ausbildung, um zu überlegen, wie man die Medizinerausbildung verbessern könnte. Sie kamen überein, zunächst eine Bestandsaufnahme der amerikanischen medizinischen Fakultäten in Angriff zu nehmen. Die AMA konnte eine solche Studie nicht finanzieren, weil sie sonst als voreingenommen gegolten hätte. Deshalb schlug Pritchett vor, dass die Carnegie-Stiftung dies übernehmen könnte – ein genialer PR-Streich. So bekam die AMA, was sie wollte, ohne offiziell als Partner dazustehen.

Für die Untersuchung der medizinischen Colleges und die Entwicklung von Richtlinien für eine moderne medizinische Fakultät wählte Pritchett Abraham Flexner aus, den Bruder des von Gates ernannten Direktors der RIMR, Dr. Simon Flexner. Abraham Flexner war damals arbeitsloser Lehrer ohne medizinische Ausbildung oder besondere Kenntnisse in Medizin. Da er damit jedoch weder als Homöopath noch als Allopath einzustufen war, konnte er als objektiver Prüfer der medizinischen Fakultäten durchgehen. Allerdings stellt sich die Frage, ob er tatsächlich objektiv vorging.

Die AMA und die Carnegie-Stiftung hatten bereits Ziele definiert, bevor Abraham Flexner mit seiner Untersuchung begann. Beide Organisationen waren der Ansicht, Amerika hätte bereits zu viele Ärzte. Dabei beriefen sie sich auf dieselbe Statistik: Deutschland hätte einen Arzt auf 2.000 Menschen, die USA hingegen einen auf 568 Menschen (Flexner 1910: S. 14).

Die AMA hegte eine starke Abneigung gegenüber „abweichenden“ Behandlungsansätzen (Homöopathie, Osteopathie, Chiropraktik, eklektische Medizin und Naturheilkunde). Wenn man diese Konkurrenz ganz oder teilweise aus dem Weg räumen konnte, würde die Nachfrage nach Schulmedizinern steigen, und diese hätten ein besseres Auskommen. Gleichzeitig störten sich die Ärztevereinigung wie auch die Carnegie-Stiftung an der Existenz von drei Fakultäten für Medizinerinnen. Flexner war davon überzeugt, dass Frauen für die hohen geistigen Anforderungen der Medizin weniger gut gewachsen wären und besser als Patientinnen denn als Ärztinnen taugten (Brown 1979: S. 149).

Flexner besprach sich häufig mit führenden Mitgliedern der AMA, pflegte jedoch keine vergleichbaren Kontakte zu homöopathischen Ärzten oder Organisationen. Vor Beginn der Untersuchung bemühten sich Vertreter des amerikanischen Instituts für Homöopathie um einen Termin bei Flexner, doch es gibt keine Berichte darüber, dass ein solches Treffen stattgefunden hätte. Das deutet darauf hin, dass die Homöopathen nicht genauso behandelt wurden wie die konventionellen Mediziner.

Sechs Monate vor Veröffentlichung des Flexner-Reports schrieb Pritchett zudem eine Nachricht an Bevan von der AMA:

> Bei dieser aufwändigen Untersuchung der medizinischen Fakultäten haben wir mit Ihrem Komitee Hand in Hand gearbeitet. ... Wenn der Bericht herauskommt, wird er Ihren Händen Munition liefern. Deshalb ist es wünschenswert, vorläufig eine Position einzunehmen, die keine unmittelbare Verbindung unser beider Bemühungen vermuten lässt. (Berliner 1985: S. 110)

Diese Aussage ist ein schlagender Beweis dafür, dass Pritchett die Zusammenarbeit und Verschwörung von AMA und Carnegie-Stiftung geheim halten wollte.

Falls die Nachricht der Carnegie-Stiftung an die AMA als Beweis für die geheimen Absprachen noch nicht ausreicht, existiert auch noch eine spätere Veröffentlichung der AMA, in der verkündet wurde: „[Nathan Colwell, Sekretär des AMA-Ausschusses für die medizinische Ausbildung] setzte in dieser berühmten Untersuchung viel stärkere Maßstäbe, als gemeinhin bekannt ist." (Coulter 1973, III: S. 446)

Historiker haben aufgezeigt, dass Flexner für seine Bestandsaufnahme in nur sechzehn Monaten alle 155 medizinischen Fakultäten sowie die zwölf Forschungseinrichtungen in den Vereinigten Staaten und Kanada aufsuchen musste. Das bedeutete, dass er an jeder Einrichtung in der Regel allenfalls einen knappen Tag verbrachte. Einige Besuche liefen zudem in Begleitung des AMA-Vertreters Colwell ab.

Bevan war so versessen darauf, die Informationen aus dem Bericht der Carnegie-Stiftung der Ärzteschaft und der Öffentlichkeit zugänglich zu machen, dass er Flexner und Pritchett mehrere Monate vor der Veröffentlichung des Reports um eine Ansprache auf der AMA-Versammlung ersuchte. Pritchett jedoch wollte die enge Verbindung zwischen der AMA und dem Carnegie-Report nicht bekanntgeben (Brown 1979: S. 152). Einige Historiker sind davon überzeugt, der Bericht samt der darin empfohlenen Veränderungen sei von der AMA manipuliert worden (Roberts 1986).

Wie erwartet wurde der Flexner-Report seitens des Journal of the American Medical Association (JAMA) mit Lob bedacht. Zahlreiche andere medizinische Zeitschriften hingegen beurteilten ihn als „hastig", „voller Fehler", „eine gewaltige Frechheit" und „unfair gegenüber kleinen, ehrenwerten Schulen" (Hiatt 1999).

Der ehemalige Professor an der Johns Hopkins University und vormalige Personalchef dieser Klinik, Sir William Osler, der in Amerika wie Europa als einer der angesehensten Ärzte seiner Zeit galt, stellte fest, dass Flexner „sehr wenig von Medizin [verstand]" und dass sein Bericht so viele Fehler enthielte, dass Osler nicht sagen könne, ob Ungerechtigkeit oder Unwissenheit am meisten hervorstächen, dass in jedem Fall aber schweres Unrecht begangen würde (Chesney 1963: S. 177-178).

Besonders kritisch sah Osler Flexners Empfehlung, die Medizinerausbildung solle sich lieber auf die wissenschaftliche Laborarbeit als auf die Klinik konzentrieren. Flexner forderte vehement eine reine Vollzeitlehre mit intensiver Laborforschung anstelle einer Beschäftigung von Ärzten, die zumindest einen Teil ihrer Zeit auch noch behandelten. 1911 schrieb Osler einen harschen Brief an den Präsidenten der Johns Hopkins Universität, Ira Remsen, in dem es heißt: „Ich kann mir nichts vorstellen, was das höchste Ideal der klinischen Ausbildung stärker unterminiert, als unsere jungen Männer, die unsere besten Ärzte werden sollen, einem Lehrkörper auszuliefern, der kraft seines Amtes nicht mehr mit den Bedingungen in Berührung kommt, unter denen diese jungen Männer leben werden." (Osler 1962)

Da Flexner die Johns Hopkins Medical School als „Paradebeispiel" für die bestmögliche wissenschaftliche Medizinerausbildung der damaligen Zeit ansah, hätte diese Kritik dem Flexner-Report eigentlich den Todesstoß versetzen müssen. Doch die Macht und das Geld hinter dem Report waren zu groß, um diese meinungsbildende Lokomotive davon abzuhalten, alles niederzuwalzen, was ihr im Weg stand.

Ironischerweise hatte Ira Remsen, der Präsident der Johns Hopkins University, seine Ausbildung am New York Homeopathic Medical College absolviert, wo er 1865 graduierte und später Chemie lehrte. Dieser Umstand (und vieles andere) hätte eigentlich genügen müssen, um die Behauptung, die medizinische Ausbildung der Homöopathen wäre nicht ausreichend, zu entkräften. Doch leider waren Fakten nicht die Hauptantriebsfeder für die Arbeit von Flexner, Gates und der AMA.[121]

---

[121] Ein anderer führender Vertreter der traditionellen Ärzteschaft in Amerika, der an einer homöopathischen Fakultät promoviert hatte, war der Arzt George H. Simmons (MD am Chicago Homeopathic Medical College, 1883). Simmons war

Flexner lehnte die unorthodoxe Medizin rundweg ab. Chiropraktiker bezeichnete er als „gewissenlose Quacksalber" und eklektische Ärzte als „Medikamentenhasser" (eklektische Ärzte besuchten so genannte eklektische medizinische Ausbildungsstätten, die konventionelle und homöopathische Medizin sowie Kräuterkunde unterrichteten). Die Homöopathie setzte Flexner mit einem Dogma gleich und schrieb in seinem Bericht: „Die schwindende Kraft der homöopathischen Schulen ist ein schlagender Beweis für die Unvereinbarkeit von Wissenschaft und Dogma."

An dieser Stelle ist allerdings festzustellen, dass nur eine Minderheit der ausgebildeten Homöopathen später rein homöopathisch arbeitete. Für die große Mehrheit der homöopathischen Ärzte war die Homöopathie zwar die Methode der Wahl, doch sie setzten auch herkömmliche Therapien ein oder behandelten mit Heilkräutern. Das ist ein klarer Hinweis darauf, dass nicht sie, sondern die konservativen Ärzte einem Dogma anhingen, da sie die Verwendung homöopathischer Mittel oder gebräuchlicher und beliebter Heilpflanzen jener Zeit nicht einmal in Betracht zogen.

Flexner hatte kein Interesse an einem „objektiven" Bericht über die medizinische Ausbildung. Vielmehr stellte er fest, die „wissenschaftliche Medizin" bräuchte nicht demokratisch zu sein oder auf das Interesse der Öffentlichkeit an Alternativen zur Schulmedizin einzugehen, und hielt fest, dass eine abweichende Meinung ein Zeichen für Unwissenheit oder „blinden Glauben" an ein „Dogma" sei (Flexner 1910: S. 156, 161).

1899 bis 1911 Generalsekretär der AMA und bis 1924 Herausgeber des JAMA. Zur Zeit der Veröffentlichung des Flexner-Reports war der Arzt Eugene H. Porter Gesundheitsbeauftragter des Staates New York. Er hatte seinen Doktor 1885 am New York Homeopathic Medical College gemacht und war aktives Mitglied des American Institute of Homeopathy.

Trotz dieser ernsten und vielfältigen Bedenken hatte der Flexner-Report einen dramatischen Einfluss auf die Ärzteausbildung in Amerika. Flexner empfahl die Schließung aller medizinischen Colleges für Frauen. Kurz darauf wurden tatsächlich alle bis auf eines geschlossen, ebenso fünf der sieben Ausbildungsstätten für Schwarze. Von den 22 homöopathischen Instituten im Jahr 1900 waren 1923 nur noch zwei geblieben. Ähnlich erging es den Ausbildungsstätten für Naturheilkunde, eklektische Medizin und Chiropraktik. Alle homöopathischen Fakultäten mussten ihren Lehrplan entsprechend der von Flexner geforderten Leitlinien umstellen. Diese Veränderungen erforderten einen biomedizinischen Blickwinkel, was den Anteil der homöopathischen Ausbildung erheblich minderte. So brachten die homöopathischen Fakultäten bald zweitklassige Homöopathen hervor, und 1950 waren alle homöopathischen Fakultäten geschlossen. Letztendlich führte der Flexner-Report dazu, dass es weniger, aber reichere Ärzte gab und die Homogenität von Rasse, Geschlecht und therapeutischer Ausrichtung zunahm.

Kurz nach Erscheinen des Flexner-Reports wurde Abraham Flexner von der Bildungsstiftung General Education Board eingestellt, wo er anschließend unermüdlich an der Umsetzung der in seinem Bericht empfohlenen „Reformen“ arbeitete. Zwischen 1910 und 1930 brachte diese Organisation Zuwendungen in Höhe von 180 Millionen Dollar auf, deren Verwendungszweck von Frederick Gates und Abraham und Simon Flexner kontrolliert wurde. Die großzügigen Gaben sollten die Akzeptanz des Flexner-Reports fördern beziehungsweise erzwingen (Brown 1979: S. 166). Es existiert kein Hinweis darauf, dass dabei auch nur ein einziges homöopathisches College oder Krankenhaus mitbedacht wurde. Diese Förderpraxis hatte großen Anteil am Niedergang der homöopathischen und eklektischen Einrichtungen.

Gates und dessen Topmanager waren gezielt wegen ihrer antihomöopathischen Einstellung ausgewählt worden, und die Rockefeller-

Stiftungen sorgten dafür, dass keine Fakultät und kein College, die sich offiziell als „homöopathisch" bezeichneten, gefördert wurden. Rockefellers Homöopath Dr. Biggar erhielt von J. D. Rockefeller zwar Land und Gelder für den Bau des Cleveland Homeopathic Hospital College, wo der Mäzen sogar für kurze Zeit als Vizepräsident tätig war (Chernow 1998: S. 404), doch Gates achtete darauf, dass die Rockefeller Stiftung für Medizinforschung keinerlei sonstige Gelder an homöopathische Institutionen ausschüttete. Selbst Rockefellers Privatsekretär Harry Simms, der in Rockefellers Verwandtschaft einheiratete und später erst im Aufsichtsrat (1922) und dann als Vorsitzender (1936 bis 1956) des Cleveland Homeopathic Hospital College mitarbeitete (Murphy 1974), konnte nach dem Bau des Colleges keine weiteren Geldmittel mehr erwirken.

Weil die neuen Staatsexamen immer detaillierter nur das medizinische Grundlagenwissen abfragten (ob dieses für die klinische Praxis nun relevant war oder nicht), mussten auch die homöopathischen Institutionen sich bei der Lehre auf diese Themen konzentrieren, was natürlich zu Lasten der Feinheiten und Kunst der homöopathischen Medizin ging. Um die homöopathischen und eklektischen Lehranstalten gezielt auszuschalten, erließ der AMA-Ausschuss für die Medizinerausbildung Richtlinien, die alle Ausbildungsstätten nach bestimmten Standards bewerteten, die auf biomedizinischer Forschung und dem orthodoxen medizinischen Behandlungsansatz beruhten. Gleichzeitig wurden die Schulen zur Anschaffung neuer, kostspieliger Geräte verpflichtet, von denen die Schulmedizin stärker profitierte als der homöopathische Ansatz. Die Rockefeller-Stiftungen unterstützten bei der Anschaffung dieser Geräte jedoch nur die streng schulmedizinischen Fakultäten, so dass die homöopathischen Colleges und deren Medizinstudenten stark ins Hintertreffen gerieten.

Die Homöopathen setzten sich mit aller Kraft zur Wehr. 1894 (16 Jahre vor dem Flexner-Report) hatte die Vereinigung der amerikanischen, medizinischen Colleges offiziell anerkannt, dass die homöopathischen Colleges die Grundlagen der Medizin ebenso gut vermittelten wie die orthodoxen Colleges. Diese angesehene Organisation hatte auch einen Passus verabschiedet, dem zufolge der Abschluss an einem homöopathischen College zum weitergehenden Studium an einer schulmedizinischen Fakultät berechtigte. Abgesehen von den Kursen, die ausschließlich der klinischen Homöopathieausbildung dienten, sollte jeder ihrer Kurse anerkannt werden (Kaufman 1971: S. 146). Selbst das JAMA würdigte die hohe Qualität der medizinischen Ausbildung, die von den homöopathischen Ausbildungsstätten geleistet wurde, durch die jährliche Veröffentlichung der Examensergebnisse, bei der peinlicherweise herauskam, dass die Absolventen homöopathischer Institutionen beim Staatsexamen seltener durchfielen als die Kandidaten konventioneller Fakultäten (Von 1900 bis 1905 fielen von den Homöopathen neun Prozent durch die Prüfung, von den Schulmedizinern 16 Prozent; 1909 lag der Unterschied bei 14,3 gegen 16,2 Prozent) (Robins 2005: S. 76; JAMA 1909).[122]

Als Gates Rockefeller kennenlernte, war er strenger Baptist. Bald darauf las er die Bibel kritischer und schrieb einmal:

> [dass] Christus weder die baptistische noch andere Kirchen gegründet hat und dies auch nie vorhatte; dass weder er noch seine Jünger im Laufe seines Lebens getauft haben; dass er die Kommunion nicht als Sakrament gespendet hat, und dass die gesamte Grundlage des Baptismus auf

---

[122] Flexner und Gates stimmten auch darin überein, dass nur die größeren medizinischen Fakultäten weiterbestehen sollten. Dennoch ergaben Statistiken von 1912, dass die Studenten der größeren Fakultäten beim Staatsexamen prozentual nicht besser abschnitten (Our Colleges 1913). Die Durchfallquote der Boston University (eine homöopathische Fakultät) lag bei 3,3 Prozent, während Harvard eine Durchfallquote von 11,8 Prozent vorzuweisen hatte.

Texten gründet, die keine Autorität besitzen." (Brown 1979: S. 125)

Gates war vom Baptismus zur Religion der „wissenschaftlichen Medizin" konvertiert.[123]

Rockefeller wurde einst gefragt, ob er mal Medizin studiert hätte. Er antwortete darauf: „Das nicht, aber ich habe Ärzte studiert." Das hatte er wahrhaftig und zog für sich selbst wohl genau darum stets die homöopathische Behandlung vor. Vielleicht überlebte er deshalb seinen eigenen Homöopathen, der nur 87 Jahre alt wurde. Rockefellers nächster und letzter Homöopath, **Dr. Alonzo Eugene Austin**, war wie seine Vorgänger ein ergebener Anhänger Hahnemanns.

Trotz Rockefellers großer Wertschätzung für die Homöopathie und seiner Forderung, homöopathische Institutionen und Organisationen genauso zu fördern wie die konventionelle Medizin, hat die Homöopathie vom Rockefellers Vermögen nicht in nennenswertem Umfang profitiert. Wenn man überlegt, wie viel Dollar damals im Spiel waren, wird klar, dass die konventionelle Medizin finanziell erheblich besser gestellt wurde, während die homöopathische Medizin massiv ins Hintertreffen geriet.

Für Rockefeller war die Homöopathie ein „progressiver und aggressiver Schritt" in der Medizin (Coulter 1973, III: S. 463), doch gegen die Macht und den Einfluss des großen Geldes, das gegen sie arbeitete, kam sie leider nicht an.

---

123 Die „wissenschaftliche Medizin" sollte eher als „reduktionistische Medizin" bezeichnet werden, weil ein Patient darin nicht als Gesamtkomplex bestimmter körperlicher und geistiger Merkmale betrachtet wird, sondern Probleme auf individuelle Symptome oder Erkrankungen biochemischer Natur reduziert werden.

George Eastman

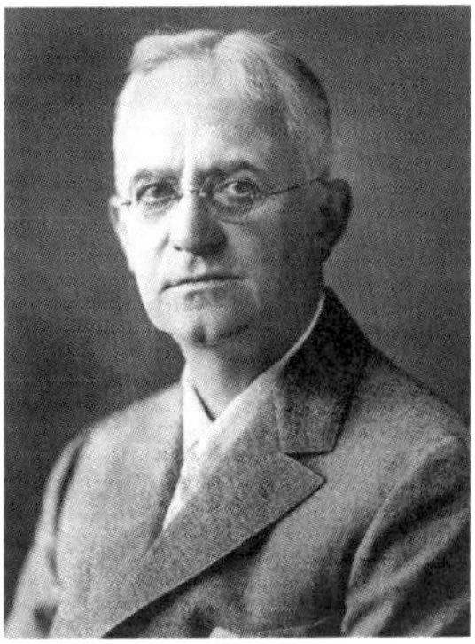

George Eastman

Auch der Gründer der in Kamera-Fragen führenden Eastman Kodak Company, **George Eastman** (1854–1932), war ein eifriger Unterstützer der Homöopathie. Eastman wuchs infolge des Interesses seiner Mutter Maria an dieser neuen Medizin in die Homöopathie hinein. 1890 unterzog sich Maria Eastman am Rochester Homeopathic Hospital erfolgreich einer Krebsoperation. Aus Dankbarkeit gegenüber ihrem Homöopathen und Operateur, Dr. John M. Lee, spendete Eastman dem Krankenhaus 600 Dollar. Nach Marias Tod im Jahr 1907 spendete er 60.000 Dollar für ein Schwesternwohnheim, das den Namen Maria Eastman Hall tragen sollte. Bis zur Schließung der Schwesternschule im Jahr 1978 waren in dem dreistöckigen Gebäude Schwesternschülerinnen untergebracht.

Eastman war Vorstandsmitglied des Rochester Homeopathic Hospital. 1926 änderte das Haus seinen Namen in Genesee Hospital. Obwohl es danach nicht mehr streng homöopathisch behandelte, öffnete es sich auch anderen progressiven und liberalen medizinischen Ansätzen. Weil dort Abtreibungen durchgeführt und ärztliche Sterbehilfe geleistet wurde, geriet das Krankenhaus etwa fünfzehn Jahre lang in die Zielscheibe der Pro-Life-Aktivisten, bis es schließlich 2001 seine Tore schloss.

George Worthington

George Worthington (1813–1871) war ein Händler und Banker des 19. Jahrhunderts aus Cleveland, Ohio, der 1835 die George

Worthington Company gründete. Diese Firma, die mit Industriegütern handelte, war bis 1991 Clevelands ältestes, noch bestehendes Unternehmen. Hinzu kamen verschiedene Bank- und Minenkonzerne. 1865 gründete Worthington mit anderen Geschäftsleuten aus Cleveland die Hahnemann Life Insurance Company und damit die erste Gesellschaft in Amerika, die Menschen versicherte, die sich medizinisch ganz auf die Homöopathie verließen. Patienten homöopathischer Ärtzte durften niedrigere Prämien zahlen als konventionell Behandelte, weil es bei homöopathischer Versorgung nachweislich weniger Todesfälle gab. Die Gesellschaft war so nachhaltig ausgestattet und finanziert, dass sie als erste westliche Versicherungsgesellschaft im Staat New York zugelassen wurde.

1878 wies die Homeopathic Mutual Life Insurance Company einen Bestand von 7.927 Policen von Patienten mit homöopathischen Ärzten auf, von denen sie 84 Todesfälle verzeichnete (1,06 Prozent). Dieselbe Gesellschaft verwaltete auch 2.258 Policen von Patienten, die einen allopathischen Arzt aufsuchten. In dieser Gruppe lag die Sterberate bei 66 Fällen (2,92 Prozent), also im Vergleich fast dreimal so hoch (Homeopathic Lives 1979).

Mit zunehmender Beliebtheit dieses Lebensversicherers wollten sich dort immer mehr Menschen zu günstigen Prämien versichern, die sich nicht homöopathisch behandeln ließen, was die Firma in finanzielle Bedrängnis brachte. Einige homöopathische Lebensversicherer hielten sich bis nach 1890.

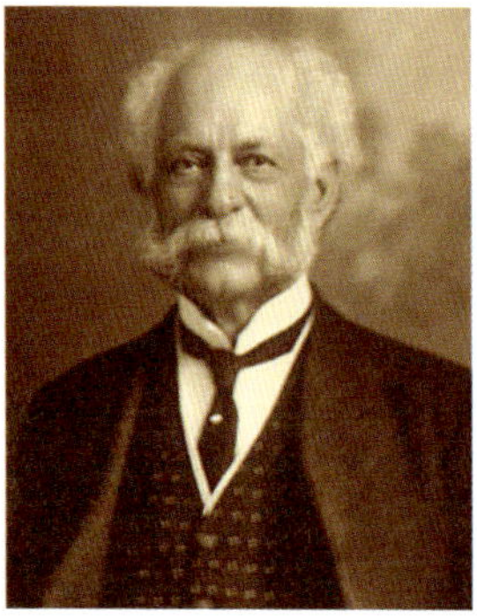

Henry John Heinz

H. J. Heinz (1844–1919) war der Gründer des internationalen Lebensmittelkonzerns H. J. Heinz Company. Heinz beteiligte sich an der Errichtung des Hahnemann-Denkmals in Washington D.C. und spendete zum Gedenken an seine Frau 10.000

Dollar für ein Studentenwohnheim der Universität Kansas (der damals das Kansas City Hahnemann Medical College angegliedert war).

John Pitcairn (1841–1916) war der Gründer von Pittsburgh Plate Glass, die heute als PPG Industries weltweit über zehn Milliarden Dollar Nettoumsatz schreiben. Pitcairn war der Hauptsponsor des Aufbaustudiengangs für Homöopathen (Post-Graduate School of Homeotherapeutics in Philadelphia, der während der zehn Jahre seines Bestehens, von 1890 bis 1900, als die beste homöopathische Ausbildungsstätte der USA galt. Der wichtigste Dozent dort war **Dr. James Tyler Kent**. In den ersten vier Jahren versorgte das angeschlossene Lehrkrankenhaus kostenlos über 36.000 Patienten. Pitcairn war Präsident der Schule und ein großer Anhänger des Wissenschaftlers und Mystikers Emanuel Swedenborg. Er soll Dr. Kent mit dem Gedankengut Swedenborgs vertraut gemacht haben (mehr über Swedenborg in Kapitel 13, *Klerus und spirituelle Führer*).

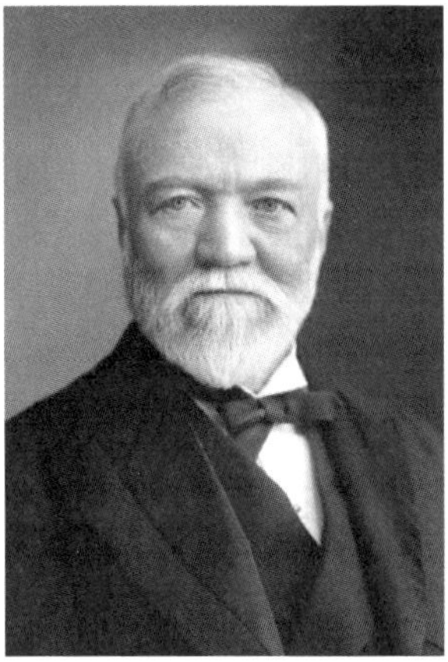
Andrew Carnegie

Andrew Carnegie (1835–1919) war der Gründer der Carnegie Steel Company, die später in die U.S. Steel umgewandelt wurde. Nach John D. Rockefeller war er der zweitreichste Amerikaner. In seinen frühen Jahren war er ein Fürsprecher der Homöopathie und wurde 1876 im Jahresbericht des Homeopathic Hospital and Dispensary Pittsburgh wegen einer großen Spende als Treuhänder genannt. Vermutlich beruhte sein Interesse an der Homöopathie darauf, dass er ein Nachbar der Familie Pitcairn war, doch im Vergleich zu anderen in diesem Kapitel war Carnegies Unterstützung für die Homöopathie eher unbedeutend. Später arbeitete die Carnegie-Stiftung eng mit der amerikanischen Ärztevereinigung AMA zusammen, griff die Homöopathie an und unterstützte die konventionelle Medizin jener Zeit. Es ist unklar, welche Rolle Carnegie selbst dabei spielte, denn als seine Stiftung den Homöopathie feindlichen Flexner-Report herausbrachte, war Carnegie schon 75 Jahre alt.

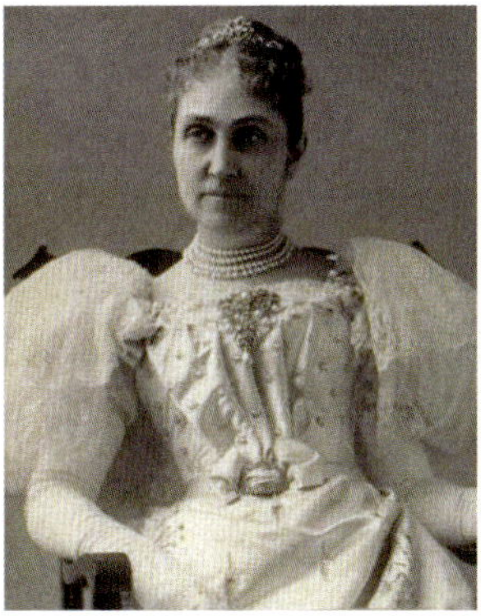

Phoebe Hearst

Phoebe Hearst (1842–1919) war mit dem Gründer der Homestake Mining Company, George Hearst, verheiratet und die Mutter des Zeitungsmagnaten William Randolph Hearst. Von 1882 bis 1908 gehörte sie dem Aufsichtsrat des Hahnemann Medical College of the Pacific an und stellte erhebliche Summen für die Einrichtung des Hahnemann Hospital in San Francisco bereit. Außerdem war sie Mitglied auf Lebenszeit im Fabiola Homeopathic Hospital and Free Dispensary von Oakland California (mehr über dieses Krankenhaus in den *Hearst papers*, siehe Quellenangaben).

1852 tat sich **Daniel B. Wesson** (1825–1906) mit Horace Smith zusammen, um mit der Winchester das erste Repetiergewehr zu entwickeln. Zur Gründung des Hampden Homeopathic Hospital in Springfield, Massachusetts, stellten er und seine Frau ihr Haus zur Verfügung (Proceedings 1901: S. 264).

Samuel F. B. Morse (1791–1872) erfand den ersten elektrischen Telegrafen und entwickelte das nach ihm benannte Morse-Alphabet. Er war Patient homöopathischer Ärzte.

John H. Patterson (1844–1922) gründete die National Cash Register (NCR), ein sehr fortschrittlich orientiertes Unternehmen. 1893 baute Patterson angesichts der Probleme der damaligen Manufakturen die erste „Tageslichtfabrik" mit deckenhohen Glasfenstern, die Licht und Luft einließen. 1903 stellte er Dr. H. H. Herman ein, der die Werksklinik leiten sollte. Dr. Herman hatte zwar eine konventionelle Medizinerausbildung durchlaufen, stieg jedoch nach einigen Jahren in der NCR-Klinik auf homöopathische Medizin um.

Europäische Gönner

Schon bevor Dr. Samuel Hahnemann mit homöopathischen Mitteln experimentierte und seine neue Form der Medizin entwickelte, war er ein angesehener Arzt, Chemiker und Übersetzer. Seine praktische Ausbildung als orthodoxer Mediziner jener Tage absolvierte er beim Leibarzt des österreichischen Kaisers, dem Wiener Medizinprofessor **Freiherr von Quarin**. Später behandelte er Mitglieder des deutschen und österreichischen Adels.

Hahnemann machte auch wichtige Entdeckungen in der Chemie, die von den Apothekern seiner Zeit regelmäßig genutzt wurden. Sein vierbändiges *Apothekerlexikon* wurde zu einem ihrer wichtigsten Lehrbücher. Einige Wissenschaftshistoriker attestieren Hahnemann eine wichtige Rolle in der Geschichte, mit der er „weit über seine zahlreichen Zeitgenossen, auch die Chemiker unter ihnen" hinausging. Hätte er diesen Weg weiter fortgesetzt, so wäre er als bekannter Chemiker in die Geschichte eingegangen (von Lippman 1953: S. 298).

Nachdem Hahnemann mit der Entwicklung des homöopathischen Systems begonnen hatte, wurde er rasch bekannt. Zu seinen Gönnern zählten Herzog Ferdinand von Anhalt-Köthen, der Herzog von Meiningen, der Großherzog von Baden und viele andere. Die Homöopathie wurde in den deutschen Fürstenhäusern und Regierungen so beliebt, dass es bald zum guten Ton gehörte, sich homöopathisch behandeln zu lassen. Diese Entwicklung beschleunigte sich, als sich zwei große Kriegshelden einer vielfach beachteten und erfolgreichen homöopathischen Behandlung unterzogen: Karl Philipp Fürst zu Schwarzenberg und Feldmarschall Johann Joseph von Radetzky. Zwei der berühmtesten deutschen Autoren der damaligen Zeit, Johann Wolfgang von Goethe und Jean Paul Friedrich Richter, berichteten von diesen Erfolgen, aber auch über ihre Meinung zur Homöopathie und ihre Sorge wegen der Angriffe seitens der etablierten Mediziner.

Dr. Samuel Hahnemann war verheiratet und hatte elf Kinder. Nach dem Tod seiner Frau im Jahr 1830 unterhielt er in Deutschland eine florierende Praxis, bis er sich 1834 im Alter von 79 Jahren unsterblich in eine 34-jährige Französin verliebte, mit der er bald darauf nach Paris zog. Seine neue Frau, Melanie d'Hervilly, war Künstlerin, Dichterin und eine sehr intellektuelle Frau, deren Freunde zur Pariser Elite zählten. Hahnemann genoss damals in Europa einen ausgezeichneten Ruf, so dass bald viele große adlige und geistliche Persönlichkeiten sowie Angehörige des Militärs aus Frankreich und England, aber auch Arztkollegen, in seiner Pariser Praxis anklopften.

Hahnemann behandelte etliche Mitglieder der französischen Elite wie den Schriftsteller **Honoré de Balzac** (1799–1850), der als Vater des europäischen Realismus gilt, den Geiger und Komponisten **Nicolo Paganini** (1782–1840), den Bildhauer **Pierre-Jean David** (1788–1856), auch bekannt als David d'Angers, der eine Statue von Hahnemann schuf, **Jacques Claude, Comte de Beugnot** (1761–1835), der vor, während und nach der französischen Revolution ein bekannter Politiker war, sowie **Philippe Musard** (1761–1859), der eines der beliebtesten Orchester leitete und zu Europas bekanntesten Musikern zählte. Er schickte viele Mitglieder seines Orchesters zu Dr. Hahnemann.

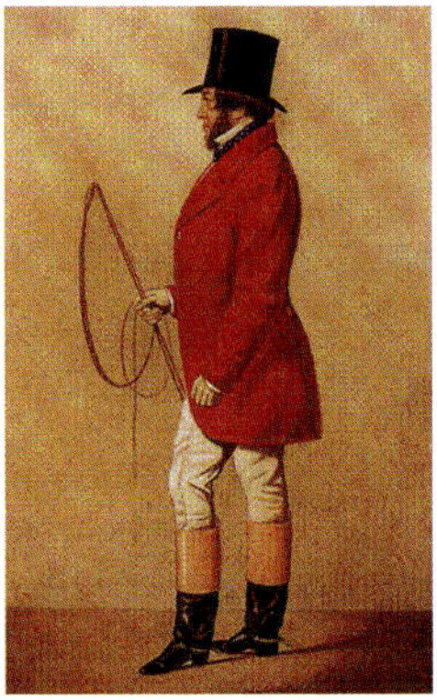

Baron de Rothschild

Auch die britische Aristokratie ließ sich gern von Hahnemann behandeln. Der Bankier **Baron Mayer Amschel de Rothschild** (1818–1874) suchte bei ihm Hilfe wegen Arthritis und Neuralgie. Andere Patienten waren der spätere Gouverneur von Jamaika und Kanada, **Lord Elgin** (1811–1863), die schottische **Lady Kinnaird**, die **Countess of Hopetoun**, eine weitere Schottin, **Lord Capel, Lady Belfast, Lady Drummond** und die **Herzogin von Melford** (Handley 1997: S. 20-22).

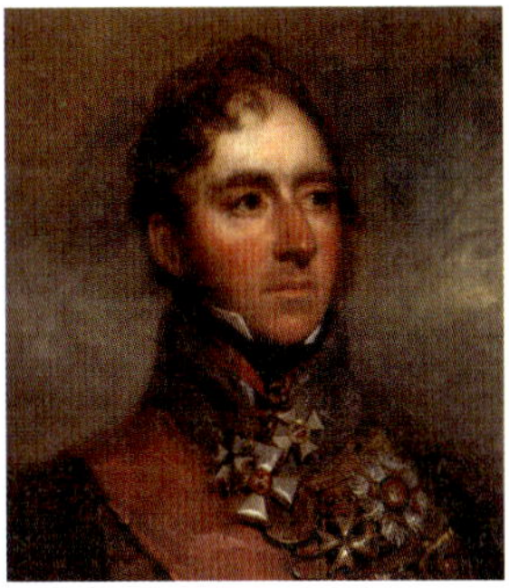

Henry William Paget,

Henry William Paget, der erste Marquess of Anglesey und Earl of Uxbridge (1768–1854) war ein britischer Kommandeur, Politiker und Aristokrat, der noch heute als General der britischen Kavallerie in der Schlacht von Waterloo ein Begriff ist. Bei einem der letzten Kanonenschüsse in dieser Schlacht wurde Paget so schwer verletzt, dass ihm ein Bein amputiert werden musste. 21 Jahre lang litt er unter schlimmen Schmerzen, bis er sich 1836 von Hahnemann behandeln ließ.

Hahnemann heilte auch **William Leaf**, einen der reichsten Kaufleute Londons, der viele Jahre an einer chronischen Krankheit gelitten hatte. Daraufhin beschloss der Kaufmann, die Homöopathie mit seinem beträchtlichen Vermögen zu fördern. Er lud den angesehenen Pariser Homöopathen Dr. Paul Curie (1799–1853) nach London ein, um dort ein homöopathisches Krankenhaus und eine Armenapotheke zu betreiben.

Die Familien **Tate**, führend im Zuckergeschäft und Begründer der berühmten Londoner Tate Gallery, und **Wills**, führend im Tabakgeschäft, finanzierten und bauten die homöopathischen Krankenhäuser von Liverpool und Bristol, die heute noch existieren und florieren. Die Schokoladenhersteller **Cadbury** und **Rowntree** erbauten im Gegenzug die homöopathischen Krankenhäuser von Birmingham und York.

Letztlich hatte die Verbindung der Homöopathie zum britischen Adel gute und schlechte Folgen. Ihre Beliebtheit in England beschränkte sich in erster Linie auf die vornehmen Kurbäder (wie Buxton, Leamington, Harrogate, Bath und Malvern), auf reiche Ferienorte an der Küste (wie Eastbourne, Brighton und Bognor Regis) sowie auf London und Südengland allgemein. Im Gegensatz zur Pflanzenmedizin, die besonders im Norden und in den Industriestädten florierte, fasste die Homöopathie bei den Arbeitern nie wirklich Fuß. Deshalb fand die Homöopathie nach dem Niedergang des Adels ab 1890 nie die Unterstützung der Massen (Cannadine 1996: S. 88-181).

Robert Bosch

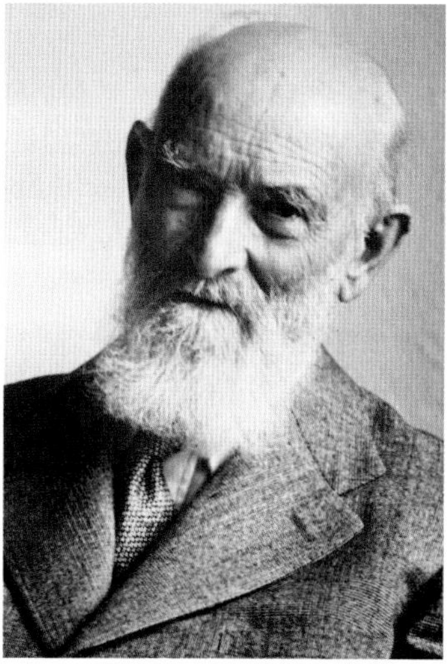

Robert Bosch

Robert Bosch (1861–1942) hat an dieser Stelle wegen seines beträchtlichen Interesses an der Homöopathie und seiner nachhaltigen Unterstützung einen separaten Eintrag verdient.

Bosch gründete mit der Robert Bosch GmbH einen großen Zulieferer der Automobilbranche und Maschinenhersteller in Deutschland. Neben hochwertigen Produkten legte die Firma Bosch auch großen Wert auf eine gesunde Arbeitsumgebung mit guter Belüftung und Beleuchtung und war das erste Unternehmen Europas, das den Achtstundentag einführte (anstelle von zehn bis zwölf Stunden Arbeitszeit).

Bosch wuchs im Königreich Württemberg auf, wo die russische Zarentochter Olga von Württemberg (1822–1892) Karl I. von Württemberg geheiratet hatte. Königin Olga, ein Großteil des Adels und sogar ein Großteil der ländlichen Bevölkerung Württembergs waren Ende des 19. Jahrhunderts entschiedene Anhänger der Homöopathie.[124] Nur die Universität wehrte sich und weigerte sich, Homöopathie zu lehren oder den Dialog mit homöopathischen Ärzten aufzunehmen.

Schon als Kind wurde Bosch mit Homöopathie und Naturheilkunde behandelt. Als Erwachsener zog er den Homöopathen **Dr. Heinrich Goehrum** zu Rate, der für ihn über 50 Jahre ein enger Vertrauter war. Bosch mochte an Goehrum dessen Offenheit für die Homöopathie, aber auch sein Interesse für Naturheilkunde und gesunde Umweltbedingungen an sich.

Bosch setzte sich jahrzehntelang und mit vielen Millionen Mark für ein homöopathisches Krankenhaus ein, das schließlich 1940 in Stuttgart unter dem Namen Robert-Bosch-Krankenhaus eröffnete. Bosch hielt die Homöopathie besonders für innere und chronische Krankheiten für geeigneter als die Schulmedizin, wollte jedoch, dass dieses Krankenhaus jede erprobte Behandlungsmethode einsetzte (Heuss 1994: S. 510). Die ungerechte Einstellung konventioneller Ärzte zur Homöopathie ärgerte ihn, besonders wenn diese behaupteten, Homöopathie sei nicht bewiesen oder reiner Aberglaube.

Zu seinem 80. Geburtstag erhielt Bosch von der Universität Tübingen den Ehrendoktortitel der Medizin. Es bewegte ihn sehr, dass diese Hochschule endlich begann, der Homöopathie und der Naturheilkunde ihre Wertschätzung zu erweisen.

Heute zählt die Robert-Bosch-Stiftung zu den größten deutschen gemeinnützigen Stiftungen, die einem Unternehmen angegliedert sind. Die Stiftung konzentriert sich auf die Bereiche Gesundheit und Wissenschaft, Bildung und Gesellschaft sowie Völkerverständigung. In ihrem Institut für Medizingeschichte sind viele Originalschriften und Dokumente von Dr. Samuel Hahnemann zu finden.

---

[124] Mehr über Königin Olgas Unterstützung für die Homöopathie in Kapitel 12, *Medizin der Königshäuser*.

Wo ist das Geld geblieben?

Diese Frage ist für ernsthafte Historiker sehr interessant. Einige bedeutende historische Persönlichkeiten und Ereignisse, aber auch gewisse Hintergründe und Zahlen können uns helfen, zu begreifen, was aus der finanziellen Unterstützung wurde, die es zunächst für die Homöopathen und die Homöopathie gegeben hatte. Es war keineswegs so, dass gewaltige Summen verloren gingen oder dass die Wohlhabenden sich nicht mehr für die Homöopathie interessiert hätten.

Um zu begreifen, wie und warum die Zahl der homöopathischen Ärzte und Kliniken im 20. Jahrhundert so dramatisch zurückging, aber auch wie und warum die finanzielle Unterstützung der Homöopathie in einem solchen Ausmaß ausblieb, muss man sich genauer mit der Macht der AMA und den heimtückischen Angriffe ihrer Mitglieder auf die Homöopathie und die Homöopathen auseinandersetzen. Die heftigen Attacken im 19. Jahrhundert wurden bereits in den letzten Kapiteln angesprochen. Nach der Jahrhundertwende wandte sich die AMA neuen, effektiveren Taktiken zu.

Historisch besehen stand die AMA in der ersten Hälfte des 20. Jahrhunderts unter dem Diktat von Dr. George H. Simmons (1852–1937) und dessen Protégé, Dr. Morris Fishbein (1889–1976). Sowohl Simmons als auch Fishbein leiteten diese Organisation und arbeiteten als Herausgeber des wichtigsten Ärzteblattes, des Journal of the American Medical Association (JAMA). Ohne Frage haben diese beiden Gallionsfiguren ihrer Organisation und den Ärzten große Dienste geleistet, doch ihre Methoden wurden stark kritisiert. Einzelne Historiker bezeichneten die beiden sogar als „medizinische Mussolinis“ (Beale 1939).

Bei George H. Simmons' Ernennung zum Herausgeber des JAMA (1899) und später zum Geschäftsführer der AMA, die er 25 Jahre lang prägen sollte, war diese Ärztevereinigung eine schwache Organisation mit geringen Mitteln, die in der Öffentlichkeit wenig Ansehen genoss.

Die Werbeeinnahmen des JAMA beliefen sich auf klägliche 34.000 Dollar im Jahr. Erst Simmons kam auf die Idee, die AMA groß ins Geschäft zu bringen, indem er bestimmten Arzneimittelherstellern, die häufig große Anzeigen im JAMA und deren Tochterpublikationen schalteten, das „Gütesiegel" der AMA gewährte. 1903 stieg der Erlös aus den Anzeigen bereits auf 89.000 Dollar, und 1909 erwirtschaftete das JAMA 150.000 Dollar im Jahr. Gleichzeitig wuchs die Zahl der Mitglieder von 8.000 im Jahr 1900 auf 70.000 im Jahr 1910. Diese erhebliche Steigerung von Werbeeinnahmen und Mitgliedern beruhte nicht auf wirksamen neuen Medikamenten, denn damals existierten praktisch keine Mittel, die heute oder auch nur wenige Jahrzehnte später noch von Ärzten eingesetzt wurden.

Einige Kritiker sahen das Gütesiegel der AMA als Erpressung an, weil die AMA die Produkte in keinerlei Hinsicht testete (Ausubel 2000). Als George Abbott, der Inhaber der großen Pharmafirma Abbott Biologicals (heute Abbott Laboratories), die AMA nicht entsprechend „schmierte" und deshalb keines seiner Produkte von der AMA empfohlen wurde, ging er in die Offensive. Er veranlasste eine Überprüfung des AMA-Präsidenten, die ergab dass Simmons keine glaubwürdigen Zeugnisse vorlegen konnte, dass er jahrelang vorwiegend Abtreibungen durchgeführt hatte und dass ihm mehrfach sexuelle Belästigung und auch mangelnde ärztliche Sorgfalt mit Todesfolge vorgeworfen wurden.[125] Nach dieser Sitzung wurden die Arzneimittel

[125] Ironischerweise hatte George Simmons 1882 seine Ausbildung an einem homöopathischen Medizinkolleg in Chicago abgeschlossen. Zusätzlich erhielt er 1892 einen klassischen Doktorgrad vom Rush Medical College, obwohl es keine Belege dafür gibt, dass er die jeweiligen Kurse länger als ein paar Tage besucht oder sich einer offiziellen Prüfung unterzogen hätte. Ein angesehener Urologe und Rush-Absolvent deckte auf, dass Simmons in jeder Woche der sechsmonatigen Ausbildungszeit, die er angeblich in Chicago verbracht hatte, im 500 Meilen entfernten Nebraska Totenscheine und Rezepte geschrieben hatte (Lydston 1909). Zudem behauptete Simmons, er besäße ein Diplom des Rotunda Hospitals im irischen

der Abbott Laboratories regelmäßig zugelassen, ohne dass die Firma Anzeigen platzieren musste.

Simmons war schlau genug, dafür zu sorgen, dass die AMA 1904 einen Ausschuss für die Medizinerausbildung gründete, der eine Verbesserung der Ausbildung anstrebte. Daran war grundsätzlich nichts falsch, und die Homöopathen hofften davon zu profitieren, weil die Statistiken im JAMA bisher regelmäßig gezeigt hatten, dass die Absolventen konventioneller Fakultäten fast doppelt so häufig durch die Prüfung fielen wie die der homöopathischen Colleges (Robins 2005: 76). Allerdings entwickelte die AMA Richtlinien, um homöopathische Colleges schlechter bewerten zu können. Zum Beispiel hatte bereits die Bezeichnung „homöopathisch" im Namen des Colleges eine Auswirkung auf das Rating, weil die AMA erklärte, solche Institutionen lehrten „ein exklusives Dogma".[126]

Dublin, doch diese Klinik stellte nie Diplome aus. Auch Simmons' Angabe, er hätte eineinhalb Jahre in den größten Krankenhäusern Londons und Wiens gearbeitet, war umstritten. Er selbst erklärte sich zum Facharzt für Hautkrankheiten, Krankheiten des Urogenitaltrakts und Rektalerkrankungen (letzteres schien ihn tatsächlich zu betreffen, wenn auch nicht im berfuflichen Sinne). Als man ihn mit diesen Vorwürfen konfrontierte, erklärte Simmons, seine falschen Werbeangaben gälten in Nebraska, wo er praktizierte, nicht als unethisch (Ausubel 2000; Mullins 1988). Offenbar war Simmons der Inbegriff des Scharlatans und Quacksalbers, den er so vehement bekämpfte. Noch sprechender erscheint der Umstand, dass er sich offen zu seiner Geliebten bekannte und versuchte, seine Frau aus dem Weg zu räumen, was man damals gern durch die Einweisung in eine Irrenanstalt erreichte. Simmons setzte sie unter starke Drogen und versuchte dann, ihr einzureden, sie sei wahnsinnig. Diese Strategie fiel jedoch auf ihn selbst zurück. 1924 zog seine Frau vor Gericht, und der schlagzeilenträchtige Prozess, der Schriftsteller, Dramaturgen und Filmemacher gleichermaßen inspirierte, ruinierte seinen Ruf. Der berühmteste Film zu diesem Thema war *Das Haus der Lady Alquist* (1944) mit Charles Boyer und Ingrid Bergman.

126 Homöopathieforscher sind der Ansicht, dass die homöopathischen Colleges so stark unter Druck gerieten, Schulmedizin zu vermitteln, dass sie nicht mehr ausreichend für die Homöopathie ausbilden konnten (Winston 1999). Schätzun-

1910, im Jahr der Veröffentlichung des Flexner-Reports, gab die AMA ihre „Maßstäbe für ein akzeptables Medizinkolleg" heraus (Report of the Council 1910), die ähnliche Kriterien für die medizinische Ausbildung nannten und sich gegenüber einem nicht konventionellen Medizinstudium abfällig äußerten. Dabei fällt auf, dass der Vorsitzende des AMA-Ausschusses für die medizinische Ausbildung Abraham Flexner auf seiner Reise zur Evaluation medizinischer Fakultäten begleitete. Der Medizinsoziologe Paul Starr schreibt in seinem mit dem Pulitzerpreis ausgezeichneten Buch: „Der AMA-Ausschuss wurde zur nationalen Akkreditierungsstelle für medizinische Fakultäten, denn immer mehr Staaten übernahmen seine Kriterien für inakzeptable Institutionen." Außerdem stellt er fest: „Obwohl nie ein gesetzliches Gremium berufen wurde, ... hatten die Entscheidungen des AMA-Ausschusses für die Medizinerausbildung mit der Zeit quasi Gesetzeskraft." (Starr 1982: 121)[127] Nachdem die AMA die medizinischen Colleges bewertete, war absehbar, dass selbst die großen, angesehenen homöopathischen Colleges, irgendwann entweder gezwungen sein würden, keine Homöopathie mehr zu lehren oder unterzugehen.[128]

1913 gingen Simmons und die AMA noch stärker in die Offensive. Sie schufen eine „Propaganda-Abteilung", die gezielt Angriffe gegen

gen zufolge waren 92 Prozent des Lehrplans an den homöopathischen Colleges konventionellen Themen vorbehalten (Roberts 1938). Daher wäre es vermutlich passender, wenn man sagen würde, die konventionellen Colleges würden einem „exklusiven Dogma" anhängen, weil sie keine homöopathische Medizin lehrten, während die homöopathischen Colleges ein viel breiteres Themenspektrum anboten.

127 Selbst Henry Pritchett, der Leiter der Carnegie-Stiftung, sah die Macht des Ausschusses „etwa so wie Dr. Frankenstein seine eigene Schöpfung" (Brown 1979: Kapitel 4)

128 Manche Staaten verweigerten Absolventen medizinischer Fakultäten mit einem „B" oder „C" im Ranking die Anerkennung. Das machte die Ausbildungsstandards der AMA noch einflussreicher (Roberts 1938).

jegliche unkonventionelle medizinische Therapierichtung und gegen jeden (ob Doktor der Medizin oder nicht) richtete, der diese praktizierte. Im gleichen Jahr stellte Simmons für die Öffentlichkeitsarbeit der AMA den Arzt Morris Fishbein ein.

1924 musste Simmons aufgrund der vielen Skandale um seine Person aus der AMA austreten. Dabei nahm er alle persönlichen Akten mit und verbrannte sie (Fishbein 1969: 93). Andererseits war er klug genug gewesen, rechtzeitig seinen Nachfolger, Morris Fishbein, heranzuziehen. Fishbein verstand sich auf Öffentlichkeitsarbeit und die Medien, mit deren Hilfe er jeden Angriff abwehrte, der eine echte oder scheinbare Bedrohung der konventionellen Medizin darstellte. Neben massiven Angriffen auf alle Vertreter unkonventioneller Heilmethoden wehrten sich Fishbein und die AMA anfangs auch mit allen Mitteln gegen konventionelle Ärzte, die ein Krankenversicherungssystem unterstützten.[129]

Fishbein war ein Arzt, der nie praktizierte, aber auch ein einflussreicher Wortführer der konventionellen Medizin und ein beredter Kritiker unkonventioneller Behandlungen. Bald nach seiner Wahl zum Vorsitzenden der AMA schrieb er mehrere Bücher, in denen er sich höchst kritisch über „medizinische Quacksalberei" äußerte. Zum Beispiel bezeichnete er die Chiropraktik als eine „bösartige Geschwulst" und betrachtete Osteopathie und Homöopathie als „Kulte". Auf diese Weise hat Fishbein der Öffentlichkeit mit seinen Warnungen

---

[129] Die Group Health Association war eine der ersten Krankenversicherungen. Als der Arzt Mario Scandiffio sich bereit erklärte, sich auf dieses Zahlungssystem einzulassen, wurde er aus der Ärztevereinigung des Distrikts Columbia ausgeschlossen. Ähnlich erging es Charles R. Wiley, dem Vorsitzenden des Medical Civic Center von Chicago. Als er und 18 Mitglieder seiner Belegschaft sich einverstanden erklärten, für die Group Health Association zu arbeiten, schloss die Ärztevereinigung von Chicago sie alle auf einmal aus, und sie verloren jedweden beruflichen Einfluss.

vor bestimmten gängigen medizinischen Verfahren zwar sicher gute Dienste geleistet, dabei jedoch alles, was nicht an den gängigen medizinischen Universitäten gelehrt wurde, in einen Topf geworfen und rundweg als Quacksalberei abgetan.[130] Wenn man sich überlegt, dass der Großteil der damals praktizierten Medizin nur unzureichend überprüft und in vielerlei Hinsicht gefährlich war, verschaffte Fishbeins besessener Kampf gegen bestimmte Behandlungsmethoden den Ärzten, die er repräsentierte, unmittelbare Vorteile.

Fishbeins scharfzüngige Attacken gegen „Kurpfuscher" fanden über seine eigene Zeitungskolumne, die an über 200 Zeitungen ging, aber auch über eine wöchentliche Radiosendung, der Millionen Amerikaner lauschten, weithin Gehör. Er hatte erheblichen Einfluss auf die Medizin und die Medizinerausbildung. Überraschenderweise erwähnen nur wenige Bücher über Medizingeschichte diesen Einfluss oder seine fragwürdigen Taktiken. Das Wochenmagazin *Time* bezeichnete ihn einst als den „universellsten, meist geschmähten und vielleicht einflussreichsten Medikus der Nation" (21. Juni 1937).

Zu Fishbeins Bemühungen, die Rechte an verschiedenen Heilmethoden zu erwerben, existieren zahlreiche Geschichten. Sobald der Entwickler sich weigerte, solche Rechte zu verkaufen, brandmarkte Fishbein die Behandlung als Quacksalberei (Ausubel 2000). War der Entwickler einer Behandlung oder eines Gerätes ein Arzt, so nahm Fishbein ihn unter Beschuss und setzte ihn auf die Quacksalberliste der AMA. War er hingegen kein Arzt, so wurde er normalerweise wegen unberechtigter Ausübung der Heilkunde verhaftet oder sein Produkt wurde von der Behördliche Lebensmittelüberwachung und der Arzneimittelzulassungsbehörde (FDA) oder der Handelskommission

---

[130] Fishbein kämpfte auch mit Ingrimm gegen die Aufnahme schwarzer Ärzte in örtliche Ärztevereinigungen. Das gelang ihm und der AMA ganz einfach dadurch, dass sie den örtlichen Vereinigungen gestatteten, eigene Kriterien für die Mitgliedschaft aufzustellen. Erst 1964 änderte sich diese Praxis.

(FTC) beschlagnahmt. Obwohl Fishbein solche Anschuldigungen bestritt, wurden er und die AMA 1937 vor Gericht gestellt und überführt, durch Verschwörung und Behinderung des Handels gegen das Kartellrecht verstoßen zu haben. Daneben schrieb Fishbein zahlreiche medizinische Ratgeber für Laien, in denen seine Entscheidung, was hilft oder nicht hilft, nicht auf wissenschaftlichen Kriterien beruhte.

Fishbein entwickelte Simmons Idee einer Unbedenklichkeitsbescheinigung der AMA für die Lebensmittelindustrie weiter. Durch erhebliche Einnahmen aus der Lebensmittel- und Tabakwerbung konnte er die AMA und sich selbst über die Maßen bereichern. Unter seiner Führung stiegen die Tabakunternehmen zum größten Werbeträger des JAMA und verschiedener örtlicher Ärztezeitungen auf. Fishbein war dabei maßgeblich daran beteiligt, der Tabakindustrie zu akzeptablen „wissenschaftlichen" Tests zu verhelfen, die ihre Behauptungen untermauern sollten. Zu den Slogans, die Fishbein für Werbung im JAMA zuließ, zählten zum Beispiel: „Kein einziger Fall von Rachenreizungen durch das Rauchen von Camel", „Ärzte rauchen am liebsten Camel", „Was der Doktor verlangt" (L&M Zigaretten) und „Camel für die gute Verdauung" (weil die magischen Camel-Zigaretten angeblich „die Erzeugung von Verdauungssäften anregten").

1950 belief sich der Gewinn aus dem Werbegeschäft der AMA auf über neun Millionen Dollar, was zu einem großen Teil der Tabakindustrie zu verdanken war.

Interessanterweise publizierte das JAMA kurz nach dem erzwungenen Rücktritt Fishbeins im Jahr 1950 zum ersten Mal Forschungsergebnisse über die Schädlichkeit von Tabak. Der Medizinstudent Ernst Wynder und der Chirurg Evarts Graham von der Washington University in St. Louis hatten herausgefunden, dass 96,5 Prozent der Lungenkrebspatienten in ihren Krankenhäusern Raucher waren. Bald nachdem die AMA Morris Fishbein nicht mehr protegierte, nahm er eine lukrative Beratertätigkeit für eine der großen Tabakfirmen auf.

Die folgenden, scheinbar unzusammenhängenden Geschichten zu weiteren Angriffen konventioneller Ärzte, Grabenkämpfen unter den Homöopathen, verpassten Gelegenheiten, Naturkatastrophen und der Wirtschaftskrise tragen zum Verständnis für den rasanten Niedergang der Homöopathie Anfang und Mitte des letzten Jahrhunderts bei.

Das erste Krankenhaus von Cleveland entstand im Mai 1856 auf Betreiben von Dr. Seth R. Beckwith, einem Chirurgen für die Arbeiter der Eisenbahngesellschaft und angesehenen Homöopathen. Als liberaler Geist wollte Dr. Beckwith homöopathische und allopathische Ärzte an seiner Klinik haben, die beide eingeladen wurden, dort zu behandeln. 1868 erklärten die Allopathen jedoch nachdrücklich, dass sie keine Homöopathen mehr dort wünschten, und erließen eine Resolution, der zufolge dort kein Homöopath mehr praktizieren durfte. Anstatt sich zu wehren, wollten die Homöopathen daraufhin ein eigenes Krankenhaus bauen, und überließen sogar im Zuge der Auseinandersetzungen das alte Gebäude mit Einrichtung und Apparaten den Allopathen.

Der Sohn des Gründers, Dr. D. H. Beckwith, war ebenfalls Homöopath und hielt die Allopathen für „engstirnig, wenig liberal und unprofessionell." Beckwith bestand darauf, dass der Beschluss der Allopathen, den Homöopathen das Praktizieren in dem von ihnen selbst gegründeten Krankenhaus zu verbieten, und der Umstand, dass die Allopathen den Homöopathen die Klinik praktisch stahlen, in die Geschichtsbücher einging. Ihm war wichtig, dass diese Resolution erhalten bliebe, weil er prophezeite, dass die medizinische Öffentlichkeit diesen Vorgang 50 Jahre später bestreiten würde (bis zu einer offiziellen Abbitte dürften weitere 150 Jahre vergehen!) (Beckwith 1903: 199).

Die Homöopathen erwarben ein neues Gebäude, in dem sie 1868 das Cleveland Protestant Homeopathic Hospital eröffneten. Diese neue Klinik bot kostenlose Gesundheitsfürsorge für die Armen und bezahlte Pflege für diejenigen, die es sich leisten konnten. Dabei wurden Patienten jeder Hautfarbe und jedes Glaubens aufgenommen. Jeder Patient durfte seinen geistlichen Beistand frei wählen, allerdings durften die Geistlichen im Krankenhaus nicht missionieren.

1928 wurde für Chicago ein Zehn-Millionen-Dollar-Projekt entwickelt. Das dortige Medical Center for Hahnemann Institutions hatte bereits einen ganzen Block in der Stadt erworben, doch dieses Projekt und alle dafür vorgesehenen Gelder fielen der Weltwirtschaftskrise zum Opfer (Suits 1985: 29-30).

Andere homöopathische Krankenhäuser mussten im Zuge der Krise schließen. 1857 hatten 18 Frauen im kalifornischen Oakland das Fabiola Homeopathic Hospital mit einer angeschlossenen Armenapotheke gegründet. Seine Statuten verlangten, dass das Krankenhaus nur von einer Frau geleitet werden durfte und dass die Belegschaft immer auch Ärztinnen umfassen sollte. Während der wirtschaftlichen Turbulenzen der großen Depression wurde das Haus geschlossen, und der Grund und Boden schließlich an das Merritt Hospital verkauft, das heute nur wenige Blocks vom ursprünglichen Sitz des Fabiola Hospital entfernt liegt. Am Tag der Schließung des Fabiola Hospitals lautete die Schlagzeile der Oakland Tribune: „Das Ende des Feministischen Experiments im Fabiola" (16. Oktober 1932).

Das Hahnemann College of the Pacific hatte gerade ein neues Krankenhaus errichtet, das am 10. April 1906 eröffnet wurde. Schon am 18. April 1906 wurde diese Klinik beim großen Erdbeben von San Francisco völlig zerstört.

Anna T. Jeanes war die Tochter des erfolgreichen Werftbesitzers Isaac Jeanes. Ihr älterer Bruder war der Arzt **Jacob Jeanes** (1800–1877), ein Mitbegründer des amerikanischen Instituts für Homöopathie und des berühmten Hahnemann Medical College (in Philadelphia). Die ganze Familie unterstützte homöopathische Fakultäten und Kliniken in Pennsylvania, und Mrs. Isaac Jeanes, Anna T. Jeanes und viele andere Familienmitglieder waren Ehrenmitglieder des

Hahnemann Medical College, weil sie über 100.000 Dollar gespendet hatten. Beim Tod ihres älteren Bruders Jacob fiel das Vermögen der Familie an Anna.

Anna T. Jeanes war eine Quäkerin, die sich in Philadelphia bemühte, die Lebens- und Ausbildungsbedingungen der Amerikaner afrikanischer Herkunft auf dem Land zu verbessern. 1907 spendete sie eine Million Dollar an das Tuskegee Institut von Booker T. Washington für eine Stiftung, welche die Einstellung schwarzer Lehrer als Supervisoren für die Schulen der Afroamerikaner und die Verbesserung der Lebensbedingungen der Schwarzen anstrebte. Später verschmolz diese Stiftung mit der Slaterstiftung zu einer Bildungsstiftung für die Südstaaten, der Southern Education Foundation, die für die Ausbildung schwarzer Amerikaner wohl mehr geleistet hat als alle anderen Bemühungen.

Leider verwässerte das General Education Board (ein Teil der Rockefeller-Gesellschaften und in diesem Kapitel bereits erwähnt) diese Stiftung wie auch andere Vermächtnisse von Anna T. Jeanes. Während das Geld für die Ausbildung benachteiligter schwarzer Amerikaner sehr gut angelegt war, verwendete man das, was sie für Gesundheit und medizinische Versorgung hinterließ, für die Gründung eines konventionellen Krankenhauses, des Jeanes Hospital of Philadelphia. Da die Finanzen des General Education Boards in den Händen des entschiedensten Gegners der Homöopathie, Frederick T. Gates, ruhten, ging auch hier wieder kein Geld an homöopathische Institutionen. Das Jeanes Hospital existiert noch immer. Es gehört zum Gesundheitssystem der Temple University und hat nichts mit Homöopathie zu tun.

Die Homöopathen mussten sich nicht nur der häufigen, harten Angriffe seitens orthodoxer Ärzte und Einrichtungen erwehren, sondern auch der unausweichlichen Grabenkämpfe, die in jedem Berufsstand auftreten. Diese beruhten zum einen auf unterschiedlichen Denk- und Therapieansätzen innerhalb der Homöopathie, zum anderen darauf, dass sie von bestimmten Homöopathen ermuntert wurden.

Ein Beispiel hierfür sind die im Folgenden beschriebenen Geschehnisse in Ohio. Dr. Hamilton Fiske Biggar (1839–1926) war ein angesehener Homöopath aus Cleveland, der später J. D. Rockefeller behandelte (Näheres siehe oben). Um 1880 nahm die Gesellschaft des Cleveland Homeopathic Hospital, die das gleichnamige College betrieb, jeden Arzt oder Medizinstudenten auf, der die fünf Dollar Mitgliedsgebühr zahlte. Dr. Biggar zahlte vielen Studenten ihre Mitgliedschaft, verlangte jedoch, dass sie bei bestimmten Themen, die von der Gesellschaft behandelt wurden, in seinem Sinne stimmten. Auf diese Weise konnte er zunächst einen erheblichen Einfluss auf diese Organisation nehmen, bis etliche Mitglieder austraten und gleich nebenan ein neues College und Krankenhaus gründen (Kimmel 1949).

Nach einigen Jahren konnte das alte College Dr. Biggar zum Rücktritt bewegen, und 1898 kam es zur Wiedervereinigung beider Institutionen. 1904 bot Biggar dem College „jede erdenkliche Hilfe“ an, aber wegen der problematischen Vorgeschichte wurde seine Beteiligung nie aktiv gesucht, obwohl man wusste, dass er Rockefeller bestimmt zur Unterstützung der Schule hätte bewegen können. Leider existieren keine Belege, dass Biggar Rockefeller nach der Jahrhundertwende in irgendeiner Weise ermutigt hätte, homöopathische Colleges, Krankenhäuser oder Organisationen zu unterstützen.

Rockefeller äußerte sich zwar besorgt über die internen Auseinandersetzungen der Homöopathen, schien jedoch kaum eine Vorstellung von der Rolle zu haben, die sein Leibarzt dabei spielte.

William Wrigley (1861–1932), der Kaugummimagnat, war ein großer Fürsprecher der Homöopathie. Seine Homöopathin war **Dr. Julia Clark Strawn**, die ihre Prüfung 1897 am Hahnemann Medical College abgelegt hatte. Sie bemühte sich bei ihm um finanzielle Unterstützung für verschiedene Anliegen der Homöopathen, was er mit der

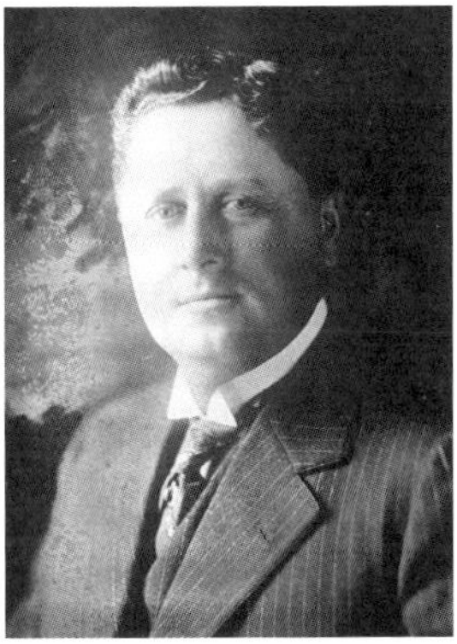

William Wrigley

Begründung ablehnte, dass die homöopathischen Colleges in seinen Augen keine „echte" Homöopathie lehrten. Mittlerweile waren die homöopathischen Colleges nämlich gezwungen, so viel konventionelle Physiologie und Pathologie zu vermitteln, damit ihre Absolventen das medizinische Staatsexamen bestanden, dass sie die Homöopathie nicht mehr in angemessener Tiefe oder Breite behandeln konnten (Kirschmann 2004: 153).

Auch Wrigley irritierten die internen Auseinandersetzungen der Homöopathen. Einige Homöopathen befürworteten die stark individualisierte Behandlung eines Menschen mit Hochpotenzen, andere bevorzugten eine weniger individuelle Therapie mit niedrigen Potenzen, die sich mehr an der pathologischen Diagnose orientierte. Manche Homöopathen verschrieben als „Puristen" ausschließlich homöopathische Arzneimittel, während andere daneben auch konventionelle und andere Therapien nutzten.

Ein prominenter Zahnarzt aus Seattle im Staat Washington, Dr. Hill, stiftete 100.000 Dollar für die Lehre und Verbreitung der Homöopathie in seinem Staat, doch dieses Testament wurde von seinen Erben erfolgreich angefochten (Bryant 1929: 19).

In ihrem eindrucksvollen Buch *A Vital Force: Women in American Homeopathy* (2004) erzählt die Historikerin Anne Taylor Kirschman die traurige Geschichte von **Mary Ware Dennett** (1872–1947), die Gelder für die Amerikanische Homöopathiestiftung (AFH) einwerben sollte. Diese Ärzte- und Patientenorganisation plante ein großes Forschungszentrum mit Klinik, einen Aufbaustudiengang Homöopathie und ein Netzwerk lokaler Laienorganisationen, welche die Öffentlichkeit über Homöopathie aufklären sollten. Bei ihren Bemühungen nahm Dennett mit vielen führenden Homöopathen Kontakt auf, die für ihre wohlhabenden Patienten bekannt waren. Erschüttert und enttäuscht musste sie feststellen, dass die meisten eine Kooperation mit ihr ablehnten. Einige waren der Ansicht, nur das Amerikanische Institut für Homöopathie (eine reine Ärzteorganisation) sollte sich einem solchen Vorhaben widmen. Viele Homöopathinnen hegten den (unbegründeten) Verdacht, die AFH sei frauenfeindlich und eine Schwesterorganisation des New York Homeopathic Medical College, das bis 1941 keine Frauen aufnahm. Dass drei der sieben Stiftungsratsmitglieder Damen waren, schien dabei keine Rolle zu spielen. Trotz wackerer Bemühungen war Dennett daher wenig erfolgreich und quittierte nach zwei Jahren den Dienst.

Ein weiterer Faktor, der zum Niedergang der Homöopathie beitrug, waren die Scheinerfolge vieler konventioneller Medikamente. Gegen Ende des 19. und zu Beginn des 20. Jahrhunderts konnte die Schulmedizin der Welt mit dem Siegeszug der Azetylsalizylsäure endlich beweisen, dass eines ihrer Mittel ohne erhebliche unerwünschte Nebenwirkungen Schmerzen lindern konnte. Der neue Wirkstoff führte zwar nicht zur Heilung, half jedoch vielen Menschen relativ zuverlässig gegen Schmerzen und war daher eine segensreiche Entdeckung.

Der nächste große, durchschlagende Erfolg eines konventionellen Medikaments, das buchstäblich Leben rettete (einschließlich des Lebens meines Vaters), war die Entdeckung und Herstellung von Insulin in den 20er Jahren des letzten Jahrhunderts. In den 40ern hielten mit dem Penizillin die Antibiotika Einzug, auch dies ein großartiger Beitrag zur medizinischen Versorgung.

Jede dieser Entdeckungen hatte zwar auch ihre Schattenseiten, doch die Vorzüge überwogen die Nachteile bei weitem, und das Gefühl, dass die „wissenschaftliche Medizin" die aktuelle Pionierarbeit leistete, ließ die Welt glauben, unser Heil läge in konventionellen Wirkstoffen und in der modernen Wissenschaft. Das Streben danach, sich dem modernen Leben der zweiten Hälfte des 20. Jahrhunderts anzupassen, hätte die Naturheilkunde beinahe vollständig ausgelöscht. Schließlich schien die „wissenschaftliche Medizin“ „bewiesen“ zu sein, auch wenn ihre Ergebnisse kurzlebig waren. In den 60er und 70er Jahren wurde der Keim zu einer neuen kulturellen Revolution gelegt, deren Früchte noch heute reifen.

Unterstützung im 21. Jahrhundert: Nancy Davis

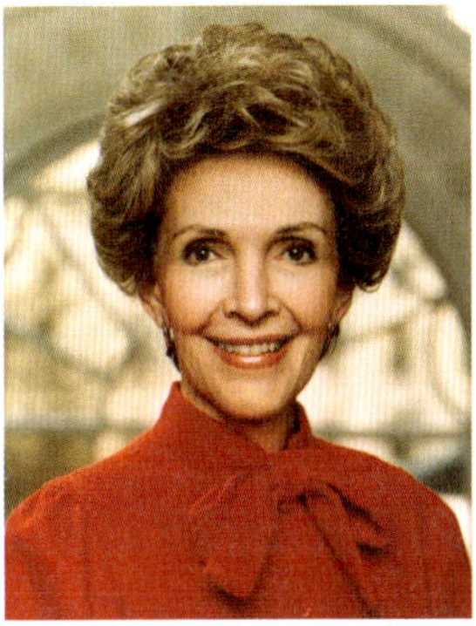

Nancy Davis

Die Tochter des Milliardärs Marvin Davis, dem ehemaligen Besitzer von Twentieth Century Fox, Pebble Beach, dem Beverly Hills Hotel und dem Football-Team Denver Broncos, setzt sich für Gesundheitsthemen ein.

Mit der Alternativmedizin kam sie in Kontakt, als ihr jüngster Sohn, Jason, fünf Jahre alt war. Drei Jahre lang hatte er wegen chronischer Ohrenschmerzen nur unregelmäßig in den Kindergarten und die Vorschule gehen können. Zudem litt er wegen wiederholter Antibiotikagaben unter Magen-Darm-Problemen. Nachdem Nancy sechs verschiedene Ärzte aufgesucht hatte, beschloss sie trotz eigener Skepsis, einen homöopathischen Arzt zu konsultieren. Der Homöopath befragte Jason und seine Mutter ausführlich zu dessen genauer Symptomatik. Dabei wollte er nicht nur alles über die Ohrenschmerzen erfahren, sondern auch alle sonstigen Auffälligkeiten, insbesondere seltene Symptome des Kindes. Außerdem fragte er nach Jasons Persönlichkeit. Diese homöopathische Erstbefragung sollte dazu beitragen, das persönliche „Konstitutionsmittel“ zu finden, also das homöopathische Arzneimittel, das am besten zu den einzigartigen körperlichen und geistigen Symptomen passte, die Jason zeigte. Zu Nancys großer Überraschung traten Jasons Ohrenschmerzen nach der ersten homöopathischen Verordnung nicht mehr auf.

Mit 33 Jahren wurde bei Nancy Davis Multiple Sklerose diagnostiziert. Zehn Jahre lang litt sie an vielen typischen Symptomen dieser Erkrankung, bis sie begann, homöopathische Mittel zu nehmen. Seitdem verlässt sie sich ganz auf die Homöopathie und nimmt keine anderen Mittel gegen ihre MS. Einem Journalisten von *USA Today* sagte sie:

> Mit einem eher homöopathischen Ansatz komme ich mit meiner MS erstaunlich gut zurecht. Manchen Menschen helfen pharmazeutische Präparate ganz hervorragend, und ich bin froh, dass es sie gibt. Aber ich nehme sie nicht. Viele Ärzte hinterfragen meine Entscheidung. Doch genauso viele Ärzte fragen mich, wie ich es schaffe, so gesund zu bleiben. (Morgan und Shoop 2004)

Ihren persönlichen Weg zum Umgang mit ihrer Gesundheit beschreibt Nancy in dem autobiographischen Buch *Lean on Me* (2006). Darin schildert sie zehn Schritte, um sich von der eigenen Krankheit abzugrenzen – welcher auch immer – und ins Leben zurückzufinden. Sie räumt zwar ein, dass Homöopathie und Alternativmedizin vielleicht nicht für jeden geeignet sind, doch sie selbst hat davon sehr profitiert.

Gegenüber der *Bunten* äußerte sie anlässlich einer großen Wohltätigkeitsveranstaltung zu Gunsten ihrer Organisationen „Race to Erase MS“ und „Center Without Walls“: „Es gibt viele verschreibungspflichtige Pillen, die helfen, bei mir hat die alternative Methode am besten angeschlagen.“ (Vollmer 2009)

Ihr Immunsystem stärkt sie mit individuell verordneten homöopathischen Konstitutionsmitteln, hat aber auch gelernt, bei kleineren Beschwerden die passenden Akutmittel für sich und ihre Familie zu wählen.

Nancy schätzt besonders *Oscillococcinum,* ein bekanntes, gut erforschtes homöopathisches Mittel zur Behandlung von Grippe und grippeähnlichen Symptomen. Sie nimmt es nach jedem Kontakt mit möglicherweise erkrankten Personen und führt es sicherheitshalber auch im Flugzeug mit. Hierzu sagte sie: „*Oscillococcinum* ist mein Mittel der Wahl, was nicht jedem gefallen wird, weil manche Menschen die homöopathische Medizin ablehnen." Davis fuhr fort: „Alles, was ich dazu sagen kann, ist, dass ich der lebende Beweis bin, dass sie meine Gesundheit 100 Prozent verbessert hat." (Morgan und Shoop 2004)

Quellen

American Institute of Homeopathy: *The Hospitals and Sanatoriums of the Homeopathic School of Medicine.* Washington, D.C., 1916.

Ausubel, K.: *When Healing Becomes a Crime.* Rochester: Healing Arts, 2000.

Bähr: Digitalis(S. 367)

Barry, J. M.: *The Great Influenza: The Epic Story of the Deadliest Plague in History.* New York: Penguin, 2004. (Während das Buch viele Themen sehr gründlich behandelt, beweist der Autor seine mangelnde Beschlagenheit in der Homöopathie, indem er Dr. Samuel Hahnemanns *Organon der Heilkunst* als „das Neue Testament der homöopatischen Medizin" bezeichnet. Diese religiöse Anspielung deutet auf Voreingenommenheit und Unkenntnis hin.)

Beale, M. A.: *Medical Mussolini.* Washington, D.C.: Columbia, 1939.

Beckwith, D. H.: History of the Cleveland Homeopathic Hospital, *Cleveland Medical and Surgical Reporter,* Mai 1903, S. 309.

Benison, S., und Rivers, T.: *Reflections on a Life in Medicine and Science.* Cambridge: MIT Press, 1967.

Berliner, H.: *A System of Scientific Medicine: Philanthropic Foundations in the Flexner Era.* New York: Tavistock, 1985, S. 101–127.

Bittinger, Rev. B. F.: *An Historic Sketch of the Monument Erected in Washington City.* Washington, D.C.: American Institute of Homeopathy, 1900. (Die Geschichte des Hahnemanndenkmals)

Quellen zu Boston:

www.homeoint.org

Homeopathic Medical Society: *Boston Daily Globe,* 10. Oktober 1872.

Annual Meeting, *Boston Daily Globe,* 12. Januar 1877.

Homeopathy's Growth, *Boston Daily Globe,* 16. Januar 1885.

Homeopathic Hospital Work, *Boston Daily Globe,* 23. Januar 1895

Brown, E. R.: *Rockefeller Medicine Men: Medicine and Capitalism in America.* Berkeley: University of California Press, 1979, S. 135–191.

Bryant, C. P.: Homeopathy in the Far Northwest, *The Homeopathic Survey,* April 1929.

Cannadine, D.: *The Decline and Fall of the British Aristocracy.* London: Routledge, 1996.

Chernow, R.: *Titan: The Life of John D. Rockefeller, Sr* New York: Vintage, 1998.

Chesney, A. M.: *The Johns Hopkins Hospital and the Johns Hopkins University School of Medicine: A Chronicle.* Vol 3: 1905–1914. Baltimore: John Hopkins University Press, 1963, S. 175–214.

Coulter, H. L.: *Divided Legacy.* Vol. III: The Conflict Between Homoeopathy and the American Medical Association. Berkeley: North Atlantic Books, 1973.

Davis, N.: *Lean on Me.* New York: Fireside, 2006.

Dewey, W. A.: Homeopathy in Influenza – A Chorus of Fifty in Harmony, *Journal of the American Institute of Homeopathy,* Mai 1921, 14(2):1038–1043.

Enstam, C. H.: What Homeopathy Can Do for You, *Homoeopathic Recorder,* April 1943, 58(10):487–492.

Fishbein, M.: *Morris Fishbein, MD: An Autobiography.* New York: Doubleday, 1969.

Flexner, A.: *Report on Medical Education in the United States and Canada.* New York: Carnegie Foundation, 1910.

Frass, M., Dielacher, C., Linkesch, M. et al.: Influence of potassium dichromae on tracheal secretions in critically ill patients, *Chest,* März 2005, 127:936–941.

Haehl, R.: *Samuel Hahnemann: His Life and Work* (2 Bde.). London: Homeopathic Publishing Co., 1922 (Nachdruck New Delhi: B. Jain, undatiert).

Handley, R.: *In Search of the Later Hahnemann.* Beaconsfield, UK: Beaconsfield Publishers, 1997.

George and Phoebe Apperson Hearst papers, 1849–1926. Online Archive of California, UC-Berkeley Bancroft Library, microfilm reel 75.

Hertzog, L.: High Spots of Ohio Homeopathic History, 1890–1949, *Ohio State Medical Journal,* December 1949, 45:1189–1195.

Hiatt, M. D.: Around the Continent in 180 Days: The Controversial Journey of Abraham Flexner, *Pharos,* Winter 1999, S. 18–24.

Homeopathic Lives, *Monthly Homeopathic Review,* 1. September 1879, S. 579.

Hospitals and Sanatoriums of the Homoeopathic School of Medicine. Washington, D.C.: American Institute of Homoeopathy, 1916. (Eine Online-Kopie diese Buches und anderer Quellen ist verfügbar auf www.homeoint.org.)

Heuss, T.: *Robert Bosch: His Life and Achievements.* New York: Henry Holt, 1994.

Kaufman, M.: *Homeopathy in America: The Rise and Fall of a Medical Heresy.* Baltimore, Johns Hopkins University Press, 1971.

Kimmel, B. B., MD.: A Historical Sketch of Huron Road Hospital, *Journal of the American Institute of Homeopathy*, 1949: 42:3–8.

Kirschman, A. T.: *A Vital Force: Women in American Homeopathy*. Piscataway: Rutgers University Press, 2004.

Leslie, S. W.: *Boss Kettering*. New York: Columbia University Press, 1983.

Lydston, G. F.: *How Simmons, „Our Peerless Leader," Became a Regular.* Selbstverlag, 1909.

McCann, T. A.: Presidential Address. Journal of the American Institute of Homeopathy, Oktober 1921, 14(4).

McDowell, E.: What's New on the Business Bookshelf: *Boss Kettering* and *Inventions, New York Times,* 26. Juni 1983. (Buchbesprechung von *Boss Kettering*) Verfügbar auf http://query.nytimes.com/gst/fullpage.hjtml?res=9B02E2D8133BF935A15755C0A965948260

Medical and Surgical Record, Editorial, 1889, 1(6):151.

Mendenhall Papers, 1851–1951, Worcester Polytechnic Institute, George C. Gordon Library, Box 21, folder 3, 14. Juni 1920.

Morgan, J., und Shoop, S. A.: Hollywood philanthropist „babies" her MS, *USA Today,* 13. May 2004. Verfügbar auf www.usatoday.com/news/health/spotlighthealth/2004-05-11-davis-ms_x.htm

Morrell, P. *British Homeopathy During Two Centuries.* Verfügbar auf http://homeoint.org/morrell/british/patronage.htm (Forschungsarbeit, vorgelegt bei der Staffordshire University zur Erlangung des Titels Master of Philosophy, Juni 1999)

Morrell, P.: A Brief History of British Lay Homeopathy, *The Homoeopath* 59, Oktober 1995. Überarbeitete Version auf http://homeoint.org/morrell/articles/pm_lay.htm

Mullins, E.: *Murder by Injection: The Story of the Medical Conspiracy Against America.* Stauton, Va.: National Council for Medical Research, 1988. Verfügbar auf www.thespectrumnews.com/papers/S0401.pdf (S. 22–39 der Datei)

Murphy, N.: A History of Huron Road Hospital, Centennial edition of *Today Magazine* (Bulletin des Huron Road Hospital), 1974.

Nevins, J. D.: *Rockefeller: The Heroic Age of American Enterprise.* Vol. II. New York: Charles Scribner, 1940.

Ohio State University, College Prospectus, College of Homeopathy (1914–1922), S. 439–446.

Osler, Sir W.: On Full-Time Clinical Teaching in Medical Schools. *CMAJ* (Canadian Medical Association Journal), 1962, 87(6): 762–765.

Our Colleges and State Medical Licensing Boards, *New England Medical Gazette,* Juli 1913, S. 372–376.

Proceedings of the Massachusetts Homoeopathic Medical Society, 1901, S. xv.

Rand, J. P., Dewey W. A. und Hanchett, A. P.: American Institute of Homeopathy, *Cleveland Medical and Surgical Reporter,* Juli 1903, S. 310.

Renner, J.: The Full Bloom of Homeopathy in America, *Journal of the American Institute of Homeopathy,* März 1974, 67(1):37–42.

Report of the Council on Medical Education: The Essentials of an Acceptable Medical College, *JAMA,* 1910, S. 1974–1975.

Robert Bosch Stiftung: Mehr Informationen unter *www.bosch-stuftung.de* und auf *http://natworking.bosch-stiftung.de/content/language1/html/9156.asp*

Roberts, H. A.: A Letter is Answered, *Homoeopathic Recorder*, Juli 1938, 53(7):22–32.

Roberts, W. H.: Orthodoxy vs. homeopathy: Ironic developments following the Flexner Report at the Ohio State University, *Bulletin on the History of Medicine*, Spring 1986, 60(1):73–87.

Robins, N.: *Copeland's Cure*. New York: Knopf, 2005.

Rockefeller Foundation Archives, Frederick T. Gates Collection. Box 2, Folder 33, Brief vom 19. Mai 1911.

Rothstein, W.: *American Physicians in the Nineteenth Century*. Baltimore: Johns Hopkins University Press, 1972.

Schellenger, Harold (im Interview). 6. November 1984. Ohio State University Archives. Verfügbar auf http://library.osu.edu/sites/archives/manuscripts/oralhistory/schellenger.htm

Spiegel, A. D. und Kavaler, F.: The Role of Abraham Lincoln in Securing a Charter for a Homeopathic Medical College, *Journal of Community Health*, 2002, 27(5):357–380.

Starr, P.: *The Social Transformation of American Medicine*. New York: Basic Books, 1982.

Suits, A.: *Brass Tacks: Oral Biography of a 20th Century Physician*. Ann Arbor: Halyburton, 1985.

Sullivan, J.: *The History of New York State*. New York: Lewis Historical Publishing Company, 1927.

The Gift That Grew: The History of the Genesee Hospital (1889–1965), 1965.

Vollmer, S.: „Rock to erase MS" – Wo Promis spendabel werden. http://www.bunte.de/szene/rock-to-erase-me-rock-to-erase-me-_aid_9742.html (Bericht zu Benefizveranstaltung und Interview mit Nancy Davis für BUNTE, 12. Mai 2009)

Von Lippman, E. O.: *Beiträge zur Geschichte der Naturwissenschaften und der Technik*. Zweiter Band. Weinheim: Verlag Chemie, 1953 (zitiert in: Coulter, H. L.: *Divided Legacy: A History of the Schism in Medical Thought*, Vol. II: Progress and Regress: Van Helmont to Bernard, Berkeley: North Atlantic Books, 1977).

Ward, J.: Why I Am a Homeopathic Physician, *Pacific Coast Journal of Homeopathy*, Mai 1900, 8(5):99–108.

Wershub, L. P.: *One Hundred Years of Medical Progress: A History of the New York Medical College, Flower and Fifth Avenue Hospitals*. Springfield: Charles C. Thomas, 1967.

Winston, J.: *The Faces of Homoeopathy*. Tawa, New Zealand: Great Auk, 1999.

KAPITEL 12

Medizin der Königshäuser: Monarchen und die Homöopathie

Die Liebe des britischen Königshauses zur Homöopathie ist kein Geheimnis, zumal Königin Elizabeth II. die Schirmherrin des Royal London Homoeopathic Hospital[131] ist und Prinz Charles sich aktiv für Homöopathie und „Komplementärmedizin" einsetzt.

Weniger bekannt ist die Einstellung vieler andere Angehöriger der Monarchie. Bedenkt man, dass die Mitglieder des Königshauses zu den besten Behandlungsmöglichkeiten Zugang haben und es gewiss Gründe für ihre weniger orthodoxe Wahl gibt, ist die große Zahl der Monarchen, die sich für die Homöopathie entschieden haben, ein eindrucksvolles Zeugnis dafür, welchen Stellenwert sie dieser Form der Medizin beimessen.

1842 zählte man bereits die erstaunliche Anzahl von 77 homöopathischen Ärzten im persönlichen Dienst der Monarchen und ihrer Familien (Everest 1842: S. 200-203).

[131] „Homoeopathic" ist die klassisch britische Schreibweise und damit der offizielle Titel des Royal London Homoeopathic Hospital. Geläufiger ist jedoch heutzutage im Englischen die Schreibweise „homeopathic".

Britische Monarchen

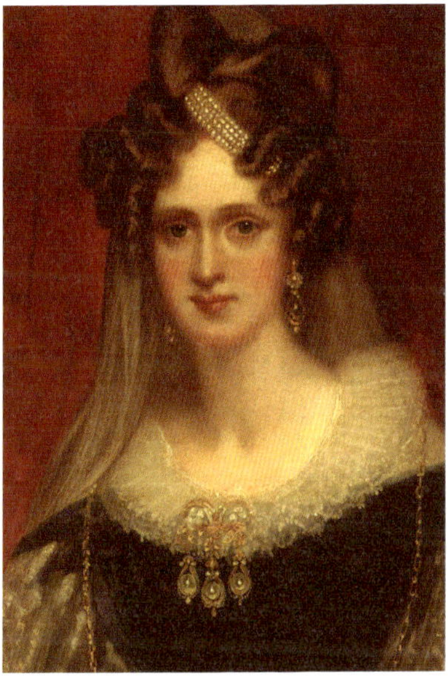

Königin Adelaide

Seit **Königin Adelaide** (1792–1849), die Frau von König William IV., 1835 als Erste ihr Interesse an dieser „neuen Medizin" bekundete, hegt das britische Herrscherhaus eine tiefe Zuneigung zur Homöopathie. Das Interesse der Königin wurde auch von anderen britischen Adligen geteilt, beispielsweise dem Marquess of Anglesey, der den Kanal überquerte, um sich in Paris von Dr. Samuel Hahnemann behandeln zu lassen.

1830 fragte der Earl of Shrewsbury (1791–1852) Hahnemann nach einem Homöopathen, der ihn in England als Leibarzt behandeln könnte. Hahnemann empfahl ihm einen Italiener, **Dr. Francesco Romani** (1785–1854). Dr. Romanis Erfolge waren so überzeugend, dass er in London und Umgebung bald zur Sensation wurde. Durch seine gute Arbeit kam das neue medizinische System auch Königin Adelaide zu Ohren. Leider konnte sich der Italiener mit dem kalten Klima nicht anfreunden und kehrte schon ein Jahr nach seiner Ankunft wieder nach Hause zurück (Granier 1859).

Königin Adelaide hatte an einer ernsten Erkrankung gelitten, die ihre Hofärzte nicht heilen konnten. Deshalb rief sie einen der ältesten, treuesten Kollegen Hahnemanns zu sich, **Dr. Johann Ernst Stapf** (1788–1860), der sie heilte und damit die erste treue Anhängerin der

Homöopathie unter den britischen Monarchen gewann. Der britische Homöopath des bereits genannten Marquess of Anglesey, **Dr. Harris Dunsford** (1808–1847), schrieb ein Buch über die Homöopathie, das er – mit Genehmigung – Königin Adelaide widmete (Dunsford 1842). Diese von ihr selbst autorisierte Widmung machte ihr Interesse an und ihre Wertschätzung für die Homöopathie öffentlich. Sie trug damit entscheidend zur frühen Popularität dieser Heilkunst bei, besonders in der englischen Oberschicht.

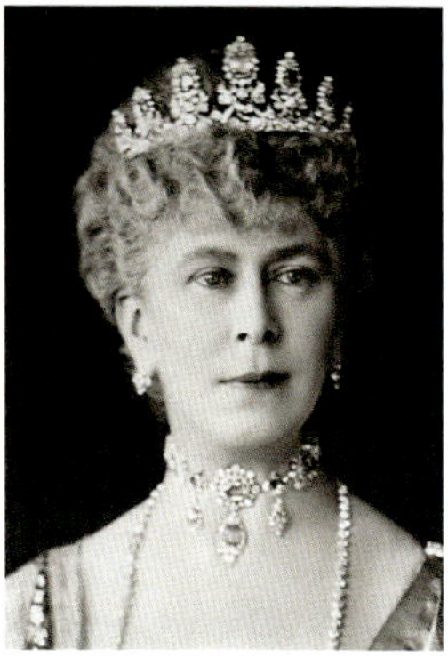

Königin Mary

Seit Königin Adelaide haben verschiedene Könige und Königinnen Großbritanniens sich von homöopathischen Ärzten behandeln lassen. Prinzessin Mary, die spätere **Königin Mary** (1867-1953) an der Seite von König George V., setzte sich für die Spendengewinnung zur Verlegung und Erweiterung des homöopathischen Krankenhauses von London ein. **König George V.** (1865–1935) schätzte die Homöopathie, weil er sie jederzeit gegen seine Neigung zur Seekrankheit einsetzen konnte.

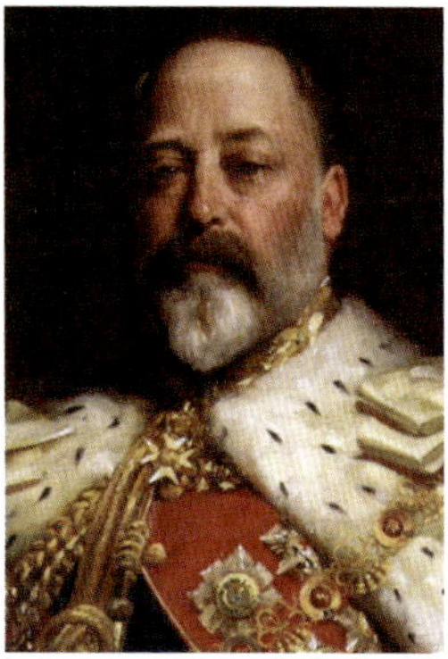

König Edward VII.

König Edward VII. (1841–1910) führte die homöopathische Tradition fort und tafelte oft mit **Dr. Frederick Hervey Foster Quin** (1799–1878), dem ersten britischen Arzt, der Homöopath wurde. Edwards Tochter Maud (1869–1938) heiratete König Haakon VII. von Norwegen. Beide ließen sich von dem Arzt Sir John Weir behandeln (siehe unten).

König Edward VIII. (1894–1972), nach seiner Abdankung als Prinz Edward, Herzog von Windsor, bekannt, hatte seine homöopathischen Mittel gern in Pulverform dabei. Auch sein Bruder, **König George VI.** (1895–1952), hegte eine besondere Liebe für die Homöopathie. Er benannte sogar eines seiner Rennpferde nach einem homöopathischen Mittel gegen Verletzungen, *Hypericum*. König George VI. war ein erfahrener homöopathischer Anwender, der dem Londoner homöopathischen Krankenhaus den Titel „Royal" zusprach, so dass es sich danach offiziell als Royal London Homeopathic Hospital bezeichnen durfte. Heute steht dieses wichtige Krankenhaus, das 2005 einen millionenschweren Ausbau zu einem führenden Zentrum für integrative Medizin erhielt, unter der Schirmherrschaft von **Königin Elizabeth II.** (*1926), der Tochter von König George VI., die 1952 den Thron bestieg.

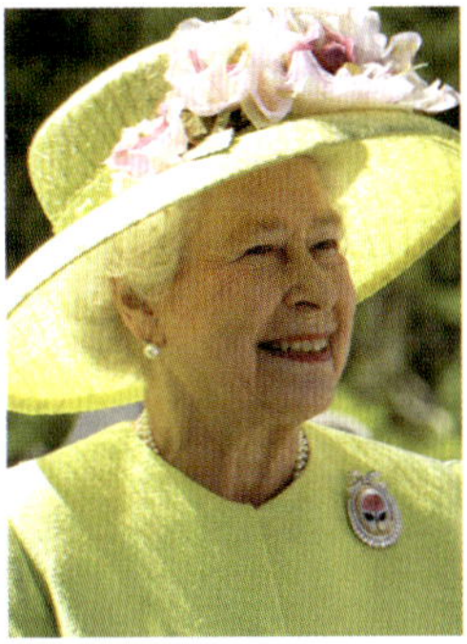

Königin Elizabeth II.

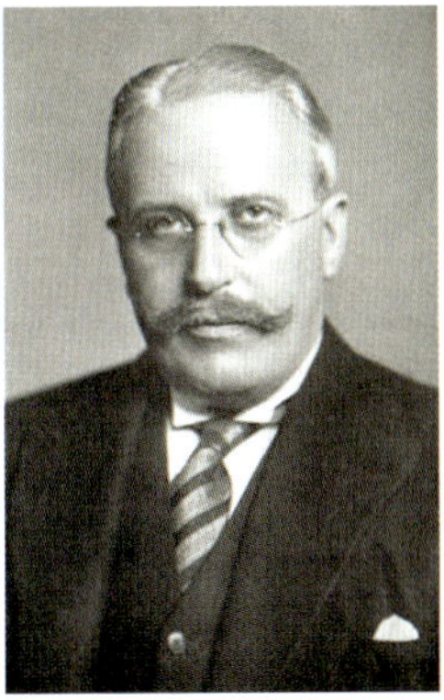

Sir John Weir

Der berühmteste Homöopath der Königshäuser war **Sir John Weir** (1879–1971), der sechs Monarchen diente: König Edward VII., George V., Edward VII., dem Herzog von Windsor, George VI., König Gustav V. von Schweden (1858–1950) und König Haakon VII. von Norwegen (1872–1957).[132]

Das frühe Gedeihen der britischen Homöopathie Mitte des 19. Jahrhunderts ging in hohem Maße auf die Unterstützung

[132] 1939 verlieh König Haakon VII. von Norwegen Sir John Weir mit dem großen Ritterkreuz von St. Olav den höchsten Ehrentitel seines Reiches (*Homoeopathy* 1939).

seitens des Königshauses und der britischen Aristokratie zurück. Der erste britische Homöopath für britische Könige, Dr. Quin, war ein Sohn der Herzogin von Devonshire (1867–1824) und damit selbst von adliger Abstammung. Als Quin 1832 seine homöopathische Praxis in London eröffnete, behandelte er in erster Linie Mitglieder seines eigenen Standes. Mitte des 19. Jahrhundertes konnten die Armen sich eine ärztliche Behandlung in der Regel nicht leisten und griffen daher bei Gesundheitsproblemen auf Kräuterkundige und Apotheker zurück.

Ein anderer Grund, weshalb die Homöopathie bei den Königen solchen Anklang fand, ist ihr Ansatz einer individuellen Behandlung für den Einzelnen, der das Gefühl vermittelt, nicht einfach dasselbe zu bekommen wie jeder andere auch (Morrell 1999). Dieser individuelle Behandlungsansatz ist ein integraler Bestandteil der Homöopathie, der das gebildete Publikum anspricht.

Die christliche Religion der britischen Monarchie hat zur Beliebtheit der Homöopathie beigetragen, denn diese Heilkunst wurde in Europa wie in den USA intensiv von der Geistlichkeit unterstützt (mehr zu diesem Thema in Kapitel 13, *Klerus und spirituelle Führer*). Die meisten homöopathischen Armenapotheken wurden diesseits wie jenseits des Atlantiks von einem Gremium verwaltet, in dem hauptsächlich Geistliche, Bankiers und ein einige Würdenträger und kleinere Adlige saßen.

Britische Monarchen zeigten ihre Unterstützung für die Homöopathie nicht nur dadurch, dass sie zu Homöopathen gingen und auch andere offen dazu ermunterten. Sie investierten auch ihr Geld ihrer Überzeugung entsprechend und förderten gern homöopathische Organisationen und Krankenhäuser. Prinzessin Adelaide (die Herzogin von Teck; 1880–1940), der Oberbürgermeister von London, Sir George Wyatt Truscott (1860–1940), die Herzogin von Hamilton und Brandon (1865–1940), Lord Cawdor (1870–1914), Lord Robert

Grosvenor (1801–1893), der Earl of Wamyss and March (1857–1937) und der Earl of Donoughmore (1875–1944) waren nur einige auf der langen Liste der adligen Unterstützer der Homöopathie.

Andere waren: Die Herzöge von Beaufort, die Herzöge von Cambridge, der Earl of Essex, Lord Gray of Gray, Viscount Malden, Lord Ernle, der Earl of Kintore, der Earl of Kinnaird, die Lords Paget, die Herzöge Sutherland, die Earls of Dudley, Lord Leconfield, der Earl of Wilton, der Earl of Albermarle, Viscount Sydney, Lady Radstock, der Herzog of Northumberland, der Earl of Scarborough, der Earl of Dysart, Marchioness of Exeter, Countess Waldegrave, Countess of Crawford and Balcarres, Lord Headley, der Earl of Plymouth, Lord Calthorpe, die Earls of Shrewsbury, Lord Horder, Lord Gainford, Lord Moynihan, Lord Ernle, Lord Ampthill, Lord Home, Viscount Elibank und die Earls of Lichfield. Diese ohnehin ansehnliche Liste ließe sich um zahlreiche Ritter, Barone, Offiziere und Geistliche erweitern.

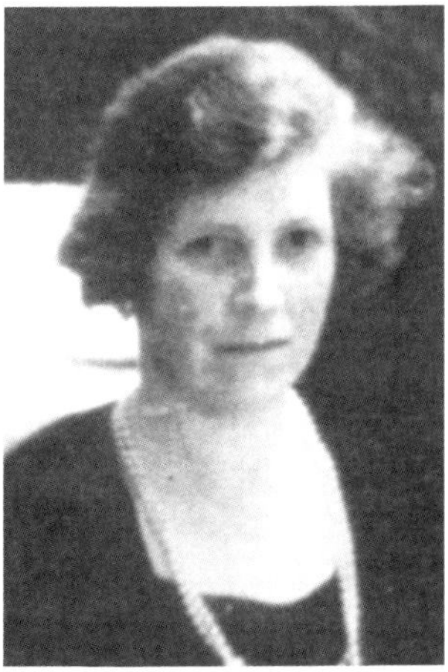

Margaret Tyler

Ein anderer reicher Gönner der Homöopathie war **Sir Henry Tyler** (1827–1908). Er stiftete nicht nur persönlich große Summen für die Erweiterung des homöopathischen Krankenhauses von London, seine Tochter, die berühmte **Dr. Margaret Tyler** (1857–1943), wurde zudem eine einflussreiche Londoner Homöopathin. Aus ihrer Feder stammt „Homöopathische Arzneimittelbilder", das bei praktizierenden Homöopathen heute noch beliebt ist. Außerdem war sie Herausgeberin der führenden Fachzeitschrift *Homoeopathy*.

Deshalb überrascht es kaum, dass die Homöopathie im England des 19. Jahrhunderts als „Therapie der Reichen" bezeichnet wurde.

Andere europäische Monarchen

Zahlreiche Monarchen Europas waren nicht nur Patienten homöopathische Ärzte, sondern setzten sich auch für diese Medizinrichtung ein. Da die europäischen Königshäuser in der Regel gute, klar ersichtliche Gründe hatten, etwas zu befürworten, lohnt sich die Frage, weshalb die Homöopathie so viel Unterstützung durch sie erfuhr. Der offensichtliche Grund ist natürlich, dass sie ausgesprochen wirksam war und – im Vergleich zur damaligen Schulmedizin – beträchtlich sicherer als die starken Medikamente, schwächende Aderlasse und der Einsatz von Blutegeln.

Möglicherweise sind die britischen Monarchen des House of Windsor über den deutschen Adel an die Homöopathie herangeführt worden, wo diese Art der Medizin, denn in ihrem Ursprungsland hatte die Homöopathie schon früh einen starken Stand. Deutsche Könige ließen sich gern von Dr. Hahnemann und dessen Schülern behandeln. Als Königin Victoria (1819–1906) den deutschen Prinzen Albert von Sachsen-Coburg und Gotha (1819–1861) heiratete, nahm die Beliebtheit der Homöopathie im britischen Adel daher weiter zu, auch wenn Königin Victoria sich nicht offen zur Homöopathie äußerte.[133]

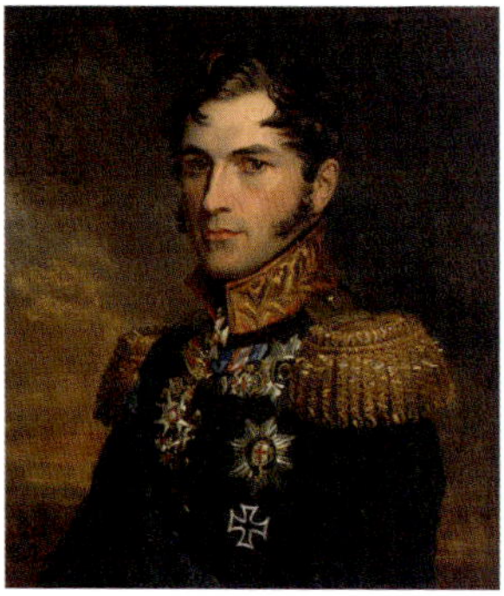

Prinz Leopold I.

An dieser Stelle sei anzumerken, dass auch das belgische Königshaus die Homöopathie befürwortete. Prinz Leopold, der spätere **König Leopold I.**, ließ

[133] Eine interessante Geschichte über die homöopathische Behandlung von Disraeli, dem englischen Premierminister unter Königin Victoria, in Kapitel 9, *Politiker und Friedensstifter*.

sich von Dr. Quin homöopathisch behandeln.[134] Bald zogen auch andere Könige Homöopathen zu Rate und begannen, diese neue, sicherere Medizin zu unterstützen.

Schon ehe Dr. Quin zum Homöopathen wurde, war er ein angesehener Arzt verschiedener Adliger. Sogar Napoleon Bonaparte sollte er als Leibarzt betreuen, doch dieser starb am Tag vor Quins Eintreffen.

Frankreich

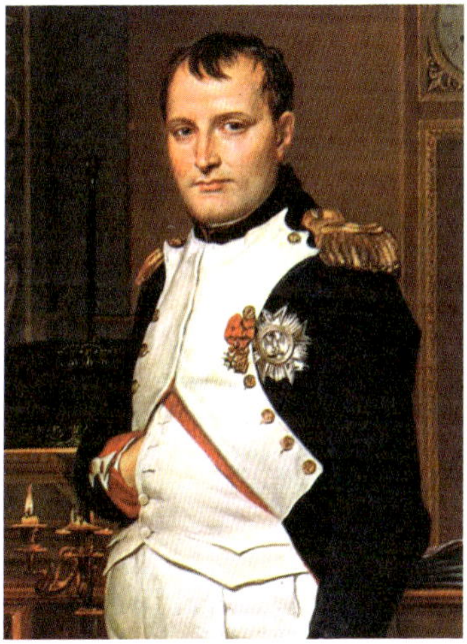

Napoleon Bonaparte

Das Interesse von Kaiser **Napoleon Bonaparte** (1769–1821) an der Homöopathie ist zwar belegt, wird aber kontrovers diskutiert. Im historischen Kontext ist zu beachten, dass in Napoleons Armee 1812 während des Rückzugs aus Russland der Typhus wütete. Gleichzeitig verbreitete sich in Europa die Nachricht über die Erfolge der Homöopathie bei der Typhus-Behandlung, die stark zum Ruhm von Hahnemann und seiner Medizin beitrug (Wells 1879; Coulter 1977, II: S. 315).

[134] Viele enge Freunde von Dr. Quin waren herkömmliche Ärzte. Einmal soll ein solcher Arzt, Sir Charles Lococke, Dr. Quin erzählt haben, er hätte einen seiner Patienten besucht und sich für Quins homöopathischen Ansatz entschieden. Als Quin fragte, was Lococke dem Patienten gegeben hätte, sagte dieser: „Nichts!" Daraufhin berichtete Quin, er hätte zufällig einen von Sir Charles' Patienten behandelt und diesem kurzerhand etwas Konventionelles verschrieben. Auf die Frage nach dem Ergebnis antwortete Quin: „Tot."

Napoleons nächste schwere Niederlage trug sich 1813 bei Leipzig zu, wo Hahnemann damals lebte. Die Franzosen wurden von einer österreichischen Armee unter dem Kommando von General Prinz Karl Phillip von Schwarzenberg (1771–1820) besiegt, der später Patient von Hahnemann und Befürworter der Homöopathie wurde.

Dr. Richard Haehl, der wichtigste Biograph Hahnemanns, erwähnt, dass Napoleon sich eine Weile nach der Schlacht von Leipzig von einem Homöopathen behandeln ließ und so angenehm überrascht war, dass er sich außerordentlich anerkennend über diese Form der Medizin äußerte:

Als Napoleon von Dr. [J. P.] Maragnot auf der Insel Elba an einer gefahrvollen Pityriasis (Flechtenform) homöopathisch behandelt wurde, ließ er sich von seinem Arzt in die Bedeutung und die Vorzüge dieser neuen Heilkunst einführen und nannte sie „die wohltätigste Entdeckung seit der Erfindung der Druckkunst." (Haehl 1922, II: S. 161 der dt. Ausgabe; auch Ewers 1826: S. 155; Baumann 1857: S. 15; Krauss 1925).

Haehl berichtet weiter, dass Napoleon 1813 bei seiner Rückkehr nach Frankreich vorhatte, „die Homöopathie in allen medicinischen Schulen seiner Staaten lehren zu lassen." Allerdings kam der Kaiser in Frankreich nie wieder an die Macht. Weiterhin schreibt Haehl, dass Hahnemann diese Berichte am 17. Oktober 1825 bezweifelt hätte. In Hahnemanns Augen waren diese Informationen „höchst unwahrscheinliche, vermutlich rein erdichtete Sagen, ohne den mindesten Beleg"[135] (Haehl 1922, II: S. 146 der dt. Ausgabe). Keiner der führenden

[135] Interessanterweise nahm Hahnemann diesen Bericht über Napoleons Behandlung und seine Einstellung zur Homöopathie recht skeptisch auf. Hahnemanns Zweifel zeigen, dass er kein Eiferer war – er akzeptierte positive Berichte über seine Entdeckungen nur, wenn sie gut belegt waren. Ich habe diese kontrovers diskutierte Geschichte in der Hoffnung eingefügt, dass andere Forscher klären, was wirklich gesagt (oder nicht gesagt) wurde. Nach heutiger Datenlage stimme

Biographen Napoleons erwähnt dessen Interesse an der Homöopathie oder eigene Erfahrungen, was zu erwarten wäre, wenn diese Anekdote der Wahrheit entspräche. Es gibt vielmehr Belege, dass Napoleon in erster Linie von Schulmedizinern der damaligen Zeit behandelt wurde und dass deren medizinisches Vorgehen seinen Tod an Magenkrebs beschleunigt hat[136] (Lugli et al. 2007).

In einem Buch zum Gedenken an Dr. Constantine Hering (1800–1880) wird beschrieben, wie Hering sich dagegen wehrte, sich Regierungsführern anzudienen. Er ließ seine Sache lieber ignorieren, als mit Nachdruck vorantreiben, was beinahe geschehen wäre, als Napoleon vor dem Russlandfeldzug 1812 Hahnemanns *Organon* von 1810 las (das erste Buch, das die homöopathische Kunst beschreibt). Später war Hering froh über Napoleons Sturz, weil ihm jegliche Einschränkung der Kunst und Wissenschaft so verhasst war wie der Verlust der persönlichen Freiheit (Hering 1880: S. 86-87).

Deutlich besser belegt ist das große Interesse von Charles Louis Napoleon Bonaparte, **Napoleon III.** (1808–1873), an der Homöopathie.[137] Er war ein Neffe von Napoleon I. und von 1849 bis 1852 Präsident von Frankreich, danach bis 1870 französischer Kaiser. Napoleon

---

ich Hahnemanns Skepsis an Napoleons Interesse gegenüber der Homöopathie zu.

136 Im letzten Jahr seines Lebens sagte Napoleon zu seinem Arzt Dr. Francesco Antommarchi: „Schon beim Geruch Ihrer Arzneien zieht sich [mein Magen] zusammen. Äußerlich dürfen Sie alle Arzneien anwenden, die Sie wollen, damit bin ich einverstanden, aber Sie werden meinem Körper kein Gebräu aus Zutaten einflößen, die selbst die robusteste Konstitution zerstören können – niemals. Ich möchte nicht zwei Krankheiten erleiden, eine natürliche und eine wegen der Medikamente." (Young 1915: S. 201)

137 Trotz der klareren Hinweise, die ein Interesse an der Homöopathie und Unterstützung durch Napoleon III. und dessen Frau belegen, lassen zahlreiche Biographien diese Fakten aus. Historische Schriften werden sowohl durch den Historiker selbst als auch die jeweils herrschende Weltsicht stark gefärbt.

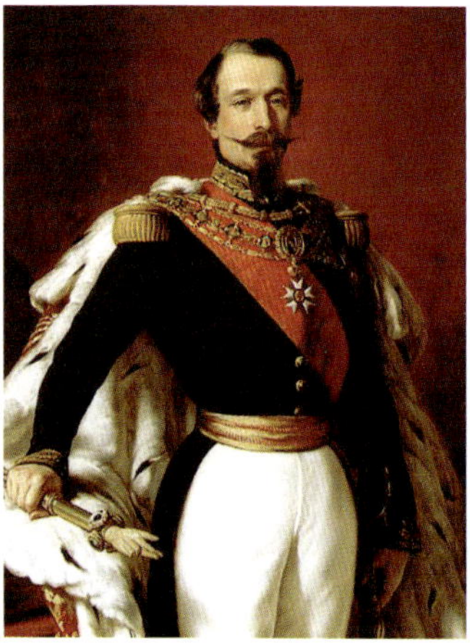

Napoleon III.

III. ließ sich von **A. J. Davet** (1797–1873), einem frühen Studenten der „reinen" Homöopathie, behandeln und zeichnete seinen Arzt später mit dem Ritterkreuz der Ehrenlegion aus. Der gebürtige Italiener, der erst durch Adoption Franzose geworden war, behandelte auch den Botschafter in Italien und den italienischen Premierminister (Hunt 1863; Bradford 1897).

Ein weiterer homöopathischer Arzt von Napoleon III. war **Dr. Alexandre Charge** (1810–1890), der während einer größeren Choleraepidemie in Südfrankreich Dorfbewohner behandelt hatte (Haehl 1922, II: S. 463; Payne 1855: S. 27). Für Dr. Charges ausgezeichnetes Wirken während dieser Epidemie verlieh ihm Napoleon III. den Orden der Ehrenlegion. Aufzeichnungen zufolge hatte er 1849 volle 1.662 Cholerafälle behandelt und musste nur 49 Tote beklagen (2,9 Prozent). In anderen Krankenhäusern lag die Sterblichkeit bei zehn oder mehr Prozent. Papst Pius IX. sprach Dr. Charge auch den Gregoriusorden zu, „in Anbetracht der von ihm erbrachten Dienste während der Choleraepidemie" (Hunt 1863: S. 121).

Napoleon III. wurde von **Kaiserin Eugenie** (1826–1920) an die Homöopathie herangeführt. Sie ließ sich von ihrem eigenen Homöopathen, Dr. Jules Bocco, behandeln (Hunt 1863: S. 123) und 1855 auch von Dr. Clemens Maria Franz von Bönninghausen (1785–1864) aus Münster in Westfalen, den Hahnemann für einen seiner besten Schüler und angesehensten Kollegen hielt[138] (Haehl 1922, I: S. 397).

[138] Dr. von Bönninghausen hatte nicht Medizin, sondern Jura studiert. Der geborene Niederländer war so angesehen, dass er von König Ludwig Napoleon von

1861 wurde Eugenie der **Comte des Guidi** (1769–1863) vorgestellt, der erste und älteste Homöopath Frankreichs. Dabei sagte sie: „Ihr habt der Menschheit einen großen Dienst erwiesen." (Vingtrinier 1860)

Am 20. April 1861 verlieh Napoleon III. von Bönninghausen das Ritterkreuz der Ehrenlegion. Der älteste Sohn, Karl von Bönninghausen, heiratete am Ende die Adoptivtochter von Melanie Hahnemann, der zweiten Frau Samuel Hahnemanns. Dank Melanies Verbindungen zu Napoleon III. konnte sie den Kaiser dazu bewegen, ihrem neuen Schwiegersohn das Recht zur Ausübung der homöopathischen Medizin in Paris zu gewähren, ohne das übliche Medizinexamen abzulegen (Handley 1990: S. 195).

Auch **Dr. J. Mabit** (1781–1846) erhielt das Ritterkreuz der Ehrenlegion von Napoleon III. Dr. Mabit leitete ein Krankenhaus in Bordeaux, wo er sowohl homöopathische als auch allopathische Ansätze ausprobierte und beim Vergleich der Ergebnisse regelmäßig eine Überlegenheit der homöopathischen Medizin feststellte (*www.homeoint.org*). Er war auch ein enger Freund von René Laënnec (1781–1826), dem Erfinder des Stethoskops. Dr. Mabit war der erste Arzt in Bordeaux, der dieses neue Gerät einsetzte.

Die Beziehung der **Familie Bonaparte** zur Homöopathie verlief nicht durchweg positiv. Die Erkrankung und der Tod von Napoleons 21-jähriger Nichte, Bathilde Bonaparte, wurden für das Haus wie das Land zum Drama. Bathilde war mit Louis Cambacérès verheiratet, dem Sohn von Jean-Jacques-Régis de Cambacérès, Richter, Staatsmann und Urheber des Code Napoléon, dem französischen Bürgerlichen Gesetzbuches. Napoleon bestand auf einer schulmedizinischen Behandlung

---

Holland erst zum Auditeur, dann zum Hofbibliothekar ernannt wurde. 1827 erkrankte er an Tuberkulose. Nachdem er von einem Homöopathen geheilt wurde, beschäftigte von Bönninghausen sich intensiv mit der Homöopathie und schrieb zahlreiche wichtige Lehrbücher, einschließlich des ersten homöopathischen Repertoriums.

seiner Nichte durch Dr. Rayer, während die Familie Campacérès eine homöopathische Behandlung wünschte. Als Bathilde vier Monate später nach wiederholten Aderlässen verstarb, gaben die Homöopathen den Allopathen und die Allopathen den Homöopathen die Schuld (Poulet 1973; Poulet, undatiert).

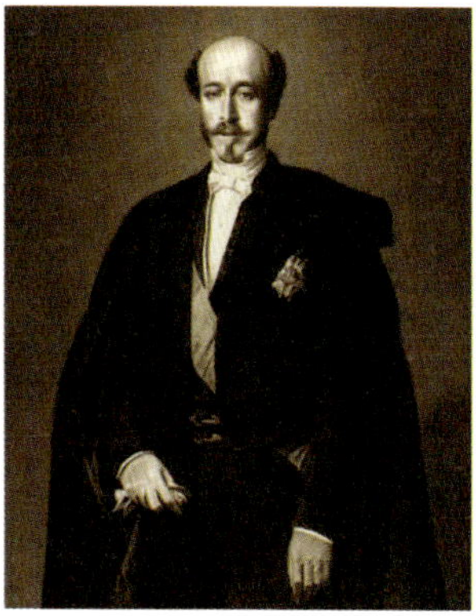

Duc de Morny

Einige Mitglieder der Familie Bonaparte verdanken der Homöopathie ihr Leben. Der Halbbruder von Napoleon III., Charles Auguste Louis Joseph (1811–1865), der spätere **Duc de Morny**, erkrankte um 1850 an Cholera, wurde jedoch durch homöopathische Mittel gerettet (*British Journal of Homeopathy* 1854).

Napoleon Bonapartes älterer Bruder Joseph Bonaparte (1768–1844) ließ sich von dem homöopathischen Arzt Dr. Jules Bocco behandeln, als er König von Neapel und König von Spanien war (Hunt 1863: S. 123).

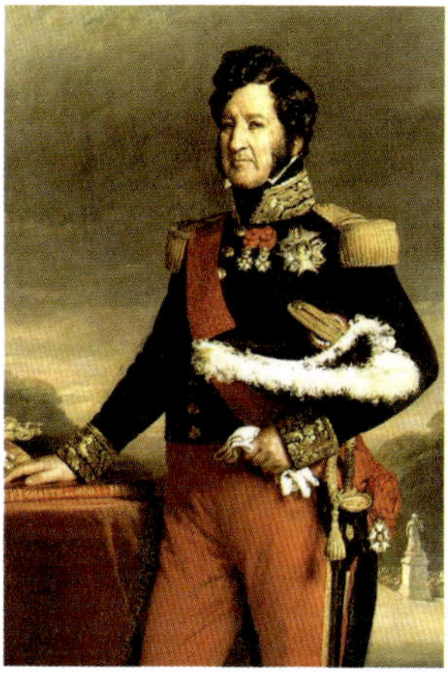

König Louis Philippe

Noch bevor Napoleon III. an die Macht kam, zeigte sich **König Louis Philippe** (1773–1850), der letzte König von Frankreich, der Homöopathie zugeneigt. Bei Hahnemanns Ankunft in Paris erbat dessen französische Frau Melanie über ihren Freund, den Bildungsminister M. Guizot, beim König die Erlaubnis für Hahnemann, Homöopathie zu praktizieren, die sie auch erhielt (Haehl, II: S. 345).

Russland

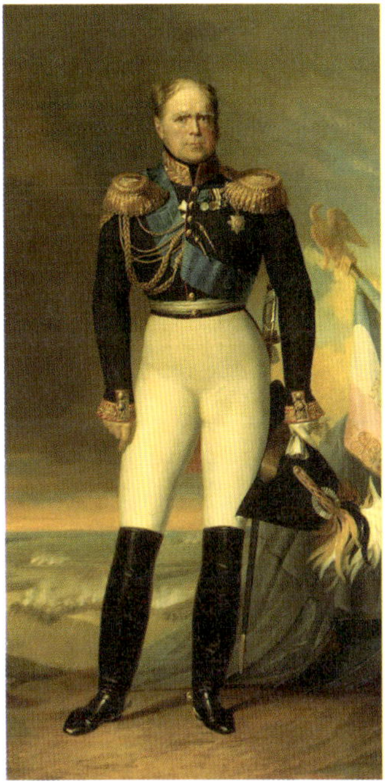

Großfürst Konstantin Pawlowitsch Romanow

In der Frühzeit der Homöopathie war diese auch im russischen Zarenhaus beliebt. **Großfürst Konstantin Pawlowitsch Romanow**[139] (1779–1831) beschäftigte ebenso offen wie die Großfürstin den Homöopathen Dr. Jean Bigel (*1769) als Leibarzt (Bojanus 1876). Der Großfürst war von der homöopathischen Behandlung seiner Familie so angetan, dass er Dr. Bigel auch zum Arzt für 500 Soldatensöhne ernannte (Bojanus 1876). Dr. Bigel wurde zu einem bedeutenden Fürsprecher der Homöopathie in Russland, der ein beliebtes Buch über dieses Thema verfasste und sogar eines von Hahnemanns wichtigsten Werken über chronische Erkrankungen ins Französische übersetzte.

Auch zwei Brüder des Großfürsten Konstantin, **Großfürst Michael** und **Kaiser Nikolaus I.** (1796–1855), der später als Zar Nikolaus bekannt wurde, interessierten sich für die neue Lehre. Von Zar Nikolaus ist bekannt, dass er persönlich viele Ärzte beeinflusste, Homöopathie zu studieren, und das Land nie ohne seine homöopathischen Mittel verließ. Doch nicht einmal der willens- und charakterstarke Zar mit all seiner Macht konnte „die chinesische Mauer niederreißen, mit der die medizinische Hierarchie ihr Reich umgibt", wie Dr. Carl Franz von Villers es ausdrückte (Historical and Statistical Report 1876).

[139] Der Titel des Großfürsten entspricht dem eines Prinzen.

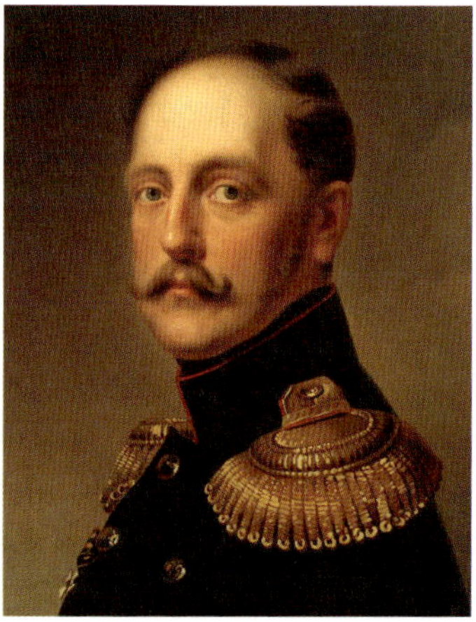

Zar Nikolaus I.

1841 wurde in Moskau ein homöopathisches Krankenhaus errichtet, 1849 ein zweites in Nizhniy-Nowgorod, der damals viertgrößten Stadt Russlands. In den folgenden Jahrzehnten wuchs die Beliebtheit der Homöopathie dank der Unterstützung der russischen Monarchen wie auch der Geistlichkeit (siehe Kapitel 13, *Klerus und spirituelle Führer*), so dass die Homöopathie selbst in den entferntesten Winkeln des Riesenreichs ausgeübt werden konnte.

Nikolaus heiratete Alexandra Feodorowna (1798–1860), vordem Prinzessin Charlotte von Preußen. Kaiserin Alexandra schätzte die Homöopathie so sehr, dass sie bei der britischen homöopathischen Apotheke Ashton & Parsons ein spezielles homöopathisches Medizintäschchen mit ihrem Emblem anfertigen ließ. Eines dieser Täschchen, das im Mai 2006 auf eBay verkauft wurde, zeigt das Wappen der Romanows und die Krone von Großbritannien.

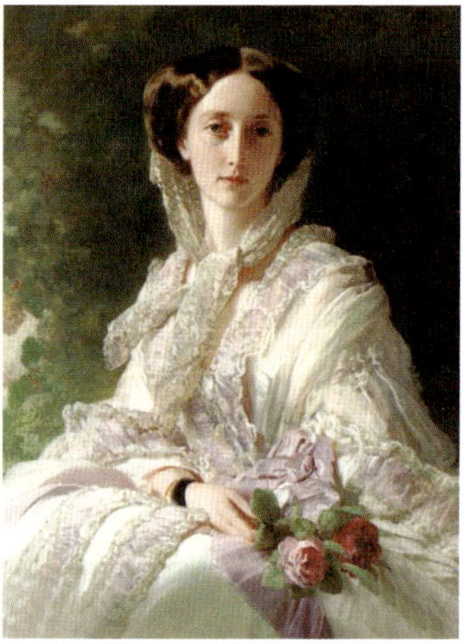

Königin Olga von Württemberg

Eine Tochter von Nikolaus und Alexandra war Olga (1822–1892), die 1846 den Kronprinzen (später König) Karl von Württemberg heiratete und so **Königin Olga von Württemberg** wurde. Königin Olga war eine „echte Homöopathin, und das ließ sie jeden wissen“ (Hoyle 1913: S. 249). Als sie sich im Urlaub am Genfer See ein Bein brach, war sie mit der Behandlung durch den Homöopathen **Dr. Alfons Beck** so zufrieden, dass sie darauf bestand, dass er sie als ihr persönlicher Homöopath nach St. Petersburg begleitete. Dr. Beck blieb fünf Jahre dort, bis seine eigene Gesundheit ihn zur Rückkehr in die Schweiz zwang (Schmidt 1926). Nach Königin Olgas Tod erklärte ein britischer Arzt, der Russland besucht hatte, dass ihre Unterstützung der Homöopathie ein Grund sei, „weshalb die Homöopathie in diesem Königreich trotz der starken, stets präsenten allopathischen Opposition, von der ich so viel gehört habe, so fest im Sattel sitzt" (Hoyle 1913: S. 249).

Kurz nach Dr. Becks Rückkehr wurde dieser von einer anderen russischen Prinzessin gerufen, sie wegen schwerem Genitalkrebs zu behandeln, der sich auf ihr Rektum und ihre Brüste ausgebreitet hatte. Sie war sich über ihren Zustand im Klaren und versprach ihm Prämien für jeden weiteren Monat, den sie noch erleben würde. Am Neujahrstag wollte sie ihm ein Geschenk machen, das der russischen Etikette zufolge auf den Boden gelegt wurde, so dass der Empfänger niederknien musste, um es anzunehmen. Beck war damals ein ehrwürdiger alter Herr. Anstatt sich niederzuknien und das kostbare goldene Zigarettenetui von dem Teppich zu ihren Füßen aufzuheben, sagte er: „Prinzessin, ich habe noch nie ein Geschenk auf den Knien empfangen. Behaltet es und vergesst nicht, dass ich Euer Arzt bin." Diese würdevolle Entgegnung beeindruckte die Prinzessin so sehr, dass sie sich bückte und ihm das Geschenk persönlich überreichte (Schmidt 1926).

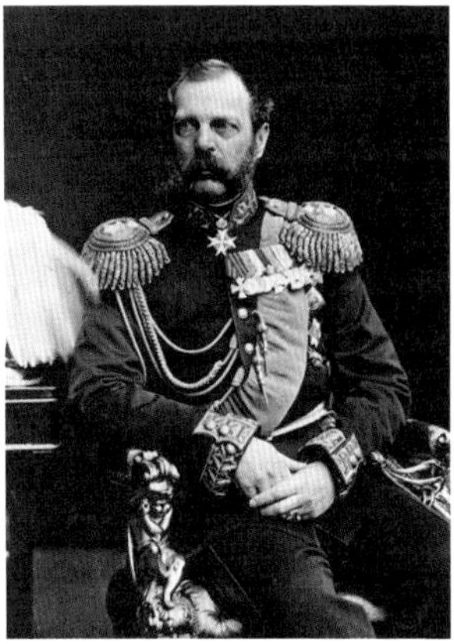

Zar Alexander II.

Nach der Ermordung von **Zar Alexander II.** (1818–1881), einem Befürworter der Homöopathie, erbaute man in St. Petersburg ein homöopathisches Krankenhaus, das nach ihm benannt wurde. Sein Nachfolger, Zar Alexander III., gab dafür 5.000 Rubel (Kotok 2000). Einige Betten des Hauses wurden nach Zar Nikolaus, Kaiserin Maria Feodorowna und Zar Alexander III benannt. (Encyclopedia Britannica). Daneben unterstützten auch der Kommunikationsminister, der Innenminister und führende Mitglieder des kaiserlichen Hofes das Krankenhaus mit Spenden. Kurz nach der kommunistischen Revolution wurde das Krankenhaus jedoch 1918 an konventionelle Ärzte übergeben.

Die frühe Geschichte der Homöopathie in Finnland ist unmittelbar mit der am russischen Zarenhof verknüpft. 1809 musste Schweden seine damalige Provinz Finnland an Russland abgeben. Ab diesem Zeitpunkt war Finnland bis zur russischen Revolution ein russisches Großfürstentum.

1871 lud der Generalgouverneur von Finnland, **Graf Nikolai Adlerberg** (1819–1892), einen hoch angesehenen deutschen Homöopathen, **Dr. Eduard von Grauvogl** (1811–1877), nach Helsinki ein, um dort Homöopathie zu lehren. Grauvogl akzeptierte die Einladung unter der Bedingung, dass er einen zuverlässigen Apotheker mitbringen dürfe (Jütte 2006: S. 31).

Zar Alexander wies Dr. Grauvogl für Behandlungen zwei Säle im Militärkrankenhaus von Helsinki zu. Daneben führte Grauvogl auch eine erfolgreiche Privatpraxis, deren Patienten noch aus dem fernen St. Petersburg anreisten. Doch bald klagte er über die extreme Feindseligkeit der Schulmediziner und der Apotheker, die ihm das Praktizieren erschwerten. Grauvogl war besorgt, weil man nur chronisch kranke Patienten an seine Station überwies, was zu einer höheren Sterblichkeitsrate führte.

Während einer Inspektionsreise durch das Land, erkrankte sein Fürsprecher, der Generalgouverneur, sehr schwer, so dass Grauvogl seine ganze Zeit der Behandlung seines wichtigen Patienten widmen musste. Ihm war natürlich bewusst, welche Folgen es hätte, wenn seine Behandlung sich als erfolglos erweisen würde. Doch der Generalgouverneur wurde wieder gesund und der Zar verlieh Grauvogl den Orden der Heiligen Anna. Bedauerlicherweise ließen die Feindseligkeiten seiner Widersacher nicht nach, so dass Grauvogl nur zwei Jahre später nach München zurückkehrte (Jütte 2006: S. 32).

Deutschland

Schon bevor Hahnemann die Homöopathie entwickelte, war er so angesehen, dass er dem deutschen Adel dienen durfte. 1797 behandelte er **Herzog Ernst von Gotha und Georgenthal** (Haehl 1922, II: S. 125).

In Deutschland erfuhren Hahnemann und die Homöopathie großen Zuspruch. Wo immer sich Hahnemann niederließ, konnte er eine Sondergenehmigung der jeweiligen Behörden erwirken, Homöopathie zu praktizieren und seine eigenen Arzneimittel abzugeben. Dieses Privileg wurde aufgrund der starken Stellung der Apotheken nur selten verliehen.

1822 erhob **Herzog Ferdinand von Anhalt** den damals in Köthen ansässigen Hahnemann zum Hofrat, was damals nur angesehenen Mitgliedern der Gesellschaft zuteilwurde (Haehl 1922, II: S. 132).[140]

---

[140] Zwei Briefe von Herzog Ferdinand und seiner Frau an Dr. Hahnemann sind überliefert:
Cöthen, den 29. Januar 1823
„Indem ich Ihnen meinen Dank für die diesjährige, als vor zwei Jahren bei mir angewandte ärztliche Hülfe sage und Ihnen meine vollkommene Zufriedenheit versichere, wünsche ich, dass Sie beikommende Kleinigkeit für Ihre mir gereichte und sich so bewährt gefundene Medicin und für Ihre Bemühungen annehmen

Auch Hahnemanns Neffe, **Dr. C. Bernhard Trinius** (1775–1844), wurde Homöopath. Neben der **Prinzessin von Württemberg** behandelte er den **Herzog von Coburg und Gotha** (Haehl 1922, II: S. 207).

König Georg V., der letzte König von Hannover (1819–1879), und seine **Königin Marie von Sachsen-Anhalt** (1818–1907) wurden von **Dr. G. A. Weber** homöopathisch behandelt, den der König für seine gute Fürsorge ehrte (Hunt 1863).

Dr. Gustav Kramer, ein angesehener deutscher Homöopath, behandelte den **Großherzog von Baden** (Haehl 1922, II: S. 199-200).

Ein anderer Homöopath, **Dr. Anton Schmit**, war Leibarzt der **Herzogin von Lucca** (Haehl 1922, II: S. 243).

Dr. Bernhard Bähr (*1828) war königlicher Medizinalrat und Leibarzt von **König Georg V. von Hannover** (1819–1878). Er kam zu schnellem Ruhm durch seine gründliche, wissenschaftliche Abhandlung *Digitalis Purpurea in ihren physiologischen und therapeutischen Wirkungen* (T. O. Weigel, Leipzig 1859), für die ihm homöopathische Ärzte einen Ehrenpreis verliehen (Granier 1859).

Dr. G. A. H. Mühlenbein war Arzt von **Wilhelm VIII., Herzog von Braunschweig**. Dr. Mühlenbein hatte Schulmedizin studiert und praktiziert, wendete sich dann jedoch der Homöopathie zu.

---

mögen. Der Himmel erhalte Sie zum Wohl der leidenden Menschheit noch lange Jahre bei stetem Wohlsein."
Ferdinand, Herzog.

Für die freundlichen Wünsche zu meinem Geburtsfest sage ich Ihnen, mein lieber Hofrath, meinen verbindlichsten Dank. Eine der angenehmsten Gaben in dem Uebergange zu einem neuen Jahr habe ich Ihren Bemühungen zu verdanken, nämlich eine bessere Gesundheit; ich hoffe, dieselbe soll sich zu Ihrem Ruhm und Dank noch weiterhin leidlich halten.
Mit wahrem Vergnügen Ihre sehr affectionirte
Julie, Herzogin von Anhalt
(Albrecht 1875: S. 111 und 112)

> Ich war fünfzig Jahre ein Doktor der Medizin, von denen ich die ersten dreiunddreißig allopathisch praktiziert habe. ... aber ich versichere Ihnen, dass ich meinem Schöpfer täglich danke, dass er mich hat alt genug werden lassen, um mich von der homöopathischen Wahrheit zu überzeugen. Denn erst seit ich die Homöopathie praktiziere, bin ich von der Nützlichkeit des ganzen Systems der Medizin überzeugt. (Everest 1842: S. 196)

Aufgrund seiner eindrucksvollen Heilerfolge wurde er von der britischen Krone ehrenhalber zum Knight of the Order of Guelph ernannt.

Aber die Homöopathie wurde nicht in allen Teilen Deutschlands unterstützt. Im Königreich Bayern mit seiner Hauptstadt München wurde die Homöopathie direkt aus dem Kriegsministerium für Quacksalberei erklärt und ihr Einsatz in Militärkrankenhäusern untersagt. In anderen Regionen hingegen sah das Militär diese Form der Heilkunst viel positiver, denn zur selben Zeit verfügte das hessisches Ministerium, dass nur Militärärzte eingestellt werden dürften, die auch etwas von Homöopathie verstünden (Baumann 1857).

Österreich

Die Geschichte der Homöopathie in Österreich ist von besonderer Bedeutung, weil die Homöopathie und die Homöopathen hier auf massiven Widerstand stießen, später aber auch ihre größten Erfolge und allgemeine Anerkennung verzeichneten.

Eine der ersten Erfahrungen der österreichischen Könige mit der Homöopathie ist typisch für viele Kontroversen in diesem Land. Die österreichische Armee gegen Napoleon stand unter der Führung von General **Prinz Karl Phillip von Schwarzenberg** (1771–1820). General von Schwarzenberg hatte 1813 in der Schlacht von Leipzig

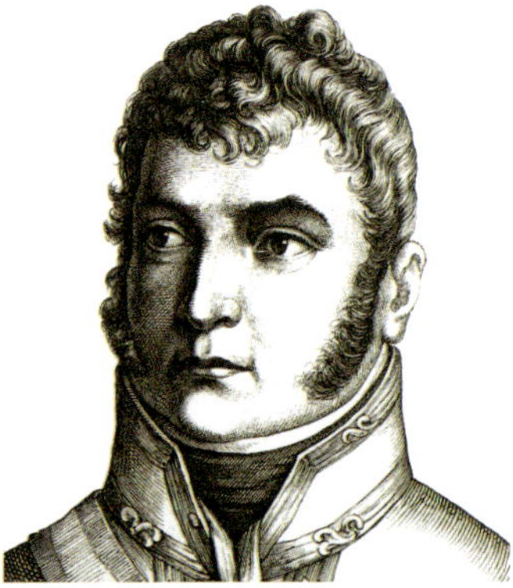

Prinz Karl Phillip von Schwarzenberg

gegen Napoleon gesiegt, war jedoch weder damals noch bei seinem Schlaganfall von 1817 von Hahnemann behandelt worden. Erst bei seinem zweiten Schlaganfall 1819 bat er Dr. Hahnemann um homöopathische Behandlung. Nach den ersten Gaben homöopathischer Arzneimittel stellte Dr. Hahnemann bei einer Visite schockiert fest, dass ein anderer Arzt von Schwarzenberg zur Ader ließ. Wegen dieses Problems und weil der General nicht bereit war, seinen Alkoholkonsum einzuschränken, behandelte Hahnemann ihn nicht weiter. Als der General bald darauf starb, gaben die konventionellen Ärzte und Apotheker Hahnemann die Schuld an seinem Tod.

Johann Wolfgang von Goethe äußerte sich sehr kritisch gegenüber der damaligen Schulmedizin und den Bemühungen ihrer Ärzte, den Zugang zu homöopathischen Behandlungen einzuschränken. Am fünften Mai 1820 schrieb er: „Hier zu Lande spielt man ein curioses Spiel mit Ablehnen und Abdämmen der Neuerungen jeder Art. Z. B. durch Magnetismus zu curieren ist verboten, auch nach der Hahnemannschen Methode darf niemand practiziren“ (Haehl 1922, I: S. 113; Goethes Briefe, Internet).

Von 1819 bis 1835 verbot Kaiser Franz I. (1792–1835) von Österreich gar das Praktizieren der Homöopathie. 1828 ordnete er ein homöopathisches Experiment über eine Dauer von 60 Tagen an. Obwohl dabei nur einer von 43 im Krankenhaus behandelten Patienten starb und alle neun Patienten mit schweren entzündlichen Erkrankungen durch homöopathische Mittel geheilt wurden, erstattete Professor Stift als einer der Schulmediziner, die das Experiment überwachten, dem Kaiser nur mündlich Bericht. Auch wenn die Homöopathie offiziell erst mehrere Jahre später durch den neuen Kaiser gestattet wurde, berief Österreichs Erzherzog Johann kurz nach diesem Experiment einen Homöopathen zu seinem Leibarzt.

Nach dem Tod von Franz I. im Jahr 1835 erfuhr die Homöopathie nie dagewesenen Zuspruch. Viele Mitglieder des Königshauses arbeiteten sogar selbst als Homöopathen. Zu **Graf Gustav von Auersperg** kamen die Patienten wegen seiner Erfolge mit homöopathischen Behandlungen in Scharen. **Fürstin Wilhelmine Auersperg**, die für ihre Güte berühmt war, ging auf ihrem Land in Böhmen von Haus zu Haus, um ihre bedürftigen Pächter homöopathisch zu behandeln. Im böhmischen Zleb ließ sie ein Krankenhaus mit zwölf Betten für arme Bauern bauen, die ihr Arzt Dr. Kohout betreute. 1846 gründete auch die **Gräfin von Harrach** in Nechanitz ein homöopathisches Armenkrankenhaus, in welchem in den ersten drei Jahren 404 Patienten behandelt wurden (Müller 1876).

Der österreichische Botschafter Seiner Majestät des Königs der beiden Sizilien, Comte de Fickelmont, schrieb am ersten September 1828 aus Wien an General Luigi Caraffa, der selbst ein Freund der Homöopathie war:

> Das System [die Homöopathie] hat die Prüfung, der es unterzogen wurde, mit Brillanz bestanden. Das erklärt, warum seine Gegner der Veröffentlichung des Berichts jede erdenkliche Schwierigkeit in den Weg legen.
>
> Ich habe festgestellt, dass die Homöopathie seit meiner letzten Reise nach Wien vor fünf Jahren dort enorme Fortschritte gemacht hat, obwohl dies unbegreiflich scheint. Damit scheint es unmöglich zu sein, sich den Fakten zu verschließen. Die geheilten Patienten sind ein Beweis, der

notwendigerweise zu Konvertiten führen wird. (Granier 1859: S. 69)

Auch weiterhin breitete sich die neue Medizin im ganzen Reich aus. Menschen von Rang und Namen unterstützten sie, die Reichen gaben Geld, und viele führende Köpfe wissenschaftlicher Gesellschaften befürworteten ihre Ausweitung.

Zwischen 1840 und 1850 kam es manchen Beobachtern so vor, als würde die Homöopathie in Österreich mehr angewendet, als in jedem anderen Land Europas. Überall gab es Krankenhäuser und Apotheken und die Homöopathen waren fast so zahlreich wie die Schulmediziner (Hunt 1863). An der Universität Wien und an der Militärakademie lehrten Professoren für Homöopathie und Medizinstudenten konnten sich zwischen beiden Richtungen entscheiden. Darüber hinaus hatte der Herzog von Batthyány von Ikervár, Wien und Stein-am-Anger seinen eigenen Homöopathen, Dr. H. Rosenberg (Haehl 1922, II: S. 496).

Mit der bemerkenswerten Heilung von Feldmarschall Radetzky wurde die Homöopathie in Österreich noch beliebter. **Joseph von Radetzky** (1766–1858) war ein österreichischer General, den Johann Strauss mit seinem *Radetzky-Marsch* unsterblich gemacht hat. 1936 ernannte der Kaiser den 70-jährigen Radetzky zum Feldmarschall der österreichischen Armee. 1841 erkrankte Radetzky an einem Tumor im Bereich des rechten Auges. Der Kaiser, der Radetzky in höchsten Ehren hielt, ließ ihn von zwei Professoren der Augenheilkunde untersuchen, Francisco Flarer und Friedrich Jäger[141], die den Tumor beide für unheilbar erklärten.

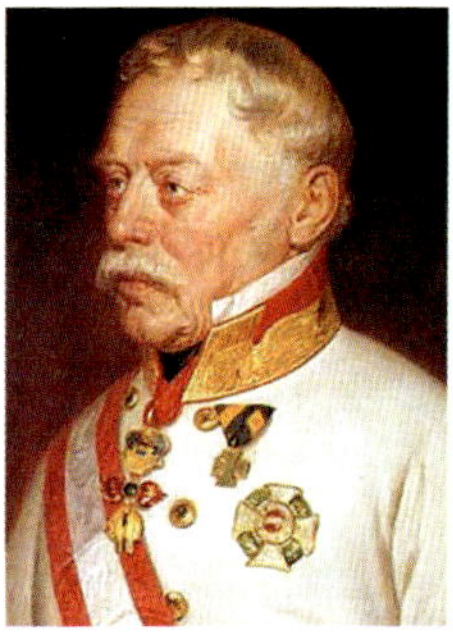

Joseph von Radetzky

[141] Professor Friedrich Jäger war der Schwiegersohn und Schützling von Georg Joseph Beer, der 1815 Vorsitzender der ersten universitären Augenabteilung der

Daraufhin ließ sich Radetzky von einem homöopathischen Arzt behandeln, dem Kollegen und frühen Studenten Hahnemanns **Dr. J. Christophe Hartung** (1779–1853). Nach sechs Wochen war Radetzky vollständig geheilt (Clarke 1905: S. 103-106).

Wie bei vielen homöopathischen Heilungen hinterfragten Schulmediziner und Apotheker die Echtheit von Krankheit und Kur. Fünfzehn Jahre nach der Heilung von Feldmarschall Radetzky stellte ein schulmedizinisches Journal Fragen, auf die der Feldmarschall mit Nachdruck reagierte und damit den Wert der erhaltenen homöopathischen Behandlung unterstrich.

Italien

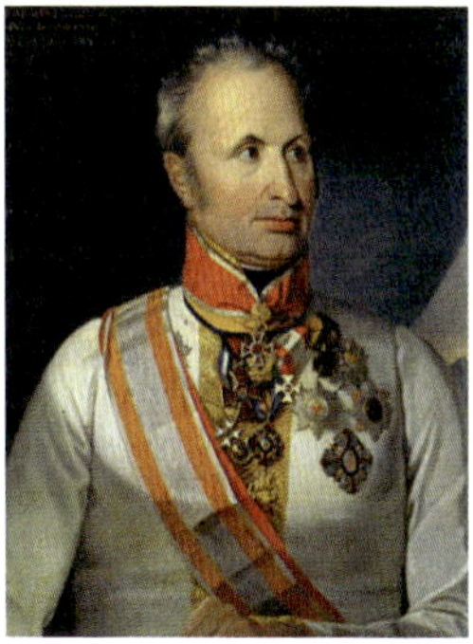

Baron Franz Ernst Koller

Nach Italien gelangte die Homöopathie infolge der österreichischen Besetzung von Neapel. Die österreichische Armee wurde von **Baron Franz Ernst Koller** (1767-1826) angeführt, einem ergebenen Jünger Hahnemanns, der gleich bei seiner Ankunft in Neapel 1822 nach seinem persönlichen Homöopathen, **Dr. George Necker,** schicken ließ. Necker lebte und praktizierte vier Jahre in Neapel und überzeugte während dieser Zeit

Welt wurde. Jäger unterstand unmittelbar dem Kaiser und riet Radetzky angeblich Hartung zu trauen. Traditionelle Mediziner kritisierten Jäger heftig für seine offene Einstellung zur Homöopathie, selbst wenn diese eine Besserung bewirkte. Die Untersuchung der Akten durch einen modernen Augenfacharzt ergab, dass es sich um einen Orbitalabszess gehandelt haben muss (Blodi 1989), auch wenn moderne Lehrbücher die Ansicht vertreten, dass diese Erkrankung – insbesondere in schweren Fällen wie bei Radetzky – in der Regel behandlungsresistent ist und zur Erblindung führt.

drei führende italienische Ärzte von der Macht und dem Wert homöopathischer Arzneien. Diese Ärzte waren: Francesco Romani, Giuseppe Mauro und Cosmo Maria de Horatiis (Mitchell 1975: S. 72).

Zusätzlich zu seiner Privatpraxis eröffnete Dr. Necker im Mai 1823 eine Armenapotheke, in der ihm stets Dr. Romani und mitunter auch die Doktoren Smicht und Kinzel zur Seite standen. 1824 schickte die Königin von Neapel Necker nach Rom, wo er sich ihrer Schwester, Maria Louisa von Bourbon, annehmen sollte. Sie war die Königin von Etrurien und Mutter des regierenden Herzogs von Lucca, Carlo Lodovico. Dr. Necker wurde zum Leibarzt des Herzogs von Lucca (Toskana) und seines Hofstaats ernannt[142] und behielt diese Position bis 1847. (Homeopathy in Italy 1876).

Die drei italienischen Ärzte, die Dr. Necker als homöopathische Kollegen beistanden, zählten zu den besten Ärzten Italiens. **Dr. Francesco Romani** hatte in Neapel und im Ausland den Ruf eines gelehrten Arztes und eines gebildeten Dichters und Denkers. Lord Shrewsbury rief ihn 1831 sogar als seinen persönlichen Leibarzt nach England, wo Dr. Romani der erste Homöopath des Landes war. Später war er auch persönlicher Homöopath der Königinwitwe von Neapel (Atkin 1853). **Dr. Giuseppe Mauro** war ein vornehmer Mann, der dem Prinz Ruffo, Minister des bourbonischen Königshauses, als Leibarzt diente. **Dr. Cosmo Maria de Horatiis** war ein Widersacher des berüchtigten Anatomen Antonio Scarpa und hatte am Athenäum im Tessin die Professur für Chirurgie inne, eine Ehre, die in den Augen von Historikern jede königliche Ehrung übersteigt. Außerdem war er leitender Chirurg der neapolitanischen Armee, Generalinspekteur der Militärkrankenhäuser, Privatarzt des Erbprinzen, des Herzogs von Kalabrien,

[142] Nach dem Tod von Dr. Necker 1848 berief der Herzog von Lucca Joseph Attomyr (1807–1856), einen angesehenen ungarischen Homöopathen, zu seinem Leibarzt.

später Francis I., danach königlicher Leibarzt und anschließend Professor für klinische Chirurgie an der Universität Neapel. Dr. Horatiis war der Erste, der Hahnemanns Schriften ins Italienische übersetzte (Homeopathy in Italy 1876).

1828 konnte Dr. Romani seinen Landsmann, den Arzt und Comte **Sebastiano de Guidi**, für die Homöopathie gewinnen. Dr. de Guidi erhielt später wichtige Positionen an drei französischen Universitäten, erst als Professor für Mathematik, später als Professor der Medizin. Die Heilung seiner schwerkranken Frau machte ihn zum ersten und später ältesten praktizierenden Homöopathen Frankreichs. Dort gilt de Guidi als Vater der französischen Homöopathie (*www.homeoint.org*).

Der erste Homöopath mit einer Praxis in Rom war 1826 **Dr. Settimio Centamori**. Er hatte besonders mit der Cholera-Behandlung Erfolg, konnte jedoch 1837 nicht den Rektor des Petersdoms retten, der an der Cholera verstarb. Daraufhin klagten konventionelle Ärzte Centamori an, den Prälaten vergiftet zu haben, was seinem Ruf jedoch nicht besonders schadete. Er wurde Arzt des Herzogs von Lucca und heiratete 1842 mit der Nichte von Napoleon I., Charlotte Bonaparte, ins französische Herrscherhaus ein.

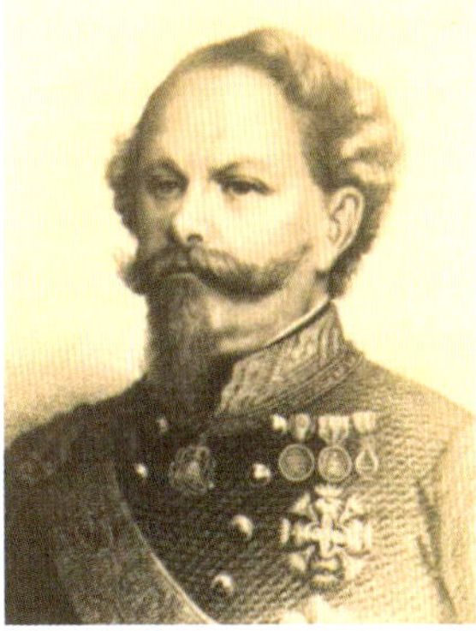
König Vittorio Emmanuel von Sardinien

Auch **König Vittorio Emmanuel von Sardinien** (1820–1878) ließ sich homöopathisch behandeln (Hunt 1863).

Spanien

Auch die Könige von Spanien schätzten die Homöopathie. 1829 heiratete **König Ferdinand VII.** von Spanien (1784–1833) Donna María Cristina, die Tochter des Königs von Savoyen (das 1860 an

Frankreich fiel). Einer der Gäste bei der Trauung in Madrid war der **König von Neapel, Ferdinand II.**, der seinen Homöopathen Dr. Horatiis mitbrachte. Anfangs breitete sich die Homöopathie aufgrund des bis 1840 währenden Bürgerkrieges nicht sehr rasch aus, doch **Dr. Don Andrés Marino**, einer der angesehensten spanischen Schulmediziner, wurde Homöopath und Leibarzt der spanischen Königin (History of Homeopathy in Spain 1876).

Nachdem die spanischen Monarchen **Dr. José Núñez** (1805–1879) kennenlernten, der bei Hahnemann persönlich studiert hatte, entwickelten sie eine hohe Meinung von der Homöopathie. Núñez kehrte 1844 nach Studien- und Praxisjahren in Frankreich nach Spanien zurück, wo er so ausgezeichnete, hochgesteckte Ziele erreichte, dass er von allen bewundert wurde (außer von den allopathischen Ärzten). Schließlich führte ihn sein wachsender Ruhm in den Palast von **Königin Isabella II.** (1830–1904), deren Leibarzt er bis zur Revolution von 1868 blieb. Die Königin belohnte ihn dafür mit dem Titel Marqués de Núñez, mit dem Großen Kreuz von Carlos III. und dem zivilen Wohltätigkeitsorden.

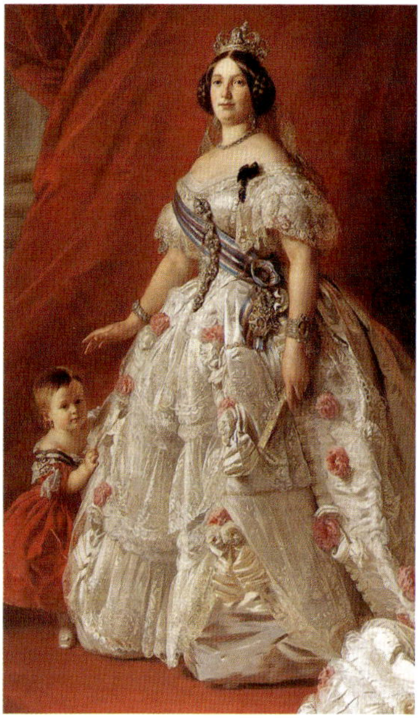

Königin Isabella II.

1850 beklagte ein allopathisches Medizinjournal, dass per königlichem Erlass an einer spanischen Universität zwei Lehrstühle für Homöopathie eingerichtet wurden, „weil die orthodoxen Mediziner sich dummerweise auf ein Experiment mit dem System eingelassen hatten“ (*L'Union Medicale*

1850). Leider waren andere Ärztevereinigungen nur selten bereit, der Homöopathie faire Bedingungen zuzugestehen.

Der Prinz von Spanien und Portugal, der **Infant Don Sebastián Gabriel** (*1813), wurde von dem Homöopathen, **Dr. Tomás Pellicer**, Sr., von einer schweren Krankheit geheilt. Dr. Pellicer war offiziell erster Arzt des Schlafgemachs und Leibarzt der Königin. Auch er erhielt den Ritterorden von Carlos III. und das Große Kreuz von Isabella der Katholischen. Diese Orden wurden auch Dr. Don Andrés Marino verliehen, dem ersten Homöopathen der königlichen Familie. Nachdem die spanische Königsfamilie nach der Revolution von 1868 im Exil lebte, unterstützte sie die Homöopathie umso mehr. Der Infant Don Sebastián ernannte **Dr. Joaquín Pellicer**, Jr., zum zweiten Arzt des Schlafgemachs, und in Paris übertrug Königin Isabella II. einem hoch angesehenen französischen Homöopathen, Dr. Léon Simon, die Verantwortung für ihre Gesundheit (History of Homeopathy in Spain 1876).

Preußen

Das Gebiet des Königreichs Preußen umfasste im 19. Jahrhundert das heutige Nordostdeutschland, Nordpolen, Ostrussland und Litauen. Die letzte Hauptstadt Preußens war Berlin. Wie in vielen Ländern Europas konnten Ärzte homöopathische Mittel oder herkömmliche Medikamente verordnen, durften sie aber nicht immer auch herstellen. Weil Apotheker jedoch nach der Menge der abgegebenen Arzneien bezahlt wurden, konnten sie an den gering dosierten homöopathischen Arzneimitteln nur wenig verdienen. Die Herstellung homöopathischer Medikamente war unter diesen Umständen so unwirtschaftlich, dass viele Apotheker dabei betrogen und Scheinarzneien verkauften.

Hahnemann und viele Homöopathen kannten diese Probleme und wollten ihre Mittel daher lieber selbst herstellen, wofür sie gelegentlich verhaftet wurden. Doch häufig erbaten sie von ihren fürstlichen

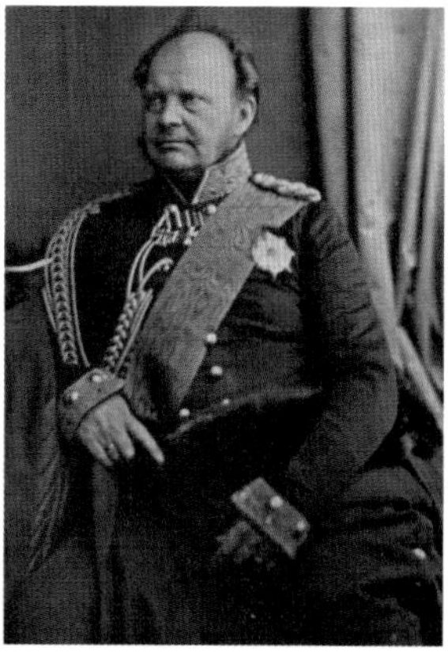

Friedrich Wilhelm IV.

Patienten eine Sondergenehmigung, die sie schließlich auch erhielten – in Württemberg-Preußen 1829, in Hessen 1833 und in ganz Preußen nach langem Kampf 1843, als **König Friedrich Wilhelm IV.** (1795–1861) den Homöopathen die Ausgabe ihrer Arzneien gestattete (Kotok 1999, Anmerkung 183).

Am 3.1.1842 schrieb König Friedrich Wilhelm IV. folgenden Brief an seinen Homöopathen, **Dr. Matthias Marenzeller** (1765–1854):

> Ich bin Ihnen für das Vertrauen, mit welchem Sie in Ihrem Schreiben vom 14. Oktober v. J. die homöopathische Heilmethode Meinem Schutz empfohlen haben, dankbar verbunden und lege nicht geringen Werth auf die Empfehlung dieser wichtigen Angelegenheit durch einen Mann, der wie Sie die Homöopathie bereits ein volles Menschenalter hindurch mit Erfolg ausgeübt hat. Gern werde Ich, wie Ich begonnen habe, auch fortfahren, dieser Heilart jeden Vorschub zu leisten, der zu ihrer Entwicklung förderlich sein kann. Die Errichtung eines homöopathischen Krankenhauses habe ich bereits unter Bewilligung der erforderlichen Mittel aus der Staatsschatulle genehmigt und beabsichtige auch, den homöopathischen Ärzten unter gewissen Modalitäten das Selbstdispensiren zu gestatten, über welchen Gegenstand indessen die Verhandlungen noch schweben. (Ameke 1884: S. 325)

Zuvor profitierte die Homöopathie in Preußen bereits von der Gunst der Prinzessin Friederike (1767–1820), die einen der ersten

Schüler Hahnemanns, **Dr. Karl Julius Aegidi** (1795–1874), zu ihrem Leibarzt machte. Leider war Dr. Aegidi erheblichen Schikanen ausgesetzt, so dass er nicht nur um seine Praxis, sondern auch um sein Leben fürchtete und sich deshalb nach vier Jahren zum Abschied gezwungen sah (Haehl 1922, II: S. 201 und 207). Zum Glück für die Prinzessin übernahm ein anderer erfahrener Hahnemannschüler, **Dr. Georg Heinrich Gottlieb Jahr** (1800–1875), Aegidis Nachfolge.

Wegen der sensationellen Erfolge dieser Homöopathen schrieb der Königlich-Preußische Hofrat Nordmann von Mühlhausen, Erfurt, an Hahnemann und bat um eine Empfehlung für den Bezirk und sich selbst (Haehl 1922, II: S. 203).

Die Niederlande und andere Länder Europas

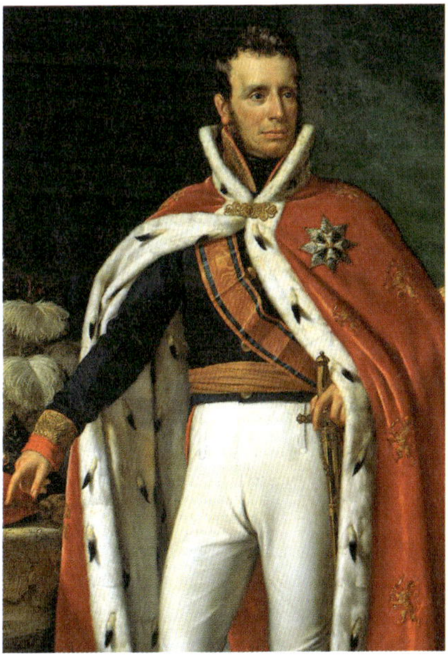

König Wilhelm I. der Niederlande

Das Interesse des niederländischen Königshauses an der Homöopathie begann mit **König Wilhelm I.** (1772–1843), der von dem Brüsseler Homöopathen **Dr. L. J. Varlez** betreut wurde. Später hatte auch **König Wilhelm III.** der Niederlande (1817–1890) einen homöopathischen Arzt, **Professor Everhard**.

Dr. Joseph Attomyr (1807–1856) war ein früher Schüler Hahnemanns, an dem Hahnemann besonders die brillanten Erwiderungen auf schlecht recherchierte Artikel von Ärzten und Apothekern gegen die Homöopathie zu schätzen wusste. Dr. Attomyr wurde Leibarzt des ungarischen **Grafen Czaky von Zips** (heute Spiš), das heute in Polen liegt. Später stand er in der Toskana dem **Herzog von Lucca** zur Seite.

Dr. H. Rosenberg war der persönliche Homöopath des **Herzogs von Batthyány von Stein-am-Anger** (heute Szombathely an der ungarisch-österreichischen Grenze). Dr. Rosenberg erweiterte die Homöopathie um diverse Mittel, darunter das bekannte Krebsmittel *Vinca minor* (das die Pharmaindustrie als Grundlage für die in der Chemotherapie verwendete Substanz Vincristin nutzte).

In Ungarn förderte und ermunterte **Vizekönig Joseph** die Homöopathie. 1844 stimmten die beiden Häuser von Ungarn einvernehmlich für ein homöopathisches Krankenhaus und einen Lehrstuhl in der Hauptstadt. Kurz darauf eröffneten drei homöopathische Apotheken, und die von der Oberschicht geförderte homöopathische Bewegung breitete sich im ganzen Land aus.

Ähnlich wie in den deutschen Staaten verdankte dieHomöopathie auch in der Tschechischen Republik ihre Akzeptanz in der ersten Hälfte des 19. Jahrhunderts ihren Erfolgen während der Cholera-Epidemien zwischen 1830 und 1850. Danach hatte die Homöopathie einflussreiche Unterstützung besonders seitens des Adels, der homöopathische Ärzte hinzuzog. Die **Prinzen Windisch-Grätz und Lamberg zu Zusiowitz**, aber auch **Prinzessin Wilhelmine Auersperg** waren dafür bekannt, dass ihre Leibärzte Homöopathen waren (Jütte 2006: S. 60). Die Prinzessin unterhielt in ihrer Heimatstadt sogar ein kleines homöopathisches Krankenhaus.

Königshäuser und die Homöopathie in der Gegenwart

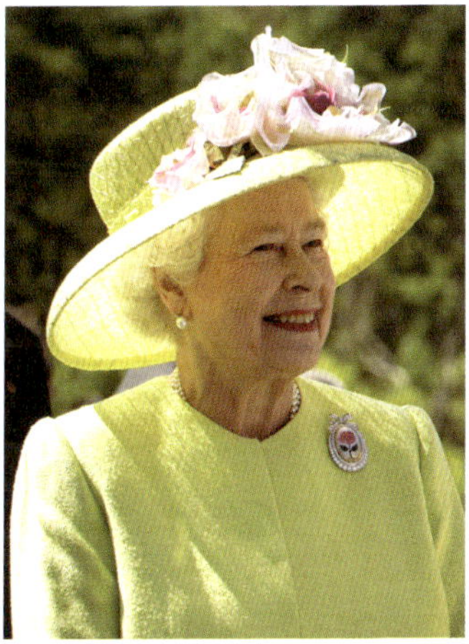

Königin Elizabeth II.

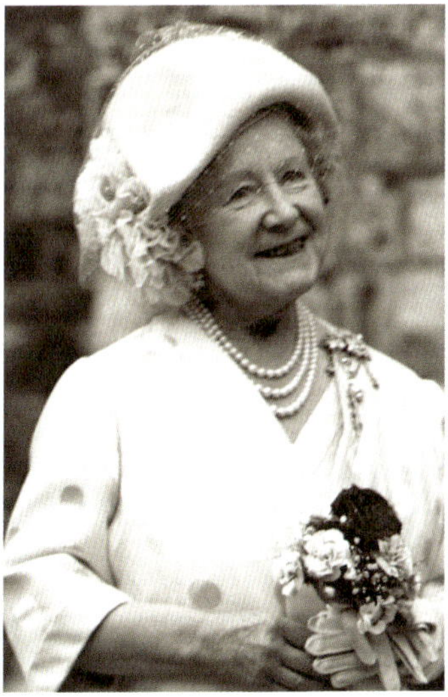

Queen Mum

Von **Königin Elizabeth II.** (*1926) wird die Homöopathie aktiv unterstützt. Sie ist Schirmherrin des Royal London Homoeopathic Hospital, das vom ersten königlichen Leibarzt, Dr. Frederick Quin, gegründet wurde. Persönlicher Homöopath der Königin ist der ärztliche Direktor des Royal London Homeopathic Hospital, **Dr. Peter Fisher**, der auch das führende, einschlägige Wissenschaftsjournal *Homeopathy* herausgibt (ursprünglich *British Homoeopathic Journal*).

Bis zu ihrem Tod im gesegneten Alter von 101 war die **Queen Mum** die königliche Schirmherrin der British Homeopathic Association. Der **Herzog von Gloucester**, ehemals Prinz Richard, ist heute noch Schirmherr der Vereinigung. Die verstorbene **Herzogin Alice von Gloucester** war Schirmherrin der Blackie Foundation Trust zu Ehren von **Dr. Margery Blackie**, die von 1969 bis 1980 königliche homöopathische Ärztin war. Gegenwärtig hat diese Funktion **Prinzessin Alexandra**, Lady Ogilvy, inne, und **Herzogin Mary von Rox-**

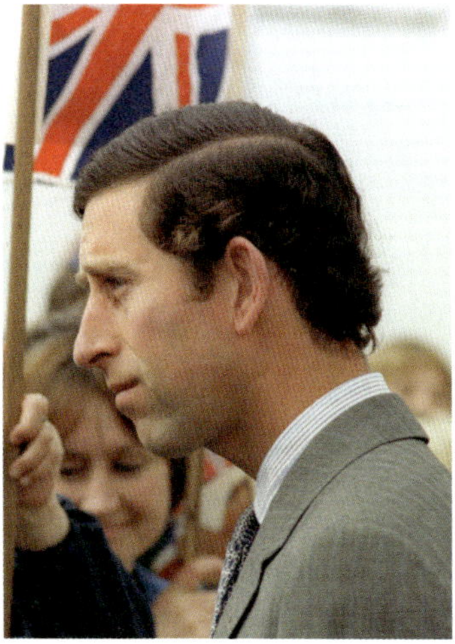

Prinz Charles

burghe ist eine der Vizepräsidentinnen der Organisation.

Unter den modernen Mitgliedern des Königshauses hat sich **Prinz Charles** (*1948), der Prince of Wales, am deutlichsten zu Gunsten der „Komplementärmedizin" eingesetzt.[143] 1982 wurde er Präsident der British Medical Association und machte es sich zur Aufgabe, dem medizinischen Establishment die Probleme und Grenzen der Schulmedizin aufzuzeigen, damit man die Beiträge ergänzender Therapierichtungen – einschließlich der Homöopathie – besser zu schätzen lerne.

1996 legte der Prinz den Grundstein für die Stiftung für Integrierte Gesundheit (The Prince's Foundation for Integrated Health, FIH), der er zwei Millionen Pfund für wohltätige Zwecke stiftete. Im Februar 1996 veranstaltete er ein Seminar unter seinem Vorsitz, auf dem zahlreiche Vertreter des Gesundheitswesens praktische Schritte zur Verbesserung von Kommunikation und Kooperation aller im Gesundheitswesen Tätigen besprachen. Danach wurden Arbeitskreise gebildet, welche die notwendigen Anforderungen für Forschung und Entwicklung, Aus- und Weiterbildung, Gesetzgebung und die Bereitstellung integrierter Versorgung unter die Lupe nahmen.

---

[143] Prinz Charles spricht lieber von „Komplementärmedizin" als von „Alternativmedizin". Manche Befürworter alternativer Methoden halten Bezeichnungen wie „Komplementärmedizin" oder „Ergänzungsmedizin" für herabwürdigend, weil sie suggerieren, dass diese Methoden der konventionellen Medizin nachgeordnet sind.

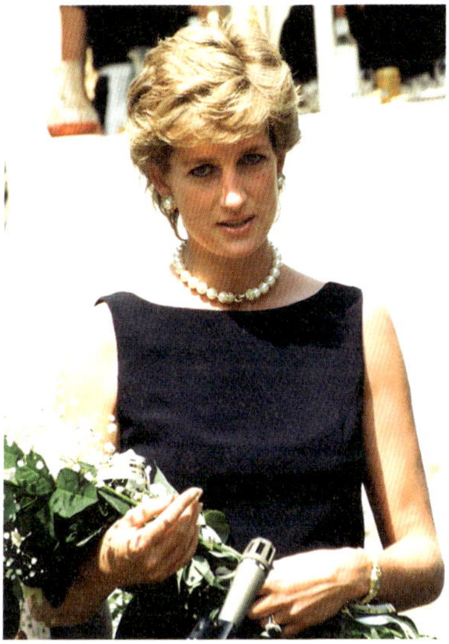

Diana, Prinzessin von Wales

Am 28. Mai 1998 hielt Prinz Charles auf einer Konferenz der FIH eine Rede, in der er erklärte: „Ich hoffe, wir werden mehr Forschungsarbeiten sehen, nicht nur zur Wirksamkeit und Sicherheit ergänzender und alternativer Therapien und zur Verbesserung ihrer Wirksamkeit, sondern auch dazu, was Menschen von ihrem Gesundheitssystem erwarten, und warum sie sich speziell den weniger gebräuchlichen Verfahren zuwenden."

Er fuhr fort mit den Worten: „Es geht nicht darum, ob die Schulmedizin gewinnt oder ob die ergänzende und alternative Medizin die intellektuellen Anforderungen der Schulmedizin verwässert. Es geht darum, über den Tellerrand der eigenen Disziplin zu sehen und voneinander zu lernen", und fügte hinzu: „Wenn ich auf die Reaktion auf meine Rede zum 150. Gründungsjubiläum der BMA [British Medical Association] vor fünfzehn Jahren zurückblicke, ist es ermutigend, dass so viel ins Rollen gekommen ist, dass eine Konferenz wie diese überhaupt stattfinden kann." (Prinz Charles 1998)

Es erscheint traurig und irgendwie seltsam, dass Prinz Charles trotz seiner beeindruckenden Intelligenz, seines Dauereinsatzes für Gesundheit und Wohlergehen desr Bürger und seines wichtigen, ja, entscheidenden Hinterfragens der Denkweise und Praxis der orthodoxen Medizin in den amerikanischen und europäischen Medien häufig trivialisiert wird.

Damit ist Prinz Charles vielleicht der lauteste Befürworter der Homöopathie im Königshaus, doch er und die Königin stehen keineswegs allein. **Diana,** die **Prinzessin von Wales, Prinz Andrew** und **Sarah Ferguson,** die **Herzogin von York,** ließen sich von **Jack Temple** behandeln, einem unkonventionellen Homöopathen, der 2004 im Alter von 86 Jahren verstarb (*Daily Telegraph* 2004; Rayner und Paveley 2001). Prinzessin Diana besuchte zudem regelmäßig die Hale Clinic, eine Londoner Klinik für Alternativ- und Komplementärmedizin, die von Prinz Charles eröffnet wurde. Simone Simmons, eine alternative Heilerin und enge Vertraute von Diana, bestätigte, was auch viele andere wussten: dass „Prinz Charles, genauso wie früher Diana und die Kinder, nur homöopathische Mittel und naturheilkundliche Mittel verwendet“ (*Daily Mail* 2005).

1997 unternahm Sarah, die Herzogin von York, eine unangekündigte Reise zum ganzheitlichen Gesundheitszentrum von **Dr. Isaac Mathai** in Bangalore, Indien. Ein Reporter fragte sie: „Nachdem Sie jetzt ganzheitlich behandelt wurden, was denken Sie über alternative Heilmethoden?“ Sarah erwiderte: „Wir verlassen uns zu Hause schon lange auf die Homöopathie. Meine Großmutter, die im Dezember (1996) starb, kannte sich gut damit aus. Als Kinder bekamen wir bei Erkältungen und anderen Beschwerden *Arnica*“ (The Week 1997).[144]

[144] Bei diesem Kapitel gilt mein besonderer Dank:
Peter Morrell und seinen Berichten über die britische Homöopathie der letzten zwei Jahrhunderte (siehe Quellen),
Dianna Medea, CCH, MA, für die Überarbeitung und
Dr. Robert Mathai von der British Homeopathic Association, der mir half, einige Details über die britische Königsfamilie richtigzustellen.

Quellen

Albrecht, F.: Dr. Samuel Hahnemann's, des Begründers der Homöopathie, Leben und Wirken. 2. wesentlich vermehrte und vollständig neu bearbeitete Auflage. Leipzig, Dr. Willmar Schwabe 1875.

Ameke, W.: *Die Entstehung und Bekämpfung der Homöopathie: mit einem Anhang „die heutige Universitäts-Medicin"*. Berlin, Janke 1884. Englische Version verfügbar auf http://homeoint.org/seror/ameke/index.htm

Atkin, G.: *The British and Foreign Homoeopathic Medical Directory and Record.* London: Aylott and Company, 1853.

Bähr: Digitalis

Baumann, Dr. J. Fr.: Das alte und neue Heilverfahren mit Medicin. Nach den Schriften anderer und nach eigener Erfahrung für das denkende Publikum. Oscar Besemfelder, Memmingen 1857. Verfügbar auf http://books.google.de/books?id=WDIKZsH7zL8C&printsec=frontcover&dq=Baumann+Heilverfahren&source=bl&ots=nU0283kHMh&sig=PxZTVuBKvEChAGHGCyq77bEIejw&hl=de&ei=Ni19S4W1CJTU4gan0JjOBA&sa=X&oi=book_result&ct=result&resnum=1&ved=0CAcQ6AEwAA#v=onepage&q=&f=false

Blodi, F. C.: Field Marshall Radetzky's Orbital Abscess, *Documenta Ophthalmologica,* 1989, 71:205–219.

Bojanus, Dr. C.: Historical and statistical report of the rise, progress and present condition of homoeopathy in Russia, *Transactions of the World Homoeopathic Convention*, Philadelphia, 1876, Vol II.

Bradford, T. L.: *Life and Letters of Samuel Hahnemann,* Letters to Schweikert. Philadelphia: Boericke and Tafel, 1895.

Bradford, T. L.: *Pioneers of Homoeopathy.* Philadelphia: Boericke and Tafel, 1897.

British Journal of Homeopathy, 1854, 686 (Brief des französischen medizinischen Korrespondenten). Zitiert in: Tyler, M. L.: Lecture to Missionary Students, *Homeopathy,* April 1932, 1(4):126–134.

By Royal Appointment, *Health and Homeopathy,* Frühjahr 1992.

Clarke, J. H.: Homoeopathy Explained. London: Homoeopathic Publishing Company, 1905. (Nachdruck New Delhi: B. Jain, undatiert)

Cook, T.: *Samuel Hahnemann: His Life and Times.* Wellingborough: Thorsons, 1981.

Coulter, H. L.: *Divided Legacy: A History of the Schism in Medical Thought.* Vol. III: The Conflict Between Homeopathy and the AMA. Berkeley: North Atlantic Books, 1973.

Coulter, H. L.: *Divided Legacy: A History of the Schism in Medical Thought.* Vol. II: Progress and Regress: J. B. Van Helmont to Claude Bernard. Berkeley: North Atlantic Books, 1977.

Daily Mail (UK), Diana's Confidante Talks about the „People's Princess," 17. August 2005. Verfügbar auf *www.dailymail.co.uk/pages/live/articles/webchats/webchat.html?in_page_id=1868&in_article_id=146641*

Daily Telegraph (UK), Jack Temple (Nachruf), 20. Februar 2004.

Dunsford, H.; *The Practical Advantages of Homoeopathy, Illustrated by Numerous Cases. Dedicated, by permission, to Her Majesty, Queen Adelaide.* Philadelphia: John Pennington. 1842.

Encyclopedia Britannica, Volume 13, Homoeopathy. Verfügbar auf http://*jcsm.org/StudyCenter/Encyclopedia_Britannica/HIG_HOR/HOMOEOPATHY_from_the_Greek_6pn.html*

Everest, Rev. T. R.: *A Popular View of Homeopathy.* New York: William Radde, 1842.

Ewers, F. W.: *Bewährte Heilmethode der Läusesucht und des Grindes.* Ilmenau, 1826.

Forbes, Sir J.: *Homoeopathy, Allopathy and ‚Young Physic.'* New York: William Radde, 1846.

Granier, M.: *Conferences Upon Homoeopathy: The Spread of Homeopathy.* London: Leath and Ross, 1859.

Haehl, R.: *Samuel Hahnemann: His Life and Work* (2 Bde.). London: Homeopathic Publishing Co., 1922. (Nachdruck Neu Delhi: B. Jain, undatiert.)

Haehl, R.: Samuel Hahnemann: sein Leben und Schaffen; auf Grund neuaufgefundener Akten, Urkunden, Briefe, Krankenberichte u. unter Benützung d. gesamten in- u. ausländ. homöopathischen Literatur (2 Bde.). Unter Mitwirkung von Karl Schmidt-Buhl. Leipzig, Schwabe 1922.

Handley, R.: *A Homeopathic Love Story: The Story of Samuel and Melanie Hahnemann.* Berkeley: North Atlantic Books, 1990.

Hering, C.: *A Memorial to Constantine Hering* (Raue, C. G., Hrsg.) Philadelphia: Globe, 1880.

Historical and Statistical Report of the Rise, Progress, and Present Condition of Homeopathy in Russia, *Transactions of the American Institute of Homeopathy,* 1876, Vol. II.

History of Homeopathy in Spain and its Colonies, *Transactions of the American Institute of Homeopathy,* 1876, Vol. II, Part II.

www.homeoint.org

Homoeopathy, Knight Grand Cross of St. Olav, März 1939, S. 96.

Homoeopathy in Italy, *Transactions of the American Institute of Homeopathy,* 1876, Vol. II, Part II.

Hoyle, E.: P. International Council, *The Homeopathician,* Juni 1913, S. 249.

Hunt, W. F.: The Condition of Homeopathy in Europe, *Transactions of the New York State Homeopathic Medical Society,* 1863, S. 118–123. (Der Autor dieses Artikels promovierte am konventionellen Indiana Medical College und war später Homöopath und von 1859 bis 1869 Professor für Materia Medica, Medizinrecht und medizinische Botanik am New York Homeopathic Medical College. Er spielte zudem eine aktive Rolle bei der Einrichtung von Anstalten für Blinde, Taube und geistig Behinderte, einschließlich der staatlichen Nervenheilanstalt. Hunts Vater war General George Hunt, ein Pionier aus Indiana, sein Urgroßvater war Jonathan Hunt aus New Jersey, Colonel in der Continental Army (Wershub 1967, 34).)

Jütte, R.: *The Hidden Roots: A History of Homeopathy in Northern, Central and Eastern Europe.* Stuttgart: Institute for the History of Medicine, 2006.

Kotok, A.: The History of Homeopathy in the Russian Empire until World War I, as compared with other European countries and the USA: Similarities and Discrepancies. PhD thesis submitted to the Senate of the Hebrew University of Jerusalem, November 1999. Verfügbar auf http://homeoint.org/books4/kotok/index.htm

Kotok, A.: The Alexander II Homeopathic Hospital in St Petersburg, *The Homeopath,* Autumn 2000, 79:8–11.

Krauss, J.: Hahnemann and Hahnemann's Organon of Medicine, *The Homeopathic Recorder,* 15. November 1925, 40(11):481–497.

Lugli, A., Zlobec, I., Singer, G., et al.: Napoleon Bonaparte's Gastric Cancer: A Clinicopathologic Approach, *Nature Clinical Practice Gastroenterology & Hepatology,* 2007, 4(1):52–57.

L' Union Medicale, 1850. Zitiert aus: Progress of Homoeopathy in Spain, *Monthly Journal of Homeopathy,* 1850, Ausgabe 12.

Mamiya Medical Heritage Center (Archiv der medizinischen Bibliothek von Hawaii), 2005. Verfügbar auf *http://hml.org/mmhc/mdindex/nicholsc.html*

Mitchell, G. H.: *Homoeopathy.* London: W. H. Allen, 1975.

Morrell, P.: British Homeopathy During Two Centuries. Verfügbar auf *http://homeoint.org/morrell/british/index.htm* (Forschungsarbeit zur Erlangung des Titels Master of Philosophy, vorgelegt an der Staffordshire University, Juni 1999)

Mueller, M. L.: History and Statistics of the Homoeopathic Hospitals of Austria, *Transactions of the American Institute of Homeopathy,* 1876, Vol. II.

Nicholls, P. A.: *Homoeopathy and the Medical Profession.* London: Croom Helm, 1988.

Payne, W. E.: *Address and Poem delivered before the Massachusetts Homeopathic Medical Society*. Boston: Otis Class, 1855.

Pope, A. C.: The History and Details of British Legislation Affecting Practitioners of Homoeopathy, *Transactions of the American Institute of Homeopathy,* 1876, Vol. II.

Poulet, J.: Approche de l'Homoeopathie, *l'Homoeopathie Francaise,* 1973, S. 452–454.

Poulet, J.: *Archives du Chateau de Montgobert, Les Bonaparte et l'homeopathie.* Montgobert: Le Club de Retz, undatiert.

Prince Charles. „Open-Minded" Healthcare. BBC Online. 28. Mai 1998. Verfügbar auf http://news.bbc.co.uk/2/low/health/102246.stm

Rayner, G., und Paveley, R.: Cherie health guru who believes MMR jab is unnecessary, *Daily Mail* (London), 26. Dezember 2001.

Schmidt, P.: Historical Sketch of Homeopathy in Switzerland, *Journal of the American Institute of Homeopathy,* Februar 1926, 19(2):164–170.

Smith, D. D.: *Notable Psychiatrists in Hawaii Over the Past 150 Years,* Archives of the Hawaii Medical Library, Juli 2002. Verfügbar auf www.hawaiipsychiatric.org/HawaiiPsychiatric.data/Library/History/Hawaii%20Psychiatrists%20Hx.pdf

Vingtrinier, A.: Chronique Locale [Lokalchronik], *Revue du Lyonnais,* 1860.

The Week, 9. Februar 1997. Verfügbar auf www.soukya.com/theweek.html

Tyler, M.: *Homöopathische Arzneimittelbilder.* Ins Deutsche übertragen, nach den Quellen überprüft und bearbeitet von Rainer Wilbrand. Elsevier, Urban & Fischer, München 2007 (3. Auflage).

Wells, P. P.: What Is Homoeopathy, and What Are the Possibilities and Duties of Its Practice? *The Organon,* Juli 1879, Ausgabe 3.

Wershub, L. P.: *One Hundred Years of Medical Progress: A History of the New York Medical Colllege, Flower and Fifth Avenue Hospitals.* Springfield: Charles C. Thomas, 1967.

Young, N.: *Napoleon in Exile: St. Helena (1815–1821).* London: Stanley Paul, 1915.

KAPITEL 13

Klerus und spirituelle Führer: Mehr als Beten für die Homöopathie

In Shakespeares *Romeo und Julia* wählt Bruder Lorenzo die Pflanze für Julias Schlafmittel mit den Worten: „Die kleine Blume hier beherbergt gift'ge Säfte in ihrer zarten Hüll' und milde Heilungskräfte."

Heute mag der Gedanke, sich von einem Geistlichen behandeln zu lassen, abwegig, ja, lächerlich erscheinen, doch vor gar nicht allzu langer Zeit waren die Angehörigen der Kirche in der Heilkunst häufig recht beschlagen und wendeten sie teilweise auch selbst an.

Seit den Anfängen der Homöopathie zu Beginn des 19. Jahrhunderts wurde diese Disziplin vom Klerus aktiv unterstützt, insbesondere von höheren Würdenträgern. 1838 klagte der Präsident der Medical Society von New York State: „Einige führende Unterstützer der Homöopathie und ähnlicher Täuschungen sind angesehene Kirchenmänner." (Coulter 1973, III: S. 111)

Der Präsident äußerte sich weiter mit der Sorge:

> Wenn dort in einer Gemeinde ein Homöopath, Hydropath, „Geistheiler" oder Mesmerisierer [Hypnotiseur] auftaucht, stehen die Chancen zehn zu eins, dass der Erste, der ihn beschäftigt, nicht einer der oben genannten Herren Reverends ist, oder dass es womöglich der Herr Reverend selbst ist. (Colter 1973, III: S. 111)

Das ernsthafterInteresse, das einflussreiche Vertreter jüdischer und muslimischer Gemeinden an der Homöopathie zeigten, lässt die Frage aufkommen, ob die homöopathische Medizin vielleicht eine Basis sein kann, auf der diese zwei normalerweise verfeindeten Gruppen einander näher kommen können. Vielleicht lässt sich die Verwendung der homöopathischen Medizin als ein Weg ansehen, auf dem sich Menschen mit unterschiedlichem religiösen Hintergrund begegnen können.

Biblische Hinweise auf homöopathische Prinzipien

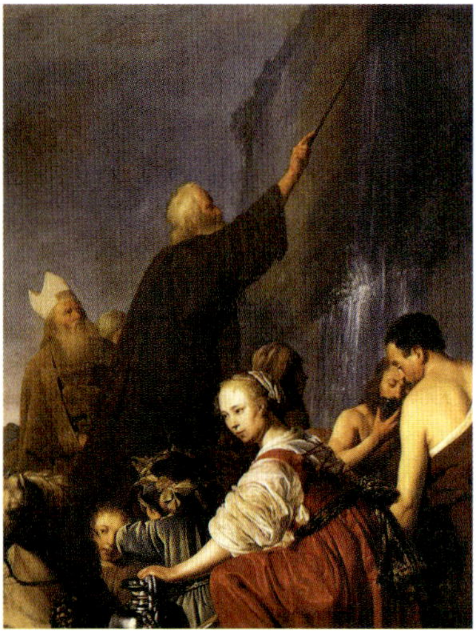

Moses

Die wissenschaftliche Systematisierung der Homöopathie begann erst mit Dr. Samuel Hahnemann, der seine ersten Experimente Ende des 18. und zu Beginn des 19. Jahrhunderts durchführte. Doch vielen Ärzten, Heilern oder einfach neugierigen Menschen mit guter Beobachtungsgabe war ein Grundprinzip von Gesundheit und Heilung schon lange vor Hahnemann bekannt, nämlich dass Krankheitssyptome nicht nur darauf hinweisen, was mit einem Menschen nicht stimmt, sondern zeigen, wie sich Körper und Geist eines Menschen gegen Infektionen, Gift oder bestimmte Belastungen zur Wehr setzen.

Nach Hippokrates, dem „Vater der Medizin" und bedeutendem Medizinhistoriker, verwendeten manche Ärzte und Heiler medizinische Substanzen zur „Bekämpfung“ von Symptomen oder Krankheiten oder bemühten sich lediglich, einem bestimmten Symptom entgegenzuwirken. Andere frühe Heilkundige hingegen verfolgten den Ansatz, solche Mittel zu verwenden, die den Körper nährten oder seine Selbstheilungskräfte anregten. Solche Mediziner verwendeten Wirkstoffe, die ähnliche Symptome hervorrufen konnten wie diejenigen, unter denen der Kranke litt, um den Heilungsprozess in Gang zu setzen. Anstatt also gegen die Krankheitssymptome anzukämpfen, verordneten die Heiler eine Pflanze, ein Mineral oder eine tierische Substanz, welche die Weisheit des Körpers nachahmte.

Moses hatte offenbar einen guten Instinkt für diesen zweiten Denkansatz. Die Vorstellung, Moses sei ein Homöopath gewesen, mag komisch erscheinen, doch die Bibel beschreibt in der Tat bestimmte Handlungen, die Moses als Homöopathen erscheinen lassen.

Eine der bekanntesten Geschichten aus der Bibel ist die Beschreibung, wie Moses auf den Berg Sinai steigt, um mit Gott zu sprechen. Er blieb länger fort, als die Israeliten erwartet hatten, so dass diese ungeduldig wurden und ihr Glaube an Moses ins Wanken geriet. Sie baten Aaron, ihnen ein heiliges Bild von Gott zu machen, damit sie etwas Greifbares verehren könnten. Dazu sammelte er Schmuck und Gold der Israeliten, schmolz das Gold ein und schuf ein goldenes Kalb als Symbol der Fülle und zu Ehren der Heiligkeit des Lebens.

Aber Gott erklärte Moses, dass die Israeliten damit gelästert hätten. Jedes Symbol für Gott sei falsch. Das Volk sollte sterben, und er würde es durch die künftigen Nachkommen von Moses ersetzen. Moses betete und bettelte um ihr Leben und um Vergebung, und er hatte damit Erfolg.

Als Moses vom Berg Sinai herabstieg, brachte er die zehn Gebote mit. Obwohl Gott den Israeliten vergeben hatte, sagte Moses zu ihnen, dass diejenigen, die dieses Bild verehren, den Schatz der zehn Gebote und das Wort Gottes nicht verdient hätten. Danach tat er etwas

Bemerkenswertes: Er nahm das goldene Kalb, zerschlug es, schmolz es ein, zermahlte es zu Staub, gab den Staub in Wasser und zwang die Menschen, dieses Wasser zu trinken (Exodus 32).

Die meisten Bibelforscher sind der Ansicht, dass Moses den Israeliten auf diese Weise zeigen wollte, wie vergänglich ihr Götzenbild ist und wie dumm es ist, falsche Götter zu verehren. Für andere war das Trinken des Wassers damit vergleichbar, den Mund mit Seife auszuwaschen.

Man könnte Moses' Vorgehen aber auch als homöopathische Behandlung auslegen. Zunächst einmal erscheint es beeindruckend, dass die Bibel genau beschreibt, wie homöopathische Arzneien aus einem Mineral (Gold) hergestellt werden – zermahlen (technisch spricht man von einer Verreibung oder Trituration) und dann in Wasser aufgelöst. Faszinierend an Moses' Entscheidung, das goldene Kalb als Medizin zu verwenden, ist, dass eine Überdosis Gold beim Menschen bekanntlich zahlreiche körperliche und seelische Symptome auslöst. Deshalb ist es kein Zufall, dass die Schulmedizin Goldsalze seit Jahrzehnten gegen bestimmte Formen von Arthritis einsetzt. Psychologisch gesehen ruft Gold Gefühle von Verzweiflung und Hoffnungslosigkeit hervor, in späteren Stadien auch schwere Depressionen bis hin zur Suizidgefahr.

Offenbar war Moses der Ansicht, dass die Anbetung falscher Götter bei den Israeliten auf Verzweiflung und Hoffnungslosigkeit zurückzuführen war, und dass ihr Handeln in der Wüste ein selbstzerstörerisches Verhalten darstellte.

Was Moses wirklich dachte, ist natürlich reine Spekulation, doch bei der Herstellung seiner „Medizin" ging er ganz ähnlich vor wie ein homöopathischer Apotheker oder Arzt. Zwar erwähnen weder die Bibel noch die Thora, dass Moses seine Medizin wie in der Homöopathie üblich mehrfach verschüttelt hätte, doch immerhin wird betont, dass er das Gold zu Pulver zerrieb und genau die Substanz verdünnte, die ein Symbol für die Erkrankung war.

Es gibt in der Bibel noch weitere Hinweise auf das homöopathische Ähnlichkeitsprinzip. Natürlich sind diese Erzählungen wie viele biblische Geschichten nicht wörtlich zu sehen, sondern eher symbolisch. Im folgenden Fall suggerierte Moses den Menschen, dass schon der Blick auf das Abbild einer Schlange vor Tod durch Schlangenbiss bewahren könnte.

Numeri 21, Vers 6-9:

6. Und der Herr schickte feurige Schlangen unter das Volk, und sie bissen die Menschen, und viele Israeliten starben.
7. Da kamen die Leute zu Mose und sagten: Wir haben gesündigt, denn wir haben uns gegen den Herrn und gegen dich aufgelehnt. Bete zum Herrn, dass er uns von den Schlangen befreit. Und Moses betete für das Volk.
8. Und der Herr sprach zu Mose: Mach dir eine feurige Schlange und häng sie an einer Stange auf, und jeder der gebissen wird, wird am Leben bleiben, wenn er sie ansieht.
9. Und Moses machte eine Schlange aus Kupfer und hängte sie an eine Stange, und wer von einer Schlange gebissen wurde und die Kupferschlange sah, blieb am Leben.

Unterstützung aus dem Vatikan

1822 brachte Dr. Georg Necker als Hausarzt des österreichischen Oberkommandierenden, Baron Francis Koller, und ehemaliger Arzt der napoleonischen Truppen die Homöopathie nach Italien. Necker hatte viel von Dr. Samuel Hahnemann gelernt. 1823 schickte ihn die Königin von Neapel nach Rom, wo er ihre Schwester, Maria Louisa von Bourbon, die damalige Königin des zentralitalienischen Etruriens,

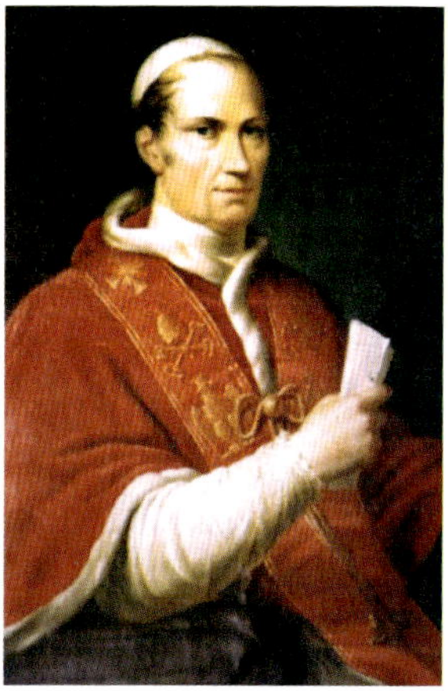

Papst Leo XII.

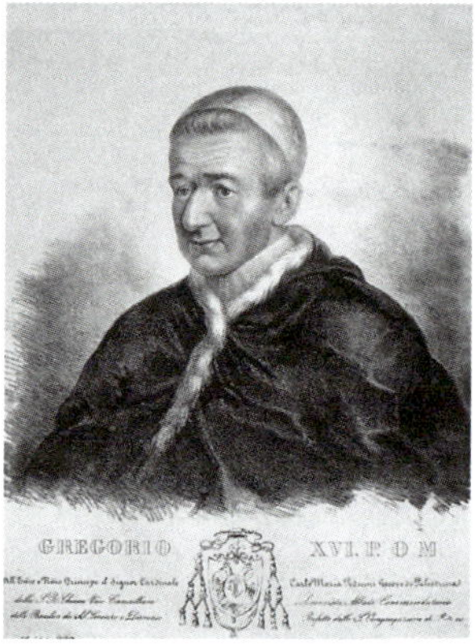

Papst Gregor XVI.

behandeln sollte. Zu jener Zeit war **Leo XII.** (1780–1829) Papst. Er und sein Nachfolger, **Papst Pius VIII.** (1761–1830), waren der Homöopathie wohlgesonnen, doch Papst **Gregor XVI.** (1765–1846) war sogar noch ein viel größerer Befürworter dieser neuen Medizin (Piterà 2001). Er gestattete dem deutschen Arzt Dr. Johann Wilhelm Wahle (1794–1853) sogar das Praktizieren der Homöopathie im Vatikan.[145]

Papst Leo XII. war nicht lange im Amt, und mit der Wahl von **Gregor XVI** erfuhr die Homöopathie ab 1830 mehr Unterstützung, teilweise weil der Papst sich persönlich für das Thema interessierte, teilweise aber auch wegen der eindrucksvollen Erfolge homöopathischer Ärzte bei der Behandlung der damals wütenden Cholera-Epidemien. Gregor XVI. wollte ein homöopathisches Krankenhaus einrichten, was Schulmediziner aus Rom und Bologna zu verhindern wussten. Als die Cholera-Epidemie abflaute, ließ auch

[145] Ausländische Ärzte brauchten eine offizielle Genehmigung, um praktizieren zu dürfen. Dr. J. W. Wahle war ein hoch geachteter Schüler und Kollege von Dr. Samuel Hahnemann, der in Rom den preußischen Botschafter als Leibarzt betreute. Wahle hatte nicht nur bei Hahnemann in Leipzig gelernt, sondern auch etliche bekannte Arzneimittelprüfungen durchgeführt, zum Beispiel für *Lycopodium, Sepia, Silicea, Mezereum, Dulcamara, Carbo animalis* und *Paraffinum.*

das Interesse an einer homöopathischen Klinik nach, so dass diese nie gebaut wurde (Negro 2006).

Gregor XVI. verlieh einem der berühmtesten italienischen Ärzte seiner Zeit, **Settimo Centamori**, das Großkreuz, die höchste Ehrung, die ein Papst einem Laien zuteilwerden lassen kann. Centamori hatte viele Cholera-Patienten erfolgreich homöopathisch behandelt. Bei seinem Rom-Besuch 1837 behandelte Dr. Centamori den todkranken Rektor des Petersdomes, der aber dennoch der Cholera erlag. Konventionelle Ärzte klagten ihn daraufhin an, er hätte den Prälaten vergiftet, was seinem Ruf jedoch nicht nachhaltig schaden konnte. Später kehrte er als Leibarzt des Großherzogs von Lucca nach Rom zurück und heiratete 1842 Charlotte Bonaparte, die Nichte von Napoleon I.

1855 zeichnete **Gregor XVI.** den **Comte des Guidi** (1769–1863) mit dem Silvesterorden aus, und 1862 erhielt **Dr. Charles Ozanam** in Paris den Gregoriusorden. In einer päpstlichen Bulle gestattete Gregor XVI. darüber hinaus Priestern in Notfällen die Verabreichung homöopathischer Medikamente, wenn kein Arzt verfügbar sei.

Es gibt Belege dafür, dass Papst **Pius IX.** (1792–1878) homöopathisch behandelt wurde, doch Details über diese Behandlung sind nicht bekannt (Hunt 1863). Allerdings fand dieser Papst bei zahlreichen Anlässen lobende Worte für den Einsatz der homöopathischen Ärzte für ihre Patienten. Dr. A. Charge (1810–1890), ein homöopathischer Arzt aus Marseilles, wurde von Papst Pius IX. „zur Anerkennung seiner Dienste während der Cholera-Epidemie" von 1849 bis 1851 mit dem Gregoriusorden ausgezeichnet (Hunt 1863). Aufzeichnungen zufolge hatte Dr. Charge 1.662 Cholerafälle homöopathisch behandelt und nur 49 Tote zu beklagen (2,9 Prozent) – im Gegensatz zu den üblichen zehn bis 70 Prozent an konventionellen Krankenhäusern.

1852 sprach Papst Pius IX. **Dr. Jean-Paul Tessier** (1810–1862) den Gregoriusorden zu. Tessier war ein Schulmediziner, der in einer der ersten wissenschaftlichen Vergleichsstudien die Wirksamkeit homöopathischer Behandlungen bei Patienten mit Cholera und Lungenentzündung getestet hatte (Dean 2004). Tessiers Ergebnisse belegten die höhere Wirksamkeit der homöopathischen Arzneimittel, doch für diesen "Verrat" wurde er aus der Pariser Akademie der Medizin ausgeschlossen.[146]

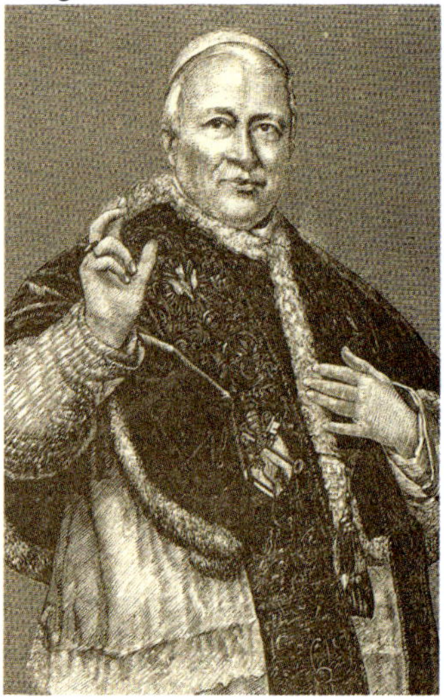

Papst Pius IX.

Papst Pius IX. unterstützte die Homöopathie auch durch die Ernennung von **Dr. Giovanni Ettore Mengozzi**, einem homöopathischen Arzt und Verfasser eines verbreiteten Homöopathie-Buches, zum vatikanischen Professor (Liga Medicorum). Dr. Mengozzi war auch Mitglied zahlreicher Akademien Italiens und Europas, einschließlich der in der Wissenschaftsakademie La Scuola Italica. Am 24. November 1880 bot Dr. Mengozzi Darwin die Ehrenmitgliedschaft in sei-

146 Dr. Jean-Paul Tessier war ein sehr angesehener Schulmediziner, der im Pariser St. Marguerite Hospital arbeitete. Sein Entschluss, die homöopathische Behandlung der Lungenentzündung zu prüfen, beruhte auf einer Aufforderung seines Mentors, des bekannten Physiologen François Magendie. Lungenentzündung war für die Evaluation gut geeignet, weil es sich um eine häufige, gut bekannte und eindeutig zu diagnostizierende Erkrankung mit klarer Prognose handelte. Tessier lernte die individuelle Verordnung homöopathischer Medikamente und verschrieb Mittel in unterschiedlichen Potenzen von C6 bis C30. Für die unvoreingenommene Auswertung ließ er die Behandlungsergebnisse von zwei allopathischen Praktikanten analysieren. Aufgrund der Ergebnisse anderer Studien bei der Behandlung von Lungenentzündung rechnete er mit einer Sterblichkeit von 33 Prozent. Es zeigte sich jedoch, dass nur 7,5 Prozent von Tessiers Studienteilnehmern starben.

ner Organisation an, was dieser am 15. Dezember 1880 dankbar annahm.

Pater Augustus Müller (1784–1849) war ein jesuitischer Missionar, der in Deutschland eine homöopathische Ausbildung durchlaufen hatte. Er zog nach Südindien, wo er eine homöopathische Armenapotheke und zwei Krankenhäuser gründete (St. Josephs Leprahospital und das Pesthospital). Alle drei Einrichtungen gaben homöopathische Mittel aus. Papst Pius X. (1835–1914) würdigte die Arbeit von Pater Müller 1905 posthum mit der Erteilung des apostolischen Segens (Transactions 1908: S. 128).

Heute werden die von Pater Müller gegründeten Institutionen von der katholischen Diözese Mangalore bezuschusst. Zu ihnen gehört ein Krankenhauskomplex in Mangalore mit 1.050 Betten, eine Leprastation, ein Rehabilitationszentrum, ein College für homöopathische Medizin, eine homöopathische Apotheke, ein College für konventionelle Medizin und ein College für Krankenschwestern. Es gibt auch verschiedene andere Aus- und Weiterbildungsangebote mit Abschlüssen in Physiotherapie, Radiologie, medizinischer Labortechnik und Krankenhausmanagement. Pater Müller ist außerhalb von Indien kaum noch ein Begriff, doch in Indien kennt ihn fast jeder.

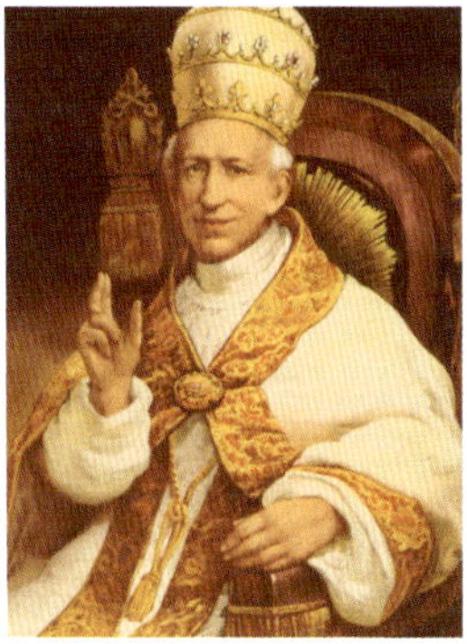

Papst Leo XIII.

Als das Father Muller Homeopathic Medical College and Hospital im November 2006 neue Gebäude einweihte, war dieses Ereignis für die katholische Gemeinde so wichtig, dass Bischof Aloysius Paul D'Souza von Mangalore persönlich daran teilnahm und auch Seine Eminenz Varkey Kardinal Vitahyathil dafür anreiste (*Indian Catholic News* 2006).

Papst Leo XIII. (1810–1903) war der einzige Papst, von dem Einzelheiten über seine Erkrankung und homöopathische Behandlung bekannt wurden (Piterà 2001). Er hatte an einer lebensbedrohlichen, chronischen Luftröhreninfektion gelitten. Letztlich jedoch wurde **Leo XIII.** der älteste Papst der Geschichte.

Viele Päpste des 20. Jahrhunderts waren der Homöopathie ebenso zugeneigt wie ihre Vorgänger aus dem 19. Jahrhundert. Kurz nach der Ernennung von Papst **Pius XII.** (1876–1958) berief dieser **Dr. Riccardo Galéazzi-Lisi** zu seinem Leibarzt (Homeopathic Hassle 1956; Piterà 2001), der ihm bis an sein Lebensende ein enger Vertrauter blieb. Papst Pius XII. ernannte Galéazzi-Lisi sogar zum Ehrenmitglied der berühmten pontifikalen Akademie der Wissenschaften.

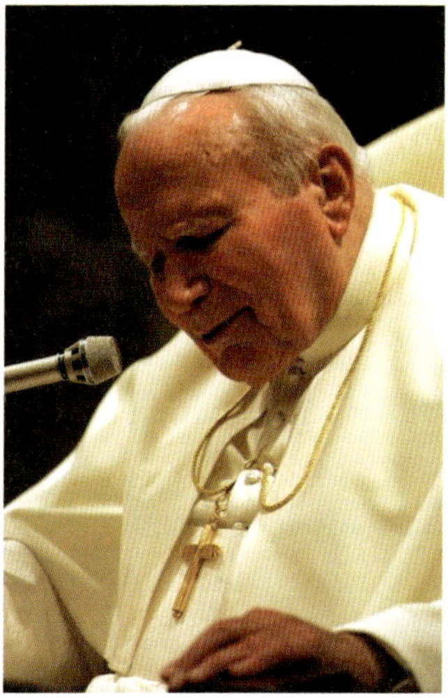

Papst Johannes Paul II.

Es existiert auch ein Bericht, dass Pius XII. den amerikanischen Homöopathen **Dr. William B. Griggs** um eine Behandlung gegen hartnäckigen Schluckauf gebeten hätte. Griggs verordnete *Hyoscyamus niger* (Bilsenkraut), ein homöopathisches Arzneimittel gegen Krampfzustände, das seine Wirkung zeigte (Yasgur 1998: S. 374).

Obwohl Pius XII. ein langes Leben hatte und seinen Arzt und engen Freund immer sehr zu schätzen wusste, hielten die Kritiker der Homöopathie diesen für einen Quacksalber, der den Tod des Pontifex beschleunigt habe (*wikipedia.com*). Nach dem Tod des Papstes versuchte Galéazzi-Lisi, seinen Namen und seinen Ruf wieder reinzuwaschen (Galéazzi-Lisi 1960), doch die Vorurteile gegenüber der Homöopathie und anderen Alternativen waren in den 1950ern und 1960ern einfach übermächtig.

Dr. Antonio Negro (*1907) aus Neapel war in der zweiten Hälfte des 20. Jahrhunderts einer der führenden Homöopathen Italiens und Leibarzt von **Papst Paul VI.** (1897–1978). Für seine homöopathische Arbeit wurde Dr. Negro mit dem Gregoriusorden ausgezeichnet.

Auch sein Sohn **Dr. Francesco Negro** (*1944) ist ein angesehener Homöopath, der **Papst Johannes Paul II.** (1920–2005) als Arzt diente.

Unterstützung durch die Kirchen in Europa

Unter den ersten Patienten Hahnemanns waren viele Geistliche, auch **Reverend Thomas Everest** (1800–1855), den Hahnemann erfolgreich gegen Asthma behandelte (siehe Handley 1997: S. 21, 31, 130, 144). Reverend Everest war ein anglikanischer Pfarrer aus Wickwar in Gloucestershire. Er wurde ein einflussreicher Laienhomöopath und bekam sogar die Erlaubnis, von der Kanzel aus für die Homöopathie zu werben. Für ihn war die homöopathische Behandlung ein körperliches Heilmittel, das die spirituellen Mittel durch die Offenbarungen der Bibel ergänzt. Everest stammte aus einer sehr angesehenen Familie. Sein Bruder war Colonel Sir George Everest, der Vermesser Indiens in der Kolonialzeit, nach dem auch der höchste Berg der Welt benannt ist.

Pater Everests Buch *A Popular View of Homeopathy* (1842) war so wichtig, dass am Vorwort der amerikanischen Ausgabe so brillante Menschen wie William Cullen Bryant (der Herausgeber der *New York Evening Post*), Robert H. Morris (Bürgermeister von New York), Richter Ogden P. Edwards und drei führende Kirchenvertreter mitarbeiteten.

Everest berichtete von einer persönlichen Erfahrung mit der Homöopathie. Jahrzehntelang hatte er unter einer chronisch verstopften Nase gelitten, bis er nach vielen erfolglosen Behandlungsversuchen konventioneller Ärzte nach Paris reiste und dort Dr. Samuel Hahnemann aufsuchte. Kurz nach dem Einnehmen eines von Hahnemann verordneten homöopathischen Mittels begann seine Nase einen Tag lang stark zu laufen. Der Sekretfluss dauerte – allmählich abflauend – einen vollen Monat an. Danach war das Problem für immer behoben.

Der Pfarrer hatte etwas erlebt, was bei der homöopathischen Behandlung chronischer Erkrankungen häufig vorkommt, nämlich eine „Erstverschlimmerung." Darunter versteht man die vorübergehende Verschlimmerung bestimmter Symptome, die dafür stehen, dass die Krankheit sich weiter außen zeigt, und normalerweise in eine Heilung übergeht.

Für zahlreiche homöopathische Prinzipien könnte man in jeder religiösen Tradition Verbündete finden. Doch der Hauptgrund für die starke Unterstützung durch die Geistlichkeit ist, dass die Kirchenvertreter anfingen, ihre Gläubigen und mögliche Gläubige mit diesen Mitteln zu behandeln. So half nicht nur die Medizin, sondern die Wirksamkeit der Behandlung mehrte auch die Zahl der Kirchenmitglieder (Kotok 1999).

Ein Teil der Unterstützung beruhte auch darauf, dass aus homöopathischer Sicht die „Lebenskraft" einen integralen Bestandteil der persönlichen Gesundheit darstellt. Krankheit wurde auch als spiritueller Zustand angesehen, und die Zusammensetzung der Arzneien setzte eine besondere Energie frei, die zum Heilungsprozess beitrug. Dass Homöopathen auf eine Vielzahl Substanzen aus dem Pflanzen-, Mineral- und Tierreich zurückgreifen, ließ sich als weiterer Beleg für die Güte Gottes verstehen, der für Krankheiten vorgesorgt hatte, indem er eine Welt geschaffen hatte, die bei richtiger Anwendung alles Nötige für eine Heilung bereitstellt (Nichols 1988: S. 114).

Auch bei russischen Geistlichen war die Homöopathie sehr beliebt. Nachdem **Dr. Yuli Lukovski** (1833–1912) dem Vorsteher des Innokentij-Klosters von Irkutsk auf die Beine geholfen hatte, unterstützte dieser die Homöopathie. Auf seine Bitte hin ordnete der Erzbischof von Irkutsk an, dass seine Geistlichen homöopathische Grundausstattungen und Handbücher anschaffen und unter den Missionaren verteilen sollten. Die russisch-orthodoxen Geistlichen stellten fest, dass buddhistische Priester vom Erfolg der Behandlungen so beeindruckt waren, dass viele Nichtrussen sich zum Christentum bekehren ließen (Kotok 1999, Anmerkung 52). Auch einer der nichtrussischen Regenten vor Ort und seine unmittelbaren Gefolgsleute wurden Christen, und der Herrscher schloss sich sogar als beigeordnetes Mitglied der St. Petersburger Gesellschaft homöopathischer Ärzte an.

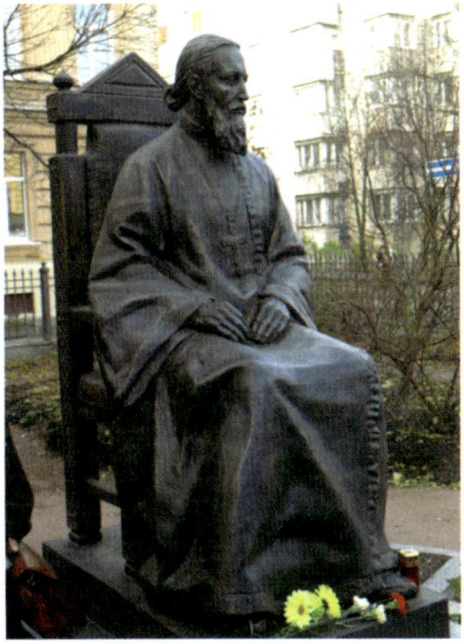

Johannes von Kronstadt

Zu den größten Erfolgen der russischen Homöopathen zählt die Sympathie hoch angesehener russischer Kirchenvertreter, darunter der **Heilige Johannes (Ioann) von Kronstadt** und der **Heilige Feofan der Rekluse** (1815–1894). Beide Männer setzten sich mit Nachdruck für die Homöopathie ein (Kotok 1999: Anmerkung 84). Johannes von Kronstadt gilt als der am meisten verehrte russische Heilige. Sein Buch Mein Leben in Christus wurde ins Englische und teilweise auch ins Deutsche übersetzt. Feofan war zunächst Bischof in Tambow und Wladimir, ehe er sich als Rekluse zurückzog. Er wurde 1988 heiliggesprochen.

Bei der Eröffnung der neuen Apotheke der St. Petersburger Gesellschaft der Anhänger der Homöopathie am 17. Oktober 1881 hielt Vater Johannes folgende Rede:

> Ihre Institution oder Behandlungsmethode basiert auf dem Leitspruch der alten Weisen *Similia similibus curentur* [diese berühmten lateinischen Worte bedeuten „Gleiches möge Gleiches heilen" und beziehen sich auf das grundlegende homöopathische Ähnlichkeitsprinzip], die klügste und richtigste Methode. Nicht einmal die göttliche Weisheit konnte zutreffendere Mittel finden, um die von Sünden und zahlreichen Leiden geplagte Menschheit zu heilen (Kotok 1999: Abschnitt 4.3.2).

Es sind Berichte zahlreicher Priester überliefert, dass Vater Johannes' Reden zur Homöopathie den russisch-orthodoxen Geistlichen zeigten, wie sie durch die Behandlung mit homöopathischen Mitteln an den Kranken „Wunder" wirken konnten, was sie in ihren Gemeinden auch taten. Seine Autorität in ganz Russland war so beträchtlich, dass selbst die Allopathen, welche die Zusammenarbeit der Geistlichkeit mit den Homöopathen scharf verurteilten, ihn nicht offen anzugreifen wagten.

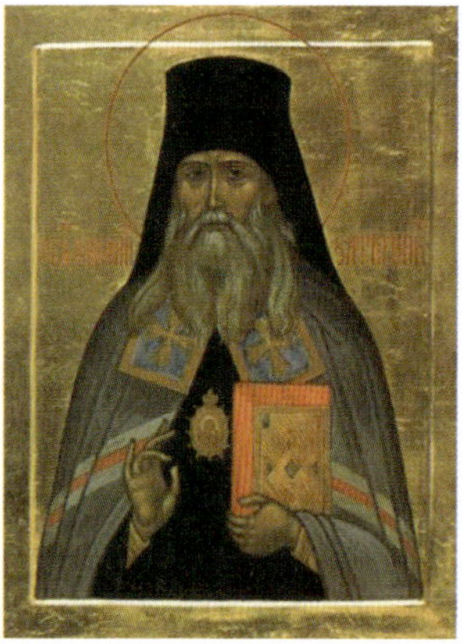

Hl. Feofan

Der **hl. Feofan** unterhielt eine weitläufige Korrespondenz und beriet viele Menschen durch seine Briefe. In diesen findet sich des Öfteren ein Bezug zur Homöopathie (bis zu detaillierten Mittelempfehlungen), wovon zwei Beispiele[147] genannt seien: „Welch Homöopathie! Wo die Allopathie im Lauf von fünf Wochen keinen Erfolg hatte, zeigte die Homöopathie spürbare Wirkung innerhalb eines

[147] Quelle: Feofan, der Rekluse: Sobranie pisem, 8 Bde., Moskau 1898–1901, Reprint Moskau 1994 (übersetzt durch Priester-S'chimamönch Justin von der Skite des hl. Spyridon)

halben Tages. Man sollte ihr ein Denkmal errichten!"(Feofan, Brief 580, Bd. 4). „Das Erbarmen Gottes sei mit Ihnen! Der Erzengel Michael behüte Sie auf allen Ihren Wegen. Ich gratuliere Ihnen, dass Sie einen homöopathischen Arzt gefunden und eine homöopathische Hausapotheke erworben haben. Jetzt kommt das Ende aller Krankheiten. Besonders für das Kleinkind wird es nützlich sein. Sie werden es selbst sehen. Sie fragen wegen der Einnahme. Ich habe nicht nur ein homöopathisches Buch, die Einnahmen werden auf verschiedene Weisen angegeben." (Feofan, Brief 1314, Bd. 8).

Zu den weiteren herausragenden Befürwortern der Homöopathie in der Russisch-orthodoxen Kirche zählen auch folgende Heilige:

Der **hl. Ignatij Brjančaninov**: 1807 in einer Adelsfamilie geboren und eigentlich für eine Militärlaufbahn unter der persönlichen Protegierung von Zar Nikolaus I. vorgesehen, konnte er diesem äußeren Zwang durch eine schwere Krankheit entkommen, erhielt die Erlaubnis, Mönch zu werden, und wurde schließlich zum Bischof von Stavropol ernannt. Nach nur vier Jahren aber zwang ihn eine erneute Krankheit, dieses Amt niederzulegen und er zog sich in ein Kloster zurück. Dort – so berichtet seine Lebensbeschreibung – „hat er Besucher empfangen, hauptsächlich kranke Bauern, die vom Bischof homöopathische Medikamente bekamen. Solcher Kranken kamen viele. Einer der Zellendiener schrieb ihre Namen, Alter und Art der Krankheit in ein Buch ein, und der Bischof bestimmte, wer welches Medikament brauchte, auch die Dosierung und die Diät, falls solche notwendig war. Die Behandlung hatte Erfolg, doch nach drei Jahren wurde sie eingestellt wegen der großen Menge der Kranken, die die Ruhe des Bischofs störten."[148]

---

148 Quelle: Svjatitel' Ignatij Brjančaninov, Asketičeskie opyty, Moskau 1993, Bd.1, S. 68 (übersetzt durch Priester-S'chimamönch Justin)

Die **hll. Starzen** (hellsichtige geistliche Führer) von Optina: Ungefähr 200 km südwestlich von Moskau entfernt, war das Kloster Optina im 19. Jhd. das geistliche Zentrum Russlands mit vielen Pilgern, unter ihnen Gogol, Dostojewskij und Tolstoj. Der bekannteste dieser Starzen war Amvrosij, der – wie man allgemein annimmt – das Vorbild für die literarische Figur des Starzen Zosima in den „Brüdern Karamsov" von Dostojewskij war. Alle diese Starzen (ungefähr vierzehn an der Zahl über fünf Generationen) nahmen selbst homöopathische Medikamente und empfahlen sie. Von Starez Iosif, dem engsten Schüler von Starez Amvrosij, wissen wir, dass er in seinem Leben ausschließlich homöopathische Mittel zu sich nahm. Diesen und dem Nicht-Trinken von Alkohol schrieb er seine gute Gesundheit in hochbetagtem Alter zu.[149]

Auch unter den neueren Starzen, die noch keine offizielle Heiligsprechung erfahren haben, finden sich Anhänger der Homoöpathie, allen voran **Archimandrit Ioann Krestjankin** († 2006).[150]

Besonderen Auftrieb erfuhr die Homöopathie 1890 in der russischen Kirche und in der Öffentlichkeit durch die Veröffentlichung einer kirchlichen Broschüre mit dem Titel Einige kurze Informationen über die Homöopathie. Von dieser Schrift wurden 50.000 Stück gedruckt (was damals sehr viel war) und kostenlos an die Geistlichen auf dem Land, Lehrer und alle Interessierten abgegeben. Die homöopathische Broschüre wurde mit persönlicher Genehmigung des Oberprokurors der heiligen Synode, Pobedonostsew, gedruckt.[151] Zufälligerweise war nicht nur der Herausgeber der Zeitschrift, der die Broschüre beigelegt

149 Quelle: http://www.homeorealhelp.ru/prav5.html (übersetzt von Priester-S'chimamönch Justin)

150 Quelle: http://www.wco.ru/biblio/books/homeopathy/Main.htm (übersetzt von Priester-S'chimamönch Justin)

151 Der Oberprokuror war der höchste russische Regierungsbeamte in Verbindung mit der russisch-orthodoxen Kirche.

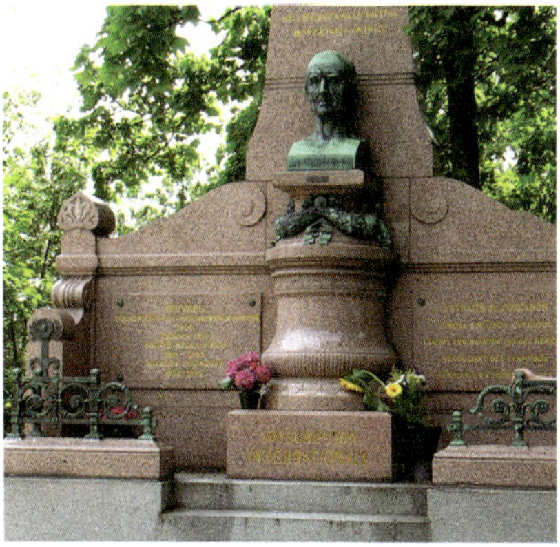

Hahnemanns Grabstätte

wurde, Vater P. A. Smirnow, sondern auch der Herausgeber der führenden Kirchenzeitung ein ergebener Fürsprecher der Homöopathie (Kotok 1999).

Der russisch-orthodoxe Klerus hatte also erheblichen Anteil an der Verbreitung der Homöopathie in Russland. Das erklärt, warum die Russen in der Lage waren ein Drittel der hohen Kosten (damals 60.000 Francs) für die endgültige Ruhestätte des Begründers der Homöopathie, Dr. Samuel Hahnemann, auf dem berühmten Pariser Friedhof Père Lachaise beizusteuern.

Wie zu erwarten reagierten die herkömmlichen Ärzte sehr hitzig auf die Einmischung des Klerus in der medizinische Versorgung. Die homöopathischen Interessen des Klerus waren so bedrohlich, dass die Ärzte darauf pochten, Geistliche wegen illegalen Praktizierens anzuklagen, was jedoch in der Regel niedergeschlagen wurde, weil die Kirche keine Gebühren verlangte. Interessant ist an dieser Stelle, dass die erste deutsche Organisation für Laienhomöopathen 1832 gegründet wurde, nachdem man einen Priester angeklagt hatte, der sich als Homöopath betätigte (Kotok 1999: Anmerkung 126).

Für die deutsche Ausgabe dieses Buches wird die Thematik noch um folgende interessante Aspekte erweitert:[152]

Es gibt keinen Zweifel daran, dass in Russland die enge Zusammenarbeit zwischen Homöopathen und ihren kirchlichen Unterstützern

[152] Quelle: Priester-S'chimamönch Justin von der Skite des hl. Spyridon (www.spyridon-skite.de) unter Bezugnahme auf Kotok 1999.

besonders fruchtbar war. Um dies zu verstehen, müssen wir uns die spezielle historische Entwicklung vor Augen halten. In Russland waren bis ins 18. (und in einigen Gebieten sogar bis ins 19.) Jahrhundert die orthodoxen Klöster die einzigen Orte, an denen Kranke überhaupt irgendeine medizinische Hilfe unter stationärer Aufnahme bekommen konnten. Die medizinische Betreuung seitens des Klerus wurde auch immer vom Staat zur Sicherung seines Machtmonopols unterstützt. Als die ersten medizinischen Schulen gegen Ende des 17. Jahrhunderts eingerichtet wurden, nahm man die Studenten aus den Reihen der Theologiestudenten, da diese die einzigen waren, die über ausreichende Lateinkenntnisse verfügten. Selbst an den theologischen Seminaren wurde dann vom Staat immer mal wieder ein medizinisches Curriculum eingerichtet. Da also in den Weiten Russlands über viele Jahrhunderte die Land-Priester die hauptsächlichen Medizin-Männer waren (eine Nebenbeschäftigung, mit der sie auch gerne ihr dürftiges Gehalt aufbesserten), kam es bei dem staatlichen Versuch der Einführung einer professionellen Medizinversorgung durch Allopathen zu Konkurrenzstreitigkeiten. Die Letzteren verachteten die Medizinkenntnisse der Ersteren, waren aber wegen der Größe des Landes und aufgrund mangelnder Zahl nicht in der Lage, die medizinische Versorgung der Bevölkerung selbst ausreichend zu besorgen. So versuchten sie, die medizinischen Kompetenzen der Priester einzuschränken, die sich aber ihrerseits nicht zu niederen Hilfskräften der Allopathen machen lassen wollten.

Hingegen waren die Homöopathen die einzigen, die beständig forderten, dass die Land-Priester die medizinischen Belange in ihren Gemeinden weiterhin betreuen sollten. Dieses schmeichelte natürlich den Klerus, wohingegen die Homöopathen aufgrund ihrer kleinen Zahl den Beistand der Priester bei der Verbreitung der Homöopathie suchten. Zu diesem Zweck gaben sie homöopathische Literatur für den Klerus heraus. Für das Jahr 1896 haben wir das Faktum, dass die drei homöopathischen Apotheken von Sankt Petersburg homöopathische Mittel an 1.172 Priester verschickt haben, was bei der Zahl von 16 homöopathischen Apotheken in ganz Russland zu einer Schätzung von mehreren tausend homöopathisch aktiven Priestern in Russland führt. Ungefähr tausend Priester waren Abonnenten der homöopathischen Zeitschriften, und ab 1880 begannen Priester auch, in diesen Zeitschriften eigene Fälle zu veröffentlichen. Durch den Einfluss der Land-Priester wurden auch immer mehr hohe Würdenträger der Orthodoxen Kirche zu Anhängern der Homöopathie. In den 1890ern wurde jede neue homöopathische Gesellschaft unter Mitwirkung eines einflussreichen Kirchenmannes gegründet, und die homöopathischen Zeitschriften druckten deren Reden gern in voller Länge. Zu dieser Zeit wurde auch intensiv über die Einführung der Homöopathie als Lehrfach an den geistlichen Seminaren diskutiert und von der kirchlichen Hierarchie sogar befürwortet.

So groß war die Begeisterung für Homöopathie geworden, dass keine negativen Stimmen aus Kirchenkreisen bekannt sind, wohl weil sich die Gegner, die es sicherlich auch gab, nicht den Mund verbrennen wollten. Dafür gab es umso mehr Widerspruch aus allopathischen Kreisen. Der Herausgeber der Zeitschrift *Der Arzt,* Manassein, kommentierte bei einer Gelegenheit: „Alles Mögliche könnte jedoch in der Tat passieren, wenn man bedenkt, dass die Homöopathie von hohen Würdenträgern einerseits, und von Priestern und Lehrern andererseits unterstützt wird. Während sie doch Licht und Wissen verbreiten sollten, verbreiten sie im Gegenteil Dunkel und Ignoranz.“ Die allopathische Lobby, die das staatliche Ohr hatte, war dann auch zum einen Teil erfolgreich bei der Verhinderung des homöopathischen Curriculums an geistlichen Seminaren allgemein, anderseits musste man sich auch nicht allzu viel Mühe geben, da die Zahl der Homöopathen in Russland zu jener Zeit selten die Zahl von Einhundert überschritt, so dass einfach nicht genügend homöopathische Lehrer vorhanden waren. Es versteht sich von selbst, dass mit dem Beginn des Kommunismus die fruchtbare Zusammenarbeit zwischen Homöopathie und Kirche abrupt endete.

Während die Homöopathie in Deutschland insbesondere unter protestantischen Geistlichen verbreitet war, erfuhr sie in Frankreich aktive Unterstützung seitens der katholischen Kirche. Unter denen, die ihre Zeit zwischen Homöopathie und Kirchendienst aufteilten, waren die Priester und Ärzte **Toussaint** (1777–1852) und **Pierre-Auguste Rapous** (Vater und Sohn). Dank ihrer wirkungsvollen Behandlung wandte sich auch der Arzt des Konvents von Dombes, der Priester **Duquesnay** (1786–1867), der Homöopathie zu. Duquesnay gründete später eine homöopathische Armenapotheke in seiner Gemeinde. Er war so beliebt, dass er zum Erzbischof von Cambrai gewählt wurde (Rafinesque 1876), was wiederum die Bekehrung seines Schülers und Nachfolgers, des Priesters **Alexis Espanet** (1811–1896), zur Folge hatte. Espanet arbeitete später mit Dr. Alexandre Charge zusammen, der von Papst Pius IX. für seine Verdienste bei der Cholera-Behandlung mit dem Gregoriusorden ausgezeichnet wurde.

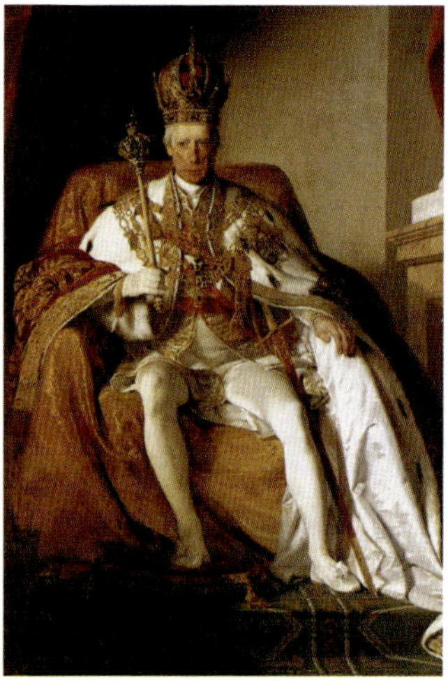

Kaiser Franz I.

Der österreichische Klerus engagierte sich besonders aktiv bei der Einführung der homöopathischen Medizin, obwohl Kaiser Franz I. (1792–1835) ihre Anwendung in einem Dekret von 1819 verboten hatte. Dieses Dekret kam durch den Einfluss des kaiserlichen Arztes Dr. Stift zustande, der – wie viele Schulmediziner jener Zeit – an der harten Kritik der Homöopathen an den damaligen medizinischen Praktiken Anstoß nahm. Trotz des Verbots konnte sich die Homöopathie insbesondere mit Hilfe des Klerus in Österreich weiter ausbreiten.

Dabei spielten österreichische Nonnen eine wichtige Rolle, die homöopathische Arzneimittel propagierten und homöopathische Kliniken bauten. Die **Barmherzigen Schwestern**, ein katholischer Orden, erbauten etliche homöopathische Krankenhäuser in Österreich, unter anderem 1834 eines mit 30 Betten in Wien, das später bis auf 160 Betten anwuchs. 1835 übernahm **Dr. Wilhelm Fleischmann** (1798–1868) die Leitung dieser Klinik, die unter ihm zu einem führenden Haus für homöopathische Behandlung wurde. Dr. Fleischmann war ursprünglich ein herkömmlicher Arzt von bestem Ruf gewesen und Mitglied der Medizinischen und Chirurgischen Hochschule von Wien.[153] Doch seine persönlichen, hartnäckigen Ischiasschmerzen wurden von Pater Veith durch Homöopathie geheilt (siehe unten).

Als Europa 1836 von einer schweren Cholera-Epidemie heimgesucht wurde, erzielten das Wiener und andere homöopathische Krankenhäuser deutlich bessere Behandlungsergebnisse als andere Krankenhäuser und Kliniken jener Zeit. Statistiken zufolge starben während dieser Epidemie zwei Drittel der Patienten in konventionellen Kliniken, aber nur ein Drittel der Patienten dieses Wiener homöo-

153 Obwohl sich viele Professoren der Universität Wien lange der Homöopathie widersetzten, hat eine kleine Gruppe Ärzte inzwischen hochwertige klinische Forschungen vorgelegt, in denen die Wirksamkeit der Homöopathie bei verschiedenen schweren Erkrankungen nachgewiesen wurde. Eine Studie an Patienten mit chronisch obstruktiver Lungenerkrankung (Emphysem und chronische Bronchitis) ergab, dass homöopathisch behandelte Patienten signifikant mehr Besserung erfuhren als die Placebogruppe (Frass et al. 2005a). Ein ähnliches Forschungsteam an derselben Universität führte eine Studie an Patienten mit schwerer Blutvergiftung durch (eine Krankenhausinfektion, der für gewöhnlich 50 Prozent der Patienten erliegen). Es zeigte sich, dass die Patienten, die individuell ausgewählte homöopathische Mittel erhielten, eine 50 Prozent höhere Überlebenschance hatten als die, die ein Placebo bekamen (Frass et al. 2005b).

pathischen Hospitals (Clarke 1905). Aufgrund der offenkundigen Vorzüge der Homöopathie während der Epidemie und bei anderen Krankheiten hob der neue österreichische Kaiser, Ferdinand I., der von 1835 bis 1848 regierte, das Homöopathieverbot auf. Später gestattete er homöopathischen Ärzten auch die persönliche Herstellung ihrer Arzneien, was wichtig war, weil die Apotheker der damaligen Zeit mit den geringen homöopathischen Dosen kaum Gewinn machen konnten und deshalb bei der Herstellung häufig betrogen.

Für seinen lebenslangen Einsatz für die Patienten wurde Dr. Fleischmann 1857 vom König von Bayern zum Ritter geschlagen (Hunt 1863). 1860 erhielt er vom Kaiser von Österreich das Ritterkreuz des Franz-Joseph-Ordens. Von Papst Pius IX. wurde er mit dem Gregoriusorden ausgezeichnet.[154]

Allein in Österreich praktizierten mindestens 50 Geistliche als Homöopathen, obwohl dies bis 1837 verboten war. Der **Franziskanerpater Maximilian**, der 1854 starb, hatte so viele bemerkenswerte Heilungen bewirkt, dass ihm in der Regel eine größere Menge Patienten folgte, wodurch die Behörden auf ihn aufmerksam wurden. Auf Betreiben von Dr. Stift, einem lebenslangen Gegner der Homöopathie, wurde das Haus des Priesters wiederholt von der Polizei durchsucht, um seine Heilmittel zu beschlagnahmen. Sie wurden jedoch nicht entdeckt, weil er sie in leeren Buchhüllen aufbewahrte (History of Homeopathy in Austria 1876).

---

[154] Sir John Forbes, ein angesehener schulmedizinischer Arzt, der auch Königin Victoria von England behandelte, zählte zu den wenigen Kritikern der Homöopathie, die sich anerkennend über bestimmte Homöopathen und bestimmte Beiträge der homöopathischen Medizin äußerten. Er beschrieb Dr. Fleischmann als „normalen, gebildeten Arzt, der genauso gut diagnostiziert wie andere Ärzte und von denen, die ihn kennen, für einen respektablen Ehrenmann gehalten wird, an dem keine Falschheit zu finden ist“ (Henderson 1854: S. 65). Fleischmanns Ruf reichte bis nach Amerika, wo er 1864 zum Ehrenmitglied der Massachusetts Homeopathic Medical Society ernannt wurde.

In ähnlicher Weise hatte auch **Pater Faustus** von den Barmherzigen Brüdern so viele Patienten geheilt, dass sich sein Ruf im ganzen Land ausbreitete.

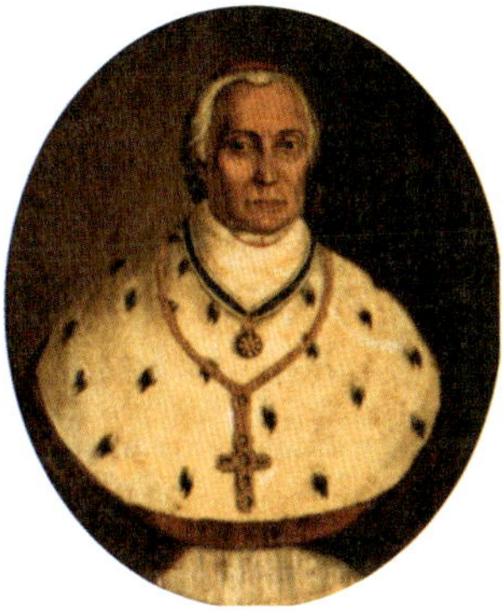

Gregorius Thomas Ziegler

Wegen der beeindruckenden Erfolge der Homöopathie in Wien veranlasste der **Bischof von Linz, Gregorius Thomas Ziegler** (1770–1852), den Magistrat von Linz, Land für ein homöopathisches Krankenhaus bereitzustellen. Erzherzog Maximilian steuerte 20.000 Gulden für den Bau eines Krankenhauses mit Kapelle und Bestattungsinstitut bei. Die innere Ausstattung der Gebäude, die offiziell am 30. Mai 1842 eröffnet wurden, übernahmen die Barmherzigen Schwestern (Huber 1880).

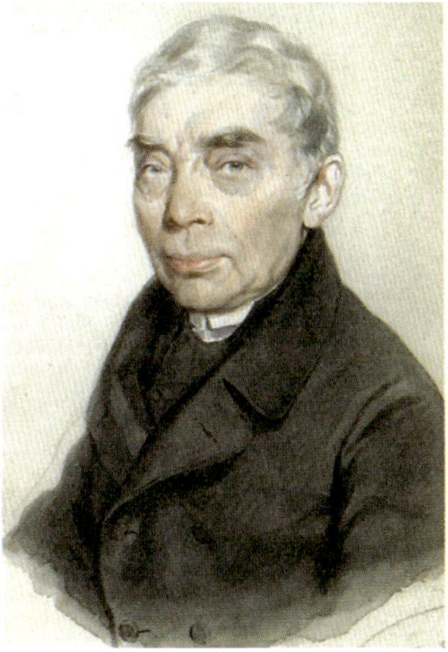

Pater Johann Emanuel Veith

Die Geschichte von **Pater Johann Emanuel Veith** (1787–1877) ist ungewöhnlich. Veith war der Sohn eines geschätzten Rabbiners, konvertierte jedoch 1815 mit 28 Jahren zum Katholizismus und wurde Priester. Neben seiner religiösen Ausbildung studierte er auch Medizin, Tiermedizin und Botanik und wurde ordentlicher Professor der Medizin. Nachdem er gesehen hatte, welche Erfolge die homöopathische Medizin verzeichnen konnte – unter anderem wurde sein Bruder von schweren Magenbeschwerden geheilt –, wurde er ein glühender Befürworter dieser Medizin (Haehl 1922, II: S. 494). 1830 behandelte er während der Cholera-

Epidemie 125 Patienten homöopathisch, von denen nur drei starben. Außerdem entdeckte er ein wichtiges Arzneimittel, das in bestimmten Fällen fortgeschrittener Cholera angezeigt ist: *Acidum phosphoricum* hilft bei heftigem, erschöpfendem Durchfall.

Das gebräuchlichste homöopathische Arzneimittel für Cholerakranke zu jener Zeit war *Camphora* (Kampfer). In einer von Pater Veiths berühmten Predigten, *Die Cholera im Licht der Vorsehung*, erklärte er, es sei ein bemerkenswerter Schachzug der Vorsehung, dass in eben dem Teil der Erde, aus dem die Cholera stamme [Asien], auch ihr wirksamstes Heilmittel [Kampfer] zu finden sei (Bradford 1895: Kapitel 49). Dieses Phänomen faszinierte sowohl Homöopathen als auch Geistliche.

1832 übernahm Pater Veith mit dem Stephansdom die größte Kirche Wiens, die zugleich der Sitz des römisch-katholischen Erzbischofs war. Seine Predigten waren so beliebt, dass die Kathedrale normalerweise voller Gläubiger war, die seine Weisheit zu schätzen wussten. Der Erzbischof wies Pater Veith an, keine Menschen mehr zu behandeln, weil er es für unpassend hielt, wenn Geistliche Homöopathie praktizierten. Doch nicht einmal der Erzbischof konnte Pater Veith davon abhalten, homöopathische Mittel zu verordnen und darüber zu schreiben. Weil Pater Veith so viele Menschen heilte, spielte er letztlich eine große Rolle für die frühe Akzeptanz der Homöopathie in Österreich. Sein *Handbuch der Veterinärkunde* (Wien 1931) war ein wichtiger Beitrag zur medizinischen Literatur seiner Zeit und wurde fünfzehn Jahre lang als Lehrbuch verwendet. Neben vielen Beiträgen zur Homöopathie gründete er auch den Wiener Katholikenverein.

Rudolf Steiner (1861–1925) war ein österreichischer Philosoph, Architekt, Bildungsreformer, Mystiker und sozialer Vordenker. Er begründete die Anthroposophie, die als „spirituelle Wissenschaft" gilt. Die Anthroposophie war nie eine Religion, sondern eher eine Lebensanschauung, bei der man auf bestimmte Weise die Lebensqualität ver-

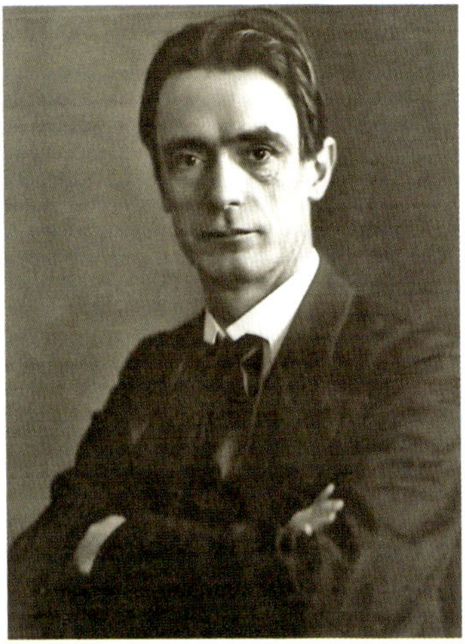

Rudolf Steiner

bessert. Aus dieser Lebensanschauung heraus entwickelte Steiner die Waldorfpädagogik, ein einzigartiges Erziehungsprogramm, das kreatives und künstlerisches Denken mit wissenschaftlichem Arbeiten und Spiritualität verknüpft,[155] aber auch die biologisch-dynamische Landwirtschaft, eine spezielle Form des biologischen Anbaus, die Eurhythmie als Bewegungskunst, die Tanz und Bewegung für therapeutische und für Bildungszwecke einsetzt, und die anthroposophische Medizin, die viele homöopathische Mittel einbezieht.

Steiner war stark von Goethe beeinflusst und wurde zum Herausgeber seiner wissenschaftlichen Arbeiten (Treuherz 1985).[156] Außerdem bewunderte Steiner Ralph Waldo Emerson. Goethe, Emerson und Steiner verstanden den dynamischen, verbindenden Einfluss des Körpers auf den Geist und auf die Natur.

Steiner und seine Anhänger haben das Mistelpräparat *Iscador*® bekannt gemacht, das in der Krebstherapie eingesetzt wird (Treuherz 1985). Steiner war der Auffassung, dass bei der Verordnung von Arzneimitteln nicht nur zu berücksichtigen ist, was eine Substanz in der Überdosis bewirkt (die homöopathische Herangehensweise), sondern auch, wie die pflanzliche, mineralische oder tierische Substanz

[155] Bekannte Waldorfschulabsolventen sind zum Beispiel Jennifer Aniston und Julianna Margulies, aber auch der Präsident und Vorstand von American Express, Kenneth Chenault.

[156] Goethe (1749–1832) war ebenfalls ein großer Befürworter der Homöopathie. Mehr dazu in Kapitel 3, Schriftsteller.

in der Natur existiert. Aufgrund seiner Beobachtung, dass die Misteln als Parasit wächst und auch in anderer Hinsicht dem Tumorwachstum ähnelt, kam er auf die Idee, dass sie sich zur Krebstherapie eignen könnte. Die Schauspielerin Suzanne Somers griff 2001 bei ihrer Brustkrebsbehandlung auf *Iscador*® zurück (mehr dazu in Kapitel 6: Bühne, Film und Fernsehen).

Eine Firma, die sich für Körperpflegeprodukte auf die Homöopathie und Steiners Gedankenwelt stützt, ist Dr. Hauschka Kosmetik. Berühmtheiten wie Madonna, Brad Pitt oder Jade Jagger verwenden diese Produkte (*Vanity Fair* 2006).

Auf der ganzen Welt ist es Tradition, dass Kirchenvertreter Flüchtlingen oder Verfolgten Schutz gewähren. In Europa galt dies auch für homöopathische Ärzte, die einst von schulmedizinischen Ärzten und Apothekern unter Druck gesetzt wurden. Eine typische Geschichte ist die von **Anton Fischer**, einem frühen Schüler und Freund von Samuel Hahnemann, der schon 1818 im heutigen Tschechien eine homöopathische Praxis eröffnete. Zu seinen Patienten gehörten einflussreiche Personen wie der Gouverneur von Mähren und Schlesien, Carl Rudolf Graf von Inzaghi (1777–1856), und General Ignaz Ludwig Freiherr von Lederer (1769–1849). Es gibt sogar Hinweise, dass ein Richter, der ihn wegen Verstoßes gegen das Gesetz zum Verbot der Homöopathie verurteilt hat, selbst als Arzt aufsuchte (Jütte 2006: S. 55). Die Nachstellungen der Medizinbehörden zwangen Fischer zur Flucht, doch er fand in einer anderen Stadt in einem Benediktinerkloster Unterschlupf.

Kirchenvertreter in Australien

Bischof Rosendo Salvado (1814–1900) war ein Benediktinerpriester aus Spanien, der nach kurzem Englandaufenthalt nach Australien ging, und vielleicht der Erste war, der dort homöopathische

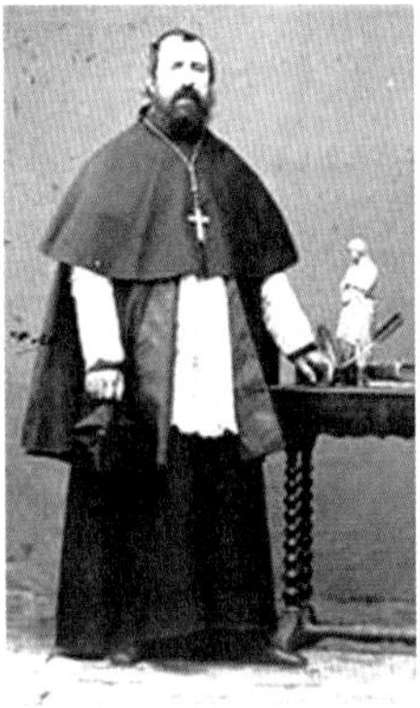

Rosendo Salvado

Arzneimittel verordnete. Er lebte außerhalb von Perth in Westaustralien, wurde 1848 in Port Victoria zum Bischof geweiht und erhielt 1867 den Titel des Lord-Abts auf Lebenszeit von New Norcia. Schon 1857 soll Salvado die Aborigines homöopathisch behandelt haben (Treuherz 2006). Er gründete ein Kloster, eine kirchliche und landwirtschaftliche Gemeinde und verschiedene Schulen. In einem Museum in New Norcia bei Perth sind die 28 homöopathischen Bücher des Bischofs und seine homöopathische Apotheke ausgestellt.

Das homöopathische Krankenhaus von Melbourne war das erste seiner Art auf der Südhalbkugel. Sein Vorgänger, die homöopathische Armenapotheke von Melbourne, wurde besonders von den Oberhäuptern der anglikanischen und der katholischen Kirchen von Melbourne unterstützt, unter anderem dem anglikanischen Dekan von Melbourne, dem **Very Reverend Hussey Burgh Macartney**, und dem Fürstbischof von Melbourne, dem **Right Reverend Charles Perry**. Bischof Perry wurde zum Schirmherrn des Hospitals ernannt. Seine begeisterte Unterstützung der Homöopathie rührt von eigenen Erfahrungen in England her, wo er vom ersten Homöopathen Australiens, **Dr. Stephen Simpson**, behandelt worden war. 1870 berichtete Perry, er würde schon 33 Jahre lang homöopathische Arzneimittel verwenden. 1837 wurde er zum Invaliden erklärt, durch Dr. Simpsons Behandlung jedoch wieder vollständig

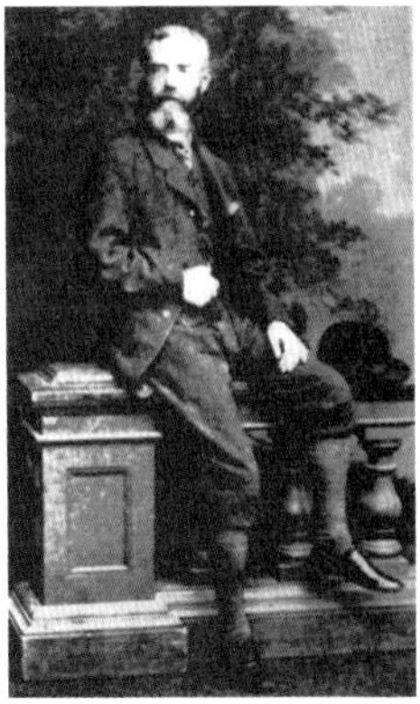

Hussey Reverend Burgh Macartney

gesund. Dieses Ergebnis schrieb er Gottes Segen und der homöopathischen Behandlung zu (*www.homeopathyoz.org*).

Der Baptistenpfarrer **Benjamin Wilson** (1823–1878) studierte in England homöopathische Medizin, um medizinischer Missionar zu werden. 1858 reiste er nach Brisbane, wo ein Geistlicher für eine baptistische Kirche gesucht wurde. Während der Überfahrt behandelte er viele Erkrankungen mit homöopathischen Mitteln und war dabei offenbar erfolgreicher als der Schiffsarzt. Er war Brisbanes erster baptistischer Pfarrer und medizinischer Missionar. Dabei behandelte er nicht nur die Mitglieder seiner Gemeinde, sondern auch die allgemeine Bevölkerung homöopathisch und übernahm häufig Vertretungen für die Ärzte von Brisbane.

Jüdische Unterstützer

Nicht nur in der Bibel, sondern auch im Talmud, der für jüdische Traditionen maßgeblich ist und die Auslegungen der Rabbis zum jüdischen Gesetz, Ethik, Bräuchen und Geschichten enthält, finden sich Verweise auf homöopathische Heilungen. Teilweise liefert der Talmud Behandlungsvorgaben, zum Beispiel für an Tollwut Erkrankte. Wer von einem tollwütigen Hund gebissen wurde, sollte die Leber dieses Tieres essen, was wiederum dem Ähnlichkeitsprinzip entspricht (Talmud, Joma 83A, Mischna).

Der Talmud betont auch eine Einsicht, die zur hermetischen Tradition gehört: „wie oben, so unten.“ Diese dynamische Beziehung zwischen Makrokosmos und Mikrokosmos ist auch integraler Bestandteil der homöopathischen Denk- und Arbeitsweise, weil sie den körperlichen Zustand einer Person mit der Psyche verbindet.

Ein Talmudgelehrter des 19. Jahrhunderts, Rabbi Ismael, schrieb: „Der Mensch heilt nicht durch das, wodurch er verwundet, sondern er verwundet mit einem Messer und heilt mit einem Pflaster. Der

Heilige, jedoch, gesegnet sei Er, ist nicht so, sondern Er heilt mit dem, womit Er zerschmettert." (Lauterbach 1976) Obwohl es hier um das klassische homöopathische Ähnlichkeitsprinzip geht (winzige Dosen dessen verwenden, was die Krankheit erzeugt, um sie zu heilen), taucht dieses Heilungsprinzip eher in bestimmten esoterischen Traditionen des Judentums auf als in der Haupttradition. Das könnte erklären, warum die nachfolgend aufgeführten Rabbiner, die der Homöopathie zugeneigt waren, eher zu den Außenseitern der jüdischen Tradition zählten.

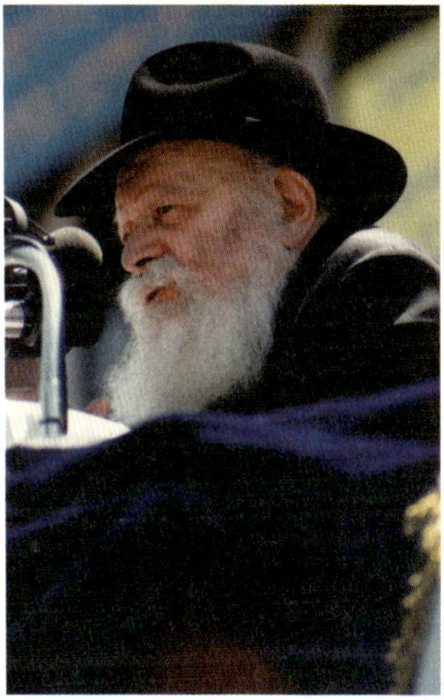

Rabbi Menachem Mendel Schneerson

Der orthodoxe **Rabbi Menachem Mendel Schneerson** (1902–1994), den seine Anhänger den Rebbe nannten, war der siebte und letzte Rebbe (geistlicher Führer) des Chabad Lubawitsch-Zweigs des chassidischen Judaismus. Der langlebige Rebbe war ein großer Freund der Homöopathie, die er in seinen letzten Lebensjahren regelmäßig einsetzte.

Rabbi Manis Friedman (*1946) ist ein Bibelforscher, dessen besonderes Interesse der jüdischen Mystik gilt. 1971 gründete er in Minnesota das Bais Chain Institut für jüdische Studien – die erste Jeschiwa (Talmudhochschule) der Welt, die nur für Frauen gedacht war, und der er als Dekan vorsteht. 1984 bis 1990 dolmetschte er im Fernsehen für den Lubavitscher Rebbe (diese Arbeit erklärt, wie der Rebbe mit der Homöopathie in Kontakt kam). Rabbi Friedman hält die Homöopathie so hoch, dass er regelmäßig öffentlich darüber spricht. In seinen Augen passt die homöopathische Philosophie ganz ausgezeichnet zur jüdischen Denk- und Lebensweise.

Rabbi Mikhael Abuhatzeira gehörte zur berühmten kabbalistischen Rabbinerfamilie Abuhatzeira. Ihr bekanntester Vertreter war **Rabbi Yisrael Abuhatzeira** (Baba-Sali). Rabbi Mikhael Abuhatzeira lebte in der israelischen Stadt Netivoth und war sehr beschlagen in Naturheilkunde und Ernährungslehre. Neben Diät und grünem Ton (Heilerde) verschrieb er gern homöopathische Heilmittel.

Rabbi Shlomo Carlebach (1925–1994) war ein religiöser jüdischer Sänger, Komponist und selbsternannter Rabbiner, der als „der singende Rabbi" bekannt wurde. Nach einer ursprünglich orthodoxen, jüdischen Ausbildung schuf er eine eigene Bewegung, in der die warme, persönliche Begegnung nach chassidischem Vorbild, öffentliche Konzerte und von Gesang erfüllte Synagogenbesuche zusammenliefen. In einem Interview, das erst nach seinem Tod veröffentlicht wurde, sprach er über Ähnlichkeiten zwischen Homöopathie und Religion: „Ich habe einmal einen Homöopathen kennengelernt, der mir den Unterschied zwischen Schulmedizin und Homöopathie erklärte. In der Medizin arbeitet man von außen nach innen, in der Homöopathie von innen nach außen. Das ist das ganze Geheimnis, die Religion muss von innen nach außen arbeiten." (Carlebach 1997)

Die Homöopathie war nicht nur bei orthodoxen Juden oder denen, die sich für die Kabbala interessierten, sondern auch bei vielen reformorientierten Juden populär. **Rabbi Max Lilienthal** (1815–1882) war ein angesehener deutscher Rabbiner, der gebeten wurde, in Russland eine jüdische Schule zu gründen. Damit war er so erfolgreich, dass Zar Nikolaus ihn bat, weitere Schulen einzurichten, und ihn zum Zeichen seiner Anerkennung mit einem Diamantring bedachte. 1844 zog Lilienthal nach Amerika, wo er bald oberster Rabbiner von drei New Yorker Gemeinden wurde. Er wurde Professor am Hebrew Union College und gründete die Amerikanische Gesellschaft für Rabbinerliteratur, die vierteljährlich die Zeitschrift *The Hebrew Review* herausbrachte. Rabbi Lilienthal und Rabbi Isaac M. Wise (1819–1900) waren federführend beteiligt an der amerikanischen jüdischen Reformbewegung (Ruben 2003).

Rabbi Lilienthal war der Bruder des deutschen Homöopathen **Dr. Samuel Lilienthal** (1815–1891), der ebenfalls nach Amerika auswanderte. Dr. Lilienthal war Herausgeber eines der anerkanntesten homöopathischen Journale, *The North American Journal of Homeopathy*. Außerdem war er Präsident der Homeopathic Medical Society von New York, Professor am New York Homeopathic Medical College und Leiter der klinischen Medizin am New York Medical College and Hospital for Women.[157]

Unterstützung durch muslimische Geistliche

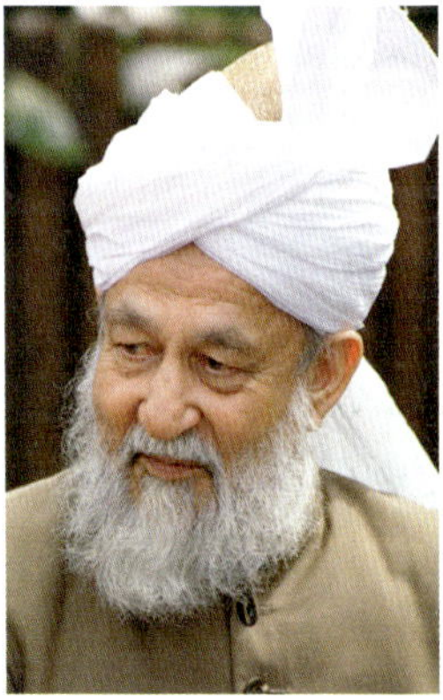

Mirza Tahir Ahmad

Auch einige muslimische Geistliche haben der Homöopathie einen bedeutenden Platz eingeräumt.

Mirza Tahir Ahmad (1928–2003) war Kalif (geistlicher Führer) der islamischen Ahmadiyya-Bewegung und auch in der Homöopathie beschlagen. Die muslimische Glaubensgemeinschaft der Ahmadiyya entstand in Indien, von wo aus sie sich über mehr als 178 Länder in Afrika, Nord- und Südame-

[157] Der Sohn von Samuel Lilienthal war der Homöopath Dr. James Lilienthal. Er richtete in der Mission Street in San Francisco eine kostenlose Armenapotheke ein und lehrte als Professor für Kinderkrankheiten am Hahnemann College of the Pacific. Ein Enkel von Samuel Lilienthal, der ebenfalls Samuel hieß, heiratete Alice Haas, deren Familie der Bekleidungshersteller Levi Strauss gehört. Samuel und Alice Lilienthal spendeten ihr schönes viktorianisches Haus im Queen Ann-Stil der Stadt San Francisco. Es ist heute ein historisches Denkmal.

rika, Asien, Australien und Europa ausbreitete. Die momentane Anzahl der Mitglieder beträgt weltweit über zehn Millionen.

Mirza Tahir Ahmad fand schon frühzeitig zur Homöopathie, die er gründlich studierte. Anfangs litt er an schwerer Migräne, bis sein Vater ihm ein homöopathisches Mittel verordnete. Nach näherer Beschäftigung mit der Homöopathie behandelte Mirza Tahir Ahmad seine chronisch kranke Frau mit dem homöopathischen Arzneimittel *Natrium muriaticum*. Danach hatte sie in dieser Hinsicht nie wieder Probleme.

Mirza Tahir Ahmad behandelte Tausende von Menschen homöopathisch, besonders beim jährlichen Konvent im pakistanischen Rabwah, wo sich regelmäßig über 250.000 Menschen versammelten. Zu seiner über 50-jährigen Praxis gehören auch Homöopathievorlesungen auf MTA International, dem globalen Satellitenkanal der Ahmadiyya-Gemeinschaft, die zwischen 1994 und 1997 gehalten wurden. Kein anderer Homöopath unserer Zeit konnte das homöopathische Gedankengut und seine Praxis derart weit verbreiten. Mirza Tahir Ahmad hielt 198 Homöopathievorträge, die live an ein Millionenpublikum gesendet wurden. Eine Sammlung dieser Vorträge wurde auf Englisch veröffentlicht. Darin sind auf über 700 Seiten größtenteils homöopathische Arzneimittelbeschreibungen (Materia medica) von Hunderten Mitteln mit ihren Indikationen enthalten. Das Material ist online verfügbar (Ahmad 2005).

Neben seinen Schriften und Ansprachen zur Homöopathie trug Mirza Tahir Ahmad auch entscheidend zur Gründung Tausender freier homöopathischer Kliniken auf der ganzen Welt bei, ob in entlegenen Gebieten des afrikanischen Kontinents oder in den größten Städten Pakistans.

Zu den strengen Grundsätzen dieser muslimischen Gemeinschaft gehört, dass der Jihad („Kampf“ oder „Heiliger Krieg“) nur zum Schutz gegen extreme religiöse Verfolgung gerechtfertigt ist, nicht als politisches Instrument oder als Ausrede für eine Invasion in benachbarte Territorien. Die offizielle Webseite dieser Gemeinschaft, *www.alislam.org,* betont den Grundsatz: „Liebe für alle; Hass für niemanden.“ Auch wenn viele traditionelle Muslime die Ahmadiyya-Gemeinschaft für Häretiker halten (was nichts mit ihrem Interesse an der Homöopathie zu tun hat), gehört sie zu den am schnellsten wachsenden Bewegungen des Islams.

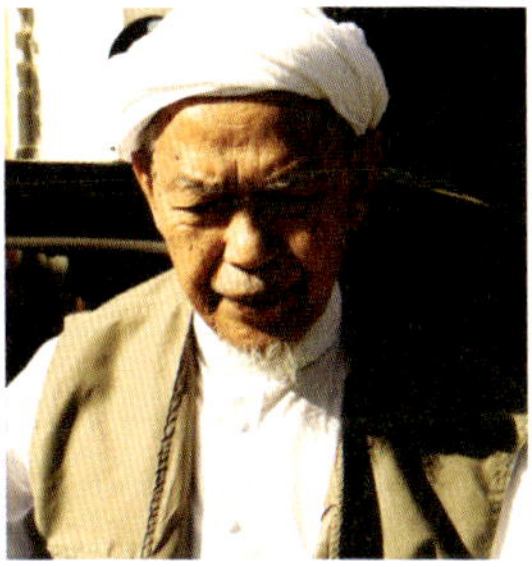

Tuan Guru Dato' Haji Nik Abdul Aziz Nik Mat

Tuan Guru Dato' Haji Nik Abdul Aziz Nik Mat (*1931) ist ein Geistlicher aus Malaysia und Oppositionspolitiker von der Islamischen Partei von Malaysia (PAS). Er gilt als Ulema (muslimischer Gelehrter) und ist derzeit PAS-Kommissar und Menteri Besar (Oberster Minister) des malaysischen Staates Kelantan. Davor gründete er ein homöopathisches College mit angegliedertem Krankenhaus und hielt immer wieder Ansprachen an homöopathischen Ausbildungsstätten und auf Konferenzen in seinem Land.

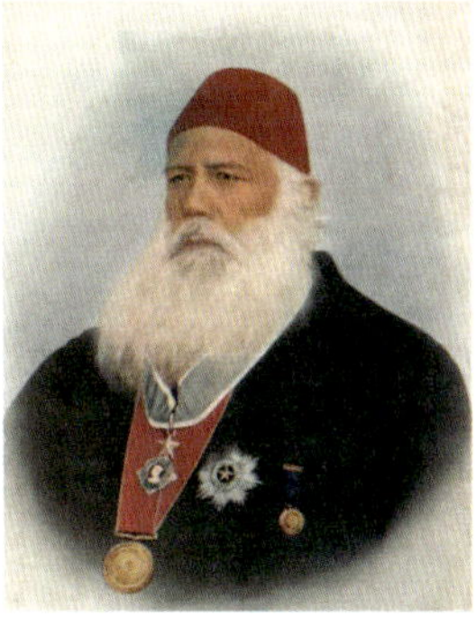

Sir Syed Ahmed Khan Bahadur

Sir Syed Ahmed Khan Bahadur (1817–1898) erfuhr zwar keine förmliche Ausbildung zum muslimischen Geistlichen, spielte jedoch eine Schlüsselrolle bei der Einführung einer modernen Erziehung der muslimischen Gemeinschaft in Indien. Er gründete die noch heute existierende muslimische Universität Aligarh mit derzeit 30.000 Studenten. Als Reformer trat er für Wissenschaft und Technik ein und sprach sich schon fast 100 Jahre vor Gandhi für Gewaltlosigkeit aus.

1867 gründete Khan in Varanasi (damals Benares) ein homöopathisches Krankenhaus. Außerdem schrieb er zahlreiche Artikel zur

Homöopathie, darunter einen sehr berühmten mit einer Chronik des erfolgreichen Einsatzes der Homöopathie bei der Cholera-Behandlung. 1869 reiste Khan nach England, wo ihm von der britischen Regierung der Orden des Sterns von Indien zuerkannt wurde. 1888 wurde er zudem zum Ritter erhoben.

Spirituelle Führer aus dem Osten

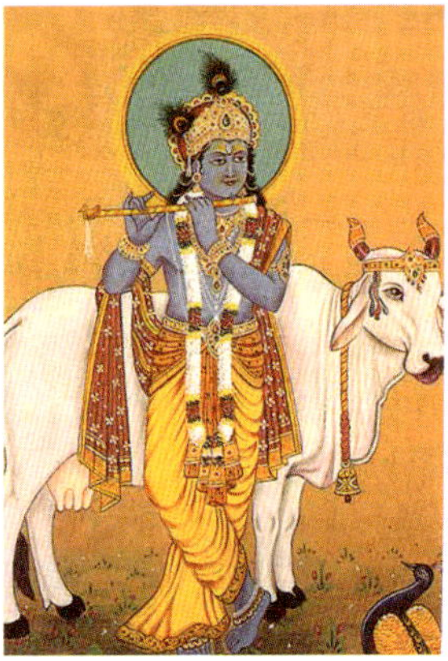

Krishna

Das *Mahabharata* ist einer der beiden großen Sanskrittexte des alten Indiens (der andere ist das *Ramayana*). Das Epos aus dem fünften Jahrhundert vor Christus, das im fünften Jahrhundert nach Christus abgeschlossen wurde, hat über 74.000 Verse sowie lange Prosapassagen. Mit insgesamt fast zwei Millionen Worten ist es eines der längsten Gedichte aller Zeiten. Das *Mahabharata* ist in Indien von großer religiöser und philosophischer Bedeutung, was auch daran liegt, dass es mit der *Bhagavad Gita* einen zentralen Text des Hinduismus enthält.

Im *Mahabharata* finden sich Hinweise und Geschichten zu *visa cikitsa*, der Verwendung von Giften als Heilmittel. Als Schöpfer der *visa cikitsa* galt der große Krieger und Lehrer Krishna, den die Hindus als göttliche Inkarnation verehren. Obwohl der Einsatz von Giften, insbesondere Schlangen- und Spinnengift, viele hundert Jahre lang geläufig war, gerieten die Behandlungsmöglichkeiten durch solche Substanzen in neuerer Zeit in Vergessenheit. Immerhin geht es in einer Geschichte des *Mahabharata* um ein Mitglied einer Kriegspartei, der Kauravas, der dem für tot erklärten Krieger Bhima Gift spritzte und ihn so wieder zum Leben erweckte.

Auch ein anderer alter Sanskrittext, die *Bhagavad Purana,* unterstützt den homöopathischen Behandlungsansatz: „Ist es nicht wahr, dass eine Substanz, die krank macht, wenn ein Lebewesen sie einnimmt, ein ähnliches Leiden heilen kann, wenn sie auf bestimmte Weise zugeführt wird?“ (Kishore 1983).

Der Hindudichter Kalidasa, der im Zeitraum zwischen 1 v. Chr. und dem 5. Jahrhundert n. Chr. gelebt haben soll, schrieb in seinem Werk *Sringara Tilaka*: „Von alters her hört man in der Welt, dass Gift das Heilmittel für Gift ist.“

Die Briten brachten die Homöopathie im 19. Jahrhundert nach Indien, und auch viele deutsche Einwanderer unterstützten ihre Verbreitung dort. Homöopathie steht im Einklang mit der indischen Spiritualität, welche die Weisheit des Körpers respektiert und die Existenz einer Lebensenergie anerkennt. Das führte zu einer weit verbreiteten Akzeptanz der Homöopathie. Mittlerweile gibt es in Indien über hundert Colleges für homöopathische Medizin mit fünfjähriger Ausbildung. Deshalb überrascht es wenig, dass viele der größten spirituellen Führer Indiens Interesse an der Homöopathie und Unterstützung für diese Medizin bekundet haben.

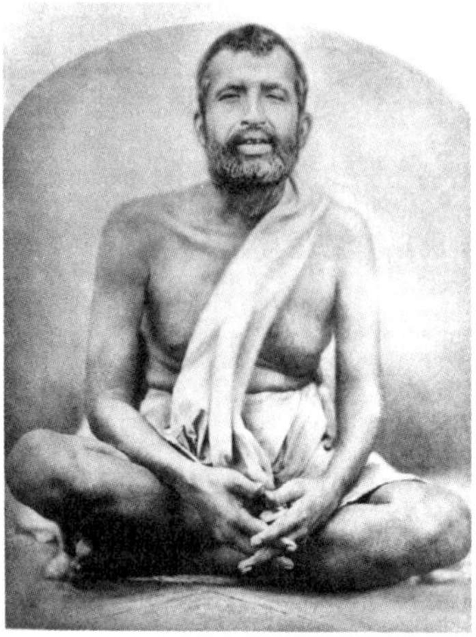
Ramakrishna Paramahamsa

Ramakrishna Paramahamsa (1836–1886) war einer der wichtigsten religiösen Führer der Hindus. Die Renaissance des Hinduismus im 19. Jahrhundert wird häufig seinem Wirken zugeschrieben. Sri Ramakrishna wurde von dem ersten Arzt in Indien behandelt, der selbst Homöopath wurde, **Dr. Mahendra**

Lal Sircar (1833–1904).[158] Später führten Sri Ramakrishna und Dr. Sircar einen berühmten Dialog über Spiritualität und moderne Wissenschaft, aus dem noch heute zitiert wird.

Belur Math ist ein Kloster für Mönche des Ramakrishna-Ordens. Das Kloster dient der Gemeinde unter anderem als Tagesklinik und Armenapotheke, die homöopathische Arzneimittel an arme Menschen abgibt.

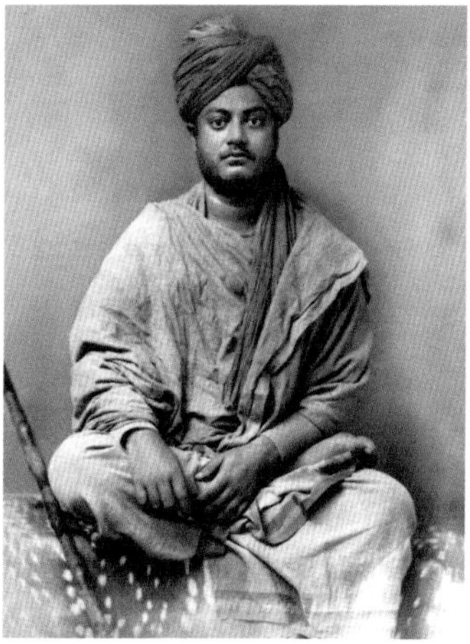

Swami Vivekanada

Einer der berühmtesten Schüler von Ramakrishna war **Swami Vivekananda** (1863–1902), der als einer der einflussreichsten spirituellen Führer der Vedanta-Philosophie (Hinduismus) gilt. Er ist für viele Menschen so untrennbar mit dem Hinduismus verbunden wie Buddha mit dem Buddhismus und Christus mit der Christenheit. 1893 sprach Swami Vivekananda bei der Konferenz des Weltparlaments der Religionen in Chicago und war damit der erste Hindu,

[158] 1850 entwickelte der wohlhabende Geschäftsmann Rajendra Lall Dutt, der heute als Vater der indischen Homöopathie gilt, Interesse an der Homöopathie und überzeugte den Wissenschaftler und Arzt Mahendra Lal Sircar, sich damit auseinanderzusetzen. Sircars Hinwendung zur Homöopathie führte zu einer Krise an der Universität Kalkutta, die versuchte, ihm seinen Doktortitel wieder zu entziehen. Dieser Konflikt wurde erst beigelegt, als Sircar bei der Universität kündigte. 1861 erzielte Dr. Sircar gute Behandlungserfolge während einer heftigen Malaria-Epidemie in Südbengalen. 1868 gründete er das *Calcutta Journal of Medicine*. Ihm ging es dabei nicht nur um Homöopathie, sondern um die Ermunterung von unvoreingenommenem Denken und wissenschaftlichem Geist, was sich 1876 auch in der Gründung der indischen Gesellschaft für die Kultivierung der Wissenschaft (IACS) niederschlug, einer heute noch lebendigen Organisation.

der vor einer Versammlung religiöser Führer Amerikas redete. Vor dieser Rede hatten britische Missionare den Hinduismus als „heidnische“ Religion eingestuft. Vivekanandas Rede und sein Besuch in Amerika gelten als erste Begegnung des Westens mit dem Hinduismus. Weil Vivekananda sowohl Wissenschaft als auch Philosophie studiert hatte, konnte er den Westen in einer Weise ansprechen, die seinen anderen, aber anerkennenswerten, spirituellen Weg verständlich machte.

Swami Vivekananda sagte einst: „Ein Allopath kommt und behandelt Cholerapatienten und gibt ihnen Medizin. Der Homöopath kommt und gibt seine Medizin und heilt, vielleicht mehr noch als der Allopath, weil der Homöopath seine Patienten nicht stört, sondern der Natur ihren Weg lässt.“ (Vivekananda 2003) Im heutigen Indien gibt es im Staat Gujarat ein Swami Vivekananda Homeopathic Medical College mit Lehrkrankenhaus.

Bei der Begegnung zwischen George Harrison und Ravi Shankar lehrte Ravi seinen Kollegen nicht nur das Sitarspiel, sondern führte ihn auch in andere wichtige Lehren ein, darunter das Werk von Swami Vivekananda. Dieser Kontakt wird als George Harrisons („The Beatles“) Einführung in den Hinduismus angesehen, der in seinem späteren Leben großen Einfluss auf ihn hatte. In Kapitel 7, *Musiker,* wurde bereits darauf eingegangen, dass Shankars und Vivekanandas Lektionen vielleicht auch einen Zugang zur homöopathischen Medizin darstellten.

Viele Jahre nach dem Tod des Swamis erklärte der große Literat Rabindranath Tagore: „Wer Indien begreifen will, muss Vivekananda lesen. Bei ihm ist alles positiv und nichts negativ.“ (*www.wikipedia.org*) Swami war ein sehr guter Sänger, der viele *Bhajans* (religiöse Volkslieder) sang, darunter zwölf Stücke aus der Feder von Tagore.

Sri Aurobindo (1872–1950) war ein indischer Nationalist, Gelehrter, Dichter, Mystiker, Evolutionsphilosoph, Yogi, Guru und Fürsprecher der Homöopathie. Er sagte einmal: „Ich habe praktisch

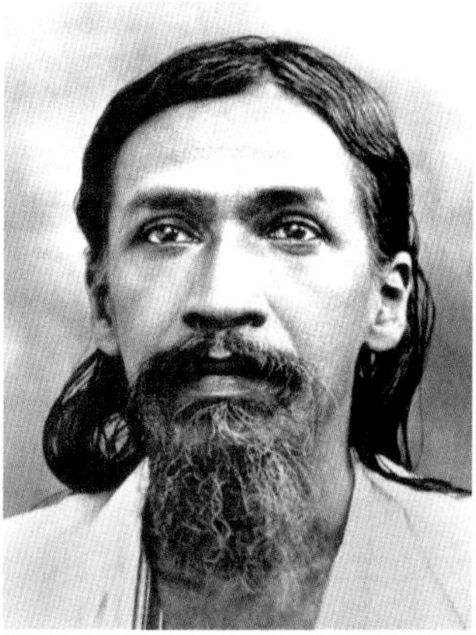

Sri Aurobindo

fortwährend erlebt, dass (homöopathische Arzneimittel) eine überraschende Wirkung haben, manchmal augenblicklich, manchmal schnell ... Die Mutter und ich halten wenig von der Allopathie." Im Weiteren äußerte er ernste Bedenken an der konventionellen Medizin: „Die medizinische Wissenschaft ist mehr Fluch als Segen für die Menschheit. Sie hat die Wucht der Epidemien gebrochen und eine phantastische Chirurgie hervorgebracht, aber auch die natürliche Gesundheit des Menschen geschwächt und die individuellen Erkrankungen vervielfacht. Sie hat Körper und Geist Furcht und Abhängigkeit eingepflanzt und uns gelehrt, uns nicht auf natürliche Ganzheit, sondern auf eine abscheuliche, wacklige Krücke zu stützen." Im Gegenzug dazu könne die Homöopathie eine Krankheit „bei der psychosomatischen Wurzel" packen (Aurobindo 1969).

Der Homöopath **Bhumananda** war ein Anhänger, der Sri Aurobindo nahestand. Er verfasste das Buch *A Few Sips of the Nectar-Ocean of Homeopathy* (erschienen bei Sri Chinmoy, undatiert). Sri Aurobindo wird darin mit den Worten zitiert: „Homöopathie ist näher an Yoga (als jede andere Therapie)."

Die engste Mitarbeiterin Sri Aurobindos und seine Nachfolgerin war **Mirra Richard** (1878–1973), die als *Die Mutter* bekannt wurde. *Die Mutter* spielte eine zentrale Rolle bei der Gründung der spirituellen Gemeinschaft und Stadt Auroville im indischen Pondicherry. In einem Gespräch über die Gesundheitsversorgung in Auroville sagte sie: „Mit der Homöopathie kamen wir viel besser zurecht als mit allem anderen." (Sarkar 1968)

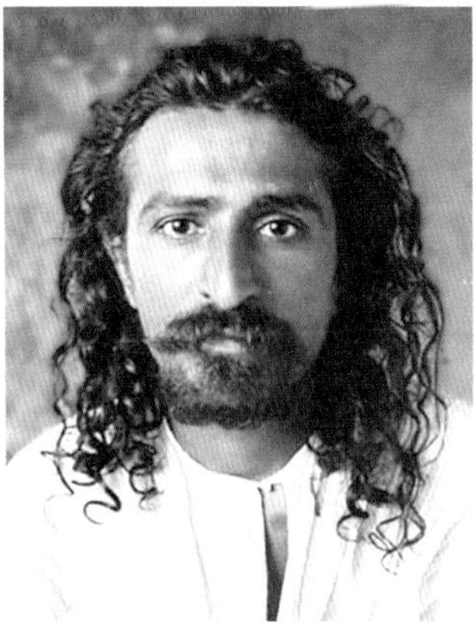

Meher Baba

Meher Baba (1894–1969) war ein indischer Meister persischer Abstammung, der sich zum Avatar erklärte, einer göttlichen Inkarnation im Menschenleib. Obwohl er 44 Jahre schwieg, reiste Meher Baba durch die Welt und kommunizierte dabei über ein Alphabetbrett und später mittels sehr persönlicher Handzeichen. Besonders bekannt wurde er durch seine Worte „Don't worry, be happy" *(Sorge dich nicht, sei glücklich)*, die Bobby McFerrin 1988 mit seinem gleichnamigen Liedberühmt machte.[159]

Seit den 20er Jahren des 20. Jahrhunderts praktizierten einige der ihm nahestehendsten Schüler Homöopathie, darunter sein **Bruder Adi S. Irani, Dr. Abdhul Ghani Munsiff** und **Padri** (Faredoon Nawrosjee Driver). Meher Baba erklärte: „Homöopathie ist eine perfekte Wissenschaft. Sie kann die Toten wieder erwecken (das heißt, sie kann auch in schier aussichtslosen Fällen Erfolg haben), aber sie erfordert einen Meister dieser Kunst." (Street 2007) 1936 wurde unter Meher Babas Aufsicht im indischen Meherabad die Meher Free Dispensary gegründet, die an alle, die sich dort behandeln ließen, kostenlos homöopathische Medikamente ausgab. Tausende von Patienten ließen sich dort wegen zahlreicher akuter und chronischer Erkrankungen behandeln, unter anderem Typhus, Malaria, Durchfallerkrankungen, Tuberkulose, Asthma, Arthritis und die verschiedensten Hautprobleme. Die Armen-

[159] Das vollständige Zitat lautet: „Do your best, then don't worry, be happy. Leave the rest to me." *(Tu dein Bestes, aber dann sorge dich nicht, sei glücklich. Den Rest überlasse mir.)*

apotheke wird noch heute von der Stiftung Avatar Meher Baba Perpetual Public Charitable Trust betrieben. Gegenwärtig behandeln dort vier Homöopathen etwa fünfzig Patienten pro Tag. Unter ihnen ist der Amerikaner **Robert Street**, der von verschiedenen Schülern Meher Babas in der Homöopathie unterwiesen wurde.

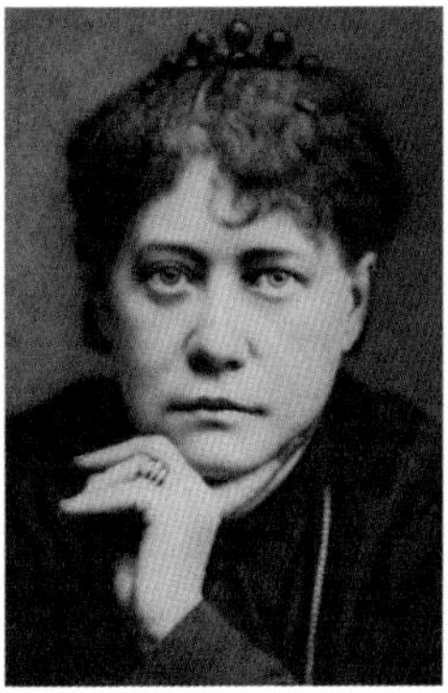

Helena Blavatsky

Helena Blavatsky (1831–1891) war Mitgründerin der Theosophischen Gesellschaft, einer der ersten und führenden westlichen Organisationen zur Erforschung der östlichen Spiritualität. Sie war vom therapeutischen Wert homöopathischer Mittel so überzeugt, dass sie 1882 prophezeite: „Die Homöopathie steht kurz vor dem Beweis, das wirksamste Heilmittel zu sein. Zahlen lügen nicht." (Blavatsky, Bd. IV: S. 71)

Neben der Homöopathie hegte Madame Blavatsky auch großen Respekt für die Hypnose (damals als Mesmerismus bekannt). Sie versicherte:

> Wenn wir in jedem unserer Zweige eine homöopathische Apotheke mit mesmerischem Heilen anbieten könnten, wie es bereits mit großem Erfolg in Bombay geschieht, könnten wir einen Beitrag leisten, um die medizinische Wissenschaft in diesem Land auf eine solidere Basis zu stellen und den Menschen insgesamt von unschätzbarem Nutzen sein. (Blavatsky, Band VI: S. 331)

J. G. Bennett (1897–1974) war ein britischer Mathematiker, Wissenschaftler, Techniker, Forschungsleiter der Industrie und Schriftsteller. Er wird hier bei den spirituellen Führern des Ostens erwähnt, weil er vor allem durch seine vielen Bücher über Psychologie und Spiritualität bekannt wurde, insbesondere die Lehren von **G. I. Gurdjieff**

(1872[?]–1949). Gurdjieff war zwar Grieche und Armenier, doch seine Lehren waren östlich orientiert. Bennett hatte maßgeblichen Anteil an der Verbreitung der Lehren und Arbeiten Gurdjieffs sowie der Sufilehren des Idries Shah (1924–1996). Bennett war auch ein leidenschaftlicher Anhänger der Homöopathie, der unter anderem das Vorwort zu einem Homöopathiebuch von **Dr. Chandra Sharma** schrieb, dem Homöopathen von George Harrison, Tina Turner und anderen Musikern. In diesem Vorwort sagte Bennett: „Das Studium der Homöopathie hat mir persönlich erheblich geholfen, den Zusammenhang zwischen lebendiger und nicht lebendiger Materie zu verstehen." Er fuhr fort mit den Worten: „Die Behauptungen der Homöopathie stützen sich nicht auf Theorien, sondern werden von 170 Jahren erfolgreicher Praxis und den Erfahrungen Hunderttausender Patienten belegt, die richtig angewandten homöopathischen Heilmitteln Gesundheit und Energie verdanken." (Sharma 1976: S. 2 und 3)

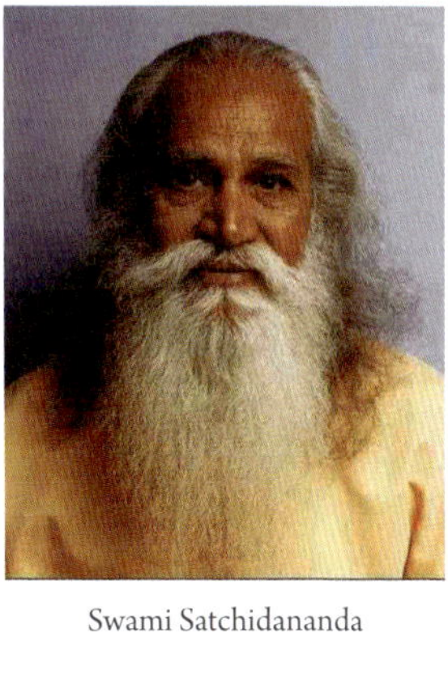
Swami Satchidananda

Swami Satchidananda (1914–2000) hatte zwischen 1960 und 1980 großen Anteil an der Einführung des Yoga in den Westen. Zu seinen bekanntesten Schülern gehörten Allen Ginsberg, Alice Coltrane, Carol King und Jeff Goldblum. Nachdem einer seiner Schüler, der Künstler Peter Max, ihn 1966 nach New York eingeladen hatte, hatte er auch weiterhin erheblichen Einfluss auf die damals im Entstehen begriffene Gegenkultur. 1969 hielt er die Eröffnungsrede beim legendären Woodstock-Festival. Weniger bekannt ist, dass Swami Satchidananda ursprünglich eine Homöopathieausbildung durchlaufen hatte und fest von ihrer Wirksamkeit überzeugt war.

Bei einem persönlichen Besuch bei Freunden in seinem Ashram in Buckingham, Virginia, bat man mich um einen Vortrag über die

Homöopathie. Nach meiner Ansprache stieg ich von der Bühne, wurde aber gebeten, ans Mikrofon zurückzukehren, weil der Swami mir eine Frage stellen wollte. Natürlich fragte ich mich, welche tief spirituelle Frage nun kommen würde. Deshalb war ich gleichermaßen schockiert wie beeindruckt, als er fragte: „Gibt es Computerprogramme für die Homöopathie?“ Er reagierte erfreut auf die Aussage, dass es mittlerweile zahlreiche Programme auf Expertenniveau gibt, die professionellen Homöopathen eine effizientere und präzisere Verordnung gestatten.[160]

Swami Satchidananda gehörte zu den Yogalehrern, die der Ansicht waren, dass Menschen auch bei voller Einbindung in die moderne, kosmopolitische Gesellschaft spirituell arbeiten sollen und können. Einige seiner Schüler berichteten mir, dass er nicht nur Yogalehrer sei, sondern auch gern Computerprogramme schrieb.

Swami Muktananda (1908–1982) war im Westen der erste Lehrer für Siddha Yoga. Das Siddha Yoga beinhaltet die Erteilung der *Shaktipat*-Initiation, bei der ein spirituell erleuchteter Meister durch ein heiliges Wort oder Mantra, einen Blick, einen Gedanken oder eine Berührung eine mächtige spirituelle Erfahrung auslöst. Muktananda war dafür bekannt, seine Schüler mit der rechten Hand oder mit einer Pfauenfeder in der rechten Hand zu berühren. Es existieren zahllose Berichte von Menschen, die durch sein Shaktipat tiefgreifende Erlebnisse hatten.

Ein Bericht des *New Yorker* (Harris 1994) zählte etliche bekannte Bewunderer von Muktananda auf, darunter John Denver, Andre Gregory, Diana Ross, Isabella Rossellini, Phylicia Rashad, Don Johnson, Melanie Griffith, Marsha Mason und den früheren kalifornischen Gouverneur Jerry Brown.

---

[160] Mehr über Softwareprogramme für professionelle Homöopathen und interessierte Laien auf www.narayana-verlag.de

Ende der 70er Jahre studierte ein erfahrener Schüler von ihm, der auch Arzt war, bei mir Homöopathie. Als der Swami an einer akuten Atemwegsinfektion litt, bat man mich, den Guru zu behandeln. Nachdem ich ihn zu seinen körperlichen Symptomen befragt hatte, wollte ich mir einen Eindruck über seinen psychischen Zustand verschaffen, der bei der Wahl des passendsten homöopathischen Mittels oft eine wichtige Rolle spielt. Für mich als Homöopath war es allerdings eine echte Herausforderung, einem Guru von Muktanandas Status Fragen zu seiner psychischen Verfassung so zu stellen, dass er über seinen Dolmetscher und gleichzeitig einen seiner Studenten auch die emotionalen Symptome eingestehen konnte.

Später erfuhr ich, dass der Swami seine Infektion kurz nach der Einnahme des von mir verordneten Arzneimittels überwunden hatte.

Mary Baker Eddy

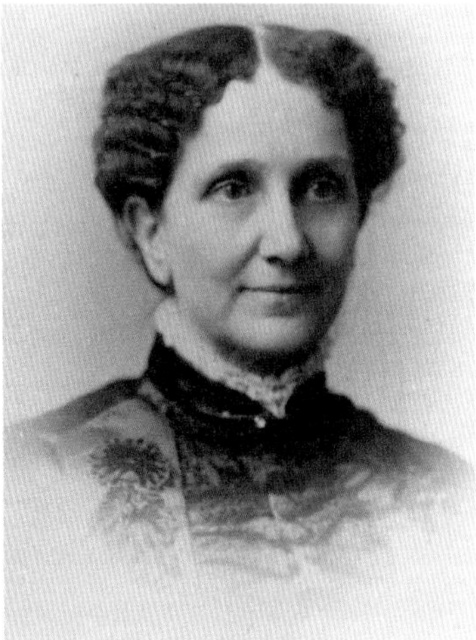

Mary Baker Eddy

Die Geschichte von **Mary Baker Eddy** (1821–1910) soll an dieser Stelle beleuchtet werden, weil sie großen Einfluss auf Gesundheit und Spiritualität hatte und selbst lange Zeit homöopathische Mittel verwendete und schätzte.

Als Kind war Eddy lange chronisch krank. Mit 22 Jahren heiratete sie, doch ihr erster Mann starb innerhalb des ersten Ehejahres. Als willensstarke Witwe nahm Mary offenbar 1848 an der ersten Frauenrechtskonvention in

Seneca Falls teil, die von den Feministinnen Elizabeth Cady Stanton und Susan B. Anthony organisiert wurde (Miller 2000). Ob Mary Baker Eddy selbst Feministin war, ist unklar, doch sie wollte sich nicht mit ihrer schwächlichen Konstitution abfinden und bemühte sich aktiv, diese zu überwinden. Sie übte scharfe Kritik an der orthodoxen Medizin ihrer Zeit und befasste sich lieber mit dem Studium und der Anwendung von Homöopathie, Wasseranwendungen und Ernährung. Sie wurde sogar Homöopathin, doch ist nicht belegt, dass sie ein homöopathisches College besucht hat – immerhin war das medizinische College für Frauen von New England schon 1848 eröffnet worden.

1853 heiratete sie Daniel Patterson, einen Dentisten und Homöopathen (Watchmen Fellowship, undatiert). Auch bei ihm gibt es keine Belege über ein offizielles Homöopathiestudium, doch die beiden praktizierten und reisten gemeinsam in den Kleinstädten von New England umher. 1866 verließ Patterson seine Frau, und 1873 fand die Scheidung statt.

Schon in den 1860er Jahren beschäftigte sich Mary Baker Eddy mit Geistheilung und ging bei Phineas Quimby (1802–1866) in die Lehre, der theologische Ideen und Geistheilung verknüpfte. Über die „Quimby-Methode“ hielt sie sogar Vorträge. Obwohl es klare Parallelen zwischen seinen Ideen und den Vorstellungen gibt, die Mary Baker Eddy in ihren Schriften zum christlichen Heilen darlegt, bestreiten Anhänger ihrer Christlichen Wissenschaft jede Verbindung und behaupten, Quimbys Arbeit hätte eher auf Mesmerismus (Hypnose) beruht als auf christlichem Glauben.

1866 verletzte sie sich bei einem Sturz auf einer vereisten Straße an der Wirbelsäule, konnte sich aber selbst heilen, indem sie sich ganz auf die Inspiration und Führung durch die Bibel verließ. Sie wurde wieder ganz gesund und widmete sich fortan der Lehre und dem Heilen mithilfe dieser neuen Methode, die sie Christlichen Wissenschaft nannte.

1888 adoptierten Mary Baker Eddy und ihr dritter Mann, Asa G. Eddy, den Arzt Dr. Ebenezer J. Foster-Eddy, der 1869 an der bekannten Homöopathieschule, dem Hahnemann Medical College von Philadelphia, promoviert hatte. Anfangs folgte er den Lehren der Christliche Wissenschaft, doch 1897 brach die Verbindung vollständig ab.

Mary Baker Eddys Hauptwerk ist *Wissenschaft und Gesundheit mit Schlüssel zur Heiligen Schrift* (1875, aktualisiert 1910), in dem ihre eigene lebenslange Suche nach einer spirituellen Heilungsform gipfelte. In diesem Buch erwähnt sie immer wieder die homöopathische Medizin. Als entschiedene Gegnerin der Schulmedizin stellt sie fest, dass die Homöopathie sich davon erheblich unterscheidet:

> Auf allen Seiten grüßen uns Zeichen des Fortschritts und der Vergeistigung. Die Arzneisysteme machen sich immer mehr von der Materie los und lassen auf diese Weise das höhere Stratum der Materie, das sterbliche Gemüt, ein. Die Homöopathie, die der Allopathie einen Schritt voraus ist, vollbringt dies. Die Materie verschwindet aus der Medizin, und das sterbliche Gemüt, das aus einer höheren Verdünnung als die Arznei besteht, beherrscht das Kügelchen. (Eddy 1875: S. 158, Zeile 26)

Sie hatte das Gefühl, eine Heilungsregel entdeckt zu haben, indem sie Gott als das heilige Prinzip jenseits der Begrenzungen eines materiellen Realitätsverständnisses sah, das sie für einen Irrtum hielt. Sie schrieb: „Irrtum erzeugt Irrtum, Sünde und Krankheit, denn beide sind Irrtümer im Glauben, und was die Krankheit erzeugt, kann sie nicht heilen, außer in der homöopathischen Dosis, wo die Materie zerstört wird und der Verstand dies sagt." (Eddy 1891: S. 391)

Eddy nahm an, dass homöopathische Arzneimittel über den Geist wirken, weil ihr nicht fachlich ausgebildeter Verstand keine andere Erklärung für ihre Wirkung fand.

> Die Homöopathie verringert die Arznei, aber das Wirkungsvermögen des Medikaments nimmt in dem Maße zu, wie die Arznei verschwindet. (…) Die Metaphysik, wie die Christliche Wissenschaft sie lehrt, ist der nächste beträchtliche Schritt über die Homöopathie hinaus. In der Metaphysik verschwindet die Materie gänzlich aus dem Heilmittel, und das Gemüt nimmt seinen rechtmäßigen und erhabenen Platz ein. Die Homöopathie zieht bei der Diagnose von Krankheiten die mentalen Symptome zum großen Teil in Betracht. Die Christliche Wissenschaft rechnet bei der Beurteilung und Zerstörung ausschließlich mit der mentalen Ursache. (Eddy, 1875: S. 155, 34, und S. 156/157, 31 ff.)

Zur Erklärung des homöopathischen Ähnlichkeitsprinzips schrieb Eddy:

> Die Homöopathie liefert den Sinnen den Augenschein, dass die Symptome, die vielleicht durch eine gewisse Arznei hervorgerufen werden, durch die Anwendung derselben Arznei, die die Symptome verursachen könnte, beseitigt werden. Das bestätigt meine Theorie, dass der Glaube an die Arznei der einzige Faktor bei der Heilung ist. Die Wirkung, die das sterbliche Gemüt durch die Annahme erzeugt, wird durch die entgegengesetzte Annahme beseitigt, doch in beiden Fällen wendet es dieselbe Medizin an (Eddy 1875: S. 370, 11 ff.).

Letztlich konnte sie nie erklären, wieso homöopathische Medizin sowohl verschiedenen Tieren, als auch Säuglingen hilft, geschweige denn weshalb sie Menschen helfen kann, die ursprünglich nicht daran (oder an die Heilkraft der Bibel) glauben.

Mary Baker Eddy riet zwar von der Verwendung jeglicher Medizin ab und verlangte, alles Vertrauen auf Gott zu legen, ließ sich jedoch heimlich von **Dr. Frederick S. Keith**, einem angesehenen klassischen Homöopathen, homöopathisch behandeln. Dr. Keith hatte bei Dr. James Tyler Kent studiert, der damals ein führender Homöopath Amerikas war (Winston 1999: S. 344).[161]

1882 gründete Mary Baker Eddy in Boston das Massachussetts Metaphysical College, in dem ihre Lehren offiziell vermittelt werden sollten. Das College schloss 1889 seine Pforten und wurde von ihrem kirchlichen Bildungswerk ersetzt. Eddys Bewegung verschaffte ihren vielen Anhängerinnen Unabhängigkeit und ein eigenes Einkommen zu einer Zeit, in der die meisten Frauen von den Männern ihrer Umgebung abhängig waren. Das erklärt zumindest teilweise, warum so viele Frauenrechtlerinnen die Christliche Wissenschaft unterstützten.

1908 rief sie im Alter von 87 Jahren die Tageszeitung *The Christian Science Monitor* ins Leben, die sich von dem sensationslüsternen Boulevardjournalismus jener Zeit abheben sollte (den es auch heute noch gibt).

Mutter Teresa

Mutter Teresa (1910–1997) studierte homöopathische Medizin bei **Dr. Diwan Jai Chand** (1887–1961), einem hoch verehrten indischen Homöopathen, dessen zwei Söhne und Enkel ebenfalls führende indische Homöopathen wurden. Mutter Teresa erzählte, dass sie keine „ärztlichen Verordnungen" machen (also chronisch oder lebensgefähr-

[161] Elinore Peebles (1897–1992), die Tochter eines Bostoner Homöopathen, erzählte, wie Dr. Keith ihr die Hintertür zeigte, durch die er bei Bedarf Mary Baker Eddys Haus betrat, um sie homöopathisch zu behandeln.

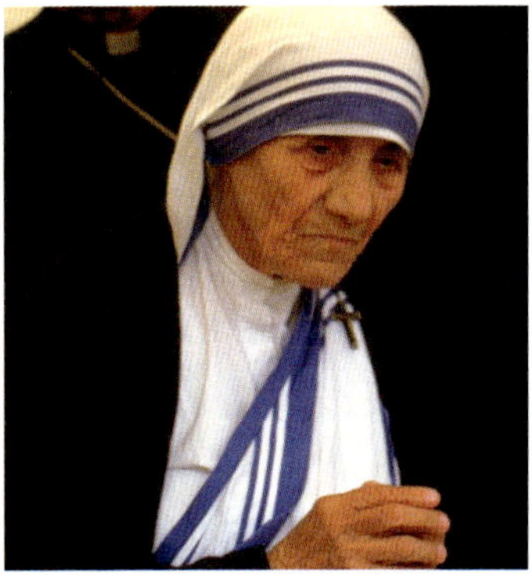
Mutter Teresa

lich Erkrankte behandeln), sondern die Homöopathie als erste Hilfe einsetzen würde.

Ein Schulmediziner, der von 1945 bis mindestens 1988 eng mit Mutter Teresa zusammenarbeitete, berichtete, dass sie „glaubt, dass die homöopathische Behandlung für die armen, benachteiligten Menschen Indiens im Speziellen [und] aller anderen Länder der Welt im Allgemeinen wegen ihres einfachen Ansatzes, ihrer Wirksamkeit und der geringen Kosten unentbehrlich sei“ (Gomes 1988). Mutter Teresas Mission eröffnete 1950 eine homöopathische Armenapotheke in Kalkutta. Berichten zufolge verschrieb die Mutter selbst homöopathische Medikamente und assistierte homöopathischen Ärzten.

Emanuel Swedenborg

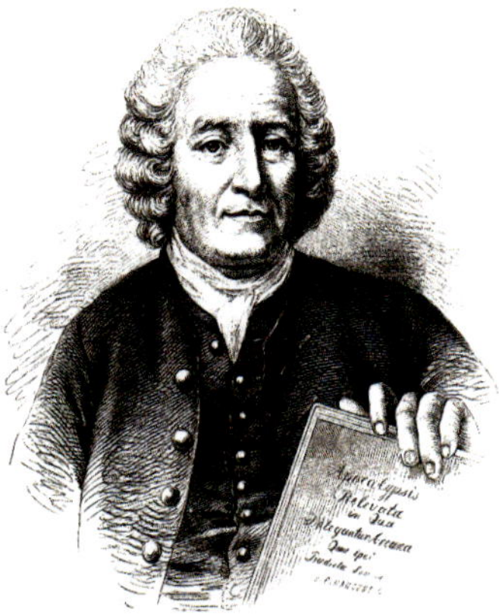
Emanuel Swedenborg

Der Schwede Emanuel Swedenborg (1688–1772) war Wissenschaftler, Philosoph, Mystiker und Theologe und hatte eine produktive Karriere als Erfinder. Viele berühmte Persönlichkeiten wie Tennyson, Goethe, Thoreau, Blake, Emerson, James, Baudelaire, de Balzac, Dostojewski, Pound, Strindberg und Jorge Luis Borges ließen sich von Swedenborg inspirieren (Treuherz 1984). Auch die amerikanischen Transzendentalisten, eine spirituelle Bewegung des 19. Jahrhunderts, die viele große Schriftsteller Neuenglands anzog, waren stark von Swedenborgs Philosophie beeinflusst. Zu den neuenglischen Transzendentalisten, die sich als Swedenborgianer bezeichneten, zählten Thoreau, Longfellow, William Lloyd Garrison, Elizabeth Peabody, Theodore Parker, Bronson Alcott und Louisa May Alcott. Später berief sich auch Helen Keller auf Swedenborg. Nur wenige historische Personen haben so viele und so unterschiedliche kulturelle Leitfiguren beeinflusst.

Swedenborg gehörte zu den wenigen gebildeten Menschen, die wissenschaftlich und theologisch gleichermaßen beschlagen waren. Sein Gottesbild war das einer spirituellen Wesenheit, die alle Dinge durchströmt. Er glaubte an die Existenz einer fundamentalen, mystischen Entsprechung zwischen der spirituellen und der materiellen Welt und lehrte, dass der menschliche Körper und seine Funktion (der Mikrokosmos) Abbild einer höheren spirituellen Realität (des Makrokosmos) sei. Alles, was in dieser höheren Welt existiere und geschähe, hätte sein Abbild in der weltlichen Realität auf der Erde. Dieses Konzept der Entsprechungen (bekannter als das Konzept „wie oben, so unten, und wie unten, so oben") ist schon sehr alt und Teil der alchemistischen Tradition.

Schon bald erkannten die Anhänger Swedenborgs, dass die Homöopathie eine neue wissenschaftliche Medizin darstellte, welche die vitalistische Tradition verkörperte,[162] einen zentralen Bestandteil der Swedenborgschen Gedankenwelt. Zudem verschrieben die Homöopathen Arzneien aus der natürlichen Welt, wenn sie weitgehend den Symptomen entsprachen, die sie bei dem Kranken hätten hervorrufen können.

---

162 Der Vitalismus ist eine alte, noch heute bekannte Tradition, der die energetische Essenz aller Dinge anerkennt und den Respekt vor der Weisheit der Selbstheilungskräfte des Körpers lehrt.

Bekannte Anhänger Swedenborgs wie auch der Homöopathie waren Dr. Hans B. Gram (der erste amerikanische Homöopath), Dr. Constantine Hering (der „Vater der amerikanischen Homöopathie"), die Familien Boericke und Tafel (als Eigentümer der größten Homöopathiemanufaktur, einem – unter anderen Inhabern – noch heute existierenden Unternehmen), Dr. Mary Florence Taft (eine anerkannte Homöopathin und Cousine des Präsidenten William Taft) sowie Dr. James Tyler Kent (ein führender amerikanischer Homöopathiedozent).

Dr. John Garth Wilkinson (1812–1899) war ein homöopathischer Arzt, der seine Ausbildung am Hahnemann Medical College in Philadelphia absolviert hatte. Sein Freund Henry James, Sr., der einflussreiche Verleger einer Zeitschrift für utopische Ideen und Vater der Schriftsteller William James und Henry James, Jr., machte ihn mit den Arbeiten Swedenborgs bekannt, die der rundum gebildete Wilkinson dann übersetzte (was Henry James, Sr., wiederum finanzierte). Wilkinsons Arbeit trug viel zur Entstehung der Bewegung der Swedenborgianer bei (Treuherz 1984).

Emerson hielt jahrelang Vorlesungen über Swedenborg. 1850 veröffentlichte er seinen Vortrag „Swedenborg oder der Mystiker" in *Repräsentanten der Menschheit,* das auch Essays über Plato, Montaigne, Shakespeare, Napoleon und Goethe enthielt. In einem anderen Buch schrieb Emerson wortgewandt:

> Wilkinson, der Herausgeber Swedenborgs, der Erklärer Fouriers und der Streiter für Hahnemann hat der Metaphysik und der Physiologie eine ureigene Ausdruckskraft verliehen, mit einem allumfassenden Verständnis für Relationen, das sich höchsten Aufgaben gewachsen sieht, und mit einer Wortgewalt, die dem Arsenal der unbesiegbaren

> Ritter aus alten Zeiten gleicht. In seinen Gedankengängen verläuft eine lange atlantische Welle, die nur tief unten am Meeresgrund wahrnehmbar ist, und der nur das fehlt, was solche Kräfte begleiten sollte, der feste Mittelpunkt. Wenn sein Geist sich nicht auf unumstößliche Grundsätze zu stützen scheint, so ist sein Einfluss vielleicht größer und wird noch nicht zurückgeworfen; aber ein Meister sollte das Vertrauen einflößen, dass er an seinen Überzeugungen festhalten wird, und seinen gegenwärtigen Studien immer denselben hohen Stellenwert einräumen. (Emerson 1856)

Später schrieb Emerson, Swedenborg hätte die Verbindung zwischen der Natur und den Liebesbezeugungen der Seele gesehen und aufgezeigt. Swedenborg „durchdrang den symbolischen oder spirituellen Charakter der sichtbaren, hörbaren und fühlbaren Welt. ... Die Bedeutung der Anziehungskraft Swedenborgs lag in seiner Stoßrichtung ... im Hinblick auf ein geordnetes, vorhersagbares Universum, einer Synthese von Geist und Materie." (Emerson 1903: 113)

Die Homöopathen und die Swedenborgianer fanden ähnliche Kritikpunkte an der herkömmlichen Medizin. Beide erkannten, dass die damalige Schulmedizin nur die äußeren Folgen einer Erkrankung behandelte, nicht aber die tieferen inneren Ursachen (Treuherz 1984).

Der Homöopath und Swedenborg-Anhänger Dr. Constantine Hering war ein Mann, der gern zwischen medizinischer Wissenschaft und Spiritualität unterschied. Das erklärt vielleicht, weshalb Hering einst erklärte: „Es gibt zwar gute Gründe für einen Swedenborgianer, sich lieber homöopathisch behandeln zu lassen, doch es ist keineswegs so, dass alle Homöopathen wie Swedenborg denken." (Peebles 1988: 468-472)

James Tyler Kent

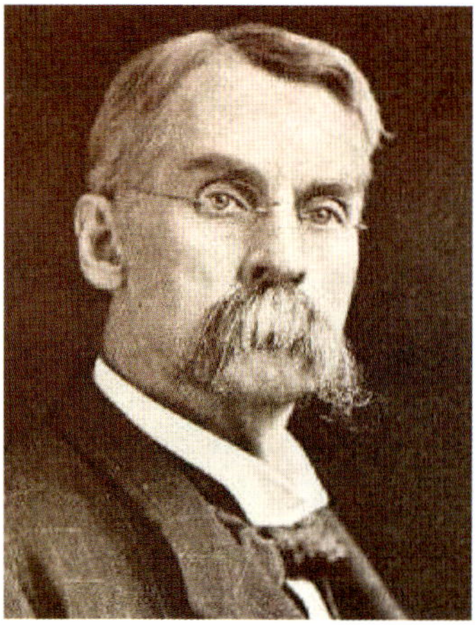

James Tyler Kent

Dr. James Tyler Kent (1849–1916) hatte nach Samuel Hahnemann wohl den größten Einfluss auf die Homöopathie in Amerika. Kent war stark von Swedenborg beeinflusst, und ihm wurde nachgesagt, dass sein homöopathischer Ansatz eine Mischung aus Hahnemanns und Swedenborgs Vorstellungen sei. Swedenborg registrierte unterschiedliche Ebenen oder Grade der menschlichen Erfahrung und hielt die Spirale für die verbindende Struktur zwischen den verschiedenen Erfahrungsebenen. Swedenborgs Vorstellung, die in die Homöopathie Kents einging, war die Erkenntnis, dass die Seele der tiefste Teil des Menschen ist, in dem sich sein Wille manifestiert. Swedenborg zufolge wird dieser Wille von Vernunft, Intellekt und Absicht des Menschen überlagert. Noch weiter außen stehen die Erinnerungen und Wünsche eines Menschen und davor wiederum der menschliche Körper. Jeder dieser Teile hat unterschiedliche Tiefenabstufungen.

Kent verarbeitete diese Vorstellungen in seinen Erklärungen, dass der Wille und das Verständnis eines Menschen der tiefste Bereich seiner Gesundheit seien und dass die verschiedenen Emotionen direkt über unserem tiefsten Wesen angesiedelt sind, von wo aus beide mit dem physischen Körper dynamisch und wechselseitig interagieren.

Quellen

Ahmad, M. T.: *Homoeopathy: Like Cures Like.* Tilford, UK: Islam International Publications, 2005. Verfügbar auf www.alislam.org

Applegate, D.: *The Most Famous Man in America: The Biography of Henry Ward Beecher.* New York: Doubleday, 2006.

Aurobindo, S.: Sri Aurobindo on Medical Science, *Orissa State Homoeopathy Board Journal,* August 1969, 2(3).

Blavatsky, Madame H.: *Complete Works,* Vol. IV, Another Orthodox Prosecution, 1882–1883. Verfügbar auf http://collectedwritings.net/

Blavatsky, Madame H.: *Complete Works,* Vol. VI, Spiritual Progress, 1883–1885. Verfügbar auf http://collectedwritings.net/

Boulton, A. O.: The Gothic Awakening, *American Heritage Magazine,* November 1989, 40(7).

Bradford, T. L.: *The Life and Letters of Samuel Hahnemann.* Philadelphia: Boericke and Tafel, 1895.

Carlebach, S.: Practical Wisdom from Shlomo Carlebach, *Tikkun Magazine,* Herbst 1997, 5758 (jüdische Zeitrechnung).

Clarke, J.: *Homoeopathy Explained.* London: Homoeopathic Publishing Company, 1905. Verfügbar auf http://homeoint.org/books5/clar kehomeo/statistics.htm

Coulter, H. L.: *Divided Legacy: A History of the Schism in Medical Thought.* Vol. III: The Conflict Between Homeopathy and the AMA. Berkeley: North Atlantic Books, 1973.

Davies, A.: History of MSM–Homeopathy and Natural Medicines, *Homeopathy,* 2007, 96:52–59.

Dean, M. E.: *The Trials of Homeopathy.* Essen, Germany: KVC, 2004.

Eddy, M. B.: *Science and Health with Key to the Scriptures.* First Church of Christ, Scientist, Boston, 1875 (updated 1910). Verwendete deutsche Ausgabe: First Church of Christ, Scientist, Boston 1989.

Eddy, M. B.: *Retrospection and Introspection.* Boston: First Church of Christ, Scientist, 1891.

Emerson, R. W.: *Repräsentanten der Menschheit: sieben Essays.* Deutsch von Karl Federn. Diogenes Verlag, Zürich 2003.

Emerson, Ralph Waldo: *Englische Charakterzüge.* Deutsch von Friedrich Spielhagen. Carl Meyer, Hannover 1857. Eingesehen auf: *http://books.google.de/books?id=dYhJAAAAYAAJ&printsec=frontcover&dq=Englische+Charakterz%C3%BCge&source=bl&ots=wSLOXsTLNz&sig=fQ43pDHLYbbwGpOkr7vZBMMAErk&hl=de&ei=YthWT-PecM9ufOKWwhZ8O&sa=X&oi=book_result&ct=result&resnum=1&ved=0CBYQ6AEwAA#v=onepage&q&f=false; S. 175.*

Emerson, R. W.: *English Traits,* Chapter XIV, 1856. Verfügbar auf www.rwe.org/works/English_Traits_Chapter_XIV_Literature.htm

Emerson, R. W.: *The American Scholar, Complete Works.* 1903, Vol. 1.

Everest, Rev. T. R.: *A Popular View of Homeopathy*. New York: William Radde, 1842.
Feofan, der Rekluse: Sobranie pisem, 8 Bde., Moskau 1898–1901,
Reprint Moskau 1994 (übersetzt durch Priester-S'chimamönch Justin von der
Skite des hl. Spyridon) (S. 399)
Frass, M., Dielacher, C., Linkesch, M., Endler, C., Muchitsch, I., Schuster, E. und Kaye, A.: Influence of Potassium Dichromate on Tracheal Secretions in Critically Ill Patients, *Chest,* März 2005a.
Frass, M., Linkesch, M., Banjya, S. et al.: Adjunctive Homeopathic Treatment in Patients with Severe Sepsis: A Randomized, Double-Blind, Placebo-Controlled Trial in an Intensive Care Unit, *Homeopathy,* 2005b, Vol. 94, S. 75–80.
Galéazzi-Lisi, R.: *Dans l'ombre et dans la Lumiere de Pie XII*. Paris: Flammarion, 1960.
Gomes, Dr. (Schwester): Personal communication, 14. Oktober 1988. (Dr. Gomes war die Frau eines Schulmediziners, deren Mutter ein homöopathisches Mittel das Leben rettete, worauf sie es ihrer Familie und ihren Patienten verordenete.)
Granier, M.: *Conferences upon Homeopathy*. London: Leath and Ross, 1859.
Haehl, R.: *Samuel Hahnemann: His Life and Letters*. London: Homeopathic Publishing Company, 1922 (zwei Bände). (Nachdruck New Delhi: B. Jain, undatiert.)
Handley, R.: *In Search of the Later Hahnemann*. Beaconsfield, UK: Beaconsfield Publishers, 1997.
Harris, L.: O Guru, Guru, Guru, *New Yorker,* 14. November 1994.
Henderson, W.: *Homoeopathy Fairly Represented*. Philadelphia: Lindsay and Blakiston, 1854.
History of Homeopathy in Austria 1876 (S. 406)
Huber, E.: History of Homeopathy in Austria, *Transactions of the American Institute of Homeopathy,* 1880, Vol. II, Part I.
http://www.homeorealhelp.ru/prav5.html (übersetzt von Priester-
S'chimamönch Justin) (S. 400)
www.homeopathic.com
Homeopathic Hassle, *Time,* 20. August 1956.
www.homeopathyoz.org
Hunt, W. F.: The Condition of Homeopathy in Europe, *Transactions of the New York State Homeopathic Medical Society,* 1863, S. 118–123.
Indian Catholic News, Muller's Adds New Homeopathic Facility, 8. November 2006. Verfügbar auf www.theindiancatholic.com/newsread.asp?nid=4362
Johannes von Kronstadt: Mein Leben in Christo (S. 398)
Auszüge:
http://www.hamburg-hram.de/de/category/mein-leben-in-christo/
Amazon: http://www.amazon.de/Mein-Leben-Christo-Tagebuch-Folge/dp/B004GBQGH0/ref=sr_1_5?ie=UTF8&qid=1295170156&sr=8-5
Jütte, R.: *The Hidden Roots: A History of Homeopathy in Northern, Central and Eastern Europe*. Stuttgart: Institut für Medizingeschichte, 2006.
Karst, F.: Homeopathy in Illinois, *Caduceus,* Sommer 1988, S. 1–33.
Kimball, S. A.: The Organon Society of Boston, *Homeopathic Physician,* Vol. 2, 1888.

Kishore, J.: Homeopathy: The Indian Experience, *World Health Forum,* 1983, Ausgabe 4, S. 105–107.

Knerr, C.: *Life of Hering.* Philadelphia: Magee Press, 1940.

Kotok, A.: The history of homeopathy in the Russian Empire until World War I, as compared with other European countries and the USA: Similarities and discrepancies. PhD Arbeit, eingereicht beim Senat der Hebräischen Universität Jerusalem, November 1999. Verfügbar auf http://homeoint.org/books4/kotok/index.htm

Lauterbach, J. Z.: Mekilta de-Rabbi Ishmael I-III. Übersetzt von J. Z. Lauterbach. Philadelphia: JPS (Jewish Publication Society, 1933–1936. (Nachdruck Philadelphia: JPS, 1976.)

Liga Medicorum Homeopathica Internationalis (LMHI). www.lmhint.net/his_italy.html

Miller, R. L.: *150 Years of Healing: America's Great New Thought Healers.* Portland: Abib Publishing Company, 2000. Verfügbar auf http://*website.lineone.net/~newthought/150.3.htm*

Morrell, P.: *British Homeopathy during Two Centuries* (1999). *http://homeoint.org/morrell/british/index.htm*

Negro, F.: *Grandi a Piccole Dosi.* Mailand: Franco Angeli, 2006.

Nichols, P. A.: *Homoeopathy and the Medical Profession.* London: Croom Helm, 1988.

Peebles, E.: Homeopathy and the New Church, in *Emanuel Swedenborg: A Continuing Vision* (Hrsg. R. Larsen). New York: Swedenborg Foundation, 1988.

Piterà, F.: Divina omeopatia: Le falsità di Quark e la disinformazione su Vaticano e omeopatia, *Athropos & Iatria,* Januar bis März 2001. Auch verfügbar auf www.mclink.it/personal/MH0077/Therapeutike/therapeutike%201/pitera%20-%20divina_omeopatia.htm

Proceedings of the 19th Session of the American Institute of Homeopathy, 6.–7. Juni 1866.

Rafinesque, C.: General Report on the Rise and Progress of Homoeopathy in France, *Transactions of the American Institute of Homeopathy,* 1876, Vol. II, Part I.

Rosenberg, C. E.: *The Care of Strangers: The Rise of America's Hospital System.* New York: Basic Books, 1987.

Ruben, B. L.: Max Lilienthal and Isaac M. Wise: Architects of American Reform Judaism, *The American Jewish Archives Journal,* 2003, 55(2):1–29.

Rutkow, L. W., und Rutkow, I. M.: Homeopaths, Surgery, and the Civil War, *Archives in Surgery,* Juli 2004, 139:785–791.

Shakespeare: Romeo und Julia (S. 387)

St. John of Kronstadt: *My Life in Christ.* New York: Holy Trinity Monastery, 1911.

Sarkar B. K.: *Essays on Homeopathy.* Kalkutta: Hahnemann Publishing, 1968.

Sharma, C. H.: *A Manual of Homoeopathy and Natural Medicine.* New York: Dutton, 1976.

Street, R.: Persönliche Korrespondenz, 22. Februar 2007.

Svjatitel' Ignatij Brjančaninov, Asketičeskie opyty, Moskau 1993, Bd.1,
S. 68 (übersetzt durch Priester-S'chimamönch Justin) (S. 400)

Talmud, Joma 83A, Mischna

Thomas, B. P.: *Theodore Weld: Crusader for Freedom* (1950). Verfügbar auf *www.gospeltruth.net/Weld/weldbioch18.htm.*

Transactions of the American Institute of Homeopathy, Minutes of the AIH Meeting, Kansas City, Mo., 1908, S. 128.

Treuherz, F.: The Origins of Kent's Homeopathy, *Journal of the American Institute of Homeopathy,* Dezember 1984, 77(4):130–149.

Treuherz, F.: Steiner and the Simillimum: Homeopathic and Anthroposophic Medicine: The Relationship of the Ideas of Hahnemann, Goethe and Steiner, *Journal of the American Institute of Homeopathy,* Juni 1985, 78(2):66–82.

Treuherz, F.: Strange, Rare and Peculiar: Aborigines, Benedictines and Homeopathy. *Homeopathy,* 2006, 95(3):182–186.

http://www.wco.ru/biblio/books/homeopathy/Main.htm (übersetzt

von Priester-S'chimamönch Justin) (S. 400)

Vanity Fair, Mai 2006, S. 90.

Vivekananda, Swami: *The Complete Works of Swami Vivekananda,* Vol. I: Raja-Yoga/Prana. Hollywood: Vedanta Press, 2003 (Nachdruck).

Watchman Fellowship. Christian Science Profile. Verfügbar auf *http://www.watchman.org/profile/ChrSciProfile.htm*

Wendte, C. W.: *Thomas Starr King: Patriot and Preacher.* Boston: Beacon, 1921.

Winston, J.: *The Faces of Homoeopathy.* Tawa, Neuseeland: Great Auk, 1999.

www.wikipedia.org, Swami Vivekananda.

Yasgur, J.: *Homeopathic Dictionary.* Greenville, Penn.: Van Hoy, 1998.

Stichwortverzeichnis

C

D

E

F

G

H

M

N

O

P

Q

R

S

T

Abbildungsverzeichnis

Aniston, Jennifer	Wikipedia, Foto: Angela George
Ayub Khan, Muhammad	Wikipedia, Attribution: Bundesarchiv, B 145 Bild-F009528-0018 / Steiner, Egon / CC-BY-SA
Becker, Boris	Wikipedia, Foto AngMoKio
Beckham, David	Wikipedia, Quelle: www.flickr.com, Foto: Tsutomu Takasu
Beckham, Victoria	Wikipedia, Foto: LGEPR
Blair, Toni	Wikipedia, Foto: LittleMissSilly
Bloom, Orlando	Wikipedia, Foto: Hengist Decius
Bosch, Robert	Bildrechte: Bosch
Busemann, Frank	Bildrechte: Frank Busemann
Caine, Michael	Wikipedia, Foto: Christiano Betta
Carstens, Karl	Wikipedia, Name: Bundesarchiv, B 145 Bild-F039719-0021 / Schaack, Lothar / CC-BY-SA
Carstens, Veronica	Bildrechte: Carstens-Stiftung
Cartland, Barbara	GettyImages
Cattrall, Kim	Wikipedia, Foto: http://www.flickr.com/people/thehearttruth/
Cher	GettyImages
Chiranjeevi, Konidala	Wikipedia, Foto: Chiranjeevi Fans
Clinton, Hillary und Bill	GettyImages
Dietrich, Marlene	GettyImages
Faddis, Jon	Wikipedia, Foto: Yves Moch
Fairbanks, Jnr Douglas	Wikipedia, Foto: Allan warren
Fischer, Birgit	Bildrechte: Privat Birgit Fischer“
Fliege, Jürgen	Fotograf Jan Roeder München
Furtado, Nelly	Wikipedia, Shirlaine Forrest
Forbes, John	Wikipedia, Foto: Peter Badge / Typos1
Garcia Marquez, Gabriel	Wikipedia, Foto: Festival Internacional de Cine en Guadalajara
Gillespie, Dizzy	Wikipedia, Foto: Roland Godefroy
Hahnemann, Samuel	IGM Stuttgart
Hall, Jerry	Wikipedia, Foto: Piers Allardyce
Jagland, Thorbjørn	Wikipedia, Foto: Harry Wad
Josephson, Brian David	Wikipedia, Foto: PetaRZ, bg.wikipedia
Kayser, Mara	Bildrechte: Manfred Esser
Lagerfeld, Karl	Wikipedia, Foto: Georges Biard
Lennox, Annie	Wikipedia, Foto: Manfred Werner
Lopez, Nancy	Wikipedia, Foto: Ted Van Pelt
Maguire, Tobey	Wikipedia, Foto: David Shankbone
Maier, Hermann	Wikipedia, Foto: Christian Jansky (User:Tschaensky)
May, Michaela	Bildrechte: privat Michaela May

McCartney, Paul — Wikipedia, Foto: Fiona
McGraw, Phil — Wikipedia, Foto: Jerry Avenaim
Mendel Schneerson, Menachem Rabbi — Wikipedia, Foto: Mordecai Baron
Menuhin, Yehudi — Bildrechte: Felix Gottlieb
Moncoutié, David — Wikipedia, Foto: YellowMonkey/Blnguyen
Montagnier, Luc — Wikipedia, Foto: Holger Motzkau
Mutter Teresa — Wikipedia, Foto: Túrelio.
Navratilova, Martina — Wikipedia, Foto: Michal Pohorelsky
O`Neill, Paul — Wikipedia, Foto: Brent Denbo
Prémont, Marie-Hélène — Wikipedia, Foto: Barry McKinnon
Presley, Priscilla — Wikipedia, Foto: Lee Bey
Radetzky, von, Johann Joseph — de.academic.ru
Reinthaller, Ulrich — Bildrechte: Evelin Frerk
Rietz, Alexandra — Bildrechte: Silvia Klebon
Rodgers, Paul — Wikipedia, Foto: Thomas Steffan by using Olympus Camedia C700
Rockefeller, John D. — Wikipedia, Maler: Singer Sargent 1917
Scherf, Julia — Bildrechte: eikon nord
Scott King, Coretta — Commons.Wikimedia
Seymour, Jane — Wikipedia, Foto: Ilya Haykinson
Shankar, Ravi — Wikipedia, Foto: Ravi Shankar 2009.jpg: Alexandra Ignatenko, derivative work: Hekerui
Sloterdjk Dr., Peter — Wikipedia, Foto: Rainer Lück http://1RL.de
Stojko, Elvis — Wikipedia, Foto: Brad Hunter
Steinbach, Margarete — Bildrechte: Schlossbergmuseum Chemnitz
Steffen, Britta — Picture-alliance, Frankfurt
Swami, Vivekananda — Wikipedia, Foto: Ramakrishna Mission Delhi
Tagore, Rabindranath — Wikipedia: Bundesarchiv, Bild 102-11643 / unbekannt / CC-BY-SA
Townshend, Pete — Wikipedia, Foto: Heinrich Klaffs
Turner, Tina — GettyImages
Watts, Naomi — Wikipedia, Foto: Caroline Bonarde Ucci
Wayne, John — GettyImages
Weir, Bob — Wikipedia, Foto: minds-eye
Werding, Juliane — Bildrechte: privat Juliane Werding
Williams, Vanessa — Wikipedia, Foto: Vanessa_Williams.jpg: motfemme, derivative work: Tabercil (talk)
Wessinghage, Thomas — Wikipedia, Foto: Diane Krauss (DianeAnna)
Vivekananda, Swami — Wikipedia, Foto: Ramakrishna Mission Delhi
Zeta-Jones, Catherine — Wikipedia, Foto: John Harrison

Alle weiteren nicht erwähnten Abbildungen stammen aus Wikipedia.

Über den Autor

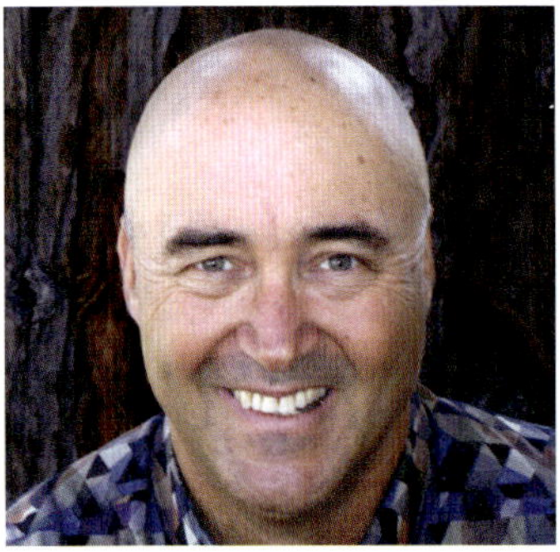

Dana Ullman

Dana Ullman, MPH (Master in Public Health, ein Mastergrad im öffentlichen Gesundheitswesen der Universität Berkeley, Kalifornien) betreibt die Webseite *www.homeopathic.com* und gilt in den USA als einer der rührigsten Fürsprecher der homöopathischen Medizin.

Ullman ist der Begründer von Homeopathic Educational Services, einem Herausgeber und Vertreiber homöopathischer Bücher, Filme, Software und Taschenapotheken.

Neben neun eigenen Büchern hat er für verschiedene wichtige medizinische Lehrbücher für praktizierende Ärzte die Kapitel über homöopathische Medizin geschrieben, darunter:

- Homeopathic Medicine: Principles and Research, in Complementary and Alternative Veterinary Medicine: Principles and Practice, Hrsg. Allen M. Schoen, DVM, und Susan G. Wynn, DVM, PhD (New York: Mosby, 1998).
- Homeopathy (Co-Autor mit Michael Loes, MD), in Weiner's Pain Management: A Practical Guide for Clinicians, Hrsg. M. V. Boswell und B. E. Cole (7th edition, New York: Taylor and Francis, 2006). (Das wichtigste Lehrbuch für Ärzte, die sich auf Schmerztherapie spezialisieren.)
- Homeopathy for Primary and Adjunctive Cancer Therapy, in Integrative Oncology, Hrsg. Andrew Weil, MD, und Donald Abrams, MD. (New York: Oxford University Press, 2009).

Von 1993 bis 1995 sowie 1998 unterrichtete Ullman im Rahmen eines zehnwöchigen Homöopathiekurses an der medizinischen Hochschule San Francisco, der San Francisco School of Medicine der Universität Kalifornien. Darüber hinaus war er Berater oder Teil des Beratungsgremiums für verschiedene Institute für Alternativmedizin an den medizinischen Hochschulen der Universitäten Harvard, Columbia und Arizona. Dr. Andrew Weils Programm für Integrative Medizin an der Universität Arizona bat Ullman um die Erstellung eines Curriculums für Homöopathie für Arztassistenten.

Besonders erfolgreich war Ullmans Zusammenarbeit mit einflussreichen Institutionen zur Förderung der Naturheilkunde in der Politik. Zwei von ihm organisierte Konferenzen, die „Konferenz über ganzheitliche Medizin: Vorschriften und ihre Wirkung“ im Mai 1980 sowie die Konferenz „Konzepte für eine energetische Medizin“ im März 1981, wurden vom amerikanischen Ministerium für Gesundheits- und Fürsorgefragen und von der Universität Berkeley, Kalifornien, gesponsort. Ullman ist der Verfasser des Gesundheitsberichts der San Francisco Stiftung, der die Vergabekriterien dieser wichtigen gemeinnützigen Einrichtung beeinflusste. Als Berater wirkte er an einem von der kalifornischen Ärztekammer finanzierten Forschungsprojekt mit, das letztlich viele seiner Vorschläge befürwortete. Er berät auch die Weltgesundheitsorganisation WHO.

Stimmen zum Buch

Die Geschichte zeigt, dass die breite Masse stets mit der herkömmlichen ärztlichen Behandlung versorgt wurden, während die berühmten Leute und kulturellen Helden der letzten 200 Jahre häufig die Homöopathie für sich entdeckt und homöopathische Arzneimittel angewandt haben. Dana Ullmans *„Die homöopathische Revolution"* zeigt uns die Gründe dafür auf, warum sich kluge Menschen überall auf der Welt in erster Linie auf homöopathische Arzneimittel verlassen, auch wenn es für sie vielleicht nicht der einzige Weg ist, um sich und ihre Familien zu behandeln.

„Zahlreiche Ärzte, sogar Harvard-Absolventen haben mir im privaten Gespräch erzählt, dass die Homöopathie ihren Familienmitgliedern oder Freunden geholfen hat, was sie aber - aus Angst sich lächerlich zu machen - nie öffentlich zugeben würden. Hoffentlich wird dieses Buch aufgeschlossenen Ärzten und Wissenschaftlern zeigen, dass sie nicht allein sind, und ihnen Mut machen, mehr Forschungsprojekte über diese geniale und ungewöhnliche Behandlungsweise zu fordern."

***Dr.med. David Anick**, Forschungsteam McLean Krankenhaus, Harvard*

„Indem sie den weit verbreiteten Gebrauch der Homöopathie durch historische Persönlichkeiten, moderne Mediziner und heutige Berühmtheiten aufzeigt, dokumentiert *„Die homöopathische Revolution"* die seit langem bekannte Wirkung der Homöopathie. Infolge des Durchbruchs der Forschung auf dem Gebiet der Nanopharmacologie ist es zur Gewissheit geworden, dass Homöopathie ein wissenschaftliches Fundament in der Integrativen Medizin der Zukunft besitzt und sich weiter entwickeln wird."

Dr.med.hc Kenneth R. Pelletier, Autor von: *„Die beste alternative Medizin: Was hilft und was nicht?"* Ehemaliger Professor der Medizin,

Universität von Stanford, jetzt an der Universität von Arizona; Direktor des ***„Corporate Health Improvement Program“*** eines Forschungsprogramms zur Gesundheitsverbesserung, an dem Firmen wie Corning, IBM, Dow, Ford, Nestle und die NASA beteiligt sind.

„Die pharmazeutische Industrie wird dieses Buch fast genauso hassen wie die **AMA**. Großes Lob, Dana Ullman, dass Sie die Grundlagen der Homöopathie für ein breiteres Verständnis in der Gesellschaft für diese viel sicherere Gesundheitsfürsorge verfügbar machen!“

Dr.C. Norman Shealy, Neurochirurg und Schmerzmanagement-Spezialist, Gründungspräsident der amerikanischen Holistisch-Medizinischen Gesellschaft.

“Die Homöopathie ist das vielleicht am meisten missverstandene Gebiet der Medizin; sie provoziert ein leidenschaftliche Pro und Kontra. In der *„Die homöopathische Revolution“* erhellt Dana Ullman, eine der größten homöopathischen Autoritäten der Welt, dieses Gebiet gleichermaßen für Laien und Fachleute. Wie ein medizinischer Detektiv untersucht Ullman die Ecken der Geschichte und Wissenschaft in einer mitreißenden, faszinierenden Schau. Sehr zu empfehlen!“

Dr. med. Larry Dossey, Autor von: *„Die außergewöhnliche Heilkraft gewöhnlicher Dinge und die Neuerfindung der Medizin“*; ehemaliger Chefarzt des *Medical City* Krankenhauses in Dallas.

„Wie können wir die Tatsache, dass die amerikanische Medizinische Gesellschaft Homöopathie lange für wertlos gehalten hat, mit den Berichten so vieler Menschen in Einklang bringen, die Hilfe in der Homöopathie fanden? Der AMA ist der Meinung, dass Patienten zu unqualifiziert sind um die Behandlung zu bewerten, die sie erhalten. Ich denke, dass Einstellung phänomenal unterstützt, und ich denke, dass Dana Ullman uns ein Hauptdienst in der Vertretung getan hat, dass viele der klügsten und erfolgreichsten Leute heutzutage sich öffentlich zur Homöopathie bekannt haben. Homöopathie der ausgedrückt, die sie von der erhalten haben."

John Robbins, Autor von: *„Diät für ein Neues Amerika"* und *„Gesund mit 100"*.

"Dana Ullman rollt vor dem Leser die Entwicklung der Homöopathie von ihren Ursprüngen als medizinischem System des neunzehnten Jahrhunderts in eine Wissenschaft des einundzwanzigsten Jahrhunderts auf. Auf dieser faszinierenden Reise durch die medizinische Geschichte zeigt er uns, dass viele der berühmtesten Menschen in den letzten 200 Jahre die Homöopathie hoch geschätzt und für sie gekämpft haben. Ich wundere mich, dass so viele meiner persönlichen „Vorbilder" aus dieser missverstandenen Wissenschaft und Heilkunst ihren Nutzen gezogen haben. Die Homöopathie verdient einen festen Platz in der modernen Gesundheitsfürsorge."

Dr. Leonard A. Wisneski, Endokrinologe und Professor der Medizin an der George Washington Universität und der Fakultät für Physiologie und Biophysik der Georgetown Universität, Autor von mehr als dreißig wissenschaftlichen Publikationen und des Lehrbuchs: *„Die Wissenschaftlichen Grundlagen der integrativenen Medizin"*.

„Dana Ullmans Buch: *„Die homöopathische Revolution"* zeigt, dass kluge Menschen und führende Persönlichkeiten aus den verschiedensten Lebensbereichen wissen, dass Homöopathie wirklich wirksam ist. Das entspricht der Tatsache, dass eine große Zahl von Weltklasse-Wissenschaftlern und -Erfindern immer tief spirituell gewesen ist; es sind nur ihre Mitläufer, die alles grob vereinfachen und die Realität zur Einseitigkeit reduzieren wollen."

Dr. Jan Scholten, Autor von: *„Geheime Lanthanide"*, *„Homöopathie und die Elemente"* und *„Homöopathie und Minerale"*.

Nützliche Adressen

Alles rund um die Homöopathie erhalten Sie beim

Narayana Verlag GmbH
Blumenplatz 2, D-79400 Kandern
Tel. 07626-974970-0
Fax 07626-974970-9
info@narayana-verlag.de

In unserer Online Buchhandlung www.narayana-verlag.de führen wir alle deutschen und englischen Homöopathie-Bücher. Es gibt zu jedem Titel aussagekräftige Leseproben.

Homöopathische Organisationen

Deutsche Gesellschaft für Klassische Homöopathie
bietet Arbeitskreise, Vorträge und Seminare zur Weiterbildung
www.dgkh-homoeopathie.de

Bund klassischer Homöopathen Deutschlands: www.bkhd.de mit Therapeutenliste

Verband klassischer Homöopathen Deutschlands: www.vkhd.de mit Therapeutenliste

Deutscher Zentralverein Homöopathischer Ärzte: www.dzvhae.de mit Therapeutenliste

Deutsche Gesellschaft zur Förderung naturgesetzlichen Heilens
www.homoeopathie-aktuell.org

Homöopathieverband Schweiz
www.hvs.ch

Österreichische Gesellschaft für Homöopathische Medizin
www.homoeopathie.at

Weitere nützliche Adressen im Internet

www.provings.info
Verzeichnis aller Arzneimittelprüfungen

www.groma.ch
Ausführliche Linkliste für Homöopathie und Impfkritik

www.spektrum-homoeopathie.de
Fachzeitschrift für Homöopathie mit Schwerpunktthemen wie Kindheit und Psyche, Miasmen und Arzneimittellehre.

Arzneimittelhersteller

Deutsche Homöopathie-Union
www.dhu.de

Labor Gudjons
www.gudjons.de

Remedia Österreich
www.remedia.at

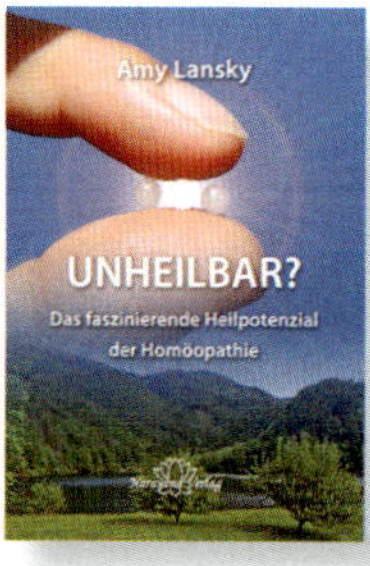

Amy Lansky

Unheilbar?

Das faszinierende Heilpotenzial der Homöopathie

312 Seiten, geb., € 29.-

„Unheilbar?“ ist eines der meistgelesenen Einführungsbücher in die homöopathisch Heilweise. Wie kein anderes Werk vermag es die aktuellsten Forschungsergebnisse, Heilungserfolge und geschichtliche Fakten zu kombinieren und klar zu vermitteln. Es lässt uns verstehen, was es bedeutet, sich homöopathisch behandeln zu lassen.

„UNHEILBAR? ist die beste Einführung in die Homöopathie, die ich bisher gelesen habe ... Lanskys Schreibstil ist großartig. Sie präsentiert uns eine nahtlose Darstellung der Homöopathie – was sie ist, wie sie sich entwickelte, welche Forschung es gibt – und nimmt uns mit auf ihre persönliche Entdeckungsreise ... Jeder, der sich für Homöopathie interessiert, sollte dieses Buch lesen, vom Anfänger bis zum Experten.“ Julian Winston

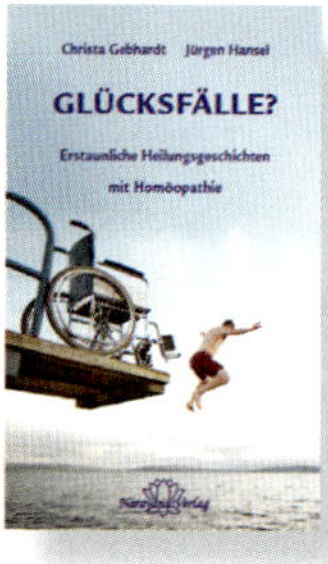

Christa Gebhardt und Jürgen Hansel

Glücksfälle?

Erstaunliche Heilungsgeschichten mit Homöopathie

376 Seiten, geb., € 14.80

Eine bezaubernde Einführung in die Homöopathie, wie es sie so bisher nicht gab: 13 ausgewählte „Fälle“ von weltbekannten homöopathischen Ärzten wie Rajan Sankaran oder Jan Scholten wurden unabhängig überprüft. Die Autoren waren dabei so engagiert, dass sie um die ganze Welt reisten, um sich nicht allein auf die Schilderung der Therapeuten verlassen zu müssen. Sie suchten alle geheilten Patienten zu Hause auf und ließen sie in ihrer eigenen Umgebung selbst zu Wort kommen. Damit ist eine Authentizität gegeben, die es in der homöopathischen Literatur so bisher nicht gab. Das Buch schildert die ganze Bandbreite der modernen Homöopathie auf neuestem Stand und ist daher hochaktuell. Ein hochinteressantes Werk, das der Homöopathie viele neue Freunde gewinnen wird.

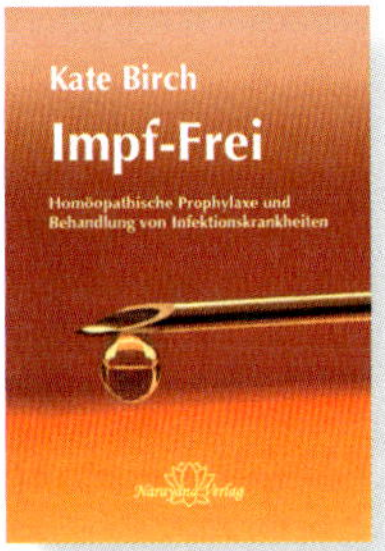

Kate Birch

Impf-Frei

Homöopathische Prophylaxe & Behandlung von Infektionskrankheiten – Ein Ratgeber für Therapeuten und Laien

400 Seiten., geb., € 39.-

Das Werk gibt einen Überblick über bekannte Infektionskrankheiten, deren Erreger, übliche Impfungen und Behandlungen sowie die mögliche homöopathische Prophylaxe und Therapie. Dies umfasst neben den bekannten Kinderkrankheiten weitere Infektionen wie Tollwut, Diphtherie und Tuberkulose. Einen ausführlichen Teil widmet sie auch sexuell übertragbaren Krankheiten sowie Tropenkrankheiten. Es ist der erste Ratgeber seiner Art, der nicht nur auf potentielle Schäden von Impfungen hinweist, sondern auch mögliche Alternativen fundiert und klar verständlich erläutert.

„Ich schätze den praktischen Nutzen des Buches sehr. Es gibt genaue und konzentrierte Auskunft auch für Eltern, die sich unschlüssig sind, ob sie impfen sollen. Ich kann dieses Buch jedem Homöopathen wärmstens empfehlen." J. Rozencwajg

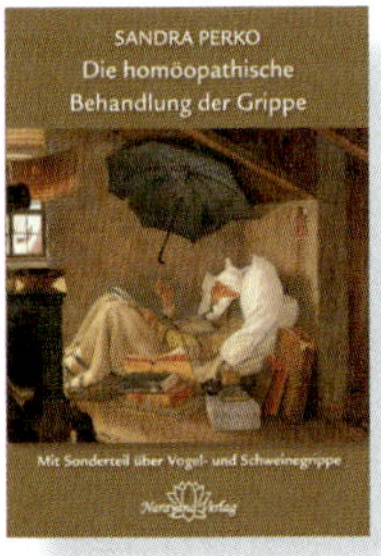

Sandra Perko

Die homöopathische Behandlung der Grippe

Mit einem Sonderteil über Vogel - und Schweinegrippe

648 Seiten., geb., € 29.-

Was die Spanische Grippe von 1918 bedeutete, zeigt Sandra Perko anhand der authentischen Schilderungen im ersten Teil des Buches. Diese Seuche forderte mehr Todesopfer als der erste Weltkrieg. Gerade in dieser Zeit des Schreckens und der Hilflosigkeit bewährte sich die homöopathische Therapie hervorragend.

Das vorliegende Buch ist mit 68 homöopathischen Grippemitteln und einem über 150-seitigem Repertorium der Grippesymptome das sicherlich umfassendste Nachschlagewerk. Man kann es sowohl für leichte Grippefälle als auch bei Epidemien zu Rate ziehen.

„Wenn die Grippe ausbricht, sollte man dieses Buch zur Hand haben." M.T. Bohle

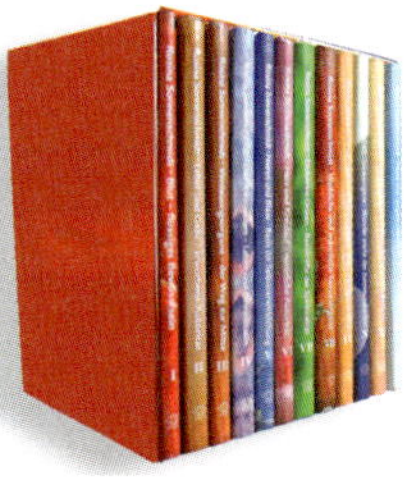

Rosina Sonnenschmidt

Schriftenreihe Organ-Konflikt-Heilung

12 Bände, das Set kostet nur 12 x € 26 = € 312. Nach Erscheinen aller Bände kostet das Set € 365 (statt 12 x € 34).

Eine Krankheit manifestiert sich gemäß dem Resonanzprinzip am passenden organischen Ort und vermittelt den Konflikt und die Lösung. Rosina Sonnenschmidt verbindet in der Schriftenreihe in einer einmaligen Kombination ganzheitliche Heilansätze aus Homöopathie, Miasmatik, chinesischer Medizin, Ernährung, Konfliktlösung und Übungen zu einem ganzheitlichen Therapiekonzept.
Band 1: Blut – flüssiges Bewusstsein, Band 2: Leber und Galle – erworbene Autorität, Band 3: Verdauungsorgane – der Weg zur Mitte, Band 4: Atemorgane – Leben und Bewusstsein, Band 5: Nieren und Blase – Basis der Selbstverwirklichung, Band 6: Herz und Kreislauf – natürliche Autorität, Band 7: Endokrine Drüsen – Basiskräfte der Spiritualität, Band 8: Weibliche und männliche Geschlechtsorgane – Selbstverwirklichung, Band 9: Gehirn und Nervensysteme – Blüte der Spiritualität, Band 10: Sinnesorgane – Wunderwerk der Kommunikation, Band 11: Gliedmaßensystem - Fort-Schritt auf allen Ebenen, Band 12: Häute und Lymphsystem – Bastionen der Immunkraft

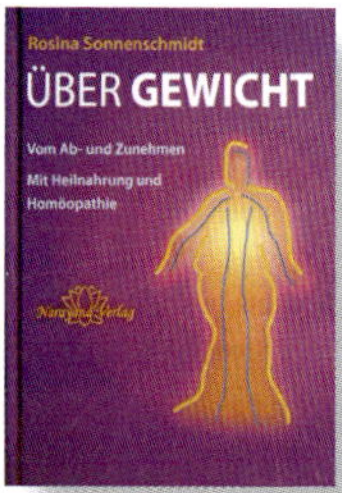

Rosina Sonnenschmidt

Über Gewicht

Vom Ab- und Zunehmen - Mit Heilnahrung und Homöopathie

200 Seiten, Heft, € 34,-

Bei Übergewicht empfindet man sich unbewusst als zu leicht. Es mangelt an Erdung und man beschwert sich mit materieller Nahrung. Bei Untergewicht nimmt man sich als zu schwer wahr und erleichtert sich durch Verzicht auf Nahrung. Rosina Sonnenschmidt versteht es, eine versöhnliche Haltung des Lesers zu sich selbst anzuregen und stellt die Neigung zu viel oder zu wenig zu essen in einem ganzheitlichen Behandlungskonzept vor. Dabei bilden Basistherapien mit Darmsanierung, Entsäuerung, rhythmischen Atemübungen und Hautpflege das Fundament. Darauf baut die Haupttherapie mit Ernährung und Homöopathie auf.

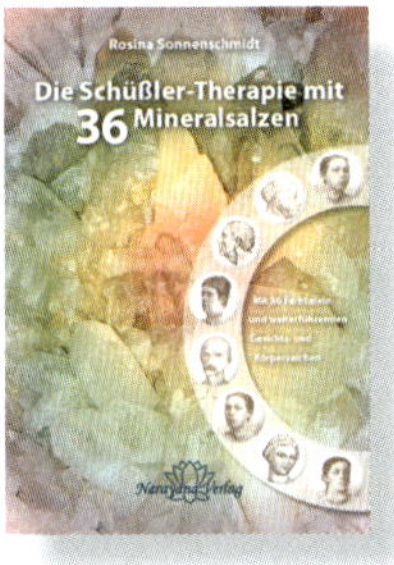

Rosina Sonnenschmidt

Die Schüßler-Therapie mit 36 Mineralsalzen

Mit 36 Farbtafeln und weiterführenden Gesichts- und Körperzeichen 160 Seiten, Buch mit Begleitheft, € 49.-

Rosina Sonnenschmidt hat langjährige Erfahrung mit den Schüßler-Salzen und vermag, diese in lebendiger und übersichtlicher Form darzustellen. Neben den klassischen Salzen 1-12 erläutert sie erstmals auch die Gesichts- und Körperzeichen der weniger bekannten Salze 13-27. Als Neuheit beschreibt sie weitere neun Salze, die sich bei ihr in der Praxis als sehr nützlich erwiesen haben und für die heutige Zeit besonders wichtig sind. Somit steht erstmals ein erweitertes Sortiment von 36 der wichtigsten Mineralsalze für eine differenzierte Therapie zur Verfügung.

Besonders hilfreich sind die 36 großen Farbtafeln im Beiheft, welche auf einen Blick für jedes Mineralsalz die Hauptpunkte, wichtige Zusammenhänge und Unterschiede zu anderen Salzen zeigen.

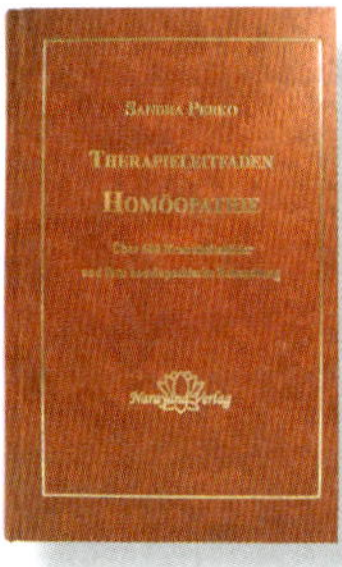

Sandra Perko

Therapieleitfaden Homöopathie

Über 600 Krankheitsbilder und ihre homöopathische Behandlung

736 Seiten, Heft, € 48,-

Dieser Leitfaden schließt eine Lücke in der homöopathischen Literatur. Er ist wie ein Repertorium nach Symptomen geordnet, beschreibt jedoch unter den einzelnen Beschwerden die jeweils wichtigsten Arzneimittel und wie diese differenziert werden können. Es vereint somit Repertorium und Arzneimittellehre in einem Werk. Im englischsprachigen Raum ist das Werk bereits ein Bestseller.

Sandra Perko führt über 600 Krankheitsbilder an – von Fibromyalgie, Aneurysma und Amblyopie über Bronchitis, Anämie und Makuladegeneration bis zu Menopausenbeschwerden und Hyperaktivität. Besonders wertvoll ist das Werk zum Auffinden von „kleinen" Arzneimitteln, die bei der üblichen Repertorisation leicht übersehen werden können.

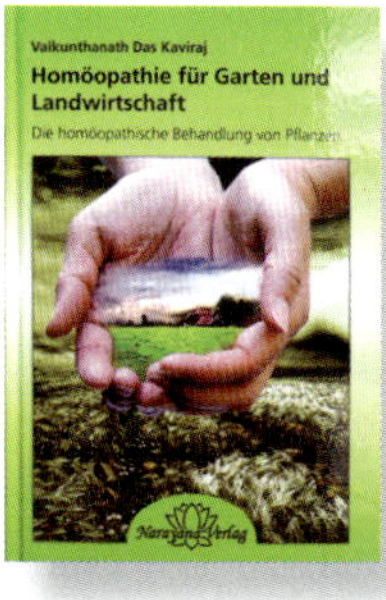

Vaikunthanath Das Kaviraj

Homöopathie für Garten und Landwirtschaft

Die homöopathische Behandlung von Pflanzen

376 Seiten, geb., € 34,-

Eine bahnbrechende Neuerscheinung über die homöopathische Therapie von Pflanzenerkrankungen. Der erfahrene Homöopath Kaviraj beschreibt die homöopathische Therapie der Pflanzenkrankheiten bei Nährstoffmangel, bei Schädlings- und Pilzbefall, bei bakteriellen und viralen Erkrankungen, Verletzungen und auf die homöopathische Unkrautbekämpfung ein. Zahlreiche Abbildungen erleichtern die Diagnose der Krankheiten.

„Homöopathie für Pflanzen eröffnet ein völlig neues und spannendes Forschungsgebiet, welches einen maßgeblichen Gewinn für die Landwirtschaft bedeuten kann. Wer kennt die Grenzen der Homöopathie?“ Anne Sheptyck, Kanada

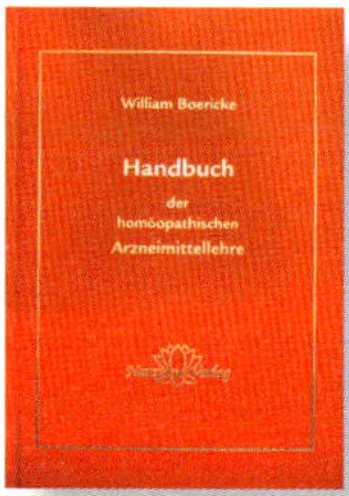

William Boericke

Handbuch der homöopathischen Arzneimittellehre

736 Seiten, geb., mit Goldprägung, € 35,-

"Der Boericke" ist eine sehr umfangreiche Arzneimittellehre, die in der Anzahl der beschriebenen Mittel auch von mehrbändigen Enzyklopädien oft nicht erreicht wird und trotzdem handlich geblieben ist. Man staunt immer wieder, wie viele seltenste und kleinste Mittel hier zu finden sind. Erreicht wurde dies, indem sich der Autor bei jedem Mittel kurz fasste und auf das Wesentliche konzentrierte. Nicht umsonst ist es weltweit seit Jahrzehnten das beliebteste homöopathische Nachschlagewerk.

Die vorliegende Neuübersetzung ist die preislich günstigste und gleichzeitig umfassendste Boericke-Ausgabe. Sämtliche kleinen Mittel, die Boericke entweder im Anhang oder unter anderen Mitteln nur als Querverweise nannte, wurden in dieser Ausgabe alphabetisch integriert. Damit umfasst der Boericke mehr als 1.200 Mittel.

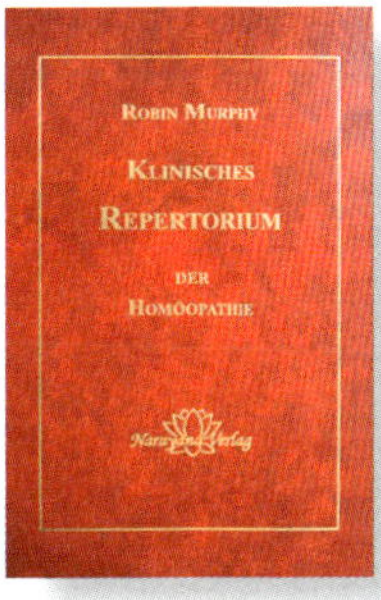

Robin Murphy

Klinisches Repertorium

Ein modernes, praktisches, alphabetisch geordnetes Repertorium

2.304 Seiten, geb., mit Goldprägung, € 125,-

Eines der großen Standardrepertorien. Ein Vorteil ist seine einfache alphabetische Struktur, die die Handhabung erleichtert und selbst Anfängern einen schnellen Zugang ermöglicht. Viele Homöopathen bestätigten uns, dass das Werk handlich und praktisch ist und dass sie nur noch mit dem Murphy arbeiten, seit sie ihn kennengelernt haben.

Einzigartig bei diesem Repertorium ist ein klinischer Teil, der Krankheitsbilder und Diagnosen zusammenfasst. Außerdem gibt es Kapitel über Impfungen, Konstitution und Vergiftungen und einen Wortindex, wie man es in anderen Repertorien so nicht findet. Enthält neue klinische Rubriken wie Ebola, ADHS, Chronic Fatigue und Multiple Sklerose.

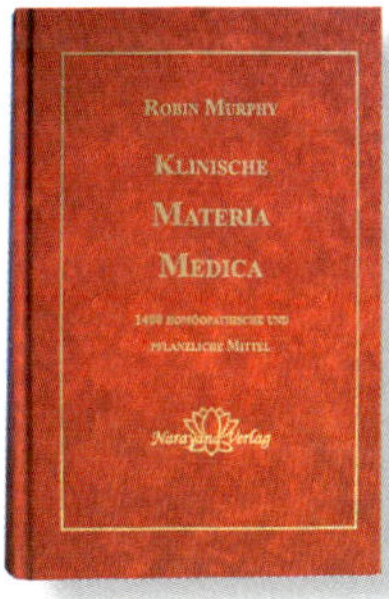

Robin Murphy

Klinische Materia Medica

1400 homöopathische und pflanzliche Mittel

2.400 Seiten, geb., mit Goldprägung, € 138,-

Die Klinische Materia Medica ist eine der führenden Arzneimittellehren weltweit. In dieser Preisklasse ist sie bezogen auf das Preis-Leistungs-Verhältnis das mit Abstand beste Werk.

Robin Murphy kombiniert Arzneimittelprüfungen mit der historischen Anwendung, der klinischen Anwendung sowie der Toxikologie. Neben Klassikern wie Clarke, Boericke und Burnett sind auch modernere Arzneimittelbeschreibungen wie z. B. von Skorpion oder Diamant integriert. Die Symptome sind nach dem gleichen alphabetischen Schema wie im Repertorium geordnet. Damit ist das Buch die ideale Materia Medica in Kombination mit Murphys „Klinischem Repertorium".

Paketpreis der beiden Werke von Robin Murphy: statt € 263,- nur € 245,-

Narayana Verlag

Blumenplatz 2, D-79400 Kandern
Tel: +49 7626-974970-0, Fax: +49 7626-974970-9
info@narayana-verlag.de

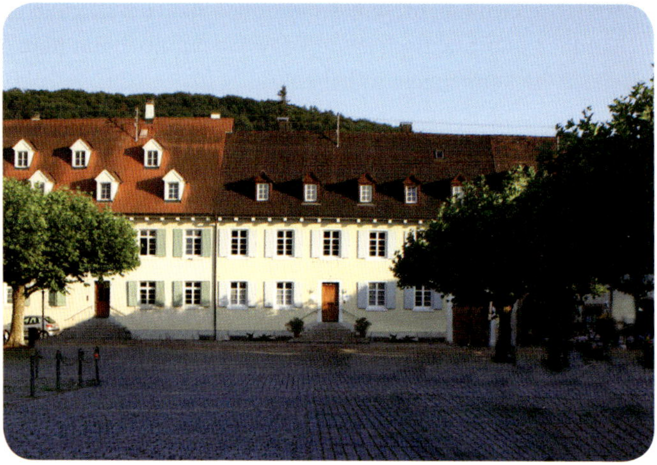

In unserer Online Buchhandlung

www.narayana-verlag.de

führen wir alle deutschen und englischen Homöopathie-Bücher.

Es gibt zu jedem Titel aussagekräftige Leseproben.

Auf der Webseite gibt es ständig Neuigkeiten zu aktuellen Themen, Studien und Seminaren mit weltweit führenden Homöopathen, sowie einen Erfahrungsaustausch bei Krankheiten und Epidemien.

Ein Gesamtverzeichnis ist kostenlos erhältlich.